护理技术规范与临床实践

主编 李 青 等

上海科学普及出版社

图书在版编目（CIP）数据

护理技术规范与临床实践／李青等主编. —上海：上海科学普及出版社，2024.5

ISBN 978-7-5427-8708-8

Ⅰ. ①护… Ⅱ. ①李… Ⅲ. ①护理学 Ⅳ. ①R47

中国国家版本馆CIP数据核字（2024）第086822号

统　　筹　张善涛

责任编辑　黄　鑫　郝梓涵

整体设计　宗　宁

护理技术规范与临床实践

主编　李　青　等

上海科学普及出版社出版发行

（上海中山北路832号　邮政编码200070）

http://www.pspsh.com

各地新华书店经销　山东麦德森文化传媒有限公司印刷

开本　787×1092　1/16　印张　22.5　插页　2　字数　576 000

2024年5月第1版　2024年5月第1次印刷

ISBN 978-7-5427-8708-8　定价：198.00元

编委会

◎ 主　编

李　青　顾君惠　曹玉娇　刘祥英

谭香娥　王茜茜　纪　萍

◎ 副主编

刘　宁　周俊娟　季海燕　吴丽华

肖文婷　时翠平

◎ 编　委（按姓氏笔画排序）

王佳佳（滨州医学院附属医院）

王茜茜（烟台毓璜顶医院）

刘　宁（泰安市妇幼保健院）

刘祥英（菏泽市定陶区人民医院）

纪　萍（新疆医科大学附属肿瘤医院）

李　青（青岛市第五人民医院）

肖文婷（东部战区总医院秦淮医疗区）

时翠平（单县南城社区卫生服务中心）

吴丽华（鄄城马爱云医院）

季海燕（滨州医学院附属医院）

周俊娟（冠县梁堂镇卫生院）

顾君惠（济宁市第二人民医院）

曹玉娇（安丘市中医院）

谭香娥（鄄城县李进士堂镇卫生院）

前言

FOREWORD

护理既是医学的重要分支，也是社会文明的标志，它关乎个体的生命健康，影响家庭的和睦。面对当前的医疗环境和社会需求，护理工作的现状与未来发展趋势值得深入探讨；随着医学科技的进步和医疗体系的不断完善，护理工作也面临着更多的机遇与挑战。与此同时，随着人们对健康认识的提升，从业人员对护理行业的专业知识和技能也提出了更高的要求。因此，为了适应当前人民群众不断增长的健康需求和经济社会发展对护理事业发展的新要求，提高我国护理专业技术水平与临床护理服务质量，我们邀请众多在临床有丰富护理经验的专家编写了《护理技术规范与临床实践》一书。

本书参考了众多国内外护理书籍，汇入护理领域最新研究成果，首先介绍了基础护理技术，然后以科室为纲要，对临床常见疾病的护理进行较为系统的阐述。具体内容不仅包括疾病的护理评估、常见护理问题、护理措施、护理评价和出院指导，还包括疾病的病因与发病机制、病理生理、临床表现、诊断和治疗等。本书内容丰富，同时包含了较为全面的疾病护理知识与专业的实操技能指导，具有科学性、实用性和强指导性，希望可以为从事护理及相关医学事业的工作者提供重要参考，为培养更多的医学护理人才作出贡献。

由于本书编者较多，编写风格不尽相同，加之编写时间有限，书中存在的疏漏或不当之处，希望各位读者见谅，同时也欢迎各位读者在阅读过程中提出意见和建议。

《护理技术规范与临床实践》编委会

2024 年 3 月

目录
CONTENTS

第一章

基础护理技术

第一节　生命体征观察与护理

生命体征是体温、脉搏、呼吸及血压的总称，是机体生命活动的客观反映，是评价生命活动状态的重要依据，也是护士评估患者身心状态的基本资料。

正常情况下，生命体征在一定范围内相对稳定，相互之间保持内在联系；当机体患病时，生命体征可发生不同程度的变化。护士通过对生命体征的观察，可以了解机体重要脏器的功能状态，了解疾病的发生、发展、转归，并为疾病预防、诊断、治疗和护理提供依据；同时，可以发现患者现存的或潜在的健康问题，以正确制订护理计划。因此，生命体征的测量及护理是临床护理工作的重要内容之一，也是护士应掌握的基本技能。

一、体温

体温由三大营养物质氧化分解而产生。50%以上迅速转化为热能，50%贮存于ATP内，供机体利用，最终仍转化为热能散发到体外。正常人体的温度是由大脑皮质和丘脑下部体温调节中枢所调节（下丘脑前区为散热中枢，下丘脑后区为产热中枢），并通过神经、体液因素调节产热和散热过程，保持产热与散热的动态平衡，所以正常人有相对恒定的体温。

（一）正常体温及生理性变化

1.正常体温

通常说的体温是指机体内部的温度，即胸腔、腹腔、中枢神经的温度，又称体核温度，较高且稳定。皮肤温度称体壳温度。临床上通常用口温、肛温、腋温来代替体温。在这3个部位测得的温度接近身体内部的温度，且测量较为方便。3个部位测得的温度略有不同，口腔温度居中，直肠温度较高，腋下温度较低。同时在3个部位进行测量，其温度差一般不超过1 ℃。这是由于血液在不断地流动，将热量很快地由温度较高处带往温度较低处，因而机体各部的温度一般差异不大。

体温的正常值不是一个具体的点，而是一个范围。机体各部位由于代谢率的不同，温度略有差异，常以口腔、直肠、腋下的平均温度为标准，个体体温可以较正常的平均温度增减0.3～0.6 ℃，健康成人的平均温度波动范围见表1-1。

表 1-1　健康成人不同部位温度的波动范围

部位	波动范围
口腔	36.2～37.0 ℃
直肠	36.5～37.5 ℃
腋窝	36.0～36.7 ℃

2.生理性变化

人的体温在一些因素的影响下，会出现生理性的变化，但这种体温的变化，往往是在正常范围内或是一闪而过的。

(1)时间：人的体温 24 小时内的变动在 0.5～1.5 ℃，一般清晨 2～6 时体温最低，下午 2～8 时体温最高。这种昼夜的节律波动，可能与人体活动代谢的相应周期性变化有关。如长期从事夜间工作的人员，可出现夜间体温上升、日间体温下降的现象。

(2)年龄：新生儿因体温调节中枢尚未发育完全，调节体温的能力差，体温易受环境温度影响而变化；儿童由于代谢率高，体温可略高于成人；老年人代谢率较低，血液循环变慢，加上活动量减少，因此体温偏低。

(3)性别：一般来说，女性比男性有较厚的皮下脂肪层，维持体热能力强，故女性体温较男性高约0.3 ℃。并且女性的基础体温随月经周期出现规律变化，即月经来潮后逐渐下降，至排卵后，体温又逐渐上升。这种体温的规律性变化与血中孕激素及其代谢产物的变化相吻合。

(4)环境温度：在寒冷或炎热的环境下，机体的散热受到明显的抑制或加强，体温可暂时性的降低或升高。另外，气流、个体暴露的范围大小亦影响个体的体温。

(5)活动：任何需要耗力的活动，都使肌肉代谢增强，产热增加，可以使体温暂时性上升 1～2 ℃。

(6)饮食：进食的冷热可以暂时性地影响口腔温度，进食后，由于食物的特殊动力作用，可以使体温暂时性地升高 0.3 ℃左右。

另外，强烈的情绪反应、冷热的应用及个体的体温调节机制都对体温有影响，在测量体温的过程中要加以注意并能够做出解释。

3.产热与散热

(1)产热过程：机体产热过程是细胞新陈代谢的过程。人体通过化学方式产热，即食物氧化、骨骼肌运动、交感神经兴奋、甲状腺素分泌增多，以及体温升高均可提高新陈代谢率，而增加产热量。

(2)散热过程：机体通过物理方式进行散热。机体大部分的热量通过皮肤的辐射、传导、对流、蒸发来散热；一小部分的热量通过呼吸、尿、粪便而散发于体外。

当外界温度等于或高于皮肤温度时，蒸发就是人体唯一的散热形式。

1)辐射：热由一个物体表面通过电磁波的形式传至另一个与它不接触物体表面的一种形式。在低温环境中，它是主要的散热方式，安静时的辐射散热所占的百分比较大，可达总热量的60％。其散热量的多少与所接触物质的导热性能、接触面积和温差大小有关。

2)传导：机体的热量直接传给同它接触的温度较低的物体的一种散热方法。

3)对流：传导散热的特殊形式。是指通过气体或液体的流动来交换热量的一种散热方法。

4)蒸发：由液态转变不气态，同时带走大量热量的一种散热方法。

(二)异常体温的观察

人体最高的耐受热为40.6～41.4 ℃,低于34 ℃或高于43 ℃,则极少存活。升高超过41 ℃,可引起永久性的脑损伤;高热持续在42 ℃以上24小时常导致休克及严重并发症。所以对于体温过高或过低者应密切观察病情变化,不能有丝毫的松懈。

1.体温过高

体温过高又称发热,是由于各种原因使下丘脑体温调节中枢的调定点上移,产热增加而散热减少,导致体温升高超过正常范围。

(1)原因:①感染性,如病毒、细菌、真菌、螺旋体、立克次体、支原体、寄生虫等感染引起的发热,最多见。②非感染性,如无菌性坏死物质的吸收引起的吸收热、变态反应性发热等。

(2)以口腔温度为例,按照发热的高低将发热分为如下几类。低热:37.5～37.9 ℃。中等热:38.0～38.9 ℃。高热:39.0～40.9 ℃。超高热:41 ℃及以上。

(3)发热过程:发热的过程常依疾病在体内的发展情况而定,一般分为3个阶段。

1)体温上升期:特点是产热大于散热。主要表现:皮肤苍白、干燥无汗,患者畏寒、疲乏,体温升高,有时伴寒战。方式:骤升和渐升。骤升指体温在数小时内升至高峰,如肺炎球菌导致的肺炎;渐升指体温在数小时内逐渐上升,数天内达高峰,如伤寒。

2)高热持续期:特点是产热和散热在较高水平上趋于平衡。主要表现:体温居高不下,皮肤潮红,呼吸加深加快,脉搏增快并有头痛、食欲缺乏、恶心、呕吐、口干、尿量减少等症状,甚至惊厥、谵妄。

3)体温下降期:特点是散热增加,产热趋于正常,体温逐渐恢复至正常水平。主要表现:大量出汗、皮肤潮湿、温度降低。老年人易出现血压下降、脉搏细速、四肢厥冷等循环衰竭的症状。方式:骤降和渐降。骤降指体温在数小时内降至正常,如大叶性肺炎、疟疾;渐降指体温在数天内降至正常,如伤寒、风湿热。

(4)热型:将不同时间测得的体温绘制在体温单上,互相连接就构成体温曲线。各种体温曲线形状称为热型。有些发热性疾病有特殊的热型,通过观察体温曲线可协助诊断。但需注意,药物的应用可使热型变得不典型。常见的热型如下。

1)稽留热:体温持续在39～40 ℃,达数天或数周,24小时波动范围不超过1 ℃。常见于大叶性肺炎、伤寒等急性感染性疾病的极期。

2)弛张热:体温多在39 ℃以上,24小时体温波动幅度可超过2 ℃,但最低温度仍高于正常水平。常见于化脓性感染、败血症、浸润性肺结核等疾病。

3)间歇热:体温骤然升高达高峰后,持续数小时又迅速降至正常,经过一天或数天间歇后,体温又突然升高,如此有规律地反复发作,常见于疟疾。

4)不规则热:发热不规律,持续时间不定。常见于流行性感冒、肿瘤等疾病引起的发热。

2.体温过低

体温过低是指由于各种原因引起的产热减少或散热增加,导致体温低于正常范围,称为体温过低。当体温低于35 ℃时,称为体温不升。体温过低的原因如下。

(1)体温调节中枢发育未成熟:如早产儿、新生儿。

(2)疾病或创伤:见于失血性休克、极度衰竭等患者。

(3)药物中毒。

(三)体温异常的护理

1.体温过高

降温措施有物理降温、药物降温及针刺降温。

(1)观察病情:加强对生命体征的观察,定时测量体温,一般每天测温4次,高热患者应每4小时测温1次,待体温恢复正常3天后,改为每天1～2次,同时观察脉搏、呼吸、血压、意识状态的变化;及时了解有关各种检查结果及治疗护理后病情好转还是恶化。

(2)饮食护理:①补充高蛋白、高热量、高维生素、易消化的流质或半流质饮食,如粥、鸡蛋羹、面片汤、青菜、新鲜果汁等。②多饮水,每天补充液量3 000 mL,必要时给予静脉点滴,以保证入量。

由于高热时,热量消耗增加,全身代谢率加快,蛋白质、维生素的消耗量增加,水分丢失增多,同时消化液分泌减少,胃肠蠕动减弱,所以宜及时补充水分和营养。

(3)使患者舒适:①安置舒适的体位让患者卧床休息,同时调整室温和避免噪声。②每天早、晚刷牙,饭前、饭后漱口,不能自理者,可行特殊口腔护理。由于发热患者唾液分泌减少,口腔黏膜干燥,机体抵抗力下降,极易引起口腔炎、口腔溃疡,因此口腔护理可预防口腔及咽部细菌繁殖。③发热患者退热期出汗较多,此时应及时擦干汗液并更换衣裤和大单等,以保持皮肤的清洁和干燥,防止皮肤继发性感染。

(4)心理调护:注意患者的心理状态,对体温的变化给予合理的解释,以缓解患者紧张和焦虑的情绪。

2.体温过低

(1)保暖:①给患者加盖衣被、毛毯、电热毯等或放置热水袋,注意小儿、老人、昏迷者,热水袋温度不宜过高,以防烫伤。②暖箱:适用于体重低于2 500 g,胎龄不足35周的早产儿、低体重儿。

(2)给予热饮。

(3)监测生命体征:每小时测体温1次,直至恢复正常且保持稳定,同时观察脉搏、呼吸、血压、意识的变化。

(4)设法提高室温:以22～24 ℃为宜。

(5)积极宣教:教会患者避免导致体温过低的因素。

(四)测量体温的技术

1.体温计的种类及构造

(1)水银体温计:水银体温计又称玻璃体温计,是最常用的最普通的体温计。它是一种外标刻度为红线的真空玻璃毛细管。其刻度范围为35～42 ℃,每小格0.1 ℃,在37 ℃刻度处以红线标记,以示醒目。体温计一端贮存水银,当水银遇热膨胀后沿毛细管上升;因毛细管下端和水银槽之间有一凹陷,所以水银柱遇冷不致下降,以便检视温度。

根据测量部位的不同可将体温计分为口表、肛表、腋表。口表的水银端呈圆柱形,较细长;肛表的水银端呈梨形,较粗短,适合插入肛门;腋表的水银端呈扁平鸭嘴形。临床上口表可代替腋表使用。

(2)其他:如电子体温计、感温胶片、可弃式化学体温计等。

2.测体温的方法

(1)目的:通过测量体温,了解患者的一般情况及疾病的发生,发展规律,为诊断、预防、治疗提供依据。

(2)用物准备:①测温盘内备体温计(水银柱甩至 35 ℃以下)、秒表、纱布、笔、记录本。②若测肛温,另备润滑油、棉签、手套、卫生纸、屏风。

(3)操作步骤:①洗手、戴口罩,备齐用物,携至床旁。②核对患者并解释目的。③协助患者取舒适卧位。④根据病情选择合适的测温方法。测腋温:擦干汗液,将体温计放在患者腋窝,紧贴皮肤屈肘臂过胸,夹紧体温计。测量 10 分钟后,取出体温计用纱布擦拭。测口温法:嘱患者张口,将口表汞柱端放于舌下热窝。嘱患者闭嘴用鼻呼吸,勿用牙咬体温计。测量时间 3～5 分钟。嘱患者张口,取出口表,用纱布擦拭。测肛温法:协助患者取合适卧位,露出臀部。润滑肛表前端,戴手套用手垫卫生纸分开臀部,轻轻插入肛表 3～4 cm。测量时间 3～5 分钟。用卫生纸擦拭肛表。④检视读数,放体温计盒内,记录。⑤整理床单位。⑥洗手,绘制体温于体温单上。⑦消毒用过的体温计。

(4)注意事项:①测温前应注意有无影响体温波动的因素存在,如 30 分钟内有无进食、剧烈活动、冷热敷、坐浴等。②体温值如与病情不符,应重复测量。③腋下有创伤、手术或消瘦夹不紧体温计者不宜测腋温;腹泻、肛门手术、心肌梗死的患者禁测肛温;精神异常、昏迷、婴幼儿等不能合作者及口鼻疾病或张口呼吸者禁测口温;进热食或面颊部热敷者,应间隔 30 分钟后再测口温。④对小儿、重症患者测温时,护士应守护在旁。⑤测口温时,如不慎咬破体温计,应立即清除玻璃碎屑,以免损伤口腔黏膜;口服蛋清或牛奶,以保护消化道黏膜并延缓汞的吸收;病情允许者,进粗纤维食物,以加快汞的排出。

3.体温计的消毒与检查

(1)体温计的消毒:为防止测体温引起的交叉感染,保证体温计清洁,用过的体温计应消毒。先将体温计分类浸泡于含氯消毒液内 30 分钟后取出,再用冷开水冲洗擦干,放入清洁容器中备用。集体测温后的体温计,用后全部浸泡于消毒液中。①5 分钟后取出清水冲净,擦干后放入另一消毒液容器中进行第二次浸泡,半小时后取出清水冲净,擦干后放入清洁容器中备用。②消毒液的容器及清洁体温计的容器每周进行 2 次高压蒸汽灭菌消毒,消毒液每天更换一次,若有污染随时消毒。③传染病患者应设专人体温计,单独消毒。

(2)体温计的检查:在使用新的体温计前,或定期消毒体温计后,应对体温计进行校对,以检查其准确性。将全部体温计的水银柱甩至 35 ℃以下,同一时间放入已测好的 40 ℃水内,3 分钟后取出检视。若体温计之间相差0.2 ℃以上或体温计上有裂痕者,取出不用。

二、脉搏

(一)正常脉搏及生理性变化

1.正常脉搏

随着心脏节律性收缩和舒张,动脉内的压力也发生周期性的波动,这种周期性的压力变化可引起动脉血管发生扩张与回缩的搏动,这种搏动在浅表的动脉可触摸到,临床简称为脉搏。正常人的脉搏节律均匀、规则,间隔时间相等,每搏强弱相同且有一定的弹性,每分钟搏动的次数为 60～100 次(即脉率)。脉搏通常与心率一致,是心率的指标。

2.生理性变化

脉率受许多生理性因素影响而发生一定范围的波动。

(1)年龄:一般新生儿、幼儿的脉率较成人快。

(2)性别:同龄女性比男性快。

(3)情绪:兴奋、恐惧、发怒时脉率增快,忧郁时则慢。

(4)活动:一般人运动、进食后脉率会加快;休息、禁食则相反。

(5)药物:兴奋剂可使脉搏增快,镇静剂、洋地黄类药物可使脉搏减慢。

(二)异常脉搏的观察

1.脉率异常

(1)速脉:成人脉率在安静状态下超过100次/分,又称为心动过速。见于高热、甲状腺功能亢进(甲亢,由于代谢率增加而使脉率增快)、贫血或失血等患者。正常人可有窦性心动过速,为一过性的生理现象。

(2)缓脉:成人脉率在安静状态下低于60次/分,又称心动过缓。颅内压增高、病窦综合征、二度以上房室传导阻滞,或服用某些药物如地高辛、普尼拉明、利血平、普萘洛尔等可出现缓脉。正常人可有生理性窦性心动过缓,多见于运动员。

2.脉律异常

脉搏的搏动不规则,间隔时间时长时短,称为脉律异常。

(1)间歇脉:在一系列正常均匀的脉搏中出现一次提前而较弱的脉搏,其后有一较正常延长的间歇(即代偿性间歇),亦称期前收缩。见于各种心脏病或洋地黄中毒的患者;正常人在过度疲劳、精神兴奋、体位改变时也偶尔出现间歇脉。

(2)脉搏短绌:同一单位时间内脉率少于心率。绌脉是由于心肌收缩力强弱不等,有些心排血量少的搏动可发出心音,但不能引起周围血管搏动,导致脉率少于心率。特点:脉律完全不规则,心率快慢不一、心音强弱不等。多见于心房纤颤者。

3.强弱异常

(1)洪脉:当心排血量增加,血管充盈度和脉压较大时,脉搏强大有力,称洪脉。见于高热、甲状腺功能亢进、主动脉关闭不全等患者;运动后、情绪激动时也常触到洪脉。

(2)细脉:当心排血量减少,动脉充盈度降低时,脉搏细弱无力,扪之如细丝,称细脉或丝脉。见于大出血、主动脉瓣狭窄和休克、全身衰竭的患者,是一种危险的脉象。

(3)交替脉:节律正常而强弱交替时出现的脉搏,称为交替脉。交替脉是左心衰竭的重要体征。常见于高血压性心脏病、急性心肌梗死、主动脉关闭不全等患者。

(4)水冲脉:脉搏骤起骤落,有如洪水冲涌,故名水冲脉,主要见于主动脉关闭不全、动脉导管未闭、甲亢、严重贫血患者,检查方法是将患者前臂抬高过头,检查者用手紧握患者手腕掌面,可明显感知。

(5)奇脉:在吸气时脉搏明显减弱或消失为奇脉。其产生主要与吸气时,左心室的搏出量减少有关。常见于心包腔积液、缩窄性心包炎等患者,是心包压塞的重要体征之一。

4.动脉壁异常

由于动脉壁弹性减弱,动脉变得迂曲不光滑,有条索感,如按在琴弦上,多见于动脉硬化的患者。

(三)测量脉搏的技术

1.部位

临床上常在靠近骨骼的动脉测量脉搏。最常用和最方便的是桡动脉,患者也乐于接受。其次为颞动脉、颈动脉、肱动脉、腘动脉、足背动脉和股动脉等。如怀疑患者心搏骤停或休克时,应选择大动脉为诊脉点,如颈动脉、股动脉。

2.测脉搏的方法

(1)目的:通过测量脉搏,可间接了解心脏的情况,观察相关疾病发生、发展规律,为诊断、治疗提供依据。

(2)准备:治疗盘内备带秒钟的表、笔、记录本及听诊器。

(3)操作步骤:①洗手、戴口罩,备齐用物,携至床旁。②核对患者,解释目的。③协助患者取坐位或半坐卧位,手臂放在舒适位置,腕部伸展。④以示指、中指、无名指的指端按在桡动脉表面,压力大小以能清楚地触及脉搏为宜,注意脉律,强弱动脉壁的弹性。⑤一般情况下所测得的数值乘以2,心脏病患者、脉率异常者、危重患者则应以1分钟记录。⑥协助患者取舒适体位。⑦将脉搏绘制在体温单上。

(4)注意事项:①诊脉前患者应保持安静,剧烈运动后应休息20分钟后再测。②偏瘫患者应选择健侧肢体测量。③脉搏细、弱难以测量时,用听诊器测心率。④脉搏短细的患者,应由2名护士同时测量,一人听心率,另一人测脉率,一人发出“开始”“停止”的口令,记数1分钟,以分数式记录:心率/脉率,若心率每分钟120次,脉率90次,即应写成120/90次/分。

三、呼吸

(一)正常呼吸及生理变化

1.正常呼吸的观察

在安静状态下,正常成人的呼吸频率为16～20次/分。正常呼吸表现为节律规则,均匀无声且不费力。

2.生理性变化

(1)年龄:一般年龄越小,呼吸频率越快,小儿比成年人稍快,老年人稍慢。

(2)性别:同龄的女性呼吸频率比男性稍快。

(3)运动:运动后呼吸加深加快,休息和睡眠时减慢。

(4)情绪:强烈的情绪变化会刺激呼吸中枢,导致呼吸加快或屏气。如恐惧、愤怒、紧张等都可引起呼吸加快。

(5)其他:环境温度过高或海拔增加,均会使呼吸加深加快,呼吸的频率和深浅度还可受意识控制。

(二)异常呼吸的评估及护理

1.异常呼吸的评估

(1)频率异常:①呼吸过速,在安静状态下,成人呼吸频率超过24次/分,称为呼吸过速或气促。见于高热、疼痛、甲亢、缺氧等患者,因血液中二氧化碳积聚,血氧不足,可刺激呼吸中枢,使呼吸加快。发热时,体温每升高1℃,每分钟呼吸增加3～4次。②呼吸过缓,在安静状态下,成人呼吸频率少于10次/分,称为呼吸过缓。常见于呼吸中枢抑制的疾病,如颅内压增高、麻醉剂及安眠药过量等患者。

(2)节律异常:①潮式呼吸又称陈-施呼吸,是一种周期性的呼吸异常,周期0.5～2分钟,需观察较长时间才能发现。特点表现为开始时呼吸浅慢,以后逐渐加深加快,又逐渐由深快变为浅慢,然后呼吸暂停5～30秒后,再重复上述状态的呼吸,如此周而复始,呼吸运动呈潮水涨落样,故称潮式呼吸(图1-1)。发生机制:当呼吸中枢兴奋性减弱或高度缺氧时,呼吸减弱至暂停,血中二氧化碳增高到一定程度时，通过颈动脉和主动脉的化学感受器反射性地刺激呼吸中枢，使呼吸恢复。随着呼吸的由弱到强，二氧化碳不断排出，使其分压降低，呼吸中枢又失去有效的刺激，呼吸再次减弱至暂停，从而形成了周期性呼吸。常见于中枢神经系统疾病，如脑炎、颅内压增高、酸中毒、巴比妥中毒等患者。②间断呼吸又称毕奥呼吸，表现为呼吸和呼吸暂停现象交替出现的呼吸。特点是有规律地呼吸几次后，突然暂停呼吸，间隔时间长短不同，随后又开始呼吸，然后反复交替出现(图 1-2)。其发生机制同潮式呼吸，是呼吸中枢兴奋性显著降低的表现，但比潮式呼吸更为严重，多在呼吸停止前出现，预后不佳。常见于颅内病变、呼吸中枢衰竭等患者。

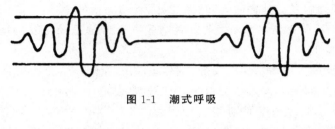

图 1-1　潮式呼吸

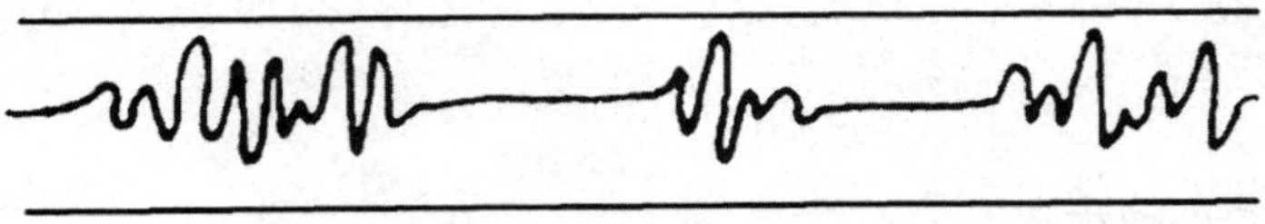

图 1-2　间断呼吸

(3)深浅度异常：①深度呼吸又称库斯莫呼吸，是一种深而规则的大呼吸。见于尿毒症、糖尿病等引起的代谢性酸中毒等患者。②浮浅性呼吸是一种浅表而不规则的呼吸。有时呈叹息样，见于呼吸肌麻痹或濒死的患者。

(4)音响异常：①蝉鸣样呼吸，吸气时有一种高音调的音响，声音似蝉鸣，称为蝉鸣样呼吸。其发生机制多由于声带附近有阻塞，使空气进入发生困难所致。见于喉头水肿、痉挛、喉头有异物等患者。②鼾声呼吸，呼气时发出粗糙的呼声。其发生机制由于气管或支气管内有较多的分泌物蓄积，多见于深昏迷等患者。

(5)呼吸困难：指呼吸频率、节律和深浅度都有异常。呼吸困难的患者主观上表现空气不足、呼吸费力；客观上表现用力呼吸、张口耸肩、鼻翼翕动、发绀，辅助呼吸肌也参与呼吸运动，在呼吸频率、节律、深浅度上出现异常改变，根据临床表现可分为如下几种。

1)吸气性呼吸困难：是由于上呼吸道部分梗阻，使得气体进入肺部不畅，肺内负压极度增高所致，患者感觉吸气费力，吸气时间显著长于呼气时间，辅助呼吸肌收缩增强，出现明显的三凹征(胸骨上窝、锁骨上窝和肋间隙及腹上角凹陷)。多见于喉头水肿或气管、喉头有异物等患者。

2)呼气性呼吸困难：是由于下呼吸道部分梗阻，使得气体呼出肺部不畅所致，患者呼气费力，呼气时间显著长于吸气时间，多见于支气管哮喘和阻塞性肺气肿患者。

3)混合性呼吸困难：呼气和吸气均感费力，呼吸的频率加快而表浅。多见于重症肺炎、大片肺不张或肺纤维化的患者。

(6)形态异常：①胸式呼吸渐弱，腹式呼吸增强。正常女性以胸式呼吸为主。当胸部或肺有疾病或手术时均使胸式呼吸渐弱，腹式呼吸增强。②腹式呼吸渐弱，胸式呼吸增强。正常男性及儿童以腹式呼吸为主。当有腹部疾病时，如腹膜炎、腹部巨大肿瘤、大量腹水等，使膈肌下降，腹式呼吸渐弱，胸式呼吸增强。

2.异常呼吸的护理

(1)观察:密切观察呼吸状态及相关症状、体征的变化。

(2)吸氧:酌情给予氧气吸入,必要时可用呼吸机辅助呼吸。

(3)心理护理:根据患者的反应,有针对性地对患者做好患者的心理护理,合理解释及安慰患者,以消除患者的紧张、恐惧心理,有安全感,主动配合治疗和护理。

(4)卧床休息:调节室内温度和湿度,保持空气清新,禁止吸烟;根据病情安置舒适体位,以保证患者的休息,减少耗氧量。

(5)保持呼吸道通畅:及时清除呼吸道分泌物,必要时给予吸痰。

(6)给药治疗:根据医嘱给药治疗,注意观察疗效及不良反应。

(7)健康教育:讲解有效咳嗽和正确呼吸方法,指导患者戒烟。

(三)呼吸测量技术

1.目的

(1)测量患者每分钟的呼吸次数。

(2)协助临床诊断,为预防、治疗、护理提供依据。

(3)观察呼吸的变化,了解患者疾病的发生、发展规律。

2.评估

(1)患者的病情、治疗情况及合作程度。

(2)患者在30分钟内有无活动、情绪激动等影响呼吸的因素存在。

3.操作前准备

(1)用物准备:有秒针的表、记录本和笔。

(2)患者准备:情绪稳定,保持自然的呼吸状态。

(3)护士准备:着装整洁,修剪指甲,洗手,戴口罩。

(4)环境准备:安静、整洁、光线充足。

4.操作步骤

见表1-2。

表1-2 呼吸测量技术操作步骤

流程	步骤	要点说明
1.核对	携用物到床旁,核对床号、姓名	*确定患者
2.取体位	测量脉搏后,护士仍保持诊脉手势	*分散患者的注意力
3.测量呼吸	(1)观察患者胸部或腹部的起伏(一起一伏为一次呼吸),一般情况测30秒,将所测数值乘以2即为呼吸频率,如患者呼吸不规则或婴儿应测1分钟 (2)如患者呼吸微弱不易观察时,可用少许棉花放于患者鼻孔前,观察棉花纤维被吹动的次数,计数1分钟	*男性多为腹式呼吸,女性多为胸式呼吸,同时应观察呼吸的节律、深浅度、音响及呼吸困难的症状
4.记录	记录呼吸值:次/分,洗手	

5.注意事项

测量患者呼吸时,患者应处于自然呼吸的状态,以保证测量数值的准确性。

四、血压

血压是指血液在血管内流动时对血管壁的侧压力。一般指动脉血压,如无特别注明均指肱动脉的血压。当心脏收缩时,主动脉压急剧升高,至收缩中期达最高值,此时的动脉血压称收缩压。当心室舒张时,主动脉压下降,至心舒末期达动脉血压的最低值,此时的动脉血压称舒张压。

(一)正常血压及生理性变化

1.正常血压

在安静状态下,正常成人的血压范围:(12.0～18.5)/(8.0～11.9)kPa,脉压为4.0～5.3 kPa。

血压的计量单位,过去多用mmHg(毫米汞柱),后改用国际统一单位kPa(千帕斯卡)。目前仍用mmHg(毫米汞柱)。两者换算公式:1 kPa=7.5 mmHg、1 mmHg=0.133 kPa。

2.生理性变化

在各种生理情况下,动脉血压可发生各种变化,影响血压的生理因素有以下几种。

(1)年龄:随着年龄的增长血压逐渐增高,以收缩压增高较显著。儿童血压的计算公式:

$$收缩压=80+年龄\times 2$$

$$舒张压=收缩压\times 2/3$$

(2)性别:青春期前的男女血压差别不显著。成年男子的血压比女性高0.7 kPa(5 mmHg);绝经期后的女性血压又逐渐升高,与男性差不多。

(3)昼夜和睡眠:血压在上午8～10小时达全天最高峰,之后逐渐降低;午饭后又逐渐升高,下午4～6小时出现全天次高值,然后又逐渐降低;至入睡后2小时,血压降至全天最低值;早晨醒来又迅速升高。睡眠欠佳时,血压稍增高。

(4)环境:寒冷时血管收缩,血压升高;气温高时血管扩张,血压下降。

(5)部位:一般右上肢血压常高于左上肢,下肢血压高于上肢。

(6)情绪:紧张、恐惧、兴奋及疼痛均可引起血压增高。

(7)体重:血压正常的人发生高血压的危险性与体重增加呈正比。

(8)其他:吸烟、劳累、饮酒、药物等都对血压有一定的影响。

(二)异常血压的观察

1.高血压

目前基本上采用2022年世界卫生组织(WHO)和国际抗高血压联盟(ISH)高血压治疗指南的高血压定义:在未服抗高血压药的情况下,成人收缩压≥18.0 kPa(135 mmHg)和/或舒张压≥11.3 kPa(85 mmHg)者。95%的患者为病因不明的原发性高血压,多见于动脉硬化、肾炎、颅内压增高等,最易受损的部位是心、脑、肾、视网膜。

2.低血压

一般认为血压低于正常范围且有明显的血容量不足表现如脉搏细速、心悸、头晕等,即可诊断为低血压。常见于休克、大出血等。

3.脉压异常

脉压增大多见于主动脉瓣关闭不全、主动脉硬化等;脉压减小多见于心包积液、缩窄性心包炎等。

(三)血压的测量

1.血压计的种类和构造

(1)水银血压计:分立式和台式两种,其基本结构都包括输气球、调节空气的阀门、袖带、能充水银的玻璃管、水银槽几部分。袖带的长度和宽度应符合标准:宽度比被测肢体的直径宽20%,长度应能包绕整个肢体。充水银的玻璃管上标有刻度,范围为0～40.0 kPa(0～300 mmHg),每小格表示0.3 kPa(2 mmHg);玻璃管上端和大气相通,下端和水银槽相通。当输气球送入空气后,水银由玻璃管底部上升,水银柱顶端的中央凸起可指出压力的刻度。水银血压计测得的数值相当准确。

(2)弹簧表式血压计:由一袖带与有刻度2.7～4.0 kPa(20～30 mmHg)的圆盘表相连而成,表上的指针指示压力。此种血压计携带方便,但欠准确。

(3)电子血压计:袖带内有一换能器,可将信号经数字处理,在显示屏上直接显示收缩压、舒张压和脉搏的数值。此种血压计操作方便,清晰直观,不需听诊器,使用方便、简单,但欠准确。

2.测血压的方法

(1)目的:通过测量血压,了解循环系统的功能状况,为诊断、治疗提供依据。

(2)准备:听诊器、血压计、记录纸、笔。

(3)操作步骤:①测量前,让患者休息片刻,以消除活动或紧张因素对血压的影响;检查血压计,如袖带的宽窄是否适合患者、玻璃管有无裂缝、橡胶管和输气球是否漏气等。②向患者解释,以取得合作。患者取坐位或仰卧,被侧肢体的肘臂伸直、掌心向上,肱动脉与心脏在同一水平。坐位时,肱动脉平第4软骨;卧位时,肱动脉平腋中线。如手臂低于心脏水平,血压会偏高;手臂高于心脏水平,血压会偏低。③放平血压计于上臂旁,打开水银槽开关,将袖带平整地缠于上臂中部,袖带的松紧以能放入一指为宜,袖带下缘距肘窝2～3 cm。如测下肢血压:袖带下缘距腘窝3～5 cm,将听诊器胸件置于腘动脉搏动处,记录时注明下肢血压。④戴上听诊器,关闭输气球气门,触及肱动脉搏动。易地听诊器胸件放在肱动脉搏动最明显的地方,但勿塞入袖带内,以一手稍加固定。⑤挤压输气球囊打气至肱动脉搏动音消失,水银柱又升高2.7～4.0 kPa(20～30 mmHg)后,以每秒0.5 kPa(4 mmHg)左右的速度放气,使水银柱缓慢下降,视线与水银柱所指刻度平行。⑥在听诊器中听到第一声动脉音时,水银柱所指刻度即为收缩压;当搏动音突然变弱或消失时,水银柱所指的刻度即为舒张压。当变音与消失音之间有差异时,或危重者应记录两个读数。⑦测量后,驱尽袖带内的空气,解开袖带。安置患者于舒适卧位。⑧将血压计右倾45°,关闭气门,气球放在固定的位置,以免压碎玻璃管;关闭血压计盒盖。⑨用分数式,即收缩压/舒张压mmHg记录测得的血压值,如14.7/9.3 kPa(110/70 mmHg)。

(4)注意事项:①测血压前,要求安静休息20～30分钟,如运动、情绪激动、吸烟、进食等可导致血压偏高。②血压计要定期检查和校正,以保证其准确性,切勿倒置或震动。③打气不可过猛、过高,如水银柱里出现气泡,应调节或检修,不可带着气泡测量。④降至“0”,稍等片刻再行第二次测量。⑤对偏瘫、一侧肢体外伤或手术后患者,应在健侧手臂上测量。⑥排除影响血压值的外界因素,如袖带太窄、袖带过松、放气速度太慢测得的血压值偏高,反之则血压值偏低。⑦长期测血压应做到四定,即部位、定体位、定血压计、定时间。

(李　青)

第二节　患者体位的移动

一、移动技术

(一)目的

协助不能自行移动的患者进行床上移动，达到患者舒适的目的。

(二)操作前准备

1.告知患者

操作目的、方法、注意事项、配合方法。

2.评估患者

(1)病情、意识状态、皮肤情况、活动耐力及配合程度。

(2)肢体活动能力、体重，有无约束、伤口、引流管、骨折和牵引等。

3.操作护士

着装整洁、修剪指甲、洗手、戴口罩。

4.物品准备

快速手消毒剂、必要时备软枕。

5.环境

整洁、安静。

(三)操作步骤

1.协助患者移向床头

(1)一人协助法：适用于轻症或疾病恢复期患者。①核对患者腕带、床头卡。②固定床脚刹车，妥善安置各种管路。③视病情放平床头，将软枕横立于床头。④患者仰卧屈膝，双手握住床头栏杆，也可搭在护士肩部或抓住床沿。⑤护士一手托在患者肩部，另一手托住臀部，同时让患者两臂用力，脚蹬床面，托住患者重心顺势向床头移动。⑥放回软枕，根据病情摇起床头。⑦固定管路，整理床单位。⑧洗手。

(2)二人协助法：适用于重症或体重较重的患者。①同一人协助法①～③。②患者仰卧屈膝。③两位护士分别站在床的两侧，交叉托住患者颈肩部和臀部，或一人托住肩及腰部，另一人托住臀部及腘窝部，两人同时抬起患者移向床头。④放回枕头。⑤协助患者取舒适卧位，固定管路，整理床单位。⑥洗手。

2.协助患者翻身侧卧

(1)一人协助法：适用于体重较轻的患者。①核对患者腕带、床头卡。②固定床脚刹车，妥善安置各种管路。③患者仰卧，两手放于腹部。④将患者肩部、臀部移向护士侧床缘，护士两腿分开 11～15 cm，以保持平衡，使重心稳定。⑤移上身：护士将患者近侧肩部稍托起，一手伸入肩部，并用手臂扶托颈项部；另一手移至对侧肩背部，用合力抬起患者上身移至近侧。再将患者臀部、双下肢移近并屈膝，使患者尽量靠近护士。⑥护士一手托肩，一手扶膝，轻轻将患者转向对侧，背向护士。⑦按侧卧要求，在患者背部及所需部位垫上软枕。⑧固定管路，整理床单位。

⑨洗手。⑩记录翻身时间和皮肤情况。

(2)二人协助法：适用于重症或体重较重的患者。①同一人协助法①～③。②护士两人站在床的同一侧，一人托住患者颈肩部和腰部，另一人托住患者臀部和腘窝部，两人同时抬起患者移向近侧。③分别托扶患者的肩、腰、臀和膝，轻轻将患者翻向对侧。④同一人协助法⑦～⑩。

(四)注意事项

(1)注意各种体位转换间的患者安全，保护管路。

(2)注意体位转换后患者的舒适；观察病情、生命体征的变化，记录体位维持时间。

(3)协助患者体位转换时，不可拖拉，注意节力。

(4)被动体位患者翻身后，应使用辅助用具支撑体位保持稳定，确保肢体和关节处于功能位。

(5)注意各种体位受压处的皮肤情况，做好预防压疮的护理。

(6)颅脑手术后，不可剧烈翻转头部，应取健侧卧位或平卧位。

(7)颈椎或颅骨牵引患者，翻身时不可放松牵引。

(8)石膏固定和伤口较大患者翻身后应使用软垫支撑，防止局部受压。

(五)评价标准

(1)患者/家属能够知晓护士告知的事项，对服务满意。

(2)卧位正确，管道通畅。

(3)护理过程安全，患者局部皮肤无擦伤，无其他并发症。

(4)操作规范，动作熟练。

二、运送技术

(一)目的

运送不能下床的患者。

(二)操作前准备

1.告知患者

操作目的、方法、注意事项、配合方法。

2.评估患者

(1)病情、意识状态、体重及配合能力。

(2)躯体活动能力、皮肤情况。

(3)有无约束、各种管路情况，身体有无移动障碍。

3.操作护士

着装整洁、修剪指甲、洗手、戴口罩。

4.物品准备

轮椅/平车、被单。

5.环境

安全。

(三)操作步骤

(1)轮椅运送：①携用物至患者床旁，核对腕带、床头卡。②从床上向轮椅移动时，在床尾处备轮椅，轮椅应放在患者健侧，固定轮椅。③协助患者下床、转身，坐入轮椅后，放好足踏板。④患者坐不稳或轮椅下斜坡时，用束腰带保护患者。⑤下坡时，倒转轮椅，使轮椅缓慢下行，患者头及背部应向后靠。⑥从轮椅向床上移动时，推轮椅至床尾，轮椅朝向床头，并固定轮椅。⑦协助患者站起、转身、坐至床边。⑧协助患者取舒适卧位，整理床单位。⑨整理用物，洗手。

（2）平车运送：①携用物至患者床旁，核对腕带、床头卡。②挪动法：适用于能在床上配合移动的患者。将平车推至与床平行，并紧靠床边，固定平车，将盖被平铺于平车上，协助患者移动到平车上，盖好被单。③搬运法：儿童或体重较轻者可采用 1 人搬运法；不能自行活动或体重较重者采用 2～3 人搬运法；病情危重或颈、胸、腰椎骨折患者采用 4 人以上搬运法；应先将平车推至床尾，使平车头端与床尾成钝角，固定平车，1 人或以上人员将患者搬运至平车上，盖好被单。④拉起护栏。⑤头部置于平车的大轮端。⑥推车时小轮在前，车速适宜，护士站于患者头侧，上下坡时应使患者头部在高处一端。⑦返回病房时，同法移回病床，协助患者取舒适卧位。⑧整理用物及床单位。⑨洗手。

（四）注意事项

（1）使用前应先检查轮椅和平车，保证完好无损方可使用；轮椅、平车放置位置合理，移动前应先固定。

（2）轮椅、平车使用中注意观察病情变化，确保安全。

（3）保护患者安全、舒适，注意保暖，骨折患者应固定好骨折部位再搬运。

（4）遵循节力原则，速度适宜。

（5）在搬运过程中，妥善安置各种管路，避免牵拉。

（五）评价标准

（1）患者/家属能够知晓护士告知的事项，对服务满意。

（2）护理过程安全，患者出现异常情况时，护士处理及时。

三、预防跌倒

（一）目的

评估患者及客观危险因素，采取防止患者跌倒的有效措施，保证患者安全。

（二）操作前准备

1.告知患者/家属

（1）操作目的、注意事项、配合方法。

（2）预防跌倒的方法。

2.评估患者

（1）病情、年龄、意识、自理能力、步态、合作程度、心理状态。

（2）用药、既往病史、目前疾病状况等。

3.操作护士

着装整洁、洗手、戴口罩。

4.物品准备

根据患者情况适时准备污物桶、快速手消毒剂、隔离衣。

5.环境

（1）地面、各种标识、灯光照明、病房设施。

（2）易跌倒的因素。

（3）整洁、私密、温度适宜。

(三)操作步骤

(1)穿隔离衣,携用物至患者床旁,核对腕带、床头卡。

(2)协助患者取舒适、安全卧位。

(3)定时巡视患者,严密观察患者的生命体征及病情变化,合理安全陪护。

(4)遵医嘱按时给患者服药,告知患者服药后注意事项,患者服药后,密切观察患者状况。

(5)将病床调至最低位置,并固定好脚刹,必要时加床挡。

(6)患者坐凳稳定,螺丝固定牢固。

(7)呼叫器、便器等常用物品放在患者易取处。

(8)搬运患者时将平车(轮椅)固定,防止滑动,就位后拉好护栏。

(9)创造良好的病室安全环境,保持地面干净无水迹,走廊畅通,无障碍物、光线明亮。

(10)加强与患者及家属的交流沟通,关注患者的心理需求,给予必要的生活帮助和护理。

(11)整理用物及床单位,用物按医疗垃圾分类处理。

(12)脱隔离衣,洗手、记录。

(四)注意事项

(1)做好防止患者跌倒的宣教工作。

(2)对年老体弱、活动不便者,下床活动时应有保护措施。

(3)搬运患者时将平车(轮椅)固定,防止滑动,就位后拉好护栏。

(4)创造良好的病室安全环境,保持地面干净无水迹,走廊畅通,无障碍物、光线明亮。

(5)加强与患者及家属的交流沟通,关注患者的心理需求,给予必要的生活帮助和护理。

(五)评价标准

(1)患者/家属能够知晓护士告知的事项,对服务满意。

(2)操作规范,动作娴熟。

(3)护理过程安全。

(李　青)

第三节　铺　床　法

病床是病室的主要设备,是患者睡眠与休息的必须用具。患者,尤其是卧床患者与病床朝夕相伴,因此,床铺的清洁、平整和舒适,可使患者心情舒畅,增强治愈疾病的自信心,并可预防并发症的发生。

铺床总的要求为舒适、平整、安全、实用、节时、节力。常用的病床有 3 种。①钢丝床:有的可通过支起床头、床尾(二截或三截摇床)而调节体位,有的床脚下装有小轮,便于移动。②木板床:为骨科患者所用。③电动控制多功能床:患者可自己控制升降或改变体位。

病床及被服类规格要求具体为以下几点。①一般病床:高 60 cm,长 200 cm,宽 90 cm。②床垫:长宽与床规格同,厚 9 cm。以棕丝制作垫芯为好,也可用橡胶泡沫、塑料泡沫制作垫芯;垫面选帆布制作。③床褥:长宽同床垫,一般以棉花制作褥芯,棉布制作褥面。④棉胎:长 210 cm,宽 160 cm。⑤大单:长 250 cm,宽 180 cm。⑥被套:长 230 cm,宽 170 cm,尾端开口缝四对带。⑦枕芯:长 60 cm,宽 40 cm,内装木棉或高弹棉、锦纶丝绵,以棉布制作枕面。⑧枕套:

长 65 cm，宽 45 cm。⑨橡胶单：长 85 cm，宽 65 cm，两端各加白布 40 cm。⑩中单：长 85 cm，宽 170 cm。以上各类被服均以棉布制作。

一、备用床

(一)目的

铺备用床为准备接受新患者和保持病室整洁美观。

(二)用物准备

床、床垫、床褥、枕芯、棉胎或毛毯、大单、被套或衬单及罩单、枕套。

(三)操作方法

1.被套法

(1)将上述物品置于护理车上，推至床前。

(2)移开床旁桌，距床 20 cm，并移开床旁椅置床尾正中，距床 15 cm。

(3)将用物按铺床操作的顺序放于椅上。

(4)翻床垫，自床尾翻向床头或反之，上缘紧靠床头。床褥铺于床垫上。

(5)铺大单，取折叠好的大单放于床褥上，使中线与床的中线对齐，并展开拉平，先铺床头后铺床尾。①铺床头：一手托起床头的床垫，一手伸过床的中线将大单塞于床垫下，将大单边缘向上提起呈等边三角形，下半三角平整塞于床垫下，再将上半三角翻下塞于床垫下。②铺床尾：至床尾拉紧大单，一手托起床垫，一手握住大单，同法铺好床角。③铺中段：沿床沿边拉紧大单中部边沿，然后，双手掌心向上，将大单塞于床垫下。④至对侧：同法铺大单。

(6)套被套。①S 形式套被套法(图 1-3)：被套正面向外使被套中线与床中线对齐，平铺于床上，开口端的被套上层倒转向上约 1/3。棉胎或毛毯竖向三折，再按 S 形横向三折。将折好的棉胎置于被套开口处，底边与被套开口边平齐。拉棉胎上边至被套封口处，并将竖折的棉胎两边展开与被套平齐(先近侧后对侧)。盖被上缘距床头 15 cm，至床尾逐层拉平盖被，系好带子。边缘向内折叠与床沿平齐，尾端掖于床垫下。同上法将另一侧盖被理好。②卷筒式套被套法(图 1-4)：被套正面向内平铺于床上，开口端向床尾，棉胎或毛毯平铺在被套上，上缘与被套封口边齐，将棉胎与被套上层一并由床尾卷至床头(也可由床头卷向床尾)，自开口处翻转，拉平各层，系带，余同 S 形式。

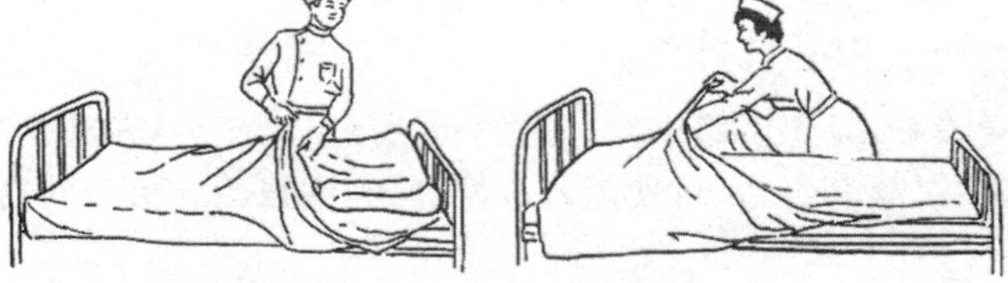

图 1-3　S 形式套被套法

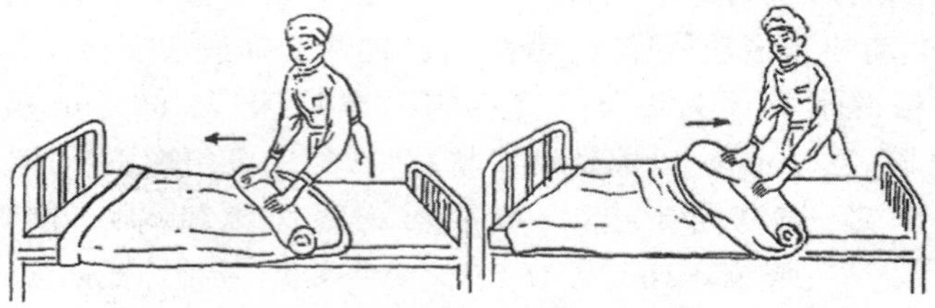

图 1-4　卷筒式套被套法

(7)套枕套，于椅上套枕套，使四角充实，系带子，平放于床头，开口背门。

(8)移回桌椅，检查床单，保持整洁。

2.被单法

(1)移开床旁桌、椅，翻转床垫、铺大单，同被套法。

(2)将反折的大单(衬单)铺于床上，上端反折 10 cm，与床头齐，床尾按铺大单法铺好。

(3)棉胎或毛毯平铺于衬单上，上端距床头 15 cm，将床头衬单反折于棉胎或毛毯上，床尾同大单铺法。

(4)铺罩单，正面向上对准床中线，上端与床头齐，床尾处则折成斜 45°，沿床边垂下。转至对侧，先后将衬单、棉胎及罩单同上法铺好。

(5)余同被套法。

(四)注意事项

(1)铺床前先了解病室情况，若患者进餐或做无菌治疗时暂不铺床。

(2)铺床前要检查床各部分有无损坏，若有则修理后再用。

(3)操作中要使身体靠近床边，上身保持直立，两腿前后分开稍屈膝以扩大支持面增加身体稳定性，既省力又能适应不同方向操作。同时手和臂的动作要协调配合，尽量用连续动作，以节省体力消耗，并缩短铺床时间。

(4)铺床后应整理床单及周围环境，以保持病室整齐。

二、暂空床

(一)目的

铺暂空床供新入院的患者或暂离床活动的患者使用，保持病室整洁美观。

(二)用物准备

同备用床，必要时备橡胶中单、中单。

(三)操作方法

(1)将备用床的盖被四折叠于床尾。若被单式，在床头将罩单向下包过棉胎上端，再翻上衬单做 25 cm 的反折，包在棉胎及罩单外面。然后将罩单、棉胎、衬单一并四折，叠于床尾。

(2)根据病情需要铺橡胶中单、中单。中单上缘距床头 50 cm，中线与床中线对齐，床沿的下垂部分一并塞床垫下。至对侧同上法铺好。

三、麻醉床

(一)目的

(1)铺麻醉床便于接受和护理手术后患者。

(2)使患者安全、舒适和预防并发症。

(3)防止被褥被污染，并便于更换。

(二)用物准备

1.被服类

同备用床，另加橡胶中单、中单两条。弯盘、纱布数块、血压计、听诊器、护理记录单、笔。根据手术情况备麻醉护理盘或急救车上备麻醉护理用物。

2.麻醉护理盘用物

治疗巾内置张口器、压舌板、舌钳、牙垫、通气导管、治疗碗、镊子、输氧导管、吸痰导管、纱布数块。治疗巾外放电筒、胶布等。必要时备输液架、吸痰器、氧气筒、胃肠减压器等。天冷时无空调设备应备热水袋及布套各 2 只、毯子。

(三)操作方法

(1)拆去原有枕套、被套、大单等。

(2)按使用顺序备齐用物至床边，放于床尾。

(3)移开床旁桌椅等同备用床。

(4)同暂空床铺好一侧大单、中段橡胶中单、中单及上段橡胶中单、中单，上段中单与床头齐。转至对侧，按上法铺大单、橡胶中单、中单。

(5)铺盖被。①被套式：盖被头端两侧同备用床，尾端系带后向内或向上折叠与床尾齐，将向门口一侧的盖被三折叠于对侧床边。②被单式：头端铺法同暂空床，下端向上反折和床尾齐，两侧边缘向上反折同床沿齐，然后将盖被折叠于一侧床边。

(6)套枕套后将枕头横立于床头，以防患者躁动时头部碰撞床栏而受伤(图 1-5)。

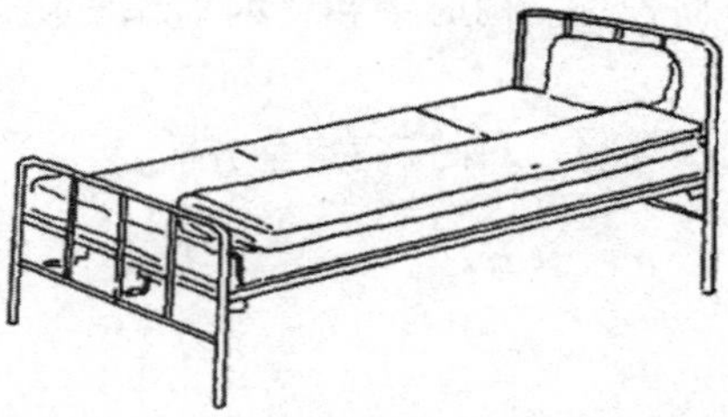

图 1-5 麻醉床

(7)移回床旁桌，椅子放于接受患者对侧床尾。

(8)麻醉护理盘置于床旁桌上，其他用物放于妥善处。

(四)注意事项

(1)铺麻醉床时，必须更换各类清洁被服。

(2)床头一块橡胶中单、中单可根据病情和手术部位需要铺于床头或床尾。若下肢手术者将床单铺于床尾，头胸部手术者铺于床头。全麻手术者为防止呕吐物污染床单则铺于床头。一般手术者，只铺床中部中单即可。

(3)患者的盖被根据医院条件增减。冬季必要时可置热水袋两只加布套，分别放于床中部及床尾的盖被内。

(4)输液架、胃肠减压器等物放于妥善处。

四、卧有患者床

(一)扫床法

1.目的

(1)使病床平整无皱褶，患者睡卧舒适，保持病室整洁美观。

(2)随扫床操作协助患者变换卧位，又可预防压疮及坠积性肺炎。

2.用物准备

护理车上置浸有消毒液的半湿扫床巾的盆，扫床巾每床一块。

3.操作方法

(1)备齐用物，推护理车至患者床旁，向患者解释，以取得合作。

(2)移开床旁桌椅，半卧位患者，若病情许可，暂将床头、床尾支架放平，以便操作。若床垫已下滑，须上移与床头齐。

(3)松开床尾盖被，助患者翻身侧卧背向护士，枕头随患者翻身移向对侧。松开近侧各层被单，取扫床巾分别扫净中单、橡胶中单后搭在患者身上。然后自床头至床尾扫净大单上碎屑，注意枕下及患者身下部分各层应彻底扫净，最后将各单逐层拉平铺好。

(4)助患者翻身侧卧于扫净一侧，枕头也随之移向近侧。转至对侧，以上法逐层扫净拉平铺好。

(5)助患者平卧，整理盖被，将棉胎与被套拉平，掖成被筒，为患者盖好。

(6)取出枕头，揉松，放于患者头下，支起床上支架。

(7)移回床旁桌椅，整理床单位，保持病室整洁美观，向患者致谢意。

(8)清理用物，归回原处。

(二)更换床单法

1.目的

(1)使病床平整无皱褶，患者睡卧舒适，保持病室整洁美观。

(2)随扫床操作协助患者变换卧位，又可预防压疮及坠积性肺炎。

2.用物准备

清洁的大单、中单、被套、枕套，需要时备患者衣裤。护理车上置浸有消毒液的半湿扫床巾的盆，扫床巾每床一块。

3.操作方法

(1)适用于卧床不起，病情允许翻身者(图 1-6)。①备齐用物推护理车至患者床旁，向患者解释，以取得合作。移开床旁桌椅，半卧位患者，若病情许可，暂将床头、床尾支架放平，以便操作。若床垫已下滑，须上移与床头齐。清洁的被服按更换顺序放于床尾椅上。②松开床尾盖被，助患者侧卧，背向护士，枕头随之移向对侧。③松开近侧各单，将中单卷入患者身下，用扫床巾扫净橡胶中单上的碎屑，搭在患者身上再将大单卷入患者身下，扫净床上碎屑。④取清洁大单，使中线与床中线对齐。将对侧半幅卷紧塞于患者身近侧，半幅自床头、床尾、中部先后展平拉紧铺好，放下橡胶中单，铺上中单(另一半卷紧塞于患者身下)，两层一并塞入床垫下铺平。移枕头并助患者翻身面向护士。转至对侧，松开各单，将中单卷至床尾大单上，扫净橡胶中单上的碎屑后搭于患者身上，然后将污大单从床头卷至床尾与污中单一并丢入护理车污衣袋或护理车下层。⑤扫净床上碎屑，依次将清洁大单、橡胶中单、中单逐层拉平，同上法铺好。助患者平卧。⑥解开污被套尾端带子，取出棉胎盖在污被套上，并展平。将清洁被套铺于棉胎上(反面在外)，两手伸入清洁被套内，抓住棉胎上端两角，翻转清洁被套，整理床头棉被，一手抓棉被下端，一手将清洁被套往下拉平，同时顺手将污棉套撤出放入护理车污衣袋或护理车下层。棉被上端可压在枕下或请患者抓住，然后至床尾逐层拉平后系好带子，掖成被筒为患者盖好。⑦一手托起头颈部，一手迅速取出枕头，更换枕套，助患者枕好枕头。⑧清理用物，归回原处。

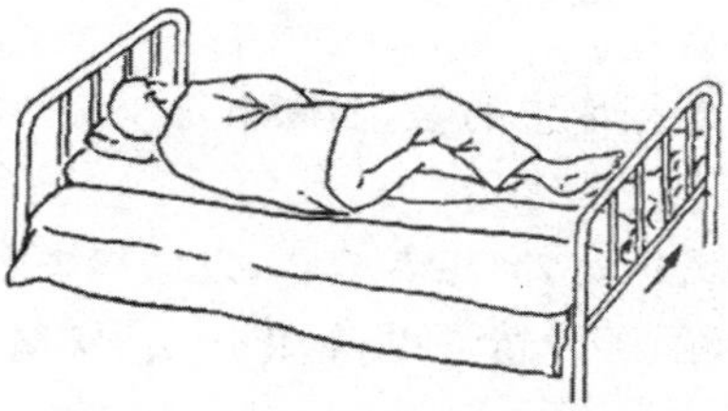

图 1-6　卧有允许翻身患者床换床单法

(2)适用于病情不允许翻身的侧卧患者(图 1-7):①备齐用物推护理车至患者床旁,向患者解释,以取得合作。移开床旁桌椅,半卧位患者,若病情许可,暂将床头、床尾支架放平,以便操作。若床垫已下滑,需上移与床头齐。清洁的被服按更换顺序放于床尾椅上。②2 人操作。一人一手托起患者头颈部,另一人一手迅速取出枕头,放于床尾椅上。松开床尾盖被,大单、中单及橡胶中单。从床头将大单横卷成筒式至肩部。③将清洁大单横卷成筒式铺于床头,大单中线与床中线对齐,铺好床头大单。一人抬起患者上半身(骨科患者可利用牵引架上拉手,自己抬起身躯),将污大单、橡胶中单、中单一起从床头卷至患者臀下,同时另一人将清洁大单也随着污单拉至臀部。④放下上半身,一人托起臀部,一人迅速撤出污单,同时将清洁大单拉至床尾,橡胶中单放在床尾椅背上,污单丢入护理车污衣袋或护理车下层,展平大单铺好。⑤一人套枕套为患者枕好。一人备橡胶中单、中单,并先铺好一侧,余半幅塞患者身下至对侧,另一人展平铺好。⑥更换被套、枕套同方法一,两人合作更换。

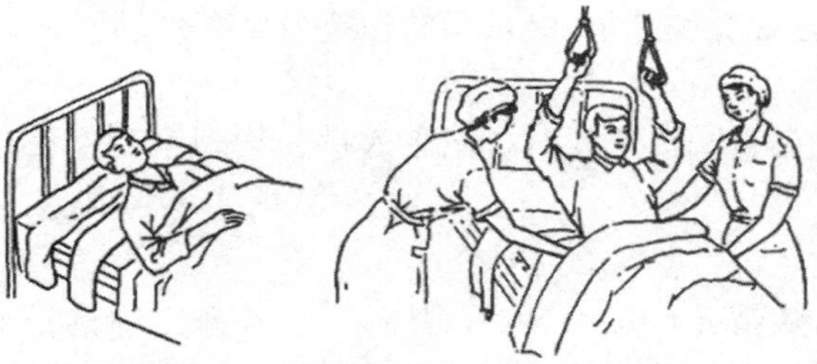

图 1-7　卧有不允许翻身患者床换床单法

(3)盖被为被单式更换衬单和罩单的方法:①将床头污衬单反折部分翻至被下,取下污罩单丢入污衣袋或护理车下层。②铺大单(衬单)于棉胎上,反面向上,上端反折 10 cm,与床头齐。③将棉胎在衬单下由床尾退出,铺于衬单上,上端距床头 15 cm。④铺罩单,正面向上,对准中线,上端和床头齐。⑤在床头将罩单向下包过棉胎上端,再翻上衬单做 25 cm 的反折,包在棉胎和罩单的外面。⑥盖被上缘压于枕下或请患者抓住,在床尾撤出衬单,并逐层拉平铺好床尾,注意松紧,以防压迫足趾。

4.注意事项

(1)更换床单或扫床前,应先评估患者及病室环境是否适宜操作。需要时应关闭门窗。

(2)更换床单时注意保暖,动作敏捷,勿过多翻动和暴露患者,以免患者过劳和受凉。

(3)操作时要随时注意观察病情。

(4)患者若有输液管或引流管,更换床单时可从无管一侧开始,操作较为方便。

(5)撤下的污单切勿丢在地上或他人床上。

(顾君惠)

第四节 清洁护理

清洁是患者的基本需求之一，是维持和获得健康的重要保证。清洁可以清除微生物及污垢，防止细菌繁殖，促进血液循环，有利于体内废物排泄，同时清洁使人感到愉快、舒适。

一、口腔护理

口腔护理的目的有以下几方面。

(1)保持口腔的清洁、湿润，使患者舒适，预防口腔感染等并发症。

(2)防止口臭、口垢，促进食欲，保持口腔的正常功能。

(3)观察口腔黏膜和舌苔的变化、特殊的口腔气味，可提供病情的动态信息，如肝功能不全患者出现肝臭，常是肝昏迷的先兆。

常用的漱口液有生理盐水、朵贝尔溶液(复方硼酸溶液)、1%～3%过氧化氢溶液、2%～3%硼酸溶液、1%～4%碳酸氢钠溶液、0.02%呋喃西林溶液、0.1%醋酸溶液。

(一)协助口腔冲洗

1.目的

协助口腔手术后使用固定器，或对有口腔病变的患者清洁口腔。

2.用物准备

治疗碗、治疗巾、弯盘、生理盐水、朵贝尔溶液、口镜、抽吸设备、压舌板、手电筒、20 mL空针及冲洗针头。

3.操作步骤

(1)洗手。

(2)准备用物携至患者床旁。

(3)向患者解释。协助患者采取半坐位式，并于胸前铺治疗巾及放置弯盘：①装生理盐水及朵贝尔溶液于溶液盘内，并接上，用20 mL注射器抽吸并连接针头。②协助医师冲洗。③冲洗毕，擦干患者嘴巴。④整理用物后洗手。⑤记录。

4.注意事项

为了避免冲洗中弄湿患者，必要时给予手电筒照光，冲洗时须特别注意齿缝、前庭外，若有舌苔，可用压舌板外包纱布予以机械性刮除，冲洗中予以持续性的低压抽吸，必要时协助更换湿衣服。

(二)特殊口腔冲洗

1.用物准备

(1)治疗盘：治疗碗(内盛含有漱口液的棉球12～16个，棉球湿度以不能挤出液体为宜；弯血管钳、镊子)、压舌板、弯盘、吸水管、杯子、治疗巾、手电筒，需要时备张口器。

(2)外用药：按需准备，如液状石蜡、冰硼散、西瓜霜、金霉素甘油、制霉菌素甘油等，酌情使用。

2.操作步骤

(1)将用物携至床旁,向患者解释以取得合作。

(2)协助患者侧卧,面向护士,取治疗巾,围于颌下,置弯盘于口角边。

(3)先湿润口唇、口角,观察口腔黏膜有无出血、溃疡等现象。对长期应用抗生素、激素者应注意观察有无真菌感染。有活动义齿者,应取下,一般先取上面义齿,后取下面义齿,并放置容器内,用冷开水冲洗刷净,待患者漱口后戴上或浸入清水中备用(昏迷患者的义齿应浸于清水中保存)。浸义齿的清水应每天更换。义齿不可浸在乙醇或热水中,以免变色、变形和老化。

(4)协助患者用温开水漱口后,嘱患者咬合上下齿,用压舌板轻轻撑开一侧颊部,以弯血管钳夹有漱口液的棉球由内向门齿纵向擦洗。同法擦洗对侧。

(5)嘱患者张口,依次擦洗一侧牙齿内侧面、上颌面、下内侧面、下颌面,再弧形擦洗一侧颊部。同法擦洗另一侧。洗舌面及硬腭部(勿触及咽部,以免引起恶心)。

(6)擦洗完毕,帮助患者用洗水管以漱口水漱口,漱口后用治疗巾拭去患者口角处水。

(7)口腔黏膜如有溃疡,酌情涂药于溃疡处。口唇干裂可涂擦液状石蜡。

(8)撤去治疗巾,清理用物,整理床单。

3.注意事项

(1)擦洗时动作要轻,特别是对凝血功能差的患者要防止碰伤黏膜及牙龈。

(2)昏迷患者禁忌漱口,需用张口器时,应从臼齿放入(牙关紧闭者不可用暴力张口),擦洗时须用血管钳夹紧棉球,每次一个,防止棉球遗留在口腔内,棉球蘸漱口水不可过湿,以防患者将溶液吸入呼吸道。

(3)传染病患者的用物按隔离消毒原则处理。

二、头发护理

(一)床上梳发

1.目的

梳发、按摩头皮,可促进血液循环,除去污垢和脱落的头发、头屑,使患者清洁舒适和美观。

2.用物准备

治疗巾、梳子、30%乙醇溶液、纸袋(放脱落头发)。

3.操作步骤

(1)铺治疗巾于枕头上,协助患者把头转向一侧。

(2)将头发从中间梳向两边,左手握住一股头发,由发梢逐渐梳到发根。长发或遇有打结时,可将头发绕在示指上慢慢梳理。避免强行梳拉,造成患者疼痛。如头发纠集成团,可用30%乙醇湿润后,再小心梳理,同法梳理另一边。

(3)长发酌情编辫或扎成束,发型尽可能符合患者所好。

(4)将脱落头发置于纸袋中,撤下治疗巾。

(5)整理床单,清理用物。

(二)床上洗发(橡胶马蹄形垫法)

1.目的

同床上梳发、预防头虱及头皮感染。

2.用物准备

治疗车上备一只橡胶马蹄形垫，治疗盘内放小橡胶单，大、中毛巾各一条，眼罩或纱布，别针，棉球两只(以不吸水棉花为宜)，纸袋，洗发液或肥皂，梳子，小镜子，护肤霜，水壶内盛 40～45 ℃热水，水桶(接污水)。必要时备电吹风。

3.操作步骤

(1)备齐用物携至床旁，向患者解释，以取得合作，根据季节关窗或开窗，室温以 24 ℃为宜。按需要给予便盆。移开床旁桌椅。

(2)垫小橡胶单及大毛巾于枕上，松开患者衣领向内反折，将中毛巾围于颈部，以别针固定。

(3)协助患者斜角仰卧，移枕于肩下，患者屈膝，可垫膝枕于两膝下，使患者体位安全舒适。

(4)置马蹄形垫垫于患者后颈部，使患者颈部枕于突起处，头在槽中，槽形下部接污水桶。

(5)用棉球塞两耳，用眼罩或纱布遮盖双眼或嘱患者闭上眼。

(6)洗发时先用两手掬少许水于患者头部试温，询问患者感觉，以确定水温是否合适；然后用水壶倒热水充分湿润头发，倒洗发液于手掌上，涂遍头发，用指尖揉搓头皮和头发。用力要适中，揉搓方向由发际向头顶部，使用梳子除去落发，置于纸袋中，用热水冲洗头发，直到冲净为止。观察患者的一般情况，注意保暖，洗发完毕，解下颈部毛巾，包住头发，一手托头，一手撤去橡胶马蹄垫。除去耳内棉球及眼罩，用患者自备的毛巾擦干脸部，酌情使用护肤霜。

(7)帮助患者卧于床正中，将枕、橡胶单、浴巾一起自肩下移至头部，用包头的毛巾揉搓头发，再用大毛巾擦干或电风吹干。梳理成患者习惯的发型，撤去上述用物。

(8)整理床单，清理用物。

4.注意事项

(1)要随时观察患者的病情变化，如脉搏、呼吸、血压有异常时应立即停止操作。

(2)注意室温和水温，及时擦干头发，防止患者受凉。

(3)防止水流入眼及耳内，避免沾湿衣服和床单。

(4)衰弱患者不宜洗发。

三、皮肤清洁与护理

(一)床上擦浴

1.用物准备

治疗车上备：面盆两只、水桶两只(一桶盛热水，水温在 50～52 ℃，并按年龄、季节、习惯，增减水温，另一桶接污水)、治疗盘(内置小毛巾两条、大毛巾、浴皂、梳子、小剪刀、50%乙醇、爽身粉)、清洁衣裤、被服。另备便盆、便盆布和屏风。

2.操作步骤

(1)推治疗车至床边，向患者解释，以取得合作。

(2)将用物放在便于操作处，关好门窗调节室温，用屏风或拉布遮挡患者，按需给予便盆。

(3)将脸盆放于床边桌上，倒入热水 2/3 满，测试水温。根据病情放平床头及床尾支架，松开床尾盖被。

(4)将微湿小毛巾包在右手上，为患者洗脸及颈部，左手扶患者头顶部，先擦眼，然后像写“3”字样，依次擦洗一侧额部、颊部、鼻翼部、人中、耳后下颌，直至颈部。另一侧同法。用较干毛巾依次擦洗一遍，注意擦净耳郭，耳后及颈部皮肤。

(5)为患者脱下衣服,在擦洗部位下面铺上浴巾,按顺序擦洗两上肢、胸腹部。协助患者侧卧,背向护士依次擦洗后颈部、背臀部,为患者换上清洁裤子。擦洗中,根据情况更换热水,注意擦净腋窝及腹股沟等处。

(6)擦洗的方法为先用涂肥皂的小毛巾擦洗,再用湿毛巾擦去皂液,清洗毛巾后再擦洗,最后用浴巾边按摩边擦干。动作要敏捷,为取得按摩效果,可适当用力。

(7)擦洗过程中,如患者出现寒战、面色苍白等病情变化时,应立即停止擦浴,给予适当的处理,同时注意观察皮肤有无异常。擦洗完毕,可在骨突处用50%乙醇做按摩,扑上爽身粉。

(8)整理床单,必要时梳发、剪指甲及更换床单。

(9)如有特殊情况,需做记录。

3.注意事项

护士操作时,要站在擦浴的一边,擦洗完一边后再转至另一边。站立时两脚要分开,重心应在身体中央或稍低处,拿水盆时,盆要靠近身边,减少体力消耗。操作时要体贴患者,保护患者自尊,动作要敏捷、轻柔,减少翻动和暴露,防止受凉。

(二)压疮的预防及护理

压疮是指机体局部组织由于长期受压,血液循环障碍,造成组织缺氧、缺血、营养不良而致的溃烂和坏死。导致活动受限的因素一般都会增加压疮的发生。常见的因素有压力、剪力、摩擦力、潮湿等。好发部位为枕部、耳郭、肩胛部、肘部、骶尾部、髋部、膝关节内外侧、外踝、足跟。

1.预防措施

预防压疮在于消除其发生的原因。因此,要求做到勤翻身、勤按摩、勤整理、勤更换。交班时要严格细致地交接局部皮肤情况及护理措施。

(1)避免局部长期受压:①鼓励和协助卧床患者经常更换卧位,使骨骼突出部位交替地受压,翻身间隔时间应根据病情及局部受压情况而定。一般2小时翻身1次,必要时1小时翻身1次,建立床头翻身记录卡。②保护骨隆突处和支持身体空隙处,将患者体位安置妥当后,可在身体空隙处垫软枕、海绵垫。需要时可垫海绵垫、气垫褥、水褥等,使支持体重的面积宽而均匀,使作用于患者身上的正压及作用力分布在一个较大的面积上,从而降低在隆突部位皮肤上所受的压强。③对使用石膏、夹板、牵引的患者,衬垫应平整、松软适度,尤其要注意骨骼突起部位的衬垫,要仔细观察局部皮肤和肢端皮肤颜色改变的情况,认真听取患者反映,适当给予调节,如发现石膏绷带凹凸不平,应立即报告医师,及时纠正。

(2)避免潮湿、摩擦及排泄物的刺激:①保持皮肤清洁、干燥。大小便失禁、出汗及分泌物多的患者应及时擦干,以保护皮肤免受刺激,床铺要经常保持清洁、干燥、平整无碎屑,被服污染要随时更换。不可让患者直接卧于橡胶单上。小儿要勤换尿布。②不可使用破损的便盆,以防擦伤皮肤。

(3)增进局部血液循环:对易发生压疮的患者,要常检查,用温水擦澡、擦背或用湿毛巾行局部按摩。

手法按摩。①全背按摩:协助患者俯卧或侧卧,露出背部,先以热水进行擦洗,再以两手或一手沾上少许50%乙醇按摩。按摩者斜站在患者右侧,左腿弯曲在前,右腿伸直在后,从患者骶尾部开始,沿脊柱两侧边缘向上按摩(力量要能够刺激肌肉组织)至肩部时用环状动作。按摩后,手再轻轻滑至尾骨处。此时,左腿伸直,右腿弯曲,如此有节奏地按摩数次,再用拇指指腹由骶尾部开始沿脊柱按摩至第7颈椎。②受压处局部按摩:沾少许50%乙醇,以手掌大、小鱼际紧贴皮肤，压力均匀向心方向按摩，由轻至重，由重至轻，每次3～5分钟。

电动按摩器按摩：电动按摩器是依靠电磁作用，引导治疗器头震动，以代替各种手法按摩。操作者持按摩器根据不同部位选择合适的按摩头，紧贴皮肤，进行按摩。

(4)增进营养的摄入：营养不良是导致压疮的内因之一，又可影响压疮的愈合。蛋白质是身体修补组织所必需的物质，维生素也可促进伤口愈合，因此在病情允许时可给予高蛋白、高维生素膳食，以增进机体抵抗力和组织修复能力。此外，适当补充矿物质，可促进慢性溃疡的愈合。

2.压疮的分期及护理

(1)淤血红润期：为压疮初期，局部皮肤受压或受到潮湿刺激后，开始出现红、肿、热、麻木或有触痛。此期要及时除去致病原因，加强预防措施，如增加翻身次数以及防止局部继续受压、受潮。

(2)炎性浸润期：红肿部位如果继续受压，血液循环仍得不到改善，静脉回流受阻，局部静脉淤血，受压表面呈紫红色，皮下产生硬结，表面有水疱形成。对未破小水泡要减少摩擦，防破裂感染，让其自行吸收，大水疱用无菌注射器抽出泡内液体，涂以消毒液，用无菌敷料包扎。

(3)溃疡期：静脉血液回流受到严重障碍，局部淤血致血栓形成，组织缺血缺氧。轻者，浅层组织感染，脓液流出，溃疡形成；重者，坏死组织发黑，脓性分泌物增多，有臭味，感染向周围及深部扩展，可达骨骼，甚至可引起败血症。

四、会阴部清洁卫生的实施

(一)目的

保持清洁，清除异味，预防或减轻感染、增进舒适、促进伤口愈合。

(二)用物准备

便盆、屏风、橡胶单、中单、清洁棉球、大量杯、镊子、浴巾、毛巾、水壶（内盛50～52 ℃的温水）、清洁剂或呋喃西林棉球。

(三)操作方法

1.男患者会阴的护理

(1)携用物至患者床旁，核对后解释。

(2)患者取仰卧位，为遮挡患者可将浴巾折成扇形盖在患者的会阴部及腿部。

(3)带上清洁手套，一手提起阴茎，一手取毛巾或用呋喃西林棉球擦洗阴茎头部、下部和阴囊。擦洗肛门时，患者可取侧卧位，护士一手将臀部分开，一手用浴巾将肛门擦洗干净。

(4)为患者穿好衣裤，根据情况更换衣、裤、床单。整理床单，患者取舒适卧位。

(5)整理用物，清洁整齐，记录。

2.女患者会阴部护理

(1)携用物至患者床旁，核对后解释。

(2)患者取仰卧位，为遮挡患者可将浴巾折成扇形盖在患者的会阴部及腿部。

(3)先将橡胶单及中单置于患者臀下，再置便盆于患者臀下。

(4)护士一手持装有温水的大量杯，一手持夹有棉球的大镊子，边冲水边用棉球擦洗。

(5)冲洗后擦干各部位。撤去便盆及橡胶单和中单。

(6)为患者穿好衣裤，根据情况更换衣、裤、床单。整理床单，患者取舒适卧位。

(7)整理用物，清洁整齐，记录。

(四)注意事项

(1)操作前应向患者说明目的,以取得患者的合作。

(2)在执行操作的原则上,尽可能尊重患者习惯。

(3)注意遮挡患者,保护患者隐私。

(4)冲洗时从上至下。

(5)操作完毕应及时记录所观察到的情况。

(顾君惠)

第五节 无菌技术

一、无菌包使用技术

(一)目的

保持已经灭菌的物品处于无菌状态。

(二)操作前准备

1.操作护士

着装整洁、修剪指甲、洗手、戴口罩。

2.物品准备

无菌包、无菌持物钳及容器、治疗盘。

3.操作环境

整洁、宽敞。

(三)操作步骤

(1)检查无菌包,核对名称、有效灭菌日期、化学指示胶带颜色、包布情况。

(2)打开无菌包,揭开化学指示胶带或系带,按原折叠顺序逐层打开。

(3)用无菌钳取出物品,放于指定的区域内。

(4)包内剩余物品,按原折痕包好。

(5)注明开包时间。

(6)包内物品一次全部取出时,将包托在手中打开,另一手将包布四角抓住,使包内物品妥善置于无菌区域内。

(7)整理用物。

(四)注意事项

(1)严格遵循无菌操作原则。

(2)无菌包置于清洁、干燥处,避免潮湿。

(3)打开包布时,手不可跨越无菌区,非无菌物品不可触及无菌面。

(4)注明开包日期,开启后的无菌包使用时间不超过 24 小时。

(五)评价标准

(1)遵循无菌操作原则。

(2)护士操作过程规范、准确。

二、戴无菌手套

(一)目的

执行无菌操作或者接触无菌物品时需戴无菌手套,以保护患者,预防感染。

(二)操作前准备

1.操作护士

着装整洁、修剪指甲、洗手、戴口罩。

2.物品准备

一次性无菌手套。

3.操作环境

整洁、宽敞。

(三)操作步骤

(1)检查无菌手套包装、有效期、型号。

(2)打开手套外包装。①分次取手套法:一手掀起口袋的开口处,另一手捏住手套翻折部分(手套内面)取出手套对准五指戴上。掀起另一只袋口,以戴着无菌手套的手指插入另一只手套的翻边内面,将手套戴好。②一次性取手套法:两手同时掀起口袋的开口处,分别捏住两只手套的翻折部位,取出手套。将两手套五指对准,先戴一只手,再以戴好手套的手指插入另一只手套的翻折内面,同法戴好。

(3)双手对合交叉调整手套位置,将手套翻边扣套在工作服衣袖外面。

(4)脱手套方法:①用戴着手套的手捏住另一只手套污染面的边缘将手套脱下。②戴着手套的手握住脱下的手套,用脱下手套的手捏住另一只手套清洁面(内面)的边缘,将手套脱下。③用手捏住手套的里面丢至医疗垃圾桶内。

(5)整理用物,洗手。

(四)注意事项

(1)严格遵循无菌操作原则。

(2)戴无菌手套时,应防止手套污染。注意未戴手套的手不可触及手套的外面,戴手套的手不可触及未戴手套的手或者另一手套的里面。

(3)诊疗护理不同的患者之间应更换手套。

(4)脱手套时,应翻转脱下。

(5)脱去手套后,应按规定程序与方法洗手,戴手套不能替代洗手,必要时进行手消毒。

(6)操作时发现手套破损时,应及时更换。

(五)评价标准

(1)遵循无菌原则,符合无菌要求。

(2)操作过程规范、熟练。

(3)手套选择型号大小适宜,外观平整。

三、铺设无菌器械台

(一)目的

将无菌巾铺在清洁、干燥的器械台上,形成无菌区,放置无菌物品,以备手术使用。

(二)操作前准备

1.操作护士

着装整洁,修剪指甲,洗手,戴帽子、口罩。

2.物品准备

治疗车、无菌持物钳、无菌敷料包、器械包、手术衣及手术需要的物品。

3.操作环境

宽敞,洁净。

(三)操作过程

(1)核对、检查无菌包。

(2)打开无菌持物钳,标记开启时间。

(3)依次打开无菌敷料包、无菌器械包、无菌手术衣,分别铺置于治疗车上。

(4)用无菌持物钳夹取无菌手套置于手术衣旁。

(5)穿手术衣,戴无菌手套。

(6)整理台面,器械、敷料分别置于无菌台左、右侧。

(7)废弃物按医疗垃圾处理。

(四)注意事项

(1)严格执行无菌技术操作原则,预防交叉感染。

(2)无菌物品不超过器械台边缘。

(3)铺无菌台时身体须远离无菌区 10 cm 以上。

(4)无菌器械台边缘垂下的无菌单前侧比背侧长,无菌单垂缘至少 30 cm。

(五)评价标准

(1)符合无菌操作技术原则及查对制度。

(2)铺置无菌器械台顺序、方向正确。

(3)无菌器械台面平整,无菌物品摆放整齐、合理。

(4)移动无菌台方法正确。

(5)用物处理得当。

四、铺无菌盘

(一)目的

将无菌巾铺在清洁干燥的治疗盘内,形成无菌区,放置无菌物品,以供治疗时使用。

(二)操作前准备

1.操作护士

着装整洁、修剪指甲、洗手、戴口罩。

2.物品准备

治疗盘、无菌包、无菌持物钳及容器、无菌物品。

3.操作环境

整洁、宽敞。

(三)操作步骤

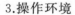

(1)检查无菌包,核对名称、有效灭菌日期、化学指示胶带颜色、包布情况。

(2)打开无菌包,使用无菌持物钳取出 1 块治疗巾,放于治疗盘内。

(3)剩余物品按原折痕包好,注明开包日期及时间。

(4)将无菌治疗巾双折平铺于治疗盘内,将上层呈扇形折叠到对侧,边缘向外。

(5)放入无菌物品。

(6)将上层盖于物品上,上下层边缘对齐,开口处向上翻折,两侧边缘向下翻折。

(7)注明铺盘日期及时间。

(8)整理用物。

(四)注意事项

(1)严格遵循无菌操作原则。

(2)铺无菌盘区域清洁干燥,无菌巾避免潮湿、污染。

(3)不可跨越无菌区,非无菌物品不可触及无菌面。

(4)注明铺无菌盘的日期、时间,无菌盘有效期为 4 小时。

(五)评价标准

(1)遵循无菌技术原则。

(2)操作轻巧、熟练、规范。

(3)用物放置符合节力及无菌要求。

(4)无菌物品摆放合理,折边外观整齐。

(顾君惠)

第六节　手　卫　生

一、外科手消毒

外科手消毒是手术前医务人员手与前臂的消毒过程,包括外科手术前医务人员用肥皂(皂液)和流动水洗手,再用手消毒剂清除或者杀灭手部暂居菌和减少常居菌等环节。

(一)外科手消毒应遵循以下原则

先洗手,后消毒;不同患者手术之间、手套破损或手被污染时,应重新进行外科手消毒。

(二)洗手方法与要求

洗手之前应先摘除手部饰物,并修剪指甲,长度应不超过指尖;取适量的清洁剂清洗双手、前臂和上臂下 1/3,并认真揉搓。清洁双手时,应注意清洁指甲下的污垢和手部皮肤的皱褶处;流动水冲洗双手、前臂和上臂下 1/3;使用干手物品擦干双手、前臂和上臂下 1/3。

(三)外科手消毒方法

1.冲洗手消毒方法

取适量的手消毒剂涂抹至双手的每个部位、前臂和上臂下 1/3,并认真揉搓 2～6 分钟,用流动水冲净双手、前臂和上臂下1/3,无菌巾彻底擦干。流动水应达到相关要求。特殊情况水质达不到要求时,手术医师在戴手套前,应用醇类手消毒剂在消毒双手后戴手套。手消毒剂的取液量、揉搓时间及使用方法遵循产品的使用说明。

2.免冲洗手消毒方法

取适量的免冲洗手消毒剂涂抹至双手的每个部位、前臂和上臂下1/3,并认真揉搓直至消毒剂干燥。手消毒剂的取液量、揉搓时间及使用方法遵循产品的使用说明。

(四)外科手消毒产品的选择

美国强调持续杀菌能力,欧盟强调杀真菌能力,我国已有的手消毒剂卫生标准并未对此有特殊要求。在美国,评估其减少手部细菌的能力:①洗手后即刻;②戴手套后6小时(持久活性);③多次使用5天后(累积活性)。美国推荐的指南中,即刻和持久活性被认为是最重要的,外科手消毒产品应该能显著降低完整皮肤上的微生物,含有无刺激性的消毒剂,拥有广谱抗菌、快速、持久活性。

(五)外科手消毒设施

(1)应配置洗手池:洗手池设置在手术间附近,水池大小、高矮适宜,能防止洗手水溅出,池面应光滑无死角易于清洁。洗手池应每天清洁与消毒。

(2)洗手池及水龙头的数量应根据手术间的数量设置,水龙头数量应不少于手术间的数量,水龙头开关应为非手触式。

(3)应配备清洁剂:肥皂应保持清洁与干燥。盛放皂液的容器宜为一次性使用,重复使用的容器应每周清洁与消毒。皂液有浑浊或变色时及时更换,并清洁、消毒容器。

(4)应配备清洁指甲用品;可配备手卫生的揉搓用品。如配备手刷,手刷应柔软,并定期检查,及时剔除不合格手刷。

(5)手消毒剂应在卫生行政部门备案,有效期内使用。

(6)手消毒剂的出液器应采用非手触式。消毒剂宜采用一次性包装,重复使用的消毒剂容器应每周清洁与消毒。

(7)应配备干手物品:干手巾应每人一用,用后清洁、灭菌;盛装消毒巾的容器应每次清洗、灭菌。

(8)应配备计时装置、洗手流程及说明图。

(六)注意事项

(1)不应戴假指甲,保持指甲和指甲周围组织的清洁。

(2)在整个手消毒过程中应保持双手位于胸前并高于肘部,使水由手部流向肘部。

(3)洗手与消毒可使用海绵、其他揉搓用品或双手相互揉搓。

(4)术后摘除外科手套后,应用肥皂(皂液)清洁双手。

(5)用后的清洁指甲用具、揉搓用品如海绵、手刷等,应放到指定的容器中;揉搓用品应每人使用后消毒或者一次性使用;清洁指甲用品应每天清洁与消毒。

二、卫生手的消毒

卫生手消毒是指手的预防性消毒的过程。医务人员用手消毒剂揉搓双手,以减少手部暂居菌的过程。

(一)原则

洗手与卫生手消毒应遵循以下原则:①手部有血液或其他体液等肉眼可见的污染时,应用肥皂(皂液)和流动水洗手;②手部没有肉眼可见污染时,宜使用速干手消毒剂消毒双手代替洗手;③医务人员在下列情况时应先洗手,然后进行手卫生消毒:接触患者的血液、体液和分泌物以及被传染性致病微生物污染的物品后;直接为传染病患者进行检查、治疗、护理或处理传染患者污物之后。

(二)规范

我国《医务人员手卫生规范》规定在下列情况下,医务人员可根据上述原则选择洗手或使用速干手消毒剂。

(1)直接接触每个患者前后,从同一患者身体的污染部位移动到清洁部位时。

(2)接触患者黏膜、破损皮肤或伤口前后,接触患者的血液、体液、分泌物、排泄物、伤口敷料等之后。

(3)穿脱隔离衣前后,摘手套后。

(4)进行无菌操作、接触清洁、无菌用品之前。

(5)接触患者周围环境及物品后。

(6)处理药物或配餐前。

(三)方法

医务人员卫生手消毒应遵循以下方法:

(1)取适量的速干手消毒剂于掌心。

(2)每个步骤认真揉搓双手至少 15 秒,应注意清洗双手所有皮肤,包括指背、指尖和指缝,具体揉搓步骤:①掌手相对,手指并拢,相互揉搓;②手心相对,双手交叉指缝相互揉搓,交换进行;③掌心相对,双手交叉指缝相互揉搓;④弯曲手指使关节在另一手掌心旋转揉搓,交换进行;⑤右手握住左手大拇指旋转揉搓,交换进行;⑥将五个手指尖并拢放在另一手掌心旋转揉搓,交换进行。

(3)揉搓时保证手消毒剂完全覆盖手部皮肤,直至手部干燥。

(四)卫生手消毒设施

应配备合格的速干手消毒剂,并应方便医务人员使用。卫生手消毒剂应符合下列要求:①应符合国家有关规定;②宜使用一次性包装;③医务人员对选用的手消毒剂应有良好的接受性,手消毒剂无异味、无刺激性等。

三、手消毒剂的进展

手消毒剂是应用于手消毒的化学制剂,如乙醇、异丙醇、氯己定、碘伏等。

(一)醇类

当手未被致病菌明显玷污时,醇类手消毒剂是国际权威卫生机构推荐使用的最佳手部卫生用品。目前大多数以醇类为基础的手消毒剂含有乙醇、丙醇或异丙醇或两种成分的复方。醇类的抗菌活性主要是使蛋白质变性。60%～80%的醇类抗菌活性最强,浓度越高,有效性越低,这主要是由于蛋白质在缺水的情况下不容易变性。醇类在体外实验中对革兰阳性菌和革兰阴性菌(包括多种耐药菌如 MRSA 和 VRE)、结核菌和多种霉菌都有非常好的杀菌作用,然而对芽孢和原生动物虫卵没有活性。乙醇很容易灭活亲脂性病毒和许多亲水性病毒(如腺病毒、鼻病毒和轮状病毒，但不包括甲型肝炎病毒，对乙型肝炎病毒的杀灭效果尚有争议)，杀灭真菌孢子则需要适当延长时间。

醇类不是好的清洁剂，当手脏或有明显可视的含蛋白质的物质时，不推荐使用醇类，建议使用肥皂和水洗手。醇类用于皮肤能快速杀菌，但是没有持久(残留)活性。氯己定、季铵盐或三氯生加入醇类配方可产生持久活性。频繁使用乙醇进行手消毒会导致皮肤干燥，除非加入保湿剂和其他护肤因子。例如，解决乙醇干燥的问题可以通过添加1%～3%的甘油和其他护肤因子。即使含有保湿剂，耐受度较好的醇类手消毒剂也会引起破损(切口、磨损)皮肤的刺痛。伴有浓烈香味的醇类手消毒剂会导致很多呼吸道过敏的医护人员难以耐受。醇类手卫生产品受很多因素的影响，包括醇类的种类、浓度、接触时间、使用乙醇的量和使用醇类时手是否湿润等，少量(0.2～0.5 mL)乙醇洗手并不比普通肥皂和水洗手更有效。理想用于手消毒的乙醇量未知，且可能因为不同配方有所不同。然而通常如果揉搓双手不到10～15秒双手感觉干，则说明使用乙醇的量不够。乙醇性湿纸巾只含有少量乙醇，与肥皂和水洗手比较有效性并不高。

医院中常用的醇类手消毒液包括液体剂、凝胶和泡沫剂。很少有数据显示各种类型手消毒剂的相对有效性。一个小型研究发现乙醇类凝胶在降低医护人员手部菌落的有效性方面低于液体剂。最近研究发现相同的结论，液体剂在降低医护人员手部菌落上显著性优于测试凝胶。但目前已经发现新一代的凝胶配方比以前的版本有更好的抗菌有效性。更多的关于乙醇液体和凝胶对降低医院相关性感染的有效性研究有待开展。此外值得考虑的是医务人员的依从性，即如果体外实验有效性低的凝胶使用更加广泛，则其总体使用效果也许更好。

尽管醇类手消毒剂具有显见的益处，但它确实存在局限性，最突出的一点是醇类手消毒剂使用后不能从手上移走污垢和其他污物，也不能杀死类似炭疽或艰难梭菌之类的细菌孢子。最新的研究重点是提高手消毒剂对难杀死、无包膜病毒的效果。已经有几项研究报告描述了醇类手消毒剂在杀死无包膜病毒方面的有效性，这些手消毒剂均是在醇消毒的基础上，增添了可加强醇对特殊病毒杀灭效果的成分。

(二)氯己定

氯己定本身难溶于水，但其葡萄糖酸的形式是水溶性的。抗菌活性似乎是黏附并破坏细胞浆膜，导致细胞内容物沉淀。氯己定的即刻抗菌活性比乙醇慢。它具有很好的抗革兰阳性菌作用，对革兰阴性菌和霉菌的作用较弱，对分枝杆菌作用小，对芽孢无效。体外实验显示对有包膜的病毒如疱疹病毒、HIV、巨细胞病毒、流感病毒和呼吸道合胞病毒有效，但明显对无膜的病毒如轮状病毒、肠道病毒和腺病毒有效性较低。氯己定的抗菌活性不受有机物质包括血液的影响。因为氯己定是阳离子分子，它的活性会被天然肥皂、各种无机阴离子、阴离子的表面活性剂及含阴离子乳化剂的护手霜减弱。葡萄糖酸氯己定已被大量用于手卫生产品。氯己定通过皮肤吸收很少见。使用1%及以上浓度的氯己定应注意避免接触眼睛，因为氯己定可以导致结膜炎和严重的角膜损伤。因为耳毒性，应避免在内耳和中耳的手术中使用。应避免和脑组织与脑膜接触。皮肤刺激和浓度有关，频繁使用4%氯己定洗手易导致皮炎。变态反应不常见。偶然的几起医院感染暴发和氯己定污染有关。氯己定耐药也有报道。

氯己定具有明显的残留活性。低浓度(0.5%～1%)的氯己定加上乙醇比单纯乙醇具有显著性的残留活性，且氯己定具有很好的安全性。目前医院使用的手消毒剂，多数是乙醇与氯己定的复合制剂，除了这两种主要成分，还有很多其他的成分，如护肤成分等。复合制剂可以增加消毒效果。因为乙醇作用快，但持续时间短；而氯己定作用起效慢，但持续时间较长，两者合用可以互补。外科手消毒用有效含量≥2 g/L 氯己定-乙醇(70%,体积比)溶液,使用方法及作用时间应遵循产品使用说明。

(三)氯二甲酚

氯二甲酚的抗菌作用是使细菌的酶明显失活,并破坏细胞壁。体外实验对革兰阳性和革兰阴性菌、分枝杆菌和许多病毒有同等的活性作用。氯二甲酚对铜绿假单胞菌的作用较小,加入二胺四乙酸乙醇(EDTA)可以增加对假单胞菌属和其他病原体的活性。

过去 25 年来,很少有关于氯二甲酚用于医护人员的文章发表,研究的结论有时也是相互矛盾的。将氯二甲酚用于外科洗手,有报道称,3%氯二甲酚和 4%葡萄糖酸氯己定相比较具有即刻和持久活性。而另外有研究发现氯二甲酚的即刻和持久活性比葡萄糖酸氯己定和碘伏差。不同研究之间的分歧可能是由于所含浓度、配方的不一致性或是否含有 EDTA 所致。有研究总结认为氯二甲酚作用没有葡萄糖酸氯己定和碘伏快,而残留活性比葡萄糖酸氯己定弱。

氯二甲酚的活性受有机物的影响较小,但易被非离子表面活性剂中和。氯二甲酚一般耐受性较好,相关过敏不常见;会被皮肤吸收;有效浓度为0.3%～3.75%。

(四)六氯酚

六氯酚是双酚类化合物,包括两个酚基团和三个氯。20 世纪 50 年代和 20 世纪60 年代初,3%的六氯酚广泛用于卫生洗手、外科洗手和医院内新生儿洗澡。抗菌活性和引起微生物重要酶系统失活有关。六氯酚是抑菌剂,对金黄色葡萄球菌有很好的作用,但对革兰阴性杆菌、霉菌和分枝杆菌的作用较弱。

对六氯酚用于洗手和术前消毒液的研究证实单次洗手后已有适当的作用。多次使用后六氯酚有几小时的持久活性,并逐渐降低手上的菌落(累积效应)。事实上重复使用 3%六氯酚,药物会被皮肤吸收,婴儿洗澡和常规使用 3%六氯酚洗手,血液六氯酚水平为 0.1%～0.6%。早在 20 世纪70 年代,使用六氯酚婴儿洗澡有时会产生神经毒性(黄斑变性)。结果 1972 年美国 FDA 警告六氯酚不再常规用于婴儿洗澡。而医院内不再使用六氯酚婴儿洗澡后,大量的调查发现和医院相关的金黄色葡萄球菌感染事件明显上升了。很多例子说明重新使用六氯酚进行婴儿洗澡后,感染的发生率下降。然而目前的指南建议不要使用六氯酚进行婴儿洗澡,因为存在潜在的神经毒性。美国 FDA 未将六氯酚归于安全和有效的抗菌消毒剂,因为皮肤吸收率和毒性作用高,含有六氯酚的产品应该避免使用。

(五)碘和碘伏

从 1800 年起,碘已经被广泛认为是有效的消毒剂。然而因为碘会刺激皮肤及引起皮肤着色问题,碘伏因其杀菌有效性已大部分替代碘。

碘分子快速渗透细胞壁,导致蛋白合成困难和细胞膜改变。碘伏为有效碘、碘化物或三碘化物和高分子聚合物。碘分子的量(“游离碘”)确定了碘伏的抗菌活性。碘和各种聚合物结合可以提高碘的溶度,并可促进碘离子持续释放,降低皮肤的刺激。碘伏的抗菌活性会受到 pH、温度、暴露时间、有效碘浓度、有机物和无机物化合物(如乙醇和清洁剂)的影响。

碘和碘伏对革兰阳性、革兰阴性菌和很多芽孢形式的细菌(梭菌属、杆菌属)有效,对分枝杆菌、病毒和霉菌也有效。然而用于消毒的碘伏浓度通常不能杀死芽孢。人体实验已经证实这类消毒剂可以降低可能来源于医护人员手上的微生物。在美国 FDA 中将 5%～10%的碘伏归为安全和有效的医护人员手消毒剂。碘伏使用后的持久活性有很多争议。有研究显示持久活性为 6 小时,但是很多其他的研究证实使用碘伏洗手后持久活性为 30～60 分钟。在人体实验中,碘伏的活性会被有机物如血液或唾液显著性降低。大多数用于手卫生的碘伏含有7.5%～10%聚维酮碘。含更低浓度聚维酮碘的碘伏也有很好的抗菌活性，稀释会提高游离碘的浓度。然而游离碘的量越大，皮肤刺激性也越大。碘伏对皮肤的刺激和产生的变态反应比碘少，但是比其他消毒剂在手卫生中引起的接触性皮炎要多。偶尔由于工艺原因会出现革兰阴性杆菌的污染，并导致感染的爆发或假爆发。外科手消毒用碘伏消毒液原液擦拭揉搓作用至少 3 分钟。

（六）季铵盐类化合物

尽管美国 FDA 在最终规范中将季铵盐类归于“种类Ⅲ”（即效率不高）的活性物种类，但仍有几种市售的手消毒剂以苯扎氯胺或苯扎溴铵作为活性物。专家一般将季铵盐类手消毒剂定位为替代醇类手消毒剂、无灼烧感的手消毒剂，或满足使用者偶发性或有意的潜在消费需求，这些都是季铵盐类的正面作用，但有效性和对皮肤的刺激性或敏感性（变态反应）是其不足之处，尚需得到进一步的科学论证。

季铵盐类的抗菌活性归因于它对胞质膜的吸附性并导致低分子量胞质成分的缺失。季铵盐是最早用于抑制细菌和真菌的季铵葡萄糖苷类化合物。季铵盐对革兰阳性菌的杀灭作用优于对革兰阴性菌，对分枝杆菌和真菌的抑活性则相对较弱，对脂包膜病毒的作用也不大。由于季铵盐的作用部位瞄准了细胞膜，因而它们对非包膜病毒也没有活性。其抗菌活性会受到有机物的影响，并且可能被阴离子表面活性剂和非离子表面活性剂、水、蛋白质和其他物质所中和。

通常季铵盐化合物耐受性较好。不过由于对革兰阴性菌的作用弱，苯扎氯胺有可能会被这一类细菌污染。大量感染爆发的发生与季铵盐化合物被革兰阴性菌污染有关。因为这个原因，美国最近 20 年已很少使用该类化合物作为手消毒剂了。然而更新的苯扎氯胺和苯扎溴胺洗手产品已经推广用于医护人员洗手。最近在外科 ICU 医护人员中作临床研究发现用含有季铵盐化合物的产品擦手，效果与肥皂和水洗手相似，但两者的效果都比乙醇性手消毒剂差。

（七）三氯生

三氯生在水中的溶解性差，但易溶于醇类。三氯生可通过损害细胞膜杀死微生物。三氯生有一定的抗菌谱，但是偏向于抑菌。最小抑菌浓度为 0.1～10 μg/mL，而最小杀菌浓度为 25～500 μg/mL。在较低浓度下，三氯生就能表现出抑菌性，并对烯酰还原酶具有靶向性，而烯酰还原酶是生物体进行脂肪酸合成的重要物质。三氯生对革兰阳性菌（包括 MRSA）的作用强于革兰阴性杆菌（尤其是铜绿假单胞菌），除了对革兰阳性和革兰阴性菌具有低活性外，对大多数细菌均表现出广谱抗菌性。三氯生对分枝杆菌和假丝酵母菌属有一定的活性，但是对细丝真菌的活性较弱。从配方角度考虑，三氯生的水溶性相当差，而且倾向于随表面活性剂进入胶束。因此，很难在配方中维持其抗菌活性。目前关于三氯生的数据许多被用来评价含三氯生手消毒产品的有效性，但几乎没有什么数据是用来支持三氯生用于免洗产品。由于三氯生的环境累积性和存在的潜在健康危险性引起了广泛的注意，美国 FDA 已禁止此类产品用于普通民用洗手液和沐浴液。

大量研究发现三氯生对细菌菌落的降低数比氯已定、碘伏和乙醇产品低。就像氯已定，三氯生也有皮肤上的持久活性。它在医疗产品中的活性会受 pH、表面活性因子或保湿剂和部分配方中离子的影响。三氯生的活性不受有机物的影响，但可能会受某些配方中表面活性因子的凝胶形态的影响。大多数浓度低于 2%的三氯生都有很好的耐受性并很少引起变态反应。很多报道认为提供含三氯生的产品给医护人员手消毒可以减少 MRSA 引起的感染。三氯生对革兰阴性杆菌缺乏足够的抗菌活性会导致偶然有三氯生被污染的报道。

(八)其他消毒剂

100多年前已有研究证实使用次氯酸洗手对降低产妇由于产褥热而导致的病死率有重要意义,并有研究发现用4%次氯酸溶液洗手大约5分钟直至手部光滑,其有效性是60%异丙醇使用1分钟的30倍。然而次氯酸反复使用会对皮肤造成严重刺激,并且气味难闻,所以现在已很少用于手卫生。

美国FDA正在评估大量用于临床消毒的消毒剂,然而没有对其用于医护人员的手卫生作出足够的评估。使用传统不同浓度的消毒剂(如低浓度的碘伏)或新成分的消毒剂产品可能被推广用于医护人员手消毒。例如,初步研究已经证实在乙醇中加入含银的聚合体在动物和人体身上有持久活性。体外实验具有很好活性的化合物必须做人体实验以证实它能够去除医护人员手上的常驻菌和暂驻菌。

(顾君惠)

第七节　口服给药法

口服是一种最常用的给药方法,它既方便又经济且较安全,药物经口服后,通过胃肠黏膜吸收进入血液循环,起到局部或全身的治疗作用。口服法的缺点是吸收慢而不规则;有些药物到达全身循环前要经过肝脏,使药效受到破坏;有的药物在肠内不吸收或具有刺激性而不能口服。病危、昏迷或呕吐不止的患者不宜应用口服法。因此,护士应根据病情、用药目的及药物吸收的快慢,掌握用药的时间。

一、摆药

(一)病区摆药

1.用物

药柜(内有各种药物、量杯、滴管、乳体、药匙、纱布或小毛巾),发药盘或发药车,药杯,小药牌,服药单(本),小水壶内备温开水。

2.操作方法

(1)操作前应洗手、戴口罩,打开药柜将用物备齐。

(2)按服药时间挑选小药牌,核对小药牌及服药单,无误后依床号顺序将小药牌插入发药盘内配药,注意用药的起止时间,先配固体药,后配水剂及油剂。

(3)摆固体药片、药粉、胶囊时应用药匙分发,同一患者的数种药片可放入同一个杯内,药粉或含化药须用纸包。

(4)摆水剂用量杯计量,左手持量杯,拇指置于所需刻度,右手持药瓶先将药液摇匀,标签朝上,举量杯使所需刻度与视线平行,缓缓倒入所需药量(图1-8),倒毕,以湿纱布擦净瓶口放回原处。同时服用几种水剂时,须分别倒入几个杯内。更换药液品种应洗净量杯。

(5)药液不足1 mL,须用滴管测量,1 mL=15滴,滴时须稍倾斜。为使患者得到准确的药量,避免药液蘸在杯内,应滴入已盛好冷开水的药杯。

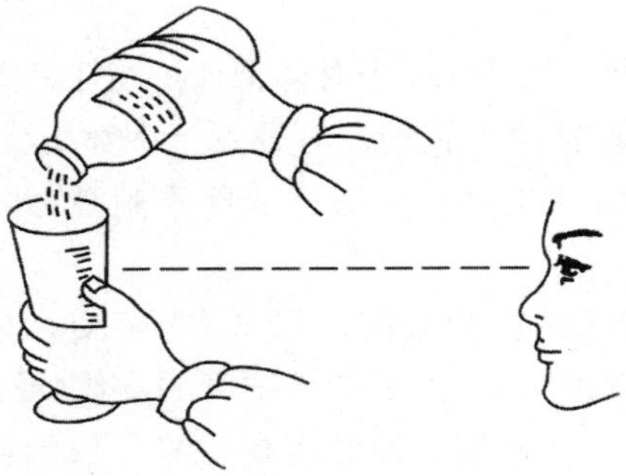

图 1-8 倒药液法

(6)药摆毕,应将药物、小药牌与服药单全部核对一遍;发药前由别人再查对一次,无误后方可发药。

(二)中心药站

有的医院设有中心药站,为住院患者集中摆药。中心药站具有全院宏观调控药品的作用,避免积压浪费,减少病区摆药、取药、退药、保管等烦琐工作。

病区护士每天查房后,将药盘及小药牌一起送到中心药站,由药站专人负责摆药、核对。摆药一次备一天量(三次用量),尔后由病区护士核对取回,按时发给患者。

各病区可另设一小药柜,存放少量的常用药、抢救药、针剂和极少量毒、麻、限制药品等,以备夜间及临时急用。

二、发药

(1)备好温开水,携带发药车或发药盘,服药单进病室。

(2)按规定时间送药至床前,核对床号、姓名,并呼唤患者无误后再发药物,待患者服下后方可离开。

(3)对危重患者护士应予喂服,鼻饲患者应由胃管注入。若患者不在或因故不能当时服药者,将药品带回保管。换药或停药应及时告诉患者,如患者提出疑问,应耐心解释。

(4)抗生素及磺胺类药物需在血液内保持有效浓度,必须准时给药。

三、注意事项

(1)某些刺激食欲的健胃药宜在饭前服,因为刺激舌的味觉感受器,使胃液大量分泌。

(2)某些磺胺类药物经肾脏排出,尿少时即析出结晶引起肾小管堵塞,服药后指导患者多饮水,而对呼吸道黏膜起保护性作用的止咳合剂,服后则不宜立即饮水,以免冲淡药物降低药效。

(3)服用强心苷类药物如洋地黄、地高辛等,应先测脉率、心率,并注意其节律变化,脉率低于60次/分或节律不齐时则不可继续服用。

(4)某些药物对牙齿有腐蚀作用或使牙齿染色的药物如酸类或铁剂,服用时避免与牙齿接触,可将药液由饮水管吸入,服后再漱口。

四、发药后处理

药杯用肥皂水和清水洗净，消毒擦干后，放回原处备用。油剂药杯应先用纸擦净后清洗再消毒，同时清洁药盘或发药车。

（王茜茜）

第八节　皮下注射

一、目的

(1)注入小剂量药物，用于不宜口服给药而需在一定时间内发生药效时。
(2)预防接种。
(3)局部供药，如局部麻醉用药。

二、评估

(一)评估患者

(1)双人核对医嘱。
(2)核对患者床号、姓名、住院号和腕带(请患者自己说出床号和姓名)。
(3)评估患者病情、意识状态、配合能力、用药史、药物过敏史、不良反应史等。
(4)向患者解释操作目的和过程，取得患者配合。
(5)查看注射部位皮肤情况(皮肤颜色，有无皮疹、感染)。
(6)协助患者取舒适坐位或卧位。

(二)评估环境

安静整洁，宽敞明亮，必要时遮挡。

三、操作前准备

(一)人员准备

仪表整洁，符合要求。洗手，戴口罩。

(二)按医嘱配制药液

(1)操作台上放置注射盘、纸巾、无菌治疗巾、无菌镊子、2 mL 注射器、医嘱用药液、安尔碘、75%乙醇、无菌棉签。
(2)双人核对药液标签、药名、浓度、剂量、有效期、给药途径。
(3)检查瓶口有无松动，瓶身有无破裂，药液有无混浊、沉淀、絮状物和变质。
(4)检查注射器、安尔碘、75%乙醇、无菌棉签等，包装无破裂，在有效期内。
(5)按正规操作抽吸药液，并贴好标识，置于无菌盘内。
(6)再次核对药液，记录时间并签名。

(三)物品准备

治疗车上层放置无菌盘(内置抽吸好的药液)、治疗盘(安尔碘、75%乙醇)、注射单、快速手消毒剂,以上物品符合要求,均在有效期内。治疗车下层放置生活垃圾桶、医疗废物桶、锐器盒。

四、操作程序

(1)携用物推车至患者床旁,核对床号、姓名、住院号和腕带(请患者自己说出床号和姓名)。

(2)根据注射目的选择注射部位(上臂三角肌下缘、两侧腹壁、后背、股前侧和外侧等)。

(3)常规消毒皮肤,待干。

(4)二次核对患者床号、姓名和药名。

(5)排尽空气;取干棉签夹于左手示指与中指之间。

(6)一手绷紧皮肤,另一手持注射器,示指固定针栓,针头斜面向上,与皮肤成30°～40°(过瘦患者可捏起注射部位皮肤,并减少穿刺角度)快速刺入皮下,深度为针梗的1/2～2/3;松开紧绷皮肤的手,抽动活塞,如无回血,缓慢推注药液。

(7)注射毕用无菌干棉签轻压针刺处,快速拔针后按压片刻。

(8)再次核对患者床号、姓名和药名,注射器按要求放置。

(9)协助患者取舒适体位,整理床单位,并告知患者注意事项。

(10)快速手消毒剂消毒双手,记录时间并签名。

(11)推车回治疗室,按医疗废物处理原则处理用物。

(12)洗手,根据病情书写护理记录单。

五、注意事项

(1)遵医嘱和药品说明书使用药品。

(2)长期注射者应注意更换注射部位。

(3)注射中、注射后观察患者不良反应和用药效果。

(4)注射<1 mL药液时须使用1 mL注射器,以保证注入药液剂量准确无误。

(5)持针时,右手示指固定针栓,但不可接触针梗,以免污染。

(6)针头刺入角度不宜超过45°,以免刺入肌层。

(7)尽量避免应用对皮肤有刺激作用的药物做皮下注射。

(8)若注射胰岛素时,需告知患者进食时间。

(顾君惠)

第九节 皮 内 注 射

一、目的

(1)进行药物过敏试验,以观察有无变态反应。

(2)预防接种。

(3)局部麻醉的起始步骤。

二、评估

(一)评估患者

(1)双人核对医嘱。

(2)核对患者床号、姓名、住院号和腕带(请患者自己说出床号和姓名)。

(3)评估患者病情、意识状态、配合能力、用药史、药物过敏史、不良反应史。

(4)向患者解释操作目的和过程,取得患者配合。

(5)查看注射部位皮肤情况(皮肤颜色,有无皮疹、感染和皮肤划痕阳性)。

(6)协助患者取舒适坐位或卧位。

(二)评估环境

安静整洁,宽敞明亮,必要时遮挡。

三、操作前准备

(一)人员准备

仪表整洁,符合要求。洗手,戴口罩。

(二)按医嘱配制药液

(1)操作台(治疗室):注射盘、无菌治疗巾、无菌镊子、1 mL 注射器、药液、安尔碘、75%乙醇、无菌棉签等。

(2)双人核对药液标签,药名、浓度、剂量、有效期、给药途径。

(3)检查瓶口有无松动,瓶身有无破裂,药液有无混浊、沉淀、絮状物和变质。

(4)检查注射器、安尔碘、75%乙醇、无菌棉签、包装无破裂、是否在有效期内。

(5)按正规操作抽吸药液,并贴好标识,置于无菌盘内。

(6)再次核对皮试液,并签名。

(三)物品准备

治疗车上层放置无菌盘(内置已抽吸好的药液)、治疗盘(75%乙醇、无菌棉签)、备用(1 mL 注射器 1 支、0.1%盐酸肾上腺素 1 支,变态反应时用)、快速手消毒剂、注射单,以上物品符合要求,均在有效期内。治疗车下层放置生活垃圾桶、医疗废物桶、锐器盒。

四、操作程序

(1)携用物推车至患者床旁,核对床号、姓名、住院号、腕带和药物过敏史(请患者自己说出床号和姓名)。

(2)选择注射部位(过敏试验选择前臂掌侧下 1/3;预防接种选择上臂三角肌下缘;局部麻醉则选择麻醉处)。

(3)75%乙醇常规消毒皮肤。

(4)二次核对患者床号、姓名和药名。

(5)排尽空气,药液至所需刻度,且药液不能外溢。

(6)一手绷紧局部皮肤,一手持注射器,针头斜面向上,与皮肤成 5°刺入皮内。

(7)待针头斜面完全进入皮内后,放平注射器,固定针栓并注入 0.1 mL 药液,使局部形成一个圆形隆起的皮丘(皮丘直径 5 mm,皮肤变白,毛孔变大)。

(8)迅速拔出针头,勿按揉和压迫注射部位。

(9)20 分钟后观察患者局部反应,做出判断。

(10)协助患者取舒适体位,整理床单位。

(11)快速手消毒剂消毒双手,签名。

(12)推车回治疗室,按医疗废物处理原则处理用物。

五、20 分钟后判断结果

(1)核对患者床号、姓名、住院号和腕带(请患者自己说出床号和姓名)。

(2)须经两人判断皮试结果,并将结果告知患者和家属。

(3)洗手,皮试结果记录在病历、护理记录单和病员一览表等处。阳性用红笔标记"+",阴性用蓝色或黑笔标记"-"。

(4)如对结果有怀疑,应在另一侧前臂皮内注入 0.1 mL 生理盐水做对照试验。

六、皮内试验结果判断

(一)阴性

皮丘无改变,周围无红肿,并无自觉症状。

(二)阳性

局部皮丘隆起,局部出现红晕、硬块,直径>1 cm 或周围有伪足;或局部出现红晕,伴有小水疱者;或局部发痒者为阳性。严重时可出现过敏性休克。观察反应的同时,应询问有无头晕、心慌、恶心、胸闷、气短、发麻等不适症状,如出现上述症状时不可使用青霉素。

七、注意事项

(1)皮试药液要现用现配,剂量准确。

(2)备好相应抢救设备与药物,及时处理变态反应。

(3)行皮试前,尤其行青霉素过敏试验前必须询问患者家族史、用药史和药物过敏史,如有药物过敏史者不可做试验。

(4)药物过敏试验时,患者体位要舒适,不可采取直立位。

(5)选择注射部位时应注意避开瘢痕和皮肤红晕处。

(6)皮肤试验时禁用碘剂消毒,对乙醇过敏者可用生理盐水消毒,避免反复用力涂擦局部皮肤。

(7)拔出针头后,注射部位不可用棉球按压揉擦,以免影响结果观察。

(8)进针角度以针尖斜面全部刺入皮内为宜,进针角度过大易将药液注入皮下,影响结果的观察和判断。

(9)如需做对照实验,应用另一注射器和针头,抽吸无菌生理盐水,在另一前臂相同部位皮内注射 0.1 mL,观察 20 分钟进行对照。告知患者皮试后 20 分钟内不要离开病房。如对结果有怀疑,应在另一侧前臂皮内注入 0.1 mL 生理盐水做对照试验。

(10)正确判断试验结果,对皮试结果阳性者,应在病历、床头或腕带、门诊病历和病员一览表上醒目标记，并将结果告知医师、患者和家属。

(11)特殊药物皮试，按要求观察结果。

（顾君惠）

第十节　肌内注射

一、目的

注入药物，用于不宜或不能口服或静脉注射，且要求比皮下注射更快发生疗效时。

二、评估

（一）评估患者

(1)双人核对医嘱。

(2)核对患者床号、姓名、住院号和腕带（请患者自己说出床号和姓名）。

(3)评估患者病情、治疗情况、意识状态、用药史、药物过敏史、不良反应史、肢体活动能力和合作程度。

(4)向患者解释操作目的和过程，取得患者配合。

(5)查看注射部位皮肤情况（皮肤颜色，有无皮疹、感染和皮肤划痕阳性）。

(6)协助患者取舒适坐位或卧位。

（二）评估环境

安静整洁，宽敞明亮，必要时遮挡。

三、操作前准备

（一）人员准备

仪表整洁，符合要求。洗手，戴口罩。

（二）按医嘱配制药液

(1)操作台：注射盘、无菌盘、2 mL 注射器、5 mL 注射器、医嘱所用药液、安尔碘、无菌棉签。如注射用药为油剂或混悬液，需备较粗针头。

(2)双人核对药物标签、药名、浓度、剂量、有效期、给药途径。

(3)检查瓶口有无松动，瓶身有无破裂，药液有无混浊、变质。

(4)检查无菌注射器、安尔碘、无菌棉签等，包装无破裂，在有效期内。

(5)按正规操作抽吸药液，并贴好标识，置于无菌盘内。

(6)再次核对药液，记录时间并签名。

（三）物品准备

治疗车上层放置无菌盘（内置抽吸好药液）、安尔碘、注射单、无菌棉签、快速手消毒剂，以上物品符合要求，均在有效期内。治疗车下层放置生活垃圾桶、医疗废物桶、锐器盒。

四、操作程序

(1)携用物推车至患者床旁,核对床号、姓名、住院号和腕带(请患者自己说出床号和姓名)。

(2)协助患者取舒适体位,暴露注射部位,注意保暖,保护患者隐私,必要时可遮挡。

(3)选择注射部位(臀大肌、臀中肌、臀小肌、股外侧和上臂三角肌)。

(4)常规消毒皮肤,待干。

(5)再次核对患者床号、姓名和药名。

(6)拿取药液并排尽空气,取干棉签,夹于左手示指与中指之间,以一手拇指和示指绷紧局部皮肤,另一手持注射器,中指固定针栓,将针头迅速垂直刺入,深度约为针梗的2/3。

(7)松开紧绷皮肤的手,抽动活塞。如无回血,缓慢注入药液,同时观察反应。

(8)注射毕,用无菌干棉签轻按进针处,快速拔针,按压片刻。

(9)再次核对患者床号、姓名和药名。

(10)协助患者取舒适体位,整理床单位,注射后观察用药反应。

(11)快速手消毒剂消毒双手,记录时间并签名。

(12)推车回治疗室,按医疗废物处理原则处理用物。

(13)洗手,根据病情书写护理记录单。

五、常用肌内注射定位方法

(一)臀大肌肌内注射定位法

注射时应避免损伤坐骨神经。

1.十字法

从臀裂顶点向左或右侧画一水平线,然后从髂嵴最高点做一垂线,将一侧臀部被划分为4个象限,其外上象限并避开内角为注射区。

2.连线法

从髂前上棘至尾骨做一连线,其外1/3处为注射部位。

(二)臀中肌、臀小肌肌内注射定位法

(1)以示指尖和中指尖分别置于髂前上棘和髂嵴下缘处,在髂嵴、示指、中指之间构成一个三角形区域,示指与中指构成的内角为注射部位。

(2)髂前上棘外侧三横指处(以患者手指的宽度为标准)。

(三)股外侧肌肌内注射射定位法

在股中段外侧,一般成人可取髋关节下10 cm至膝关节的范围。此处大血管、神经干很少通过,且注射范围广,可供多次注射,尤适用于2岁以下的幼儿。

(四)上臂三角肌肌内注射定位法

取上臂外侧,肩峰下2～3横指处。此处肌肉较薄,只可做小剂量注射。

(五)体位准备

1.卧位

臀部肌内注射时,为使局部肌肉放松,减轻疼痛与不适,可采用以下姿势。

(1)侧卧位:上腿伸直,放松,下腿稍弯曲。

(2)俯卧位:足尖相对,足跟分开,头偏向一侧。

(3)仰卧位：常用于危重和不能翻身的患者，采用臀中肌、臀小肌肌内注射法较为方便。

2.坐位

坐位为门诊患者接受注射时常用体位。可供上臂三角肌或臀部肌内注射时采用。

六、注意事项

(1)遵医嘱和药品说明书使用药品。

(2)药液要现用现配，在有效期内，剂量要准确。选择两种药物同时注射时，应注意配伍禁忌。

(3)注射时应做到“两快一慢”(进针、拔针快，推注药液慢)。

(4)选择合适的注射部位，避免刺伤神经和血管，无回血时方可注射。

(5)注射时切勿将针梗全部刺入，以防针梗从根部衔接处折断。若针头折断，应先稳定患者情绪，并嘱患者保持原位不动，固定局部组织，以防断针移位，同时尽快用无菌血管钳夹住断端取出；如断端全部埋入肌肉，应速请外科医师处理。

(6)对需长期注射者，应交替更换注射部位，并选择细长针头，以避免减少硬结的发生。如因长期多次注射出现局部硬结时，可采用热敷、理疗等方法予以处理。

(7)2 岁以下婴幼儿不宜选用臀大肌内注射，因其臀大肌尚未发育好，注射时有损伤坐骨神经的危险，最好选择臀中肌和臀小肌内注射。

(顾君惠)

第十一节 静脉注射

一、目的

(1)所选用药物不宜口服、皮下及肌内注射，又需迅速发挥药效时。

(2)注入药物做某些诊断性检查，如对肝、肾、胆囊等造影时需静脉注入造影剂。

二、评估

(一)评估患者

(1)双人核对医嘱。

(2)核对患者床号、姓名、住院号和腕带(请患者自己说出床号和姓名)。

(3)了解患者病情、意识状态、配合能力、药物过敏史、用药史。

(4)评估患者穿刺部位的皮肤状况、肢体活动能力、静脉充盈度和管壁弹性。选择合适的静脉注射部位，评估药物对血管的影响程度。

(5)向患者解释静脉注射的目的和方法，告知所注射药物的名称，取得患者配合。

(二)评估环境

安静整洁，宽敞明亮。

三、操作前准备

(一)人员准备

仪表整洁,符合要求。洗手,戴口罩。

(二)物品准备

1.操作台

治疗单、静脉注射所用药物、注射器。

2.按要求检查所需用物,符合要求方可使用

(1)双人核对药物名称、浓度、剂量、有效期、给药途径。

(2)检查药物的质量、标签;液体有无沉淀和变色,有无渗漏、浑浊和破损。

(3)检查注射器和无菌棉签的有效期、包装是否紧密无漏气,安尔碘的使用日期是否在有效期内。

3.配制药液

(1)安尔碘棉签消毒药物瓶口,掰开安瓿,瓿帽弃于锐器盒内。

(2)打开注射器,将外包装袋置于生活垃圾桶内,固定针头,回抽针栓,检查注射器,取下针帽置于生活垃圾桶内,抽取安瓿内药液,排气,置于无菌盘内。在注射器上贴上患者床号、姓名、药物名称、用药方法的标签。

(3)再次核对空安瓿和药物的名称、浓度、剂量、用药方法和时间。

4.备用物品

治疗车上层治疗盘内放置备用注射器一支、安尔碘、无菌棉签,无菌盘内放置配好的药液、垫巾。以上物品符合要求,均在有效期内。治疗车下层放置生活垃圾桶、医疗废物桶、锐器盒,含有效氯 250 mg/L 消毒液桶。

四、操作程序

(1)携用物推车至患者床旁,核对床号、姓名、住院号和腕带(请患者自己说出床号和姓名)。

(2)向患者说明静脉注射的方法、配合要点、注射药物的作用和不良反应。

(3)协助患者取舒适体位,充分暴露穿刺部位,放垫巾于穿刺部位下方。

(4)在穿刺部位上方 5～6 cm 处扎压脉带,末端向上,以防污染无菌区。

(5)安尔碘棉签消毒穿刺部位皮肤,以穿刺点为中心向外螺旋式旋转擦拭,直径＞5 cm。

(6)再次核对患者床号、姓名和药名。

(7)嘱患者握拳,使静脉充盈,左手拇指固定静脉下端皮肤,右手持注射器与皮肤成 15°～30°自静脉上方或侧方刺入,见回血可再沿静脉进针少许。

(8)保留静脉通路者,安尔碘棉签消毒静脉注射部位三通接口,以接口处为中心向外螺旋式旋转擦拭。

(9)静脉注射过程中,观察局部组织有无肿胀,严防药液渗漏,如出现渗漏立即拔出针头,按压局部,另行穿刺。

(10)拔针后,指导患者按压穿刺点 3 分钟,勿揉,凝血功能差的患者适当延长按压时间。

(11)再次核对患者床号、姓名和药名。

(12)将压脉带与输液垫巾对折取出,输液垫巾置于生活垃圾桶内,压脉带放于含有效氯

250 mg/L 消毒液桶中。整理患者衣物和床单位，观察有无不良反应，并向患者讲明注射后注意事项。快速手消毒剂消毒双手，推车回治疗室，按医疗废物处理原则处理用物。

(13)洗手，在治疗单上签名并记录时间。按护理级别书写护理记录单。

五、注意事项

(1)严格执行查对制度，需双人核对医嘱。

(2)严格遵守无菌操作原则。

(3)了解注射目的、药物对血管的影响程度、给药途径、给药时间和药物过敏史。

(4)选择粗直、弹性好、易固定的静脉，避开关节和静脉瓣。常用的穿刺静脉为肘部浅静脉、贵要静脉、肘正中静脉、头静脉。小儿多采用头皮静脉。

(5)根据患者年龄、病情和药物性质掌握注入药物的速度，并随时听取患者主诉，观察病情变化。必要时使用微量注射泵。

(6)对需要长期注射者，应有计划地由小到大、由远心端到近心端选择静脉。

(7)根据药物特性和患者肝、肾功能或心脏功能，采用合适的注射速度。随时听取患者主诉，观察体征和其病情变化。

(顾君惠)

第十二节 静脉输液

静脉输液是利用液体重量所产生的液体静压和大气压的作用，将大量的灭菌溶液、电解质或药物等由静脉输入体内的方法，又称静脉滴注。依据穿刺部位的不同静脉输液可分为外周静脉输液和中心静脉输液。

一、静脉输液的目的与常用溶液

在临床治疗过程中，由医师依据患者的病情和治疗的需要为患者制订输液方案，由护士按照医师的医嘱具体执行输液操作。

(一)静脉输液的目的

(1)补充血容量，维持血压，改善微循环：常用于治疗严重烧伤、各种原因引起的大出血、休克等。

(2)补充水和电解质，以维持或调节酸碱平衡：常用于纠正各种原因引起的水、电解质和酸碱平衡失调。如腹泻、大手术后、禁食、剧烈呕吐的患者。

(3)输入药物，达到控制感染、解毒和治疗疾病的目的：常用于各种感染、中毒等患者。

(4)补充营养和热量，促进组织修复，维持正氮平衡：常用于禁食、胃肠道吸收障碍或不能经口腔进食(如昏迷、口腔疾病)、慢性消耗性疾病的患者。

(5)输入脱水剂，提高血浆的渗透压，以达到降低颅压，预防或减轻脑水肿，改善中枢神经系统功能的目的，同时借高渗作用，达到利尿消肿的作用。

(二)常用溶液的种类及作用

常用溶液可以分为晶体溶液和胶体溶液两大类。

1.晶体溶液

晶体溶液是指溶液中的溶质分子或离子均<1 nm,当用一束光通过时不出现反射现象。晶体溶液相对分子质量小,在血管内停留时间短,对维持细胞内外水分的相对平衡有着重要意义。临床常用的晶体溶液按其目的又可分为维持输液剂和补充输液剂(修复输液剂)。维持输液剂用于补充机体的不显性失水,如呼吸与皮肤蒸发、排尿失水等。补充输液剂用于补充机体病理性体液丢失,治疗水、电解质和酸碱失衡。常用晶体溶液如下。

(1)5%～10%葡萄糖溶液:主要用于供给水分和热量。

(2)0.9%氯化钠、5%葡萄糖氯化钠、复方氯化钠等溶液:主要用于供给电解质。

(3)5%碳酸氢钠、11.2%乳酸钠等溶液:主要用于纠正酸中毒,调节酸碱平衡。

(4)20%甘露醇、25%山梨醇、25%～50%葡萄糖注射液等:主要用于利尿脱水。

2.胶体溶液

胶体溶液是指溶液中的溶质分子或离子在1～100 nm,或当一束光通过时出现光反射现象者,称为胶体溶液。胶体溶液相对分子质量大,在毛细血管内存留时间长,可提高血管内胶体渗透压,将组织间液的水分吸入血管内,使血浆量增加,维持有效血容量,消除水肿。当给患者输入大量晶体溶液扩容后,有可能使血浆胶体渗透压显著降低,为了维持血容量,需要适当补充胶体溶液以维持扩容效应。常用胶体溶液如下。

(1)右旋糖酐-70和右旋糖酐-40:为水溶性多糖类高分子聚合物,右旋糖酐-70(平均相对分子质量为7.5万左右)能提高血浆胶体渗透压,扩充血容量;右旋糖酐-40(平均相对分子质量为4万左右)能降低血液黏滞度,改善微循环,防止血栓形成。

(2)羟乙基淀粉(706代血浆)、氧化聚明胶和聚维酮(PVP):作用与右旋糖酐-40相似,扩容效果良好,输入后可增加循环血量和心排血量。多用于失血性休克、大面积烧伤等患者。

3.其他

用于特定治疗目的,如浓缩清蛋白注射液,可维持胶体渗透压,减轻组织水肿;水解蛋白注射液,用以补充蛋白质;静脉营养液,能供给患者热量,维持机体正氮平衡,并供给各种维生素、矿物质,多用于不能进食的重症患者。

二、静脉输液的部位及其选择

静脉输液时可依据患者的年龄、病情、治疗的目的、病程长短、所输药物的性质、患者的合作程度等选择合适的静脉穿刺部位。

(一)常用的静脉穿刺部位

1.外周浅静脉

(1)上肢浅静脉:包括手背静脉网、头静脉、贵要静脉、肘正中静脉等,对多数患者而言这些静脉比较表浅且安全。

(2)下肢浅静脉:包括足背静脉网、大隐静脉、小隐静脉等。由于下肢静脉活动受限,易形成血栓,且可迅速播散至深部静脉,有造成深静脉栓塞的危险,因而比较少用。

(3)头皮静脉:多用于0～3岁婴幼儿。此年龄段小儿头皮有较多的浅层静脉,易固定且活动限制最少,因此婴幼儿输液多选头皮静脉。常用头皮静脉有颞浅静脉、额静脉、枕静脉和耳后静脉。

2.颈外静脉

颈外静脉是颈部最大的浅静脉，其走行表浅，位置较恒定，需长期持续输液或需要静脉高营养的患者多选此部位。

3.锁骨下静脉

位置较固定，管腔较大，由于管腔较粗，血量较多，输入液体随即被稀释，对血管的刺激性较小。当输入大量高浓度溶液或刺激性较强的药物时，可选择此部位。

(二)选择穿刺部位的原则

选择穿刺部位一般遵循以下原则。

1.根据静脉穿刺的目的和治疗时间选择

休克或大出血患者需要短时间内输入大量液体时，可选用较大静脉；需要长期输液时，则可由远端末梢小静脉开始选择，有计划地使用静脉血管。

2.根据药物的性质选择

刺激性较大、黏度大的药物，一般选用较粗大的血管。

3.根据穿刺局部的皮肤及静脉状况选择

一般多选择平滑、柔软、有弹性的静脉，不可选用硬化、栓塞、局部有炎症的静脉，注意避开感染、瘢痕、血肿、破损及患皮肤病处，已多次穿刺的部位应避免再次穿刺。

4.根据患者活动和舒适的需要选择

静脉穿刺部位尽量选择患者活动限制最少的部位，如应避开关节部位。

三、外周静脉输液的方法

(一)密闭式静脉输液法

利用原装密封瓶或塑料袋，直接插入一次性输液管进行静脉输液的方法。其优点是污染机会少，操作相对简单，是目前临床最常用的输液方法。

1.目的

同静脉输液的目的。

2.评估

(1)身心状况：①患者的年龄、病情、意识状态及心肺功能等作为合理输液的依据。②心理状态及合作程度。

(2)穿刺局部：穿刺部位的皮肤、血管及肢体活动情况。

(3)输注药液：包括药物的作用、不良反应，药物的质量、有效期以及有无药物配伍禁忌。

3.操作前准备

(1)用物准备：治疗盘内备以下几种物品。一次性输液器、皮肤消毒剂(2.5%碘酊，75%乙醇或0.5%碘伏、安尔碘)、无菌棉签、输液液体及药物、加药用注射器、启瓶器及砂轮、弯盘、止血带、治疗巾、输液卡、笔、胶布(敷贴)、带秒针的表，根据需要备网套、输液架、夹板及绷带。

(2)患者准备：了解静脉输液的目的和配合方法，输液前排尿或排便，取舒适卧位。

(3)护士准备：着装整洁，修剪指甲，洗手、戴口罩。

(4)环境准备：清洁、宽敞，光线明亮，方便操作。

4.操作步骤

(1)核对检查:①衣帽整洁,洗手,戴口罩,备齐用物。②核对治疗卡和药液瓶签(药名、浓度、时间)。③检查药液质量。

(2)填写、贴输液瓶贴:根据医嘱填写输液卡,并将填好的输液瓶贴倒贴于输液瓶上。

(3)加药:①套瓶套。②用开瓶器启开输液瓶铝盖的中心部分(若塑料输液瓶直接拉掉盖),常规消毒瓶塞。③按医嘱加入药物。④根据病情需要有计划地安排输液顺序。

(4)插输液器:检查并打开输液器,将输液器针头插入瓶塞内直到针头的根部,关闭调节器。

(5)核对,解释:携用物至患者床旁,核对患者的床号、姓名及药物名称、浓度、剂量、给药时间和方法,向患者解释操作目的和方法。

(6)排气:①挂输液瓶。②将穿刺针的针柄夹于两手指之间,倒置茂菲滴管,打开调节器,使液体流出。当茂菲滴管内液面达 1/2~2/3 满时,迅速转正茂菲滴管,使液体慢慢流下,排尽输液管里的空气后,关紧调节器。

(7)选择穿刺部位:备胶布,在穿刺肢体下放置脉枕、治疗巾、止血带。

(8)消毒皮肤:常规消毒穿刺部位皮肤,消毒范围直径≥5 cm。第一次穿刺部位消毒后,在穿刺点上方约 6 cm 处扎止血带,嘱患者握拳,进行第二次穿刺部位消毒,待干。

(9)再次核对患者的床号、姓名及药物名称、浓度、剂量、给药时间和方法。

(10)再次排气。

(11)静脉穿刺:取下护针帽,针尖斜面向上,与皮肤成 15°~30°进针,见回血后,将针头与皮肤平行,再推进少许。

(12)三松一固定:松开止血带,嘱患者松拳,放松调节器。待液体滴入通畅、患者无不舒适后,胶布固定穿刺针头。

(13)根据患者年龄、病情和药物性质调节输液速度。

(14)再次核对。

(15)撤去治疗巾、小垫枕、止血带,协助患者取舒适卧位,整理床单位,将呼叫器放于患者易取处。

(16)整理用物,洗手,记录。

(17)更换液体:先仔细查对,再消毒输液瓶的瓶塞和瓶颈,从第一瓶液体内拔出输液管针头插入第二瓶液体内直到针头的根部,调节好输液滴数。再次查对签名。

(18)输液完毕:①输液结束后,关闭调节器,轻揭胶布,迅速拔出针头,按压穿刺点 1~2 分钟至无出血,防止穿刺点出血。②整理床铺,清理用物,洗手,做好记录。

5.注意事项

(1)严格执行“三查八对”制度,防止发生差错。

(2)严格执行无菌操作,预防并发症。输液器及药液应绝对无菌,连续输液超过 24 小时应更换输液器。穿刺部位皮肤消毒若使用 0.5%碘伏时局部涂擦两遍,无需脱碘。使用安尔碘时,视穿刺局部皮肤用原液涂擦 1~2 遍即可。

(3)注意药物配伍禁忌,药物应现配现用,不可久置。

(4)注意保护血管,选择较粗、直、弹性好的血管,应避开关节和静脉瓣,并选择易于固定的部位。对长期输液者可采取:①四肢静脉从远端小静脉开始。②穿刺时提高穿刺成功率。③输液中加入对血管刺激性大的药物,应先用生理盐水进行穿刺,待穿刺成功后再加药,宜充分稀释,输完药应再输入一定量的等渗溶液，冲尽药液保护静脉。

(5)输液前排尽输液管内的空气，输液过程中及时更换输液瓶及添加药液，防止液体流空，输完后及时拔针，预防空气栓塞。

(6)在输液过程中应加强巡视，注意观察患者输液管是否通畅；针头连接处是否漏水；针头有无脱出、阻塞、移位；滴速是否适宜；患者穿刺部位局部和肢体有无肿胀；有无输液反应等。

(7)移动患者、为患者更衣或执行其他护理活动时，要注意保护穿刺部位，以避免过分牵拉。对婴幼儿、小儿应选用头皮静脉。昏迷或其他不合作的患者，必要时可用绷带或夹板加以固定。

(8)不可自静脉输液的肢体抽取血液化验标本或测量血压。偏瘫患者应避免经患侧肢体输液。

(二)静脉留置针输液法

静脉留置针又称套管针，作为头皮针的换代产品，已成为临床输液的主要工具。其外管柔软无尖，不易刺破或滑出血管，可在血管内保留数天。随着技术的不断完善，静脉留置针输液在临床的应用越来越广泛。

其优点主要包括以下几个方面：①由于静脉留置针的外管使用的材料具有柔韧性，且对血管的刺激性小，因而在血管内可以保留较长时间。②静脉留置针的使用，可以减少由于反复穿刺对患者血管的破坏，减轻患者的痛苦及不适感。③可以完成持续或间断给药、补液。④患者活动方便。⑤通过静脉留置针可以完成部分标本的采集。⑥可以减轻护士的工作量，提高工作效率。⑦随时保持静脉通路的通畅，便于急救和给药。适用于长期静脉输液，年老体弱、血管穿刺困难、小儿及全身衰竭的患者。可用于静脉输液、输血、动脉及静脉抽血。

静脉留置针可以分为外周静脉留置针和中央静脉留置针，一般推荐使用外周静脉留置针的方法。依据静脉留置针的种类、患者的情况等留置针可在血管内保留的时间为3～5天，最长不超过7天。

常用的静脉留置针是由针头部与肝素帽两部分组成。针头部：内有不锈钢丝导针，导针尖部突出于软硅胶导管针头部。肝素部：前端有硬塑活塞，后端橡胶帽封闭。肝素帽内腔有一中空管道，可容肝素。

1.目的

同密闭式静脉输液法。

2.评估

(1)患者病情、血液循环状况及自理能力，当前诊断及治疗情况。

(2)患者的心理状态及配合程度。

(3)穿刺部位皮肤、血管状况及肢体活动度。

3.操作前准备

(1)用物准备：同密闭式静脉输液。另备无菌手套一副、静脉留置针一套、敷贴一个、5 mL注射器、输液盘内另备封管液、肝素帽(如果留置针肝素帽是非一次性使用者，可以反复穿刺，可不备肝素帽，只需要常规消毒原来的肝素帽后就可以封管)。

(2)患者准备：同密闭式静脉输液法。

(3)护士准备：着装整洁，修剪指甲，洗手、戴口罩。

(4)环境准备：清洁、宽敞，光线明亮，方便操作。

4.操作步骤

(1)同密闭式静脉输液法(1)～(6)。

(2)连接留置针与输液器:①打开静脉留置针及肝素帽或可来福接头外包装。②手持外包装将肝素帽(或可来福接头)对接在留置针的侧管上。③将输液器连接于肝素帽或可来福接头上。

(3)打开调节器,将套管针内的气体排于弯盘中,关闭调节器。

(4)选择穿刺部位,铺治疗巾,将小垫枕置于穿刺肢体下,在穿刺点上方10 cm处扎止血带。

(5)消毒皮肤,消毒范围直径要≥8 cm。待干,备胶布及透明敷贴。

(6)再次核对,旋转松动套管,调整针头斜面。

(7)再次排气,拔去针头保护套。

(8)穿刺:左手绷紧皮肤,右手持针翼在血管上方以15°～30°进针,见回血,放平针翼再进针少许,左手持Y接口,右手后撤针芯约0.5 cm,再持针座将外套管与针芯一同送入静脉,左手固定Y接口,右手撤出针芯。

(9)三松:松开止血带,打开调节器,嘱患者松拳。

(10)固定:待液体流入通畅后,用无菌透明敷贴对留置针管做密闭式固定,用胶布固定三叉接口和插入肝素帽的输液器针头及输液管,在胶布上注明日期和时间。

(11)同静脉输液(14)～(15)。

(12)封管:当输液完毕,要正确进行封管。拔出输液器针头,常规消毒肝素帽的胶塞,用注射器向肝素帽内注入封管液。

(13)再次输液:常规消毒肝素帽,将输液器上的针头插入肝素帽内,用胶布固定好,调节输液滴数。

(14)输液完毕后处理:不再需要继续输液时,要进行拔管。先撕下小胶布,再撕下无菌敷贴,把无菌棉签放于穿刺点前方,迅速拔出套管针,纵向按压穿刺点3～5分钟。

(15)协助患者适当活动穿刺肢体,取舒适卧位,整理床单位,清理用物。

(16)洗手,记录。

5.注意事项

(1)严格执行无菌原则和查对制度。皮肤消毒的面积应大于敷料覆盖的面积;穿刺过程中避免污染外套管。

(2)静脉的选择应尽量选择相对较粗、直、有弹性、无静脉瓣等利于固定的静脉,避开关节,减轻对血管的机械刺激。成人多选用上肢静脉,以头静脉、贵要静脉、肘正中静脉为宜。由于人体下肢静脉瓣多,血流缓慢,易发生静脉炎,故常不为首选。3岁以下患儿宜选用头皮静脉。

(3)注意药物配伍禁忌,根据医嘱、用药原则、患者的病情以及药物的性质,有计划、合理安排药物输入的顺序,以达最佳治疗效果。

(4)输液前要注意检查是否排尽输液管及针头内的空气,输液过程中要及时更换输液瓶,输液完毕要及时拔针,防止发生空气栓塞。

(5)在输液过程中应加强巡视,密切观察患者全身及置管局部,每次输液前要仔细检查套管是否在血管内,确认在血管内方可输入药物,防止渗漏到皮下造成组织损伤。如果发现导管堵塞,可以换管重新穿刺或采用尿激酶溶栓,禁忌加压将小血栓冲入血管内,防止造成血栓。每次输液前后,均应检查穿刺部位及静脉走行方向有无红肿,并询问患者有无疼痛与不适。如局部红、肿或疼痛反应时,及时拔管,对局部进行理疗处理。对仍需输液者应更换肢体另行穿刺。

(6)留置针保留时间参照产品说明书,要注明置管时间。一般可保留 3～5 天,不超过 7 天。连续输液 24 小时以上者,须每天更换输液器。

(7)封管时要注意边退针边注药,确保正压封管。

(8)向患者做好健康教育,说明药物的作用、可能出现的反应、处理办法及自我监测的内容等,对使用静脉留置针的肢体应妥善固定,注意保护,避免肢体下垂姿势。尽量减少肢体的活动,保持置管局部的清洁,在日常活动中避免污染或被水沾湿。如需要洗脸或洗澡时应用塑料纸将局部包裹好。

四、静脉输液速度的调节

在输液过程中,每毫升溶液的滴数称该输液器的滴系数。目前常用输液器的滴系数有 10、15、20 等,以生产厂家输液器包装袋上标明的滴系数为准。

静脉输液的速度调节依据患者的年龄、身体状况、病情、药物的性质、治疗要求调节,一般成人 40～60 滴/分,儿童 20～40 滴/分。对年老、体弱、婴幼儿,心肺疾病患者,输入速度宜慢;滴注高渗溶液、含钾药物、升压药物等宜慢;严重脱水、心肺功能良好者,速度可适当加快。

(1)已知每分钟滴数与液体总量,计算输液所需的时间:输液时间(h)=液体总量(mL)×滴系数/每分钟滴数×60(min)。

(2)已知液体总量与计划需用的时间,计算每分钟滴数:每分钟滴数=液体总量(mL)×滴系数/输液时间(min)。

(3)已知每分钟滴数,计算每小时输入量:每小时输入量(mL)=每分钟滴数×60(min)/滴系数。

五、静脉输液时常见故障及排除方法

(一)溶液点滴不畅或不滴

(1)针头滑出血管外:液体进入皮下,局部肿胀、疼痛。处理方法为拔出针头,另选血管重新穿刺。

(2)针头斜面紧贴血管壁,造成不滴:调整针头位置或适当变换肢体位置或在头皮针尾部垫棉签等,直至点滴通畅。

(3)针头阻塞:检测方法为挤压输液管,感觉有阻力,松手后无回血,表示针头已阻塞,应更换针头和部位,重新穿刺。

(4)压力过低:适当调高输液瓶的位置。

(5)静脉痉挛:输入的液体温度过低,或环境温度过低可造成静脉痉挛。表现为局部无隆起,但点滴不畅可采用局部热敷以缓解静脉痉挛。

(二)茂菲滴壶内液面过高

(1)侧壁有调节孔的茂菲滴壶:夹住滴壶上端的输液管,打开调节孔,等液体降至露出液面时再关闭调节孔,松开上端即可。

(2)侧壁无调节孔的茂菲滴壶:取下输液瓶倾斜,使插入瓶中的针头露出液面,但须保持输液管通畅,待滴壶内露出液面时,再挂回到输液架上。

(三)茂菲滴壶内液面过低

(1)侧壁有调节孔的茂菲滴壶:先夹住滴壶下端的输液管,打开调节孔,待液面升高至 1/2 或

2/3 水平高度时再关闭调节孔，打开滴壶下端输液管即可。

(2)侧壁无调节孔的茂非滴壶：可夹住滴壶下端的输液管，用手挤压滴壶，待液面升至适当水平高度时，松开滴壶下端输液管即可。

(四)滴壶内液面自行下降

在输液过程中，如果滴壶内液面自行下降，则应检查输液器上端是否有漏气或裂隙，必要时更换输液管。

六、常见输液反应与处理

由于输入的液体不纯、输液管不洁或长时间大量输入刺激性药液、多次反复穿刺等原因常常会出现一些并发症。由于输液引起的这些反应，称之为输液反应。常见的输液反应有以下内容。

(一)发热反应

由于输液过程中输入致热物质，如致热源、游离菌体蛋白、死菌、药物成分不纯等引起的发热。这些致热物质多来源于输液器具消毒灭菌不完全或在操作过程中未严格执行无菌操作造成污染；或输入的药液制剂不纯、保存不当被污染等。

1.主要临床表现

患者在输液过程中突然出现发热，症状较轻者发热常在 38 ℃左右，于停止输液后数小时内体温可恢复正常；严重者，初起有寒战，继而高热达 40～41 ℃，并伴有恶心、呕吐、头痛、周身不适，甚至有神经、精神症状。

2.发热反应的预防

首先输液用具必须严格灭菌；输液时严格执行无菌操作，防止输液器具、药液及穿刺部位被污染；认真检查输液用液体及输液管的质量及有效期；输液用具的保管应注意避免污染。

3.发热反应的处理

对于发热较轻的患者，可减慢或更换药液、输液器，注意保暖；严重者，须立即停止输液，并按高热护理方法对患者进行处理。同时应配合医师共同合作处理，必要时按医嘱给地塞米松 5 mg 或盐酸异丙嗪 25 mg 等治疗。剩余液体和输液管送检查找反应原因。

(二)静脉炎及血栓性静脉炎

静脉炎是由于输入刺激性较强的溶液或静脉内放置刺激性较强的塑料管时间过长，引起局部静脉壁化脓性炎症或机械性损伤；或由于输液过程中未严格执行无菌操作，导致局部静脉感染。如果血管内膜严重受损，致使血小板黏附其上而形成血栓，则称为血栓性静脉炎。

1.主要临床表现

沿静脉走向出现条索状红线，局部组织红、肿、热、痛，有时伴有全身发热症状。

2.静脉炎的预防

避免感染，减少对血管壁的刺激。在输液过程中，严格执行无菌技术操作，对刺激性强的药物要充分稀释，并防止药液溢出血管外。同时注意保护静脉，需长期输液者应有计划地更换注射部位。静脉置管者做好留置导管的护理。

3.静脉炎的处理

对已经出现静脉炎的部位，可抬高患肢，局部用 95％乙醇或 50％硫酸镁行湿热敷或用中药如意金黄散外敷，可达到消炎、止痛、收敛、增加舒适的作用；局部还可用超短波理疗。如已合并感染，应根据医嘱给予抗生素治疗。

(三)循环负荷过重反应

由于输液速度过快,或患者原有心肺功能不良者,在短时间内输入过多液体,使循环血容量急剧增加,致心脏负担过重而引起心力衰竭、肺水肿。

1.主要表现

急性左心衰竭的症状,患者突感胸闷、呼吸急促、咳嗽、咳粉红色泡沫痰,面色苍白、出冷汗,心前区疼痛或有压迫感,严重者可自口鼻涌出大量的泡沫样血性液体;肺部布满湿啰音;脉搏快且弱;还可有尿量减少、水肿、腹水、颈静脉怒张等症状。

2.循环负荷过重反应的预防

为防止患者出现循环负荷过重反应,输液时要控制输液速度不宜过快,对老年人、小儿及心肺功能不良者尤应注意。

3.循环负荷过重反应的处理

(1)输液过程中加强巡视注意观察,一旦发现,应立即停止输液,并通知医师。

(2)病情允许的患者可取端坐位,两腿下垂,以减少下肢静脉回流,减轻心脏负担。

(3)按医嘱给予血管扩张药,扩张外周血管,减轻循环负荷,缓解肺水肿;给予利尿药,有助于缓解肺水肿。

(4)高流量吸氧,湿化瓶内注入20%~30%乙醇,以降低肺泡内泡沫表面的张力,使泡沫破裂、消散,从而改善肺泡内的气体交换,减轻缺氧症状。

(5)根据医嘱给予氨茶碱和毛花苷C等药物。

(6)必要时可进行四肢轮扎,有效地减少静脉回心血量。但注意掌握轮扎时间、部位及观察肢体情况,每5~6分钟轮流放松一个肢体的止血带。另外还可采用静脉放血的方法,每次放血量为200~300 mL,以缓解循环负荷过重状况。

(四)空气栓塞

空气经静脉进入循环,可导致严重后果,甚至导致死亡。原因是空气进入静脉,随血液循环进入右心房,再到右心室,如空气量少则随血液被压入肺动脉,再分散到肺小动脉,最后到肺毛细血管后被打散、吸收,损害较小;当大量的空气进入右心室可阻塞肺动脉入口,使血液无法进入肺内,从而导致气体交换障碍,机体严重缺氧,可致患者立即死亡。

造成空气栓塞的原因是输液导管内空气未排净、导管连接不紧、有缝隙;或在加压输液、输血时无人看守导致液体走空等;更换药液不及时,更换药液后未检查输液管内是否进气,当输液管走空范围较大或滴壶以下部分进气未采取措施,则在更换药液后由于液体的压力,将气体压入静脉。

1.主要症状和体征

患者突然出现胸部感觉异常不适或有胸骨后疼痛,随即出现呼吸困难,严重发绀,濒死感、心前区可听到响亮持续的"水泡音",心电图检查表现为心肌缺血和急性肺心病的改变。严重者意识丧失、死亡。

2.空气栓塞的预防

由于空气栓塞可造成严重后果,甚至导致患者死亡,因而在输液时必须排净空气,及时更换药液,每次更换药液都要认真检查输液管内是否有空气,滴壶液面是否过低,发现异常及时予以调整。如需加压输液、输血,护士应严密监测,不得随意离开患者。

3.空气栓塞的处理

一旦发生空气进入静脉，嘱患者立即取左侧卧位，病情允许最好取头低足高位，该体位有利于气体浮向右心室尖部，避免阻塞肺动脉口，从而防止发生肺阻塞；再者由于心脏不断跳动，可将空气混成泡沫，分次小量进入肺动脉内，以免发生肺栓塞。如果可能，也可通过中心静脉导管抽出空气。

（顾君惠）

第十三节 雾化吸入

一、操作目的

(1)用于止咳、平喘，帮助患者解除支气管痉挛。

(2)改善肺通气功能。

(3)湿化气道。

(4)预防和控制呼吸道感染。

二、操作流程

(一)评估

(1)评估患者的心理状态、合作程度。

(2)评估患者对氧气雾化吸入法的认识。

(3)评估环境、患者对用氧安全的认识。

(二)准备

(1)按需备齐用物，根据医嘱备药。

(2)环境：防火、防油、防热、防震。

(3)查对，解释。

(三)实施雾化

(1)患者取坐位、半坐卧位。

(2)护理人员将氧气雾化吸入器与氧气瓶连接，调节氧气流量(8～10 L/min)，检查出雾情况。

(3)护理人员协助患者将喷气管含入口中并嘱其紧闭双唇、深慢呼吸。

(四)处理

(1)吸毕，取下雾化器，关闭氧气瓶开关，擦净患者的面部，询问其感觉，帮助其采取舒适卧位。

(2)观察记录：雾化吸入的情况。

(3)用物：妥善清理，归原位。

三、操作关键环节提示

(1)每次雾化吸入时间不应超过 20 分钟，如用液体过多，应计入液体总入量内。若液体用量过大有引起肺水肿或水中毒的可能。

(2)有增加呼吸道阻力的可能。雾化吸入几小时后,患者的呼吸困难反而加重,原因除了肺水肿外,还可能是气道分泌物液化、膨胀,而使阻塞加重。

(3)预防呼吸道再感染。因雾滴可带细菌入肺泡,故有可能继发革兰阴性杆菌感染,不但要加强口、鼻、咽的卫生护理,还要注意雾化器、室内空气和各种医疗器械的消毒。

(4)患者长期做雾化吸入治疗,所用雾化量必须适中。如果湿化过度,可致痰液增多,危重患者神志不清或咳嗽反射减弱时,常因不能及时地咳出痰而使病情恶化甚至死亡。如果湿化不够,则很难达到治疗目的。

(5)注意防止药物吸收引起的不良反应或毒性作用。

(6)长期使用生理盐水雾化吸入,会因吸收过多的钠而诱发或加重心力衰竭。

(7)应垂直拿雾化器,用面罩罩住口鼻或用口含嘴,在吸入的同时应深吸气,使药液充分到达支气管和肺内。

(8)把氧流量调至 4～5 L/min,请不要擅自调节氧流量,禁止在有氧环境附近吸烟或燃明火。

(9)雾化前半小时,患者尽量不进食,避免雾化吸入过程中因气雾刺激而呕吐。

(10)每次雾化完,患者要及时洗脸或用湿毛巾抹干净口、鼻部留下的雾珠,防止残留雾滴刺激口鼻部的皮肤而引起皮肤过敏或受损。

(11)每次雾化完,要协助患者饮水或漱口,防止口腔黏膜二重感染。

(顾君惠)

第十四节 氧 疗 法

一、目的

提高动脉血氧分压和动脉血氧饱和度,增加动脉血氧含量,纠正各种因素导致的缺氧状态,促进组织的新陈代谢,维持机体正常生命活动。

根据呼吸衰竭的类型及缺氧的严重程度,选择给氧方法和吸入氧分数。Ⅰ型呼吸衰竭:PaO_2 在 6.7～8.0 kPa,$PaCO_2$<6.7 kPa,应给予中流量(2～4 L/min)吸氧,吸入氧浓度>35%。Ⅱ型呼吸衰竭:PaO_2 在 5.3～6.7 kPa,$PaCO_2$ 正常,间断给予高流量(4～6 L/min)高浓度(>50%),若 PaO_2>9.3 kPa,应逐渐降低吸氧浓度,防止长期吸入高浓度氧引起中毒。

供氧装置分氧气筒和管道氧气装置两种。

给氧方法分鼻导管给氧、氧气面罩给氧及高压给氧。

氧气面罩给氧适于长期使用氧气,患者严重缺氧、神志不清,病情较重者,氧气面罩吸入氧分数最高可达 90%,但由于气流及无法及时喝水,常会造成口腔干燥、沟通及谈话受限。而鼻导管给氧则没有这些问题。鼻导管给氧方法又分单侧鼻导管给氧法和双侧鼻导管给氧法。

吸氧方式的选择:严重缺氧但无二氧化碳潴留者,宜采用面罩吸氧(吸入氧分数最高可达 90%);缺氧伴有二氧化碳潴留者可用双侧鼻导管吸氧方法。

二、准备

(一)用物准备

1.治疗盘外

氧气装置一套包括氧气筒(管道氧气装置无)、氧气流量表装置、扳手、用氧记录单、笔、安全别针。

2.治疗盘内

橡胶管、湿化瓶、无菌容器内盛一次性双侧鼻导管或一次性吸氧面罩、消毒玻璃接管、无菌持物镊、无菌纱布缸、治疗碗内盛蒸馏水、弯盘、棉签、胶布、松节油。

3.氧气筒

氧气筒顶部有一总开关,控制氧气的进出。氧气筒颈部的侧面,有一气门与氧气表相连,是氧气自氧气瓶中输出的途径。

4.氧气流量表装置

由压力表、减压阀、安全阀、流量表和湿化瓶组成。压力表测量氧气筒内的压力。减压阀是一种自动弹簧装置,将氧气筒流出的氧压力减至 2～3 kg/cm^2(0.2～0.3 MPa),使流量平稳安全。当氧流量过大、压力过高时,安全阀内部活塞自行上推,过多的氧气由四周小孔流出,确保安全。流量表是测量每分钟氧气的流量,流量表内有浮标上端平面所指的刻度,可知氧气每分钟的流出量。湿化瓶内盛 1/3～1/2 蒸馏水或 20%～30%乙醇(急性肺水肿患者吸氧时用,可降低肺泡内泡沫的表面张力,使泡沫破裂,扩大气体和肺泡壁接触面积使气体易于弥散,改善气体交换功能),通气管浸入水中,湿化瓶出口与鼻导管或面罩相连,湿化氧气。

5.装表

把氧气放在氧气架上,打开总开关放出少量氧气,快速关上总开关,此为吹尘(为防止氧气瓶上灰尘吹入氧气表内)。然后将氧气表向后稍微倾斜置于气阀上,用手初步旋紧固定然后再用扳手旋紧螺帽,使氧气表立于氧气筒旁,按湿化瓶,打开氧气检查氧气装置是否漏气,氧气输出是否通畅后,关闭流量表开关,推至病床旁备用。

(二)患者、护理人员及环境准备

患者了解吸氧目的、方法、注意事项及配合要点。取舒适体位,调整情绪。护理人员应衣帽整齐,修剪指甲,洗手,戴口罩。环境安静,整洁、光线、温度、湿度适宜,远离火源。

三、操作步骤

(1)携用物至病床旁,再次核对患者。

(2)用湿棉签清洁患者双侧鼻腔,清除鼻腔分泌物。

(3)连接鼻导管及湿化瓶的出口。调节氧流量,轻度缺氧 1～2 L/min,中度缺氧 2～4 L/min,重度缺氧 4～6 L/min,氧气筒内的氧气流量＝氧气筒容积(L)×压力表指示的压力(kg/cm)。

(4)鼻导管插入患者双侧鼻腔约 1 cm,鼻导管环绕患者耳部向下放置,动作要轻柔,避免损伤黏膜、根据情况调整长度。

(5)停止用氧时,首先取下鼻导管(避免误操作引起肺组织损伤),安置患者于舒适体位。

(6)关流量表开关,关氧气筒总阀,再开流量表开关,放出余气,再关流量表开关,最后卸表

(中心供氧装置，取下鼻导管后，直接关闭流量表开关)。

(7)处理用物，预防交叉感染。

(8)记录停止用氧时间及效果。

四、注意事项

(1)用氧时认真做好四防：防火、防震、防热、防油。

(2)禁用带油的手进行操作，氧气和螺旋口禁止上油。

(3)氧气筒内氧气不能用完，压力表指针应大于 5 kg/cm^2(0.5 MPa)。

(4)防止灰尘进入氧气瓶，避免充氧时引起爆炸。

(5)长期、高浓度吸氧者观察患者有无胸骨后烧灼感、干咳、恶心、呕吐、烦躁及进行性呼吸困难加重等氧中毒现象。

(6)长期吸氧，吸氧浓度应低于 40%。氧气浓度与氧流量的关系：吸氧浓度(%)＝21＋4×氧气流量(L/min)。

(顾君惠)

第十五节　机械吸痰法

一、目的

清除呼吸道分泌物，保持呼吸道通畅，预防并发症发生。适用于排痰无力、痰液黏稠、意识不清、危重、老年体弱者。可通过患者口腔、鼻腔、气管插管或气管切开处进行负压吸引。

二、准备

(一)用物准备

治疗盘外：电动吸引器或中心吸引器包括马达、偏心轮、气体过滤器、压力表、安全瓶、贮液瓶、开口器、舌钳、压舌板、电源插座等。

治疗盘内：带盖缸 2 只(1 只盛消毒一次性吸痰管若干根、1 只盛有消毒液的盐水瓶)、消毒玻璃接管、治疗碗 2 个(1 只内盛无菌生理盐水、1 只内盛消毒液用于消毒玻璃接管)、弯盘、消毒纱布、无菌弯血管钳 1 把、消毒镊子 1 把、棉签 1 包、液状石蜡、冰硼散等，急救箱 1 个备用。

(二)患者、护理人员及环境准备

患者取舒适体位，稳定情绪，了解吸痰目的、方法、注意事项及配合要点。护理人员应衣帽整齐，修剪指甲，洗手，戴口罩。环境安静、整洁、光线、温度、湿度适宜。

三、操作步骤

(1)携用物至病床旁，接通电源，打开开关，调节负压，检查吸引器性能。

(2)检查患者口腔(昏迷患者可借助压舌板及开口器)、鼻腔，有无义齿，如有应先取下活动义齿，患者头部转向一侧，面向操作者。

(3)连接吸痰管,先吸少量生理盐水。用于检查吸痰管是否通畅,并润滑吸痰管前端。

(4)一手反折吸痰管末端,另一手持无菌弯血管钳或无菌镊子夹取吸痰管前端,插入口咽部10~15 cm(过深可触及支气管处,易堵塞呼吸道)后,放松吸痰管末端,先吸口咽部分泌物,再吸气管内分泌物。吸痰时采取上下左右旋转向上提吸痰管的方法,有利于呼吸道分泌物吸出,避免损伤呼吸道黏膜。每次吸引时间少于15秒,防止缺氧。

(5)吸痰管拔出后,用生理盐水抽吸。防止分泌物堵塞吸痰管。

(6)观察患者呼吸道是否畅通及面部、呼吸、心率、血压等情况及吸出液的色、质、量。

(7)协助患者擦净面部分泌物,整理床单位,取舒适体位。

(8)处理用物,吸痰管玻璃接头清洁后,放入盛有消毒液的治疗碗中浸泡,或清洁后,置低温消毒箱内消毒备用。

(9)洗手,观察并记录治疗效果与反应。

四、注意事项

(1)严格无菌操作,吸痰管应即吸即弃。

(2)吸痰动作应轻柔,以防呼吸道黏膜损伤。

(3)痰液黏稠者可配合叩击、雾化吸入,提高治疗效果。

(4)储液瓶内的液体不得超过2/3。

(5)每次吸痰时间不超过15秒,以免缺氧。

(6)两次吸痰间隔不少于30分钟。

(7)气管隆嵴处不宜反复刺激,避免引起咳嗽反射。

(纪　萍)

第十六节　导　尿　术

一、目的

(1)为尿潴留患者解除痛苦;使尿失禁患者保持会阴清洁、干燥。

(2)收集无菌尿标本,做细菌培养。

(3)避免盆腔手术时误伤膀胱,为危重、休克患者正确记录尿量,测尿比重提供依据。

(4)检查膀胱功能,测膀胱容量、压力及残余尿量。

(5)鉴别尿闭和尿潴留,以明确肾功能不全或排尿功能障碍。

(6)诊断及治疗膀胱和尿道的疾病,如进行膀胱造影或对膀胱肿瘤患者进行化学治疗(简称化疗)等。

二、准备

(一)物品准备

治疗盘内:橡皮圈1个,别针1枚,备皮用物1套,一次性无菌导尿包1套(治疗碗2个、弯盘、双腔气囊导尿管根据年龄选不同型号尿管，弯血管钳 1 把、镊子 1 把、小药杯内置棉球若干个，液状石蜡棉球瓶 1 个，洞巾 1 块)，弯盘 1 个，一次性手套 1 双，治疗碗 1 个(内盛棉球若干个)，弯血管钳 1 把、镊子 2 把、无菌手套 1 双，常用消毒溶液如 0.1%苯扎溴铵(新洁尔灭)、0.1%氯己定等，无菌持物钳及容器 1 套。

治疗盘外：小橡胶单和治疗巾 1 套(或一次性治疗巾)，便盆及便盆巾。

(二)患者、护理人员及环境准备

使患者了解导尿的目的、方法、注意事项及配合要点。取仰卧屈膝位，调整情绪，指导或协助患者清洗外阴，备便盆。护理人员应衣帽整齐，修剪指甲，洗手，戴口罩。环境安静、整洁，光线、温度、湿度适宜，关闭门窗，备屏风或隔帘。

三、评估

(1)评估患者病情、治疗情况、意识、心理状态及合作程度。

(2)评估患者排尿功能异常的程度，膀胱充盈度及会阴部皮肤、黏膜的完整性。

(3)向患者解释导尿的目的、方法、注意事项及配合要点。

四、操作步骤

(1)操作者位于患者右侧，帮助患者取仰卧屈膝位，脱去对侧裤腿，盖在近侧腿上，对侧下肢和上身用盖被盖好，两腿略外展，暴露外阴部。

(2)将一次性橡胶单和治疗巾垫于患者臀下，弯盘放于患者臀部，治疗碗内盛棉球若干个。

(3)左手戴手套，右手持血管钳夹取消毒棉球做外阴初步消毒，按由外向内，自上而下，依次消毒阴阜、两侧大阴唇。

(4)左手分开大阴唇，换另一把镊子按顺序消毒大小阴唇之间－小阴唇－尿道口－自尿道口至肛门，减少逆行感染的机会。污棉球置于弯盘内，消毒完毕，脱下手套置于治疗碗内，污物放置治疗车下层。

(5)在患者两腿间打开无菌导尿包，用持物钳夹浸消毒液的棉球于药杯内。

(6)戴无菌手套，铺洞巾，使洞巾与包布内面形成无菌区域。嘱患者勿移动肢体保持体位，以免污染无菌区。

(7)按操作顺序排列好用物，用镊子取液状石蜡棉球，润滑导尿管前端。

(8)左手拇指、示指分开并固定小阴唇，右手持弯持物钳夹取消毒棉球，按由内向外，自上而下顺序消毒尿道口、两侧小阴唇、尿道口，尿道口处要重复消毒一次，污棉球及弯血管钳置于弯盘内，右手将弯盘移至靠近床尾无菌区域边沿，便于操作。

(9)右手将无菌治疗碗移至洞巾旁，嘱患者张口呼吸，用另一只弯血管钳夹持导尿管对准导尿口轻轻插入尿道 4～6 cm，见尿液后再插入 1～2 cm。

(10)左手松开小阴唇，下移固定导尿管，将尿液引入治疗碗。注意询问患者的感觉，观察患者的反应。

(11)导尿毕，夹住导管末端，轻轻拔出导尿管，避免损伤尿道黏膜。撤下洞巾，擦净外阴，脱去手套置弯盘内，撤出臀部一次性橡胶单和治疗巾置治疗车下层。协助患者穿好裤子，整理床单位。

(12)整理用物。

(13)洗手,记录。

五、注意事项

(1)向患者及其家属解释留置导尿管的目的和护理方法,使其认识到预防泌尿道感染的重要性,并主动参与护理。

(2)保持引流通畅,避免导尿管扭曲堵塞,造成引流不畅。

(3)防止泌尿系统逆行感染。

(4)患者每天摄入足够的液体,每天尿量维持在 2 000 mL 以上,达到自然冲洗尿路的目的,以减少尿路感染和结石的发生。

(5)保持尿道口清洁,女患者用消毒棉球擦拭外阴及尿道口,如分泌物过多,可用0.02%高锰酸钾溶液冲洗,再用消毒棉球擦拭外阴及尿道口。

(6)每周定时更换集尿袋 1 次,定时排空集尿袋,并记录尿量。

(7)每月定时更换导尿管 1 次。

(8)采用间歇性夹管方式,训练膀胱反射功能。关闭导尿管,每 4 小时开放 1 次,使膀胱定时充盈和排空,促进膀胱功能的回复。

(9)离床活动时,应用胶布将导尿管远端固定在大腿上,集尿袋不得超过膀胱高度,防止尿液逆流。

(10)协助患者更换体位,倾听患者主诉,并观察尿液性状、颜色和量,尿常规每周检查一次,若发现尿液浑浊、沉淀、有结晶,应做膀胱冲洗。

(刘 宁)

第十七节 膀胱冲洗术

一、目的

(1)对留置导尿管的患者,保持其尿液引流通畅。

(2)清除膀胱内的血凝块、黏液、细菌等异物,预防感染的发生。

(3)治疗某些膀胱疾病,如膀胱炎、膀胱肿瘤。

二、准备

(一)用物准备

治疗盘(消毒物品)1 套、无菌膀胱冲洗装置 1 套、冲洗液按医嘱备、弯血管钳 1 把、输液调节器 1 个,必要时备启瓶器、输液架各 1 个。

(二)患者、护理人员及环境准备

患者了解膀胱冲洗目的、方法、注意事项及配合要点。护理人员应衣帽整齐,修剪指甲,洗手,戴口罩。环境安静、整洁,光线、温度、湿度适宜,关闭门窗。

三、操作步骤

(1)准备物品和冲洗溶液(生理盐水、0.02%呋喃西林溶液、3%硼酸溶液、0.2%氯己定溶液、0.1%新霉素溶液、0.1%雷夫奴尔溶液、2.5%醋酸等),仔细检查冲洗液有无浑浊、沉淀或絮状物;备齐用物,携至患者床边。

(2)核对患者床号、姓名,向患者解释操作目的和过程。

(3)按医嘱取冲洗液,冬季冲洗液应加温至38~40 ℃,以防低温刺激膀胱,常规消毒瓶塞,打开膀胱冲洗装置,将冲洗导管针头插入瓶塞,严格执行无菌操作技术,将冲洗液瓶倒挂于输液架上,瓶内液面距床面60 cm,以便产生一定的压力使液体能够顺利滴入膀胱,排气后用弯血管钳夹导管。

(4)打开引流管夹子,排空膀胱,降低膀胱内压,便于冲洗液顺利滴入膀胱。

(5)夹毕引流管,开放冲洗管,使溶液滴入膀胱,调节滴速,滴速一般为60~80滴/分,以免患者尿意强烈,膀胱收缩,迫使冲洗液从导尿管侧溢出尿道外。

(6)待患者有尿意或滴入溶液200~300 mL后,夹毕冲洗管,放开引流管,将冲洗液全部引流出来后,再夹毕引流管。

(7)按需要量,如此反复冲洗,一般每天冲洗2次,每次500~1 000 mL,冲洗过程中,经常询问患者感受,观察患者反应及引流液性状。

(8)冲洗完毕,取下冲洗管,清洁外阴部,固定好导尿管。

(9)协助患者取舒适卧位,整理床单位,清理物品。

(10)洗手记录冲洗液名称、冲洗量、引流量、引流液性质,冲洗过程中患者的反应。

四、注意事项

(1)严格遵医嘱并根据病情准备冲洗液。

(2)根据膀胱冲洗“微温、低压、少量、多次”的原则进行冲洗。

(3)保持冲洗管及引流管的无菌,冲洗过程中注意无菌原则。

(4)冲洗过程若患者出现不适或有出血情况,应立即停止冲洗,并与医师联系。

(5)如滴入治疗用药,须在膀胱内保留30分钟后再引流出体外,有利于药液与膀胱内液充分接触,并保持有效浓度。

(6)冲洗时不宜按压膀胱。

(周俊娟)

第十八节 灌 肠 术

一、目的

(1)刺激肠蠕动,软化和清除粪便,排出肠内积气,减轻腹胀。

(2)清洁肠道,为手术、检查和分娩做准备。

(3)稀释和清除肠道内有害物质，减轻中毒。

(4)为高热患者降温。

根据灌肠的目的不同分为保留灌肠和不保留灌肠。不保留灌肠按灌入液体量不同，分大量不保留灌肠和小量不保留灌肠(小量不保留灌肠适用于危重患者、老年体弱、小儿、孕妇等)。

二、准备

(一)物品准备

治疗盘内备通便剂(按医嘱备)、一次性手套1双、剪刀(用开塞露时)1把，弯盘1个，卫生纸、纱布1块。

治疗盘外备：温开水(用肥皂栓时)适量、屏风、便盆、便盆布1个。

(二)患者、护理人员及环境准备

患者了解通便目的、方法、注意事项及配合要点。取侧卧屈膝位，调整情绪，指导或协助患者清洗肛周，备便盆。护理人员应衣帽整齐，修剪指甲，洗手，戴口罩。环境安静、整洁，光线、温度、湿度适宜，关闭门窗，备屏风或隔帘，保护患者隐私，消除紧张、恐惧心理，取得合作。

三、评估

(1)评估患者病情、治疗情况、意识、心理状态及合作度。

(2)评估患者的腹胀情况，肛周皮肤和黏膜的完整性。

四、操作步骤

(1)关闭门窗，用屏风遮挡患者，保护患者隐私。

(2)条件许可患者可帮助其取左侧卧位，双腿屈曲，背向操作者，暴露肛门，便于操作。

(3)患者臀部移至床沿，臀下铺一次性尿垫，保持床单位清洁，便器放置在床旁。

(4)将弯盘置于臀部旁，用血管钳关闭灌肠筒胶管倒灌肠液于筒内，悬挂灌肠筒于输液架上，灌肠筒内液面与肛门距离不超过30 cm。

(5)将玻璃接头一头连接肛管，另一头连接灌肠筒胶管。

(6)戴一次性手套，一手分开肛门，暴露肛门口，嘱患者张口呼吸，使患者放松便于插管，另一手将肛管轻轻旋转插入肛门，沿着直肠壁进入直肠7～10 cm。

(7)固定肛管，打开血管钳，缓缓注入灌肠液，速度不可过快过猛，以防刺激肠黏膜，出现排便。

(8)用血管钳关闭灌肠筒胶管，一手持卫生纸紧贴肛周下沿，防止灌肠液流出，另一手将肛管轻轻拔出，置弯盘内。

(9)擦净肛周，协助患者取舒适卧位，灌肠液在体内保留10～20分钟后再排便。充分软化粪便，提高灌肠效果。

(10)清理用物。

(11)协助患者排便，整理床单位。洗手、记录。

五、注意事项

(1)灌肠液温度控制在38 ℃，温度过高损伤肠黏膜，温度过低可引起肠痉挛。

(2)灌肠如遇患者有便意、腹胀时,嘱患者做深呼吸,让灌肠液在体内尽量保留 10～20 分钟后再排便。

(3)消化道出血、急腹症、妊娠、严重心血管疾病患者禁忌灌肠。

六、相关护理方法

(一)人工取便术

(1)条件许可患者可帮助其取左侧卧位,双腿屈曲,背向操作者,暴露肛门,便于操作。

(2)患者臀下铺一次性尿垫保持床单位清洁,便器放置在床旁。

(3)戴一次性手套,在右手示指端倒 1～2 mL 的 2%利多卡因,插入肛门停留 5 分钟,利多卡因对肛管和直肠起麻醉作用,能减少刺激,减轻疼痛。

(4)嘱患者张口呼吸,轻轻旋转插入肛门,沿着直肠壁进入直肠。

(5)手指轻轻摩擦,松弛粪块,取出粪块,放入便器,重复数次,直至取净,动作轻柔,避免损伤肠黏膜或引起肛周水肿。

(6)取便过程中注意观察患者的生命体征和反应,如发现面色苍白、出汗、疲惫等表现,应暂停,休息片刻,若患者心率明显改变,应立即停止操作。

(7)操作结束,清洗肛门和臀部并擦干,病情许可时可行热水坐浴,促进局部血液循环,减轻疼痛防止病原微生物传播。

(8)整理消毒用物,洗手并做记录。

(9)注意事项:有肛门黏膜溃疡、肛裂及肛门剧烈疼痛者禁用此法。

(二)便秘的护理

(1)正确引导,合理安排膳食结构。

(2)协助患者适当增加运动量。

(3)养成良好的排便习惯。

(4)腹部进行环形按摩,通过按摩腹部,刺激肠蠕动,促进排便。方法:用右手或双手叠压稍微按压腹部,自右下腹盲肠部开始,依结肠蠕动方向,经升结肠、横结肠、降结肠、乙状结肠做环形按摩,或在乙状结肠部,由近心端向远心端做环形按摩,每次 5～10 分钟,每天 2 次。可由护士操作或指导患者自己进行。

(5)遵医嘱给予口服缓泻药物,禁忌长期使用,产生依赖性而失去正常的排便功能。

(6)简便通便术包括通便剂通便术和人工取便术。是患者及家属经过护士指导,可自行完成的一种简单易行、经济有效的护理技术。常用剂通便剂有开塞露(由 50%的甘油或少量山梨醇制成,装于塑料胶壳内一种溶剂)、甘油栓(由甘油和硬脂酸制成,为无色透明或半透明栓剂,呈圆锥形,密封于塑料袋内一种溶剂,需冷藏储存)、肥皂栓(将普通肥皂削成底部直径 1 cm,长 3～4 cm圆锥形栓剂)。具有吸收水分、软化粪便、润滑肠壁刺激肠蠕动的作用。人工取便术是用手指插入直肠,破碎并取出嵌顿粪便的方法。常用于粪便嵌塞的患者采用灌肠等通便术无效时,以解除患者痛苦的方法。

(肖文婷)

第二章
门诊相关护理

第一节　门诊岗位要求

一、门诊总体岗位要求

(一)岗位职责要求

(1)坚持以患者为中心,一切服务工作都要让患者满意。

(2)严格遵守医院作息时间,不迟到、早退,提前10分钟上岗,整理诊台,做好接诊准备。

(3)熟练掌握岗位要求,工作认真负责,坚守岗位。

(4)服务热情(微笑)、主动、周到,语言文明。

(5)执行首问负责制,耐心询问与解答患者,及时解决相关问题。不能解决的及时汇报科室主任/护士长。电话接听、记录详细、仔细,语气温和。

(6)遇危重、突发急症的患者,配合医师采取积极有效的抢救措施。

(7)就诊环境保持清洁、整洁、安静,做好患者就诊前、后的指导、宣教工作。

(8)维持就诊秩序,遇到高龄体弱、危重患者,与相关科室联系,合理安排就诊次序。危重患者、孤寡老人等特殊人员有专人护送。

(9)积极参加院、科组织的培训、学习和活动。

(二)仪表规范要求

(1)服装干净、整洁、衣扣齐全。内衣不外露,配穿护士鞋,白色棉袜或肉色丝袜。

(2)发型要求:长发使用统一的头花、发网盘起;短发不得过肩。头发前不过眉,不佩戴夸张头饰。不染颜色绚丽的发色,不留奇异发型。

(3)护士佩戴燕尾帽稳妥端正,前端距发际4～5 cm,用两个银白色或白色发夹固定于帽后,发夹不得显露于帽子正面。

(4)上班画淡妆,妆色端庄、淡雅。口红颜色接近唇色。不留长指甲和涂带色指(趾)甲油。

(5)工作时禁止佩戴戒指、手镯、脚链、耳饰,颈部不可佩戴粗大或夸张项链。

(三)服务基本用语要求

态度和蔼、亲切自然、语言文明、语气柔和、用词通俗、表达准确、耐心细致、体贴周全,杜绝生、冷、硬、顶、推或斥责患者的现象。

(1)文明用语:请、您好、谢谢、对不起、再见。

(2)称呼用语:同志、先生、老师、女士、阿姨、叔叔、大姐、大哥、小朋友。

(3)公共用语:您好、对不起、不客气、谢谢、请进、请坐、请稍候、再见、我能帮您什么、请配合一下、谢谢合作、祝您早日康复、您走好、请多提宝贵意见。

二、门诊导诊护士

(一)岗位要求

(1)按照疫情防控要求,做好预检分诊工作。

(2)指导患者办理就诊卡及自助充值事项。

(3)维持门诊大厅就诊秩序,遇到高龄体弱、危重患者,与相关科室联系,合理安排就诊次序。危重患者、孤寡老人等患者主动护送。

(4)耐心解答电话咨询。

(5)提供便民服务,监督卫生工作。

(6)做好轮椅的集中发放和保管工作。

(7)站立式微笑服务,使用规范用语,热情接待咨询人员。

(8)完成门诊部主任、护士长交代的其他工作任务。

(二)服务语言要求

(1)患者首问咨询时,护士站立,说:"您好!""您好,有什么可以帮到您?""您好,您有什么需要我来做?""您好,请您稍等,我……""您好,我帮您问一下,请稍等。""您好,这个地方在……。"

(2)送患者坐电梯、楼梯或出门时,说:"请您慢走。""小心。""小心台阶。"或"您走好。"

(3)送患者到达诊区、诊室或其他辅助科室时等,说:"您好,这里是……,"回头交代到达区域工作人员"您好,这位…(称呼)需要……。""您好,这里是某某诊区,现在患者比较多,请您耐心等一下。"

(4)帮助患者取号,说:"很高兴为您服务。"

(5)患者送还轮椅、担架车物品时,说:"您好,交给我吧,让我来。""不客气。""您还有什么需要吗?""请您慢走。"

三、分诊人员

(一)岗位要求

(1)按候诊号的先后顺序依次安排患者就诊,认真维持好候诊秩序,正确分流患者。

(2)分配诊室"一医一患一陪护",以保护患者隐私,确保医师全神贯注地为患者诊治,提高工作效率。

(3)就诊前根据患者情况测量体温、脉搏、呼吸、血压,并记录于门诊病历上。

(4)全面观察候诊患者的病情变化,遇有高热、剧痛、出血、呼吸困难、休克等急性病症应立即安排患者提前就诊,必要时联系急诊科参与救治。

(5)如发现传染患者,应立即隔离诊治,及时向主管领导及时汇报,并做好消毒隔离工作。

(6)在诊疗过程中,要主动指导患者充值、取药、化验等,以缩短候诊时间,并使患者及时得到治疗。

(7)协助做好门诊安全保卫工作,候诊区禁止吸烟,为患者提供安静、舒适、安全的就诊环境。

(8)参与门诊病区的抢救工作。

(二)服务语言要求

面带微笑,站姿规范,主动热情,上前询问:“您有什么事情需要我帮忙吗?”“您有哪些问题不清楚,我给您解释一下?”“现在候诊患者较多,请不要着急。”“请到 XX 诊室就诊。”“请到这边坐一下。”“看 X 科的患者较多,请您在此排队就诊,谢谢。”“为保护患者隐私,请有序就诊,请在诊室外候诊!谢谢您的配合。”“同志,对不起,请在此排队挂号、就诊,请自觉遵守秩序,谢谢您的配合。”“对不起,这位专家今天不坐诊,我帮您联系另选一名专家好吗?”

四、儿童诊疗中心护士

(一)岗位要求

(1)做好预检分诊工作,对危重患儿优先安排就诊,发现病情变化时,立即配合医师处理。

(2)保持工作区域干净、整洁。

(3)根据实际工作情况填写各项记录本,如药品、耗材清点记录、仪器设备保养记录等。

(4)协助医师工作,根据医嘱正确执行各项操作并登记。

(5)严格执行“三查九对”,认真执行护理核心制度和操作规程。

(6)对中心内的区域进行消毒并记录。

(7)核对账目,不给患者多扣费和漏收费。

(8)及时巡视输液大厅,密切观察患儿在输液过程中病情变化,发现异常情况及时报告医师并记录。

(9)做好护理治疗的宣教工作。

(二)服务语言要求

面带微笑,主动热情,可说:“请您把药品给我,谢谢。”“您把药品放在这里,我们会标记孩子姓名,不会出错,请放心。”“请您帮孩子按压 5~10 分钟,谢谢您的配合。”“输液过程中,请您不要随意调整输液滴数,如有需要,请及时联系我们工作人员。”“小朋友用嘴含住这个管口,做深呼吸,然后用鼻子慢慢呼气,看阿姨怎么做。”“小朋友雾化结束了,你感觉好点了吗?”“家长您好,雾化结束后一定想着给孩子洗脸、漱口或者多喝水,以防声音嘶哑和口腔炎的发生。”“小朋友你好,你以前吹过气球吗?”“你过生日的时候吹蜡烛没有啊?”“你不用紧张,没有一点疼痛的。”

五、健康管理中心

(一)岗位要求

服从主任/护士长的管理和工作安排,认真执行各项规章制度和操作流程。

1.机关、企事业单位来院体检

(1)检前:①根据各单位体检要求,打印发放体检指引单,引导受检者合理安排体检流程,另外要做好未按约定前来体检人员的工作安排。②组织、接待、引导、协调体检人员有序进行健康体检。③按照各科体检项目的要求,认真询问病史,并按各科体检程序进行检查,确保体检项目无遗漏。

(2)检中:①体检过程中对体检人员咨询的问题,要做好解答工作。②对体检中发现的阳性体征,应在体检表的相应栏目中要简明扼要地予以描述,防止简单下结论。

(3)检后:①发放体检结果时,执行保护性医疗制度,尊重受检客人的隐私权。②在健康管理师的指导下，针对管理客户提出并实施相关健康保健计划，以及临床医疗信息服务。③对体检人员的身体健康、日常生活、行为方式进行干预。④管理体检人员及体检团队，重点人群重点服务，建立良好的长期合作关系。

2.封闭式体检（征兵体检、公务员体检）

（1）负责确定相关单位体检时间、体检项目，协调各项目体检人员，布置封闭式体检场地。

（2）负责召开检前培训会，共同学习特殊体检项目标准、体检系统使用、体检结论下达等。

（3）负责物资准备（包括体检表、早餐等）、引导人员培训、报告整理汇总等。

（4）负责主检，统计体检人数及结果并反馈给单位，开具单位发票等。

（5）负责核对体检人数、钱数上报登记，统计参加体检人员考勤并上报人力资源科。

3.外出体检（高考学生体检、中小学生体检）

（1）负责沟通学校体检时间、体检项目，协调各项目体检人员，提前去学校布置体检场地。

（2）负责召开检前培训会，共同学习外出体检项目标准、体检系统使用、体检结论下达等。

（3）负责外出物资准备、引导人员培训、报告整理汇总、学生来院复查等。

（4）负责统计体检人数及结果、出具体检监测报告书、反馈给学校，开具单位发票等。

（5）负责核对体检人数、钱数上报登记，统计参加体检人员考勤并上报人力资源科。

4.其他事项

（1）每月与财务科核对团检单位结算费用的工作，并及时上报主任/护士长。

（2）每月双人核对个人体检人数及费用、各单位人员加项的工作，并及时上报主任/护士长。

（二）服务语言要求

（1）关于打印查体指引单，可采用："您好，请问有什么可以帮您？""您是单位组织的查体吗？""提供一下您的身份证，好吗？""好的，请稍等。这是您的查体表，请您拿好进入各个诊室进行检查。等您检查完后，把体检表交回前台好吗？"

（2）关于前台导诊，可采用："您好，请问有什么可以帮您？""XX 在走廊 X 边的位置，请您随我走。""不客气，您慢走。"

（3）关于彩超分号，可采用："您好，请问有什么可以帮您？""您的彩超号是彩二 10 号，前面还有两个人，请稍等""请您进入彩超室等待区稍等，前面还有一人，一会医师会叫您。""您的彩超号是彩三 10 号，请您去西走廊进行彩超体检""您还有眼科等其他项目没查，就在您右手边方向，请您再去检查其他体检项目。""不客气，您慢走。"

（4）关于测量血压，可采用："您好，请问有什么可以帮您？""请这边坐，我来帮您测一下。""请您坐好，伸出右胳膊，放松，别紧张。""马上开始测量，请不要动您的手臂，好吗？""您的血压正常。请您再去检查其他体检项目。""不客气，您慢走。"

（5）关于测肺功能，侧采用："您好，请问有什么可以帮您？""请这边坐，我来帮您测一下。""请您坐好，一只手捏着鼻子，嘴含着吹嘴，先吸一口气，再吹 6 秒（护士说 6 个吹）。""马上开始测量，请不要紧张，尽量配合我，好吗？""您的肺功能正常。请您再去检查其他体检项目。""不客气，您慢走。"

（6）关于测电测听，可采用："您好，请问有什么可以帮您？""请这边坐，我来帮您测一下。""请您坐好，看一下检查示意图，先把耳机带上，右边是红色、左边是蓝色，听见声音无论大小一定要按。""马上开始测量，请不要紧张，尽量配合我，好吗？""您的电测听正常。请您再去检查其他体检项目。""不客气，您慢走。"

(7)关于测^{13}C、^{14}C呼气试验,可采用:“您好,请问有什么可以帮您?”^{14}C:“请这边坐,请您把这个胶囊喝下去,15分钟之后撕开包装袋,大头套上进行吹气,吹气5分钟后给我就可以了,慢慢吹,正常呼吸就可以了。”^{13}C:“请这边坐,请您先吹一口气把蓝袋子吹满,然后把这个胶囊喝下去,30分钟之后吹红袋子。”“您的结果会直接放到体检报告中。请您再去检查其他体检项目。”“不客气,您慢走。”

(8)关于领取胃肠镜药品,可采用:“您好,请问有什么可以帮您?”“请您跟我来,我来帮您拿一下。”“这是您的药品,里面有玻璃瓶药品、一定要轻拿轻放,放到背光地方,千万不要放到冰箱里。”“您稍等,给您登记一下,请您签字确认”“请您去二楼内镜室进行预约,二楼医务人员会给您一张明白纸,上面会有具体用药时间。”“不客气,您慢走。”

(9)关于收回查体人员查体表(前台),可采用:“您好,请问有什么可以帮您?”“您把体检表交到我这里就可以。”“您坐这里照张相,好吗?”“照好了,请您第二天下午两点以后到主检室领取您的体检报告。”“若您不方便来取,可留下邮箱给您发送电子版,或者留下地址给您邮寄纸质版。”“若您着急要结果,我们会给您尽快出具结果,这是我们的电话,请于今下午4点左右打电话咨询结果。”“不客气,您慢走。”

(10)关于查体科领取体检报告,可采用:“您好,请问有什么可以帮您?”“有我为您详细讲解您的体检报告。请问,还有什么可以帮助您的吗?”“不客气,您慢走。”

六、彩超室分诊人员

(一)岗位要求

(1)按要求提前上班,做好开诊前的清洁工作。

(2)每天登记医师出诊时间,做好工作量统计工作。

(3)保持诊室安静,维持一医一患一诊室。

(4)主动、热情接待患者,有问必答,做好解释工作。

(5)熟悉本科医师特长及出诊时间,维护候诊室良好秩序,对高热、新生儿等特殊患者及急危重症患者优先做检查,并对其他患者做好解释工作。

(6)向候诊患者介绍有关本科室的情况。

(7)合理安排彩超预诊工作。

(二)服务语言要求

面带微笑,主动热情,可采用:“您好!请问有什么可以帮您?”“请让我看一下您的申请单,好吗?”“已经给您排上号了,请您在大厅座位上耐心等待,注意大屏喊号提示,听到您的名字后到相应诊室检查”。“系统有点慢,请您稍等。”“您好,这个单子不清晰,您稍等,我问一下开单大夫。”“您检查的项目不能吃饭喝水,您吃饭喝水了吗?”“您检查的项目需要鼓尿,外面有饮水机,您可以多喝点水。

七、门诊手术室

(一)岗位要求

(1)在主任/护士长的领导下进行工作。负责开诊、手术、治疗前后的准备工作。

(2)严格执行各项护理规章制度、无菌技术操作规程、查对制度,严防差错事故的发生。

(3)配合医师对患者进行检查,按医嘱给患者进行治疗、冲洗,手术配合与处置。

(4)负责手术室的整洁、保持安静,做好手术前后的健康宣教工作。

(5)负责手术室药品、物资、器材清点及保养、登记、统计工作。

(6)负责使用后的各种器械、物品的终末处理,严格执行消毒隔离制度。

(7)按照实施手术进行手术费用,术后做好各类登记工作,每月第一个工作日统计手术量并汇总上报护士长。

(8)完成上级领导交办的其他工作。

(二)服务语言要求

可采用:"您好,请把手术单给我看一下。""您叫什么名字吗?马上就要给您手术了,请您躺(坐)好,不要太紧张,有什么不舒服,随时告诉我好吗?""您的手术做完了,谢谢合作。""给您取了病理标本,XX时间到门诊三楼病理科取报告,谢谢合作。""这是门诊部的电话,您有任何问题可以电话联系。"

八、检验科护士

(一)岗位要求

(1)在主任/护士长的领导下,负责门诊患者的血液采集及采血室日常护理工作。

(2)严格执行无菌技术操作规程,熟练掌握静脉穿刺技术及外周采血技术。

(3)认真执行查对制度,核对患者的信息、检验项目,一旦发现有误,立即与开单医师核对,根据情况及时与检验人员有效沟通。

(4)严格执行一次性医疗用品使用管理制度,做到一人、一针、一管、一带。

(5)严格执行医疗废物管理有关规定,做好医疗废物的分类处理。

(6)做好当日工作量的核对、登记、统计工作。

(7)负责采血物品的请领和保管,并做好使用消耗登记负责采血室的清洁、消毒工作。

(8)采血后主动并详细告知患者及陪属领取报告的时间、地点及方法,必要时协助其领取报告。

(二)服务语言要求

可采用:"您好,请把化验条码给我,谢谢。""您化验的项目需要空腹抽血,您吃饭了吗?""请放松,不要动,采血不会很疼,一会儿就好。""请您按压5～10分钟。""请您X时刻到诊室门口自助机打印报告单,谢谢您的配合。""这个检查在X楼X区,您可以到那里去检查。""请您取号后在大厅候诊座椅上等待叫号。""您好,请出示医保卡或就诊电子码。""请带好您的随身物品。""请拿好您的扣费收据及化验条码。"或"请拿好您的扣费收据及检查单。"

九、内镜室护理人员

(一)岗位要求

(1)在主任/护士长的领导下进行工作。

(2)认真执行医院和本科室的各项规章制度和技术操作常规,严格查对制度,严防差错发生。

(3)做好开诊前的准备工作,保持内镜室整洁、安静。热情接待患者,维护就诊秩序。向患者交代检查前和检查中的注意事项,同时做好心理护理等健康宣教工作,解除思想顾虑,使患者愉快地接受检查。

(4)观察候诊患者的病情变化,对病情较重者予以提前就诊,对年老体弱和远道来的患者给予关照。

(5)预约时了解患者的病史及必要的化验检查结果,并做好登记。

(6)注意保护患者的隐私权。

(7)检查后要向患者及家属交代注意事项,严防并发症的发生。

(8)严格执行消毒隔离制度,每次用后应消毒去污、清洁,经高效消毒剂消毒后备用。

(9)各种检查镜分类放置,定期检查,做好器械保养工作。

(10)科内抢救物品及药品定点放置,定期检查,处于备用状态。

(11)每天做好工作量统计工作。

(二)服务语言要求

可采用:“您好,请把申请单给我,谢谢。”“您的内镜检查已经预约好,请问您是否选择做无痛内镜?”“请你稍等,麻醉师会为您进行评估并开具无痛检查。”“请您在候诊区等一下,按顺序检查,很快就会轮到您。”“检查时我会陪着您,请您放松,不要紧张。”“您是 XXX 吗?请您朝左侧身躺好,检查时会有点不舒服,请您配合一下,谢谢。”“谢谢您的合作,请到候诊区休息,一会就可以取报告单。”或“给您取的病理标本,X 天后到内镜室来取报告单就行。您慢走。”

十、口腔门诊护理人员

(一)岗位要求

(1)在科主任/护士长的领导下认真完成诊室的常规护理工作。

(2)密切配合医师治疗工作,准备所需物品及器械。

(3)熟悉常用器械、药品、材料的作用和用法。

(4)负责口腔科整洁、安静、维持就诊秩序,并与患者保持好良好的沟通、宣教工作。

(5)做好器械的消毒、灭菌,及检查物品效期的工作。

(6)认真执行各项规章制度和技术操作规程,严格查对制度,严防事故的发生。

(7)负责领取、保管诊室的材料、器械,及时更换补充,保证完整配套及充足,使诊治工作方面高效。

(二)服务语言要求

可采用:“请您在候诊区稍等一会,按顺序检查,很快就会轮到您。”“您是 XXX 吗?请您躺好,检查时会有点不舒服,请您配合一下,谢谢。”“您好,您哪里不舒服,请问您是第一次来看牙吗?”或“您好,我是口腔科,请问有什么需要帮忙的吗?”

十一、影像科护理人员

(一)岗位要求

(1)在护士长领导下负责本科室的各项护理工作,做好各项预约、登记、划价、扣费、治疗等工作。

(2)严格执行各项规章制度和技术操作规程,认真做好各项护理查对,严防差错事故发生。

(3)负责申领、保管耗材及其他物资。按时检查抢救车药品、物品是否完好,并做好记录。

(4)保持候检有序,遵循先来先做原则,对急危重症患者做好解释工作的同时适当安排提前就诊。

(5)为预约增强患者解释检查前的准备工作。检查过程中严密观察患者的病情变化,发现异常情况及时配合医师做好急救处理并做好记录。

(6)检查结束后主动告知患者及家属注意事项。

(7)做好患者及家属的放射防护工作。

(8)做好消毒隔离工作,防止交叉感染。

(9)按要求参加院、科级安排的学习、会议及各种活动。

(二)服务语言要求

可采用:“您好,请把您的就诊卡或医保卡给我。”“您好,请出示您的住院号或腕带。”“对不起,您的余额不足,您可以用手机充值或自助机充值。”“请问您需要帮助吗?”“您好,您预约的时间还没到,请您于XX点XX分来分诊台登记取号。”“请您在候诊区等待,按顺序检查,谢谢。”“对不起,这位急诊患者需要马上做XX检查,请您稍等一会好吗?”“检查时需要您配合机器做吸气、憋气的动作,请您听好机器的指令。”“您的检查做完了,您可以先回医师处看病。”“您如果需要取片,请到门诊大厅自助取片机扫码取片。”“您需要做强化检查,请先做一个过敏试验。”“注射药物时,可能会有血管发凉发胀的感觉,全身有发热的感觉,都是正常现象,请您不要紧张。”“您已检查完毕,请在观察区观察半小时,如果有什么不适请及时告诉我们。”或“半小时已到,请问您有什么不适吗?没有的话我给您拔针,针眼处请按压10分钟,回去后这两天多喝水,以促进造影剂排出。”

十二、血液净化科护理人员

(一)岗位要求

(1)在主任/护士长的领导下进行工作。

(2)严格遵守医院、科室的规章制度,执行各项工作流程和护理核心制度。

(3)热情接待血液透析的患者,合理安排、相对固定床位,保证血液净化护理工作有序开展。

(4)密切观察病情变化,定时巡视,保持良好的应急状态,发现问题及时汇报医师并采取相关措施。

(5)针对患者进行个案宣教,随时关注患者心理变化,做好心理护理。

(6)掌握各种仪器性能、熟练操作,做好日常维护,设备处于完好备用状态,保证治疗安全。

(7)积极进行专业学习,不断提升专业素养,为患者提供高质量透析。

(二)服务语言要求

可采用:“我是您的责任护士XXX,有事您说话。”“您在透析过程中有任何不舒服的感觉,请及时告诉我。”“请您按规定时间来院透析,有事请提前告知。”“您的血压偏低,我把床头给您放平。”“为了保护您的内瘘,请不要在内瘘侧肢体抽血、输液、测血压。”“请不要用内瘘侧肢体提重物。”“请不要把内瘘侧肢体放于枕下。”“为了防止您的体重增长过快,请合理控制饮食。”“穿刺失败,实在抱歉!马上给您换高年资老师穿刺。”“这是您的医保卡,请您收好。”“请问您有牙龈出血、大便发黑、皮肤淤血等情况吗?若有请及时告诉我们。”“回家后若发现穿刺处肿胀请您立即冰敷,并拨打科室电话或通过肾友群联系,第一时间来院就诊。”或“疫情期间请您做好自我防护,正确佩戴口罩。”

十三、介入导管室护理人员

(一)岗位要求

(1)在护理部、护士长的直接领导下,配合手术医师,负责介入治疗术前的准备、介入术中的配合和介入治疗后的导管室整理工作。

(2)认真执行各项规章制度和无菌技术操作规程,并监督上台医师的无菌操作,负责导管室的清洁、消毒及感染监控的工作,防止感染和交叉感染。

(3)严格执行“三查九对”,正确执行医嘱及时完成各项护理治疗。

(4)负责各种介入耗材及有关器械、药品、敷料的请领、保管、保养工作,放置应定点定位有序,出入账目要清楚。

(5)主动热情接待患者,态度和蔼,认真核对患者姓名、病案号、诊断、手术名称,并做好患者心理护理;保持环境安静、整洁、温湿度适宜,注意保护患者的隐私;返回病房时按照规定的程序严格逐项交接,并做好交接记录及签字确认。

(6)术前建立静脉通路、连接心电监护,协助手术医师对患者进行导尿、消毒铺巾等;密切配合手术,材料物品等传递准确、迅速;正确执行术中医嘱,正确配置术中药物,并做好职业防护工作;严密观察术中患者病情变化,发现异常情况及时报告医师。

(7)负责供氧、吸引器及心电监护仪、除颤仪等应急设备的日常保养维护,并熟悉使用方法,正确使用,使其处于备用状态;同时负责急救药品、物品的清点及完好性评估,做好记录,随时做好急救准备。

(8)每天检查介入导管室各项无菌物品是否在有效期内。

(9)术后负责对一次性医疗用品按照规定进行销毁处理。

(10)按要求参加院级安排的学习、会议及各种活动。

(二)服务语言要求

素质要求:服装、鞋帽整洁,仪表大方,举止端庄,态度和蔼,语言恰当,微笑服务。

(1)手术当日,至患者床旁,首先自我介绍、问候患者、说明目的,了解患者基本情况,同病房护士做好详细交接。可以说:“您好,我是介入手术室的护士,由我陪您去介入手术室做手术,如果您有疑问,请及时提出;您的家属会在等候区等待,请您不用担心。”

(2)进入手术室,手术室护士做好详细交接,动作轻柔地协助患者过床,为患者盖好棉被。可以说:“您好,我叫XXX,由我负责您的手术配合工作,我会一直在您身边陪着您,请您放心。由于手术床比较窄,为了保障您的安全,我们将用安全带为您固定好,请不要紧张!现在我要核对一下您的基本信息,请您配合;手术中我都会在您的身边,有什么不舒服告诉我,我会尽量帮您解决。”

(3)手术结束后,护士要以和蔼可亲的态度告诉患者:“您好,您的手术很顺利,谢谢您的配合。”

(4)用温水擦净患者身上的消毒液及血迹,为患者穿好衣裤或盖好被单,协助手术医师将患者平移到转运车上,减少因震荡带给患者的疼痛不适,将患者送回病房,与病房护士做好术中情况和术后皮肤的交接,并适时安慰、鼓励患者:“您好,您现在已回到病房,现在您的任务是好好休息,争取早日康复。”

十四、皮肤科门诊护理人员

(一)岗位要求

(1)在科主任的领导下认真完成诊室的常规护理工作。

(2)密切配合医师治疗工作,准备所需物品及器械。

(3)熟悉常用器械、药品、材料的作用和用法。

(4)负责皮肤科整洁、安静、维持就诊秩序,并与患者保持好良好的沟通、宣教工作。

(5)做好仪器清洁,检查药品、物品效期的工作。

(6)认真执行各项规章制度和技术操作规程,严格查对制度,严防事故的发生。

(7)负责领取、保管诊室的材料、器械,及时更换补充,保证完整配套及充足,使诊治工作方面高效。

(二)服务语言要求

可采用:“请您在候诊区稍等一会,按顺序检查,很快就会轮到您。”或“您是 XXX 吗?请您躺好,我帮您敷一下面膜,请您配合一下,谢谢。”

十五、耳鼻喉门诊护理人员

(一)岗位要求

(1)在科主任的领导下认真完成诊室的常规护理工作。

(2)密切配合医师治疗工作,准备所需物品及器械。

(3)熟悉常用器械、药品、材料的作用和用法。

(4)负责耳鼻喉科整洁、安静、维持就诊秩序,并与患者保持好良好的沟通、宣教工作。

(5)做好仪器清洁,检查药品、物品效期的工作。

(6)认真执行各项规章制度和技术操作规程,严格查对制度,严防事故的发生。

(7)负责领取、保管诊室的材料、器械,及时更换补充,保证完整配套及充足,使诊治工作方面高效。

(二)服务语言要求

可采用:“请您在候诊区稍等一会,按顺序检查,很快就会轮到您。”“您是 XXX 吗?请您坐好,我帮您测一下听力,请您配合一下,谢谢。”

十六、儿童保健中心护理人员

(一)岗位要求

(1)在科主任/护士长的领导下,遵守医院各项规章制度。

(2)保持科室 6S,做好接种前的准备工作,接种后的整理工作。

(3)主动热情接待受种者,对年老体弱居民给予提供帮助。严格“三查七对一验证”制度,及时告知接种后的注意事项及下次疫苗的接种时间,严防差错事故发生。

(4)负责每天疫苗、注射器出入库记录,冷链设备的使用、保养记录。

(5)负责疫苗的清点、摆放、近效期检查。

(6)每周负责查漏补种及新生儿建档工作。

(7)按时完成日报表、月报表的填写。

(8)发现不良反应积极配合医师给予处置,并上报不良反应。

(9)做好科室物表、地面的消毒及记录。

(10)按时完成入学查验及统计报表。

(二)服务语言要求

可采用:“您好,请问您今天来接种什么疫苗?”“请您把您的接种证或者身份证给我,谢谢!”

“请问您近几天有没有感冒、发热或者是其他不舒服?”“您今天的疫苗是收费的,请您到收款台交一下费用,谢谢!”“请您阅读一下疫苗知情同意书,点一下签核,按指纹,谢谢!”“马上要注射了,请您配合我一下,把住宝宝胳膊,我会轻轻地给宝宝接种的。”或“接种完疫苗请您留观 30 分钟,回家忌口三天,鱼虾牛羊肉先不吃,注射部位三天不能洗澡。”

十七、放射治疗科护理人员

(一)岗位要求

(1)在科主任及护士长的领导下进行工作。

(2)认真执行各项护理制度和技术操作规程,正确执行医嘱,准确及时地完成各项护理工作,做好查对,防止差错、事故的发生。

(3)做好基础护理和心理护理工作,密切观察患者病情,发现异常及时报告。

(4)做好科室消毒隔离,药品、物资、材料请领、保管等工作。

(5)认真做好危重患者的护理及抢救工作,做好急救物品管理。

(6)协助医师及技师进行各种治疗工作,保护患者隐私。

(7)做好接诊患者工作,负责患者预约、排号、登记,做好收费管理,负责监督、检查收费项目落实工作。

(8)参加护理教学,指导护生和保洁员工作。

(9)宣传放射治疗(简称放疗)知识,经常征求患者意见,改进护理工作。

(二)服务语言要求

可采用:“您好,请把您的定位检查单给我,谢谢。”“您好,请您稍等,马上就轮到您了。”“您好,请问您是 XXX? 马上进行定位,一般不会有不舒服的感觉,请您放松,我会陪着您。”“您好,请问您是 XXX? 马上进行治疗,请您放松,有什么不适请及时告诉我。”“您好,治疗结束了,先到休息区休息会再回病房。”或“您的治疗已经全部结束,谢谢您的配合,祝您早日康复。要定期复查。”

十八、高压氧护理人员

(一)岗位要求

(1)在科主任领导下进行工作,认真执行各项规章制度和技术操作规程,严格执行医嘱,按时完成治疗、护理工作,严格遵守医院医德医风规范。

(2)认真做好进舱治疗的安全教育,严格对进舱人员进行安全检查。详细介绍进舱须知,指导正确使用氧气面罩。

(3)严格按照疫情防控要求做好进舱人员体温检测工作。

(4)负责氧舱操作,严格遵守操作规程和治疗方案。

(5)认真填写各项护理、治疗及操舱记录。

(6)参加教学和科研工作,努力学习专业知识,不断提高护理技术水平。

(7)做好清洁卫生和消毒隔离工作。

(二)服务语言要求

可采用:“请大家不要将手机、手表、打火机和带电的物品带入舱内,谢谢。”“XXX 患者(或陪属),请将您的面罩带好,谢谢。”“您好,如果在吸氧过程中有什么不适,请及时告知我。”

十九、中医科护理人员

(一)岗位要求

(1)在科主任的领导下认真完成科室的护理工作。

(2)热情接待来诊患者,患者诊疗完毕,有空的情况下送别人到电梯口。帮患者按下电梯按钮。

(3)负责科室整洁、安静、维持就诊秩序。

(4)密切配合医师的中医疗法,准备每天所需物品和器械。

(5)做好中医仪器清洁、检查物品、耗材效期的工作。

(6)每周更换被服,如有污染随时更换,保持被服清洁。

(7)认真执行各项规章制度和护理操作规程,严防差错事故的发生。

(8)负责领取、保管科室的耗材、器械和后勤物资。

(9)与患者进行良好的沟通,做好宣教工作。

(10)做好消毒隔离工作,避免交叉感染。

(二)服务语言要求

可采用:"您好,你是 XXX 老师吗?您是来针灸吗?请随我来针灸室。上床请稍等,大夫马上过来。""您好,你是 XXX 老师吗?你预约做督灸,请稍等,我马上做好准备工作。"或"您好,你做完督灸不要着凉,禁食生冷饮食。"

(李　青)

第二节　门诊岗位职责

门诊分为预检(导诊)班、分诊班、中午班和主班,现将各岗位职责分述如下。

一、预检(导诊)班

(一)导诊台值班

每天 7:45～11:45、13:30～16:50 导诊台值班。

(1)站立式服务、热情、礼貌,讲普通话,文明用语。

(2)熟知各科室特色,做好预检分诊的工作,耐心听取问题,并给予正确解答,严禁推诿患者。

(3)负责分配人员进行患者的陪检、护送等工作并登记。

(4)维持好大厅秩序,帮助进行自助挂号、引导陪同、办理手续、代购药品等服务。护送需要提供帮助的患者进行住院手续的办理并送至病房。

(5)做好轮椅的借出及归还工作,保证患者安全使用。

(6)解决门诊发生的突发事件。

(7)医疗废物正确交接并填写交接记录表。

(8)维持大厅卫生,及时督促物业人员进行清洁。

(二)下班前准备工作

(1)物品、记录本摆放整齐。

(2)桌面、地面清洁消毒。

(三)下班

每天 11:50、17:00 下班。

二、分诊班

(一)开诊前准备工作

每天 7:20、13:30 左右，打开电脑及显示屏，检查大屏幕显示是否正常，检查声音是否正常。

(二)诊区、诊室清洁消毒

每天 7:25 左右。

(1)桌面、地面清洁、消毒。

(2)各种用物、记录本摆放整齐。

(3)诊室整洁，无杂物，及时更换诊断床罩。

(三)分诊患者

每天 7:30～11:45、13:35～16:20。

(1)站立式服务、热情、礼貌，讲普通话，文明用语。

(2)根据患者情况，合理进行分诊。

(3)维持好就诊秩序，及时提供帮助。

(4)随时观察候诊区患者状况，维持候诊秩序，如遇特殊情况及时处理。

(5)维持候诊区及公共卫生间卫生各种设施正常运转，及时督促物业、后勤人员进行清洁、维修。

(6)有需要护送的患者及时联系主班分配人员护送。

(四)下班前准备

每天 11:45、16:20 左右。

(1)诊区卫生清洁、消毒。

(2)整理分诊台，物品摆放整齐。

(五)下班

每天 11:50、16:30 下班。

三、中午班

(一)准备工作

每天 7:20 左右，清点轮椅并签字，准备好轮椅。

(二)桌面清洁、消毒

每天 7:30 左右。

(1)导诊台清洁并消毒，桌面及地面干净、整洁。

(2)分类整理好各类物品，归整到位。

(三)交接工作

每天 7:45、13:30 左右，与主班进行工作交接。

（四）接待、咨询

每天 7:50～11:00、11:50～13:30。

(1)站立式服务、热情、礼貌，讲普通话，文明用语。

(2)做好预检分诊、指引工作。

(3)负责院内(外)患者的咨询工作，耐心听取(接听电话)，正确解答问题。

(4)预约电话接听及预约工作，确保患者预约成功。

(5)维持好大厅秩序，帮助进行自助挂号、引导陪同、办理手续、代购药品等服务。护送需要提供帮助的患者进行住院手续的办理送至病房并登记。

(6)做好轮椅的借出及归还工作，保证患者安全使用。

(7)维持大厅卫生，及时督促物业人员进行清洁。

（五）下班

每天 11:00、15:30 左右下班。

四、主班

（一）与中午班进行工作交接

每天 7:45、13:30 左右。

(1)与中午班进行工作交接。

(2)打开电脑，电脑各个系统运行良好。

(3)打开大屏，专家介绍显示正常。

(4)配置含氯消毒液并贴好时间标签。

(5)工作区域清洁、消毒并签名，桌面及地面干净、整洁。

(6)分类整理好各类物品，归整到位。

（二）接待、咨询

每天 8:00～11:45、13:40～16:50

(1)站立式服务、热情、礼貌，讲普通话，文明用语。

(2)熟知各科室特色，耐心听取院内(外)患者的咨询，并给予正确解答，严禁推诿患者。

(3)负责电话接听及预约工作，确保患者预约成功。

(4)向护士长或主任反馈患者提出的建议和意见，不断完善门诊工作。

(5)负责诊断证明审查、盖章工作。

(6)负责分配人员进行陪检、护送、驾驶员换证等临时性工作。

（三）做好下班前准备工作

每天 11:45、16:50 左右。

(1)整理桌面，物品摆放整齐。

(2)午休前，需与中午班进行工作交接。

(4)下午下班前，需进行桌面、地面清洁消毒并签字，以及清点轮椅及未归还通知的工作，并做好记录。

（四）下班

每天 11:50、17:00 左右下班。下午下班后需确认关闭电脑、空调等电器，检查电源的关闭情况，并与急诊做好轮椅等的交接。

（李　青）

第三节　门诊患者跌倒防范管理

跌倒是指突发、不自主、非故意的体位改变，倒在地面或比初始位置更低的平面，是患者生理、心理、病理、药物、环境、文化等多种因素综合作用的结果。国际医院评审(JCI)已将患者跌倒作为患者安全管理六大目标之一，我国卫生管理部门也将患者跌倒列入护理质量监测指标之一。国际患者安全 IPSG.6 中要求医院制定并实施流程，对所有患者及病情、诊断、情境或位置表明面临跌倒高风险的患者进行评估，以降低患者由于跌倒受到伤害的风险。

一、评估易跌倒的风险人群

加强预防患者跌倒的措施，主动识别跌倒高风险人群，及时为跌倒高风险人群提供宣教及帮助，能够更好地完成对跌倒高风险人群门诊就诊的护理工作。

门诊易跌倒的人群：年龄≥65 岁老年人及年龄≤14 岁的儿童及婴幼儿；肢体残障或行动不便人员；有跌倒史、服用易致跌倒药物的人员；康复科、血透室、眼科、保健病房等科室就诊患者，以及接受中深度镇静的患者。

分诊护士按易跌倒风险因素初步判断门诊患者是否具有跌倒风险，然后对初筛出的具有跌倒风险的患者按《门诊患者跌倒危险因子评估表》进行评估，明确是否为高风险跌倒患者。

二、患者跌倒防范措施

门诊是医院护患纠纷较多的部门，预防患者跌倒是护理工作中需要重视的一个环节。创造一个舒适、整洁、安静、空气新鲜的门诊环境，能够更好地完成对跌倒高风险人群的门诊就诊护理工作，并保证护理质量安全。

(一)制定防跌倒制度

在门诊接诊的时候要求做好警示工作，建立跌倒的报告和有效的防跌倒制度，告知患者注意事项，更要加强对员工的安全教育，努力改善医疗机构内部的建设，对医院的公共设施进行定期的整改，消除风险隐患。

(二)张贴宣传材料

医院应在候诊区张贴预防跌倒的宣传材料，向患者及家属进行预防跌倒的安全教育。诊室应布局合理，光线充足，走廊设有扶手。卫生间设防滑垫、扶手、呼叫铃，开水间放置防滑垫。易跌倒区域有醒目的提醒标识。医院可制作一些提示标识，在征得跌倒高风险患者同意后，护士在患者上臂等明显位置粘贴“小心跌倒”标识。将跌倒高风险患者安排在距离分诊台较近的区域，集中管理。根据需要提供轮椅等辅助用具，并指导使用，必要时提供平车。

三、患者不慎发生跌倒时的应急处理

首位发现跌倒患者的人员应立即通知就近医护人员，由医护人员评估患者的神志、瞳孔、生命体征及受伤情况，妥善处置，并做好交接工作。若发现跌倒患者病情危重，则按《全院急救紧急呼叫及处理作业标准规范》执行基本生命支持(BLS)或高级生命支持(ACLS)程序。及时报告护士长及科主任，门诊护士长接到报告后，首先应评估与分析患者跌倒的危险因素，加强防范。同时向患者及家属做好耐心细致的解释与安慰，避免医患冲突。

加强医务人员培训，提高人员素质，并对出现问题进行分析，做出相关防范措施，才能更好地预防和减少患者跌倒的发生。

（李　青）

第四节　门诊医疗设备管理

一、普通医疗设备管理

设施管理和安全（FMS）标准对医疗设备管理的目标要求是保证患者用到安全可靠的医疗设备。按照 FMS 要求，医院对所有的医疗设备进行规范管理，其中的基础工作就是确定管理对象。

（一）设备清单的建立

医院列出所有的医疗设备清单。首先对医疗设备的范围进行界定，无论这个设备是否属于固定资产，无论以前由哪个部门管理，统一进行梳理，整理出门诊医疗设备清单。建立设备清单后，根据每台设备的用途、使用年限、维修情况等综合评估，按照使用风险大小分为一类、二类和三类。不同风险级别的设备制定不同的使用和维护方案。

（二）设备的维护管理

很多医院将医疗设备管理分为三种，第一是日常管理，第二是定期巡检，第三是预防性维护。日常管理工作包括设备是否正常开机、外观是否破损、连接线是否完整、是否清洁等简单检查，以及填写医疗设备日常使用保养记录。定期巡检由设备工程师负责，主要检查设备是否能正常使用、各种配件是否完整、是否存在使用风险等。定期巡检常规每个季度进行一次，及时发现和排除医疗设备潜在的安全隐患。预防性维护工作由专业工程师负责，按照医疗设备的风险等级不同分为每季度、每半年或每年进行一次，要对医疗设备进行全面体检，保证设备各种参数准确、性能符合产品使用要求，并对易损件进行更换。通过这种管理方式，医院改变了以前以设备损坏后修复为主的运行模式，转变为以设备损坏前维护保养为主，保证医务人员使用的每台设备都是准确完好的，从而保证患者和医务人员自身的安全。

（三）规范性的记录

为了使门诊医疗设备管理工作符合 JCI 标准，按照 FMS.8 标准要求医疗设备管理应有完整的制度、周密的计划、规范的执行、详细的记录、准确的评估及持续的改进。门诊设备数量基数多，每天都会产生各种使用维护记录，为了保证政策执行的一致性，必须进行全层面的规划，设计统一的表格，制定规范的记录要求及标准的归档方式，使各种不同的医疗设备记录单分类保存，方便快速检索，这也解决了 JCI 评审过程中的难点问题之一。

二、门诊抢救车管理

抢救车管理是医疗设备管理中特殊的一类，需要更高的标准。抢救车是存放抢救药品、物品、器械的专用车，能在危重患者的抢救中迅速、及时、准确的发挥作用。因此，抢救车内的急救药品、物品、器械必须做到全院统一标准配置并定位存放。同时，所有物品应性能良好，随时处于备用状态，从而提高护士的抢救效率。所以，医务人员不但要有娴熟的急救技术，也要有熟练使用高标配抢救车的能力。

(一)医院抢救车管理中常见的问题

1.抢救车物品摆放位置差异

各科抢救车上的药品、物品、器械的放置位置差异性大；除颤仪摆放位置不合理。

2.急救物品种类多

抢救车内备有各类急救物品和急救药品。急救物品有通气用物、各类无菌包、各种注射用物、其他专科物品等，各科的急救物品种类差异非常大，最多时有40余种。急救药品有呼吸兴奋剂、强心剂、止血药等，种类多达30余种；急救药品种类多，护理管理耗时耗力。

3.门诊部抢救车数量少

门诊部抢救车数量相对较少，部分医院仅有1～2台，不能满足抢救时对急救药品、物品、器械的需求。

4.药品维护不规范

抢救车管理只由病区护士执行，药学部人员并没有参与，从而导致药品的维护不符合规范。

(二)门诊抢救车管理规范措施

统一配置抢救车，最大限度地确保患者安全，确保抢救车在突发事件中能及时到达现场，挽回患者的生命，保障患者的安全。

1.统一抢救车的型号

规范全院抢救车配置，统一抢救车的型号标准配置抢救车和双相除颤仪，更换门诊区域的老式抢救车，与全院的抢救车一致。按照FMS.8标准，根据医院实际情况，在门诊每层楼都配置1辆抢救车。

2.统一抢救车配置及外观标识

各自医院根据实际情况规范药品基数，标明药品名称及剂量。高危药品在安瓿上粘贴相应的高危标签，以便护士使用时得到相应的提示。同时增加《抢救药物儿童剂量及换算参考资料》表，方便护士计算药品剂量，更准确地给予用药剂量。

3.绘制抢救车配置示意图

护理部协同医务部根据全院统一的抢救车设置，统一绘制急救药品、物品、器械放置示意图，统一放置在抢救车上，便于使用与清点。

4.抢救车固定位置放置

使用密码锁替代以往经常使用的纸质封条，不仅提高美观度还便于管理。便携式氧气筒放置在抢救车固定支架上。每月检测氧气筒压力。

5.建立抢救车日常管理流程

抢救车24小时保持锁闭状态，打开条件仅限抢救患者和每月定期检查。抢救车一旦被打开要做好药品及物品数量的清点，及时补充，并做好登记。抢救车每班交接，交接需检查密码锁是否处于有效锁闭状态，核对密码，并做好记录。

6.除颤仪管理

除颤仪放置在抢救车上的固定位置，特殊科室可根据实际需求另行放置。护士每天需对除颤仪进行日常系统检测,检测纸贴在登记本上并做好记录,确保除颤仪处在备用状态。医院定期对护士进行除颤仪使用的培训,保证护士人人掌握除颤仪的使用和检测方法。

(三)培训与考核

护理部安排组织学习抢救车管理规范,如抢救车结构、使用方法、药品、物品、器械放置、使用方法、不良反应及注意事项等,并将制度挂在院内网上,方便医务人员查询和学习。该培训纳入个人年度学分考核当中,全员培训达标率必须达到100%。

全院抢救车标准配置后,实现了统一化的管理。无论在医院任何地方,医护人员能熟练运用抢救车,更有效、快捷地抢救危重患者,为抢救赢得宝贵的时间。简化了管理流程,节约了护士的时间,减少了工作量。

(李　青)

第五节　门诊预检分诊

近年来随着JCI标准的不断普及应用,医院门诊护理经验的不断累积,标准所涉及的范围更加完善。就诊管理是门诊管理的重要环节,护理部针对医疗及护理过程的各个重要环节,依据ACC(可及和连贯的患者医疗服务)给予患者连贯性的优质护理及医疗服务,针对来院就诊的门诊患者进行信息的搜集及处理,确保患者得到及时有效的医疗服务,以保证患者的就诊安全,提高患者就诊满意度;同时规定相同诊断的患者在医疗机构内得到相同质量的优质服务,不因为患者经济、性别、职业的不同,而有区别对待。护理管理者在门诊护理工作中要重视护士资质及培训工作、门诊服务质量、公共设施及其安全性管理、信息管理等多个方面。

一、门诊预检分诊原则

门诊是医院对外的一个窗口,也是直接对患者进行诊疗、咨询、预防保健的场所,作为一个医患关系的重要纽带,患者就诊时对医院的第一印象非常重要。由于门诊的患者流动性大,护理工作内容繁多,护理压力大,门诊也是容易发生纠纷的部门,因此就要求分诊的护士对来就诊的患者进行快速的资料收集,根据患者的个体化的需求和患者的病情轻重缓急及所属的专科合理安排分科就诊。

(一)分科就诊

根据可及和连贯的患者医疗服务ACC.1标准,进一步建立健全了医院的诊疗门诊分诊制度,对分诊目标、标准、流程和护士的职责都做了新的调整:对于初次就诊的患者,护士在接诊的过程中应该根据所属的病种指引患者分科就诊,帮助患者选择合适的科室;为病情急或变化快的患者提供绿色通道以积极争取治疗时机,挽救患者的生命;告知患者就诊地点,辅助检查的作用和注意事项等。

(二)预检评估

护士预检分诊增加了几个重要的环节,包括对安全性评估,对生命指征的一般测评和对跌倒的评估。门诊的预检人员可根据患者的基本情况(如面色、呼吸是否急促、有无疼痛及疼痛的剧烈程度等)决定患者的就诊科室。每一个来院就诊的患者都必须通过生理、心理等全方面评估后方可就诊。通过分诊护士的动态分诊，根据患者的个体化病情调整就诊顺序，体现了高效、快捷的分诊模式，减少了患者和家属与医护人员的纠纷，明显提高了患者的满意度。

护理工作从门诊分诊流程上加大改进力度，做到了及时、准确分诊，提高了护士的分诊效率，减少了患者的就诊时间，保证了就诊的有序性，确保了急危重症患者的及时有效抢救，增加患者就医安全性。

二、实施实名制就诊

门诊工作包含患者在医疗机构内通过预约、预检分诊、挂号、候诊、就诊流程，得到适合的门诊医疗服务的过程。按照 ACC.1 标准，规范门诊就诊流程，使就诊患者获得安全、规范、高效、满意的医疗服务。

（一）核对确认注册

为使患者就诊安全，医院采用门诊实名制就诊。完成预约挂号的患者，应于就诊当天，持就诊卡到自助机或窗口进行确认注册。如无就诊卡的患者可凭有效身份证明到自助机或窗口办理就诊。就诊前，导诊台护士需核对患者信息，使患者按挂号的序号进行候诊和评估。就诊时，医师再次核对患者信息，核对无误方可就诊。

（二）患者隐私保护

按照患者的权利与义务 PFR 标准，整个就诊过程中要对患者的隐私进行保护。保护患者的隐私不会被其他无关的医护人员及患者的家属所知，医院需保证医患之间的诊疗活动在相对独立的环境中进行，使患者的信息受到保护。门诊医务人员真正落实一医一患一诊室，保证患者信息不被其他人“旁听”“旁观”；科室所有计算机设置为自动屏保状态；病例系统使用医护人员个人用户名、密码登录；对涉及患者隐私的废弃病历文书资料不能当废纸复用，全部使用粉碎机处理，保证患者隐私的资料不外泄；门诊候诊呼叫系统改装为不能显示患者的全名，名字为三个字的患者隐去中间的一字，名字为两个字的患者隐去后面的一字，以保证门诊患者姓名隐私不泄露；患者的化验单等检查资料也只能是患者本人或者是患者授权的人才能查看；在所有自助机前设置 1 m等候线，切实保护患者的就医隐私的权利。

三、门诊患者身份识别

身份识别是指确认某个个体是否符合指定对象身份的过程，以保证指定对象的合法权益及群体系统的安全和秩序。目的是为防止因识别错误而导致患者受到损害的事件发生。患者身份识别制度，要求在实施任何医疗措施之前必须同时核对至少 2 种个体独有的、能标识患者的特征信息。应规范患者身份识别方法和程序，并提供更安全的治疗，以确保患者医疗安全。

（一）门诊患者身份识别的标识

医院根据本院实际情况选择能识别门诊患者身份的 2 个首要标识符，分别是患者姓名、门诊患者病案号或患者姓名和患者出生年月日。如选择患者姓名和门诊病案号，门诊患者应实行唯一的门诊病案号，即无论患者第几次来院就诊，统一使用第一次来院就诊时建立的门诊病案号。因此患者在第一次就诊时需到收费窗口打印带有病案号的条码贴在病历本上。对于预约的患者，医院可通过短信发送病案号到患者手机上。

（二）门诊患者身份识别的方法

面对可交流沟通的患者，工作人员以主动问答的方式，与患者或其家属共同进行患者身份识别的核对，同时用识别工具辅助核对。就诊时医师询问患者："请问你叫什么名字？"患者报自己的姓名，医师插医保卡或就诊卡查看信息系统，核对患者姓名、病案号等患者身份信息。

(三)患者的交流沟通

面对无法交流沟通的患者，有患者代理人在场时，请代理人陈述患者姓名等患者身份信息，并用患者病历卡上的条码核对病案号。无患者代理人在场时，医护人员至少用 2 种识别工具核对以确保患者姓名、病案号的一致性。

四、门诊患者评估

在门诊护理工作中按照 AOP.1 标准(AOP:患者评估)实施护理服务并进行评估，对门诊工作的护理质量提升有着重要的价值。门诊患者评估是由具有资质的护士通过病史询问、体格检查、辅助检查等途径，对患者的生理、心理-社会状况、健康史、经济因素以及疾病严重程度等情况作出综合评价，以指导诊断和治疗。

(一)门诊患者评估目的

门诊患者评估的目的在于规范医护人员采集、分析患者在生理、心理-社会状况、经济因素及其健康史等方面信息和数据的行为，确保及时、准确、全面地了解患者病情的基本现状和其对诊疗服务的需求，为制订适合于患者的诊疗护理方案及后续的医疗和护理提供依据和支持。

(二)门诊患者评估内容

护士在患者就诊前需对每一个门诊就诊的患者进行护理评估，评估内容包括生理、心理、社会、经济等方面。评估患者体温、脉搏、呼吸、血压等生命体征，身高、体重等指标，是否为特殊人群(如孕产妇、65 岁以上的老人、长期疼痛或疾病患者、儿童、青少年、吸毒人员、受虐待者等)，有无生理、心理康复需求，疾病严重程度以及跌倒风险、营养风险等，AOP.1.5 标准要求对每一个患者，包括门诊就诊的患者都要进行主动的疼痛评估，通过疼痛评估，可及早发现患者潜在的疾病风险。

(三)门诊患者评估方法

接诊护理工作者需对每一位患者都按照医院规定的评估流程进行评估，以确定其医疗需求并记录在相关记录单上。同时，护士需提供初步的评估资料，该评估资料将伴随整个诊疗过程。医师评估患者的自理功能、营养状态等指标，并在整合其基本情况、护理评估、体格检查、辅助检查结果的基础上做出初步诊断，制订诊疗方案。门诊患者每次就诊都要进行评估，一天内多科室就诊可只评估一次。

(四)护士的资质

为了能够正确地对门诊患者进行预检分诊，门诊预检分诊的护士要具有一定的资质。因此就需要对门诊护士进行严格筛选，使其在接受正规考核后上岗，以确保患者的诊疗安全。要求门诊的护士具有护士执业证书，熟悉医院的工作流程和医院可提供的医疗服务范围，并对突发事件具有良好的应变能力。每一个在护理专业进行的评估，应在其执业、执照、法律法规范围内进行。不仅要求门诊的分诊护士具有过硬的临床护理知识，能够快速地识别出患者的疾病严重程度并给予及时分诊，而且要求护士也具有良好的心理素质，对于形形色色的患者进行观察，能够正确判断出患者的心理需求。

五、门诊患者危急值报告程序

国际患者安全目标危急值管理 IPSG.2 是六大患者安全目标管理之一，规范了临床检验危急值的流程，根据上报的危急值采取重要的安全措施，将危急值报告及时传达给临床医师，使其对患者病情做出正确判断并给予适当的医疗处置，是提高医疗质量和确保医疗安全的关键因素之一。因此，构建一个完善、及时的危急值通报机制，将信息系统整合应用，使其成为医护人员沟通的重要途径，也是医院通过JCI评审的重点项目。危急值是指某项或某类检验或检查结果显著超出正常范围，而当这种异常结果出现时，表明患者可能正处于高风险或存在生命危险状态。临床医师需要及时得到这种异常结果信息，迅速给予患者有效的干预治疗措施或治疗，否则患者就有可能出现严重后果。

（一）确定危急值的项目和范围

医院根据规模、专科特色、患者的人群特点、标本量等实际情况，征求专家意见后，制定符合实验室和临床要求的危急值项目和范围，包括各类临床检验危急值项目。

（二）制定危急值通报标准程序

构建启用危急值通报和应答信息系统，制定危急值通报标准操作程序。一旦出现危急值，检验者在确认检测系统正常情况下，立即复核，确认结果属于危急值后，在10分钟内电话通知医师，并在《危急值报告登记本》中做好已通知的记录。报告者在通知时，按《危急值接受登记本》中记录的项目逐一读报。医师做好记录并向报告者逐一回读然后确认。医师接到通知后30分钟内联系患者并做出对患者处置的诊疗意见。医师及护士在门诊病历中详细记录报告结果、分析处理情况、处理时间。

明确医务人员间危急值传达方式及信息的记录方式，促进临床、医技科室之间的有效沟通与合作，可以更好地为患者提供安全、及时、有效的诊疗服务。

（李　青）

第六节　门诊采血护理

一、采血器材的选择

（一）静脉采血器材

1.一次性多管采集双向针及蝶翼针

多管采集双向针由双向不锈钢针和螺纹接口组成。一般根据针头直径大小的不同，将双向针分为不同的针号。针号越大，针尖直径越小。采血时可根据患者的具体情况选择合适的针号。采集正常成年人血液标本通常选择21 G采血针，困难采血人群建议选择22 G采血针。

与双向针相比，蝶翼针拥有更加灵活的穿刺角度，更适合困难采血人群和细小静脉采血。但蝶翼针存在软管，会造成第一支采血管的采血量不足。因此，当使用蝶翼针采血，且第一支试管为枸橼酸钠抗凝管或小容量真空管时，建议先用废弃管（如凝血管、没有添加剂的采血管等）采血，以填充蝶翼针软管中的“死腔”，确保试管中血液/抗凝剂的适当比例和试管中血液标本量的准确。

2.持针器

持针器可与采血针连接，不仅能更好地控制采血针，降低静脉采血难度，而且还可有效地防止采血过程中的血液暴露，提高静脉采血的安全性。无论使用直针或蝶翼针均应使用配套的持针器，以保证血液标本采集顺利和采血人员的安全。

3.真空采血管

真空采血管是最常用的一次性采血容器，其内部必须是无菌，负压应准确（图 2-1）。采血管标签上应明确标注/打印批号和失效日期、制造商名称或商标和地址、添加剂的种类和是否灭菌等信息。管体材料应符合下列要求：①能看清内容物（暴露在紫外线或可见光下会造成管内的内容物或采集后的血液样本受到损害的情况除外）；②能够耐受常规采血、保存、运输和处理时产生的机械压力；③能够耐受说明书中列出的离心条件；④采血管的任何部分不得有可割伤、刺伤或划伤使用者皮肤或手套的锋利边缘、凸起或粗糙的表面。采血管中所有溶剂均应达到美国药典（USP）规定的或相当的“纯水”标准。此外，采血管应保证有足够的上部空腔以便充分混匀。

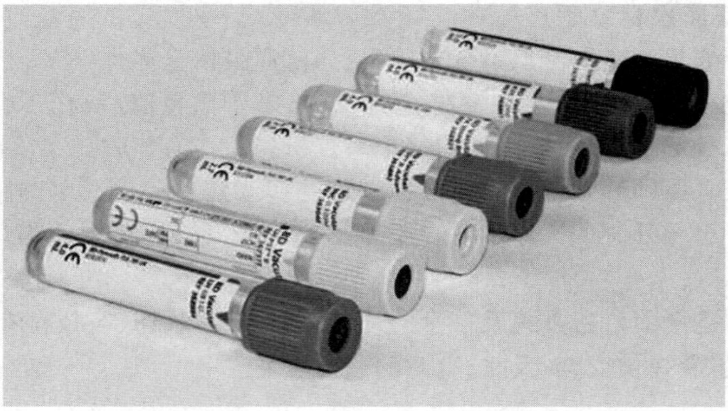

图 2-1　一次性使用真空采血管

真空采血管使用过程中应注意以下几点：①使用在有效期内的采血管，以保证其具有准确的真空度；②采血量应准确，以保证添加剂与血样的比例正确；③采血管应与离心机转头相匹配，以防止离心时发生破碎/泄漏；④真空采血管应保证与采血系统的其他各组件（如持针器、针头保护装置、采血组件、血液转注组件等）之间相互匹配。

根据是否含有添加剂和添加剂种类的不同，真空采血管可分为血清管、血清分离胶管、肝素管、EDTA 管、血凝管、血沉管、血糖管和血浆准备管八大类。

（1）血清管：血清管内含促凝剂或不含有任何添加剂，适用于常规血清生化、血型血清学等相关检验的标本收集。为减少血细胞挂壁和溶血现象的发生，血清管管壁需经硅化处理。含有促凝剂的血清管可以加快血液凝固速度，缩短样本周转时间（TAT）。

（2）血清分离胶管：血清分离胶管内含促凝剂与分离胶，适用于血清生化、免疫、TDM 检验。分离胶是一种聚合高分子物质，其密度介于血清与血细胞之间，离心后可在血清与血细胞间形成隔层，从而将血清与细胞隔开。与传统血清管相比，血清分离胶管分离血清速度快（通常竖直静置 30 分钟），分离出的血清产量高、质量好。对于大部分生化、免疫以及 TDM 项目，使用血清分离胶管标本可在 4 ℃条件下保存7 天，且方便留样复检。

（3）肝素管：肝素管含肝素锂（或肝素）添加剂，适用于生化、血液流变学、血氨等项目检测。肝素抗凝管无需等待血液凝固，可以直接上机，适合急诊检验。

（4）EDTA 管：乙二胺四乙酸（EDTA）盐与血液中钙离子或其他二价离子发生螯合作用，阻断这些离子发挥凝血酶的辅因子作用，从而防止血液凝固。EDTA 盐对血液细胞成分具有保护作用，不影响白细胞计数，对红细胞形态影响最小，还能抑制血小板聚集，适用于一般血液学检验。国际血液学标准化委员会（ICSH）推荐血细胞计数和分类首选 EDTA 二钾盐作为抗凝剂。喷雾态 EDTA 二钾盐抗凝能力更强。

（5）血凝管：血凝管内含枸橼酸钠抗凝剂。枸橼酸钠主要通过与血液中钙离子螯合而起抗凝作用。CLSI 推荐抗凝剂浓度是 3.2%，相当于 0.109 mol/L，抗凝剂与血液比例为 1∶9。为了防止血小板激活，保证凝血检测结果准确，建议使用无效腔真空采血管。

（6）血沉管：血沉试验要求枸橼酸钠浓度是 3.2%（相当于 0.109 mol/L），抗凝剂与血液比例为 1∶4。

（7）血糖管：血糖管内的添加剂为草酸钾/氟化钠或 EDTA-Na_2/氟化钠。氟化钠是一种弱抗凝剂，同时也是血糖测定的优良保存剂，可保证室温条件下血糖值 24 小时内稳定。血糖管适用于血糖、糖化血红蛋白等项目的检测。

（8）血浆准备管：血浆准备管内添加了分离胶和 EDTA 二钾盐抗凝剂，离心时，凝胶发生迁移并在血浆和细胞组分之间形成隔离层，隔绝细胞污染，保证血浆纯度，且能保证室温条件下 24 小时血浆性质稳定、6 小时全血性质稳定和 4 ℃条件下 5 天血浆性质稳定，主要适用于 HBV、HCV 和 HIV 等病毒核酸定量或定性检测。血浆准备管实现了方便、安全的全血采集和血浆分离一体化。

（二）动脉采血器材

动脉血液标本主要用于血气分析。建议选择专业动脉采血器进行动脉血液标本采集，以保证血气结果的准确性（图 2-2）。由于空气中的氧分压高于动脉血，二氧化碳分压低于动脉血，因此，动脉血液采集过程中应注意隔绝空气，采血后应立即排尽针筒里所有的气泡，并封闭针头，以避免因血液中 PaO_2 和 $PaCO_2$ 的改变所致的测定结果无价值。标本采集后应立即送检，不得放置过久，否则血细胞继续新陈代谢，影响检验结果。

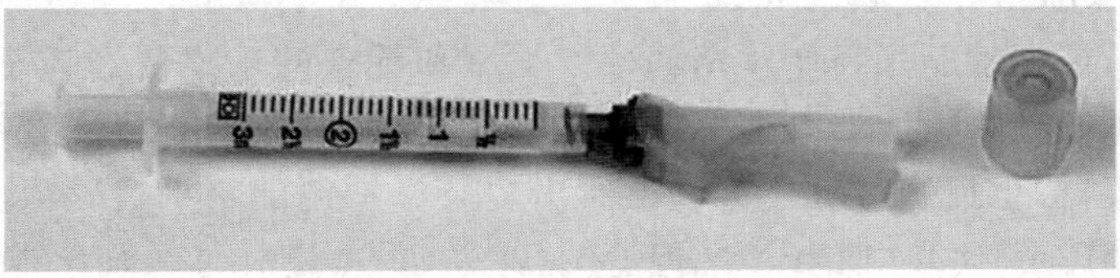

图 2-2 动脉采血器

（三）末梢采血器材

1.采血器

推荐使用触压式一次性末梢采血器。触压式一次性末梢采血器具有一步式触压、快速、精确、穿刺稳定、针/刀片永久回缩，患者痛感低等特点。

2.末梢采血管

末梢采血管是一种主要用于婴幼儿和其他采血困难患者使用的采血管。其采集血样较少，主要用于血常规等血样需求较少的检验项目。末梢采血管应符合下列要求：①采血管内添加剂要分布均匀，以便混匀，防止微血块的形成；②采血管的管壁要光滑，防止挂壁和损坏细胞；③末梢采血管必须能够容易地取下管盖并能够牢固地重新盖上，不会发生泄漏（图 2-3）。

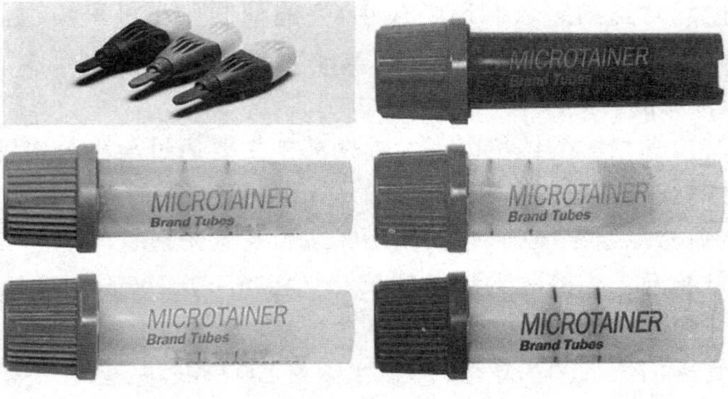

图 2-3　末梢采血器及采血管

二、采集容器及其标识

目前，用于采集血液标本的真空采血管已有权威的国际和国内标准，很大程度上规范了真空采血管的制备和使用，保证了血液标本的质量。使用时，应该注意依据检验目的选择相应的真空采血管并做好正确的标识。

（一）采集容器标识基本要求

条形码应打印清晰规范、无折痕，粘贴应正确、牢固、平整无皱褶。建议使用专用条码打印机和热敏标签打印纸。粘贴条形码后，采血管上应留有能够直接观察血液标本状态的透明血窗位置。未贴条形码、使用纸质申请单的样本，容器/试管上需清晰写明姓名、性别、病区/床号、住院号/门诊号，并与申请单上信息完全一致。如果有编号，编号也应保持一致。保证容器上有患者的唯一性标识。

（二）采集容器添加剂和容量的识别

标本采集人员可根据检验项目所预期的标本类型和要求的采集量选择不同的采血容器（采血管/瓶）。可通过粘贴在采血容器外壁标签的颜色、管盖的颜色或直接印在容器上的颜色来识别不同类型的采血容器；也可通过容器标签上给出内装添加剂的字母代码或文字描述区别不同类型的采血容器，如“K_2E”代表“EDTA 二钾盐”。此外，采血量应与采血容器标签上的所标注的公称液体容量（体积）相一致。

（三）采集容器患者标本信息的标识要求

标本采集人员应在其所选择的采血容器上标识出与待采集标本相关的信息，通常采用在采血容器上粘贴患者检验项目医嘱条形码的方式做标识。如果不具备生成条形码的条件，也应采用手工填写必要信息的方式对采血容器进行标识。

1.检验申请医嘱条形码的基本要求

医嘱条形码应有唯一性标识，主要包含以下内容：检验条形码号、患者姓名、性别、门诊号/住院号、病区/床号、检验项目、标本类型、医嘱申请人、医嘱申请时间。要求待采集的标本类型应与条形码上标注的类型相一致。医嘱条形码应打印清晰，建议使用专用条码打印机和热敏标签打印纸。条形码应正确、完整、牢固地黏贴在采血容器上（这里以采血管为例，如下图 2-4～图 2-6）。若有多张条形码粘贴，需将条码上信息完整暴露，不能遮盖或缺失。

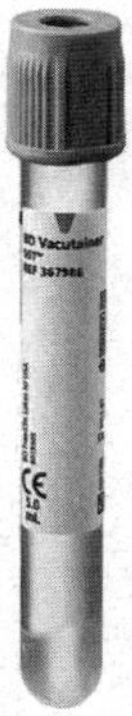

图 2-4 真空采血管(未贴条形码)

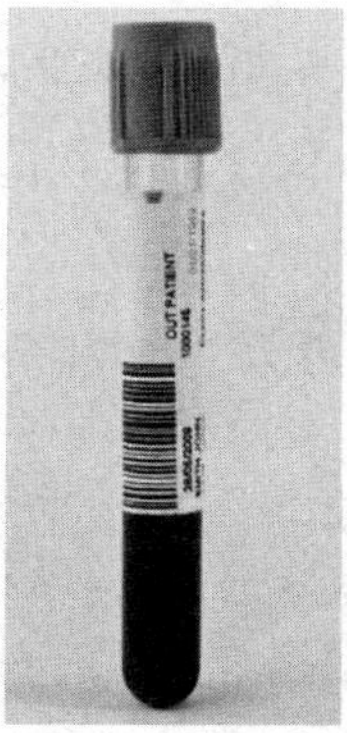

图 2-5 贴条形码的正确方法

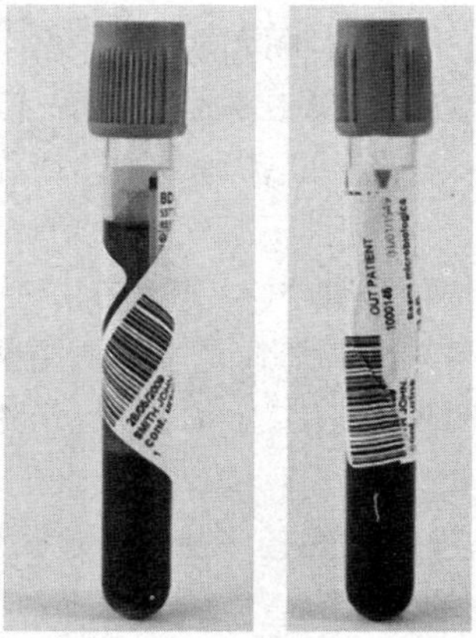

图 2-6 贴条形码的错误方法

2.使用纸质申请单的采血管标识要求

对于未粘贴条形码、使用纸质申请单的样本,采血管上需清晰写明姓名、性别、住院号或门诊号等唯一性标识。

三、门诊患者采样信息确认

门诊患者采集血样前,应认真核对患者姓名、性别、检验项目等基本信息,了解患者是否空腹等情况,对于餐后两小时血糖等特殊的检验项目还应了解其采样时间是否符合规定。对于成年人和神志清醒者,应通过与患者交流,核对申请单(或者条形码)上的信息;对于年幼患者或交流有困难者,应与监护人、陪伴者交流核对信息。

门诊就诊患者多,流动性很大,就诊主要持病历本和就诊卡,辨别患者身份存在困难。冒用他人就诊卡不仅涉及套用医保费用,还带来医疗安全隐患。应用合适的方式教育和提醒患者使用本人的就诊卡进行检验,在检验报告单上注明“检验结果仅对送检标本负责”等字样。

采血人员依靠申请条形码、申请单上显示的患者信息来识别门诊患者身份是不够的。遇到患者身份可疑时,采集员须进一步检查患者有效证件(如身份证)、病历本等。有条件的单位应采集患者的人头像予以保存。

四、静脉采血的一般流程

抽血室护士应严格执行无菌操作技术规程，业务熟练。抽血前，护士要洗手，戴口罩、帽子、乳胶手套。

（一）相关用品及患者准备

1.物品准备

采血器具必须符合国家的安全规范，检查各种可能出现的失效情况和有效期。

（1）穿刺托盘准备：内容包括所有采血用具（真空采血管、无菌采血针、持针器、压脉带、手套、消毒液、棉签、纱布等）。检查穿刺针头是否锐利平滑，有否空气和水分，采血管头盖是否有松动、裂缝。准备好锐器盒、污盆、医用垃圾桶等。

（2）采血系统：采血人员必须选择正确的种类和规格的采血管，采用颜色编码和标识有助于简化步骤和操作。如果采血系统各组件来自不同的生产厂家，应进行检查以保证其相容性。

（3）采血管准备：仔细阅读受试者申请单并在采血管上贴上标签或条码，包括患者姓名、项目名称、采集日期、门诊号或住院号，决定采血量。准备每个试验所需的采血管，并按一定顺序排列。

2.患者准备

原则上，患者应在平静、休息状态下采集样本，患者在接受采血前 24 小时内应避免运动和饮酒，不宜改变饮食习惯和睡眠习惯。一般主张在进食 12 小时后空腹取血，门诊患者提倡静坐 15 分钟后再采血。同时要注意采血时间、体位、生活方式、情绪、输液、生理周期等因素的影响。

（二）患者体位

协助患者取舒适自主体位，应舒适地坐在椅子上或平躺后采血。

（三）绑扎压脉带以及采血部位的选择

采血前要求受试者坐在采血台前，将前臂放在实验台上，掌心向上，并在肘下放一枕垫，卧床受检者要求前臂伸展，暴露穿刺部位。将压脉带绕手臂一圈打一活结，压脉带末端向上。要求患者紧握和放松拳头几次，使静脉隆起。压脉带应能减缓远端静脉血液回流，但又不能紧到压迫动脉血流。

仔细选择受检者血管，多采用位于体表的浅静脉，通常采用肘部静脉（图 2-7），因其粗大容易辨认。常用肘窝部贵要静脉、肘正中静脉、头静脉及前臂内侧静脉，或内踝静脉或股静脉，小儿可采颈外静脉血液。

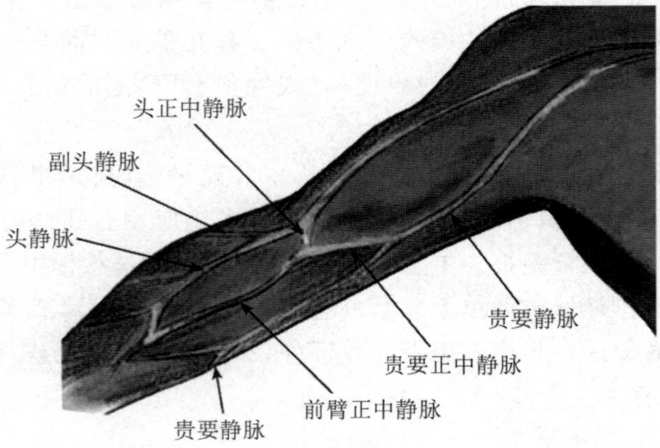

图 2-7　上肢静脉

(四)确定静脉位置,确定穿刺部位

1.选择静脉

适于采血的部位为手臂肘前区,位于手臂前侧略低于肘弯的区域,这个区域内皮下浅表处有多条较大的静脉,这些血管通常接近皮肤表面,位置更加稳定,进针时痛感较小。

2.确定穿刺部位

典型的方式是利用压脉带帮助选择静脉穿刺部位,静脉粗大且容易触及时并非必须使用压脉带,触及静脉一般用示指。采血人员拇指上有脉搏,因此不应用于触及静脉。当无法在肘前区的静脉进行采血时,从手背的静脉采血也可以(图 2-8)。要尽量避免在静脉给药的同一手背上采血。

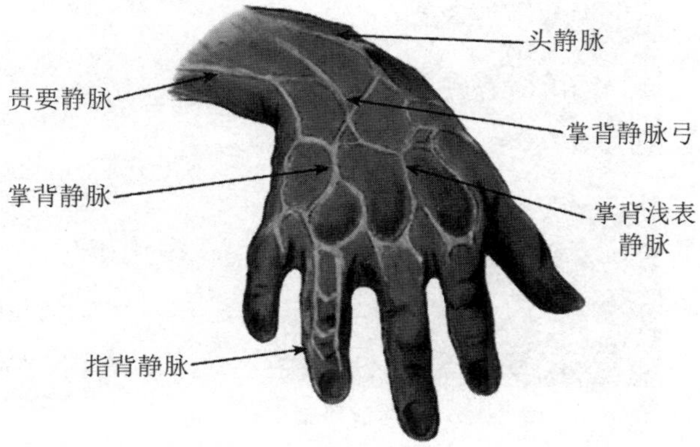

图 2-8 手背静脉

一般在受试者穿刺位以上约 7.5～10.0 cm 处绑扎压脉带,但不能太紧以致受试者不舒服,压脉带的捆绑时间不应超过 1 分钟,当轻压或轻拍时能感觉其回弹的静脉即为合适血管。如果压脉带在一个位置使用超过 1 分钟,应松开压脉带,等待 2 分钟后重新绑扎(图 2-9,图 2-10)。

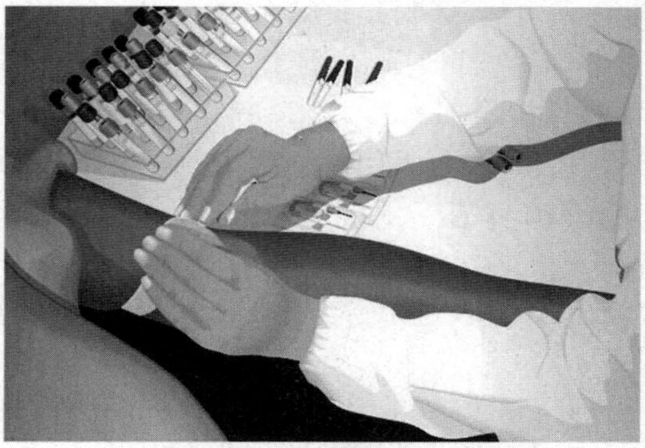

图 2-9 正确使用压脉带

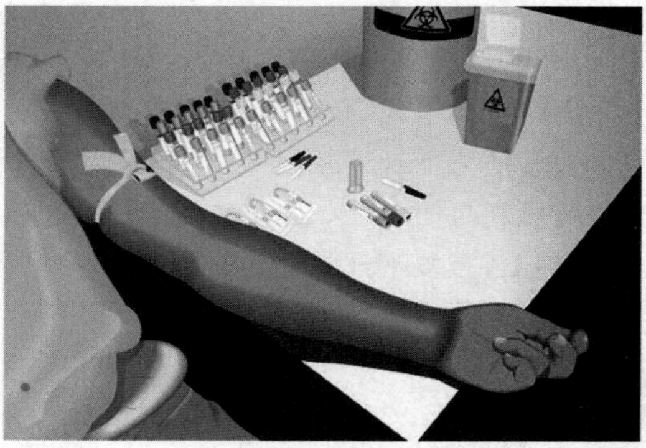

图 2-10 正确使用压脉带

(五)佩戴手套、消毒穿刺部位

佩戴手套(图 2-11),以进针点为中心,先用 30 g/L 碘酊棉签自所选静脉穿刺处从内向外顺时针消毒皮肤,范围大于 5 cm。待碘酊挥发后,再用 75%乙醇棉签以同样方法拭去碘迹(图 2-12)。

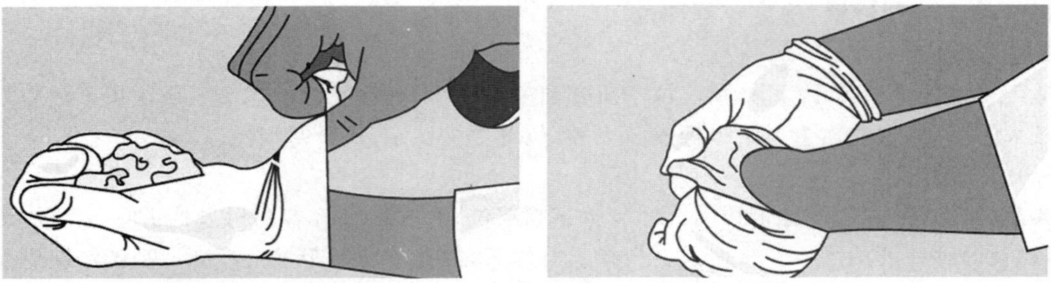

图 2-11　佩戴手套

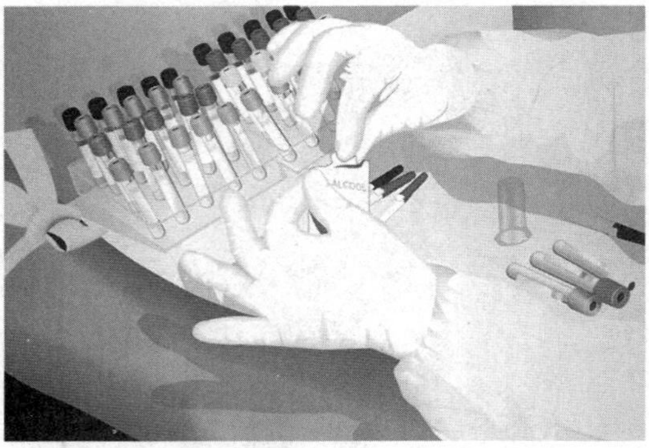

图 2-12　使用消毒剂进行消毒

(六)静脉穿刺

1.组合采血针和持针器

静脉穿刺前,按规章将采血针与持针器进行组合(图 2-13)。

嘱受检者握紧拳头,使静脉充盈显露。在即将进行静脉采血的部位下方握住患者手臂,以左手拇指固定静脉穿刺部位下方 2.5～5.0 cm,右手拇指持穿刺针,穿刺针头斜面向上,成 15°～30°穿刺入皮肤,然后成 5°向前穿刺静脉壁进入静脉腔(图 2-14)。见回血后,将针头顺势探入少许,以免采血时针头滑出,但不可用力深刺,以免造成血肿,见少量回血后,松开压脉带(图 2-15)。真空采血管插入持针器采血管端,因采血管内负压作用,血液自动流入采血管,在血液停止流动即真空负压耗尽时,从采血针/持针器上拔出/分离采血管,将下一支采血管推入/连接到采血针/持针器上,重复上述采血过程直至最后一支采血管。

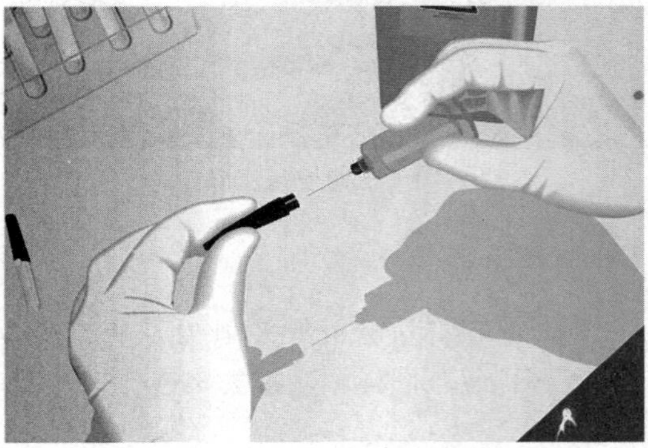

图 2-13　将采血针安装在持针器上

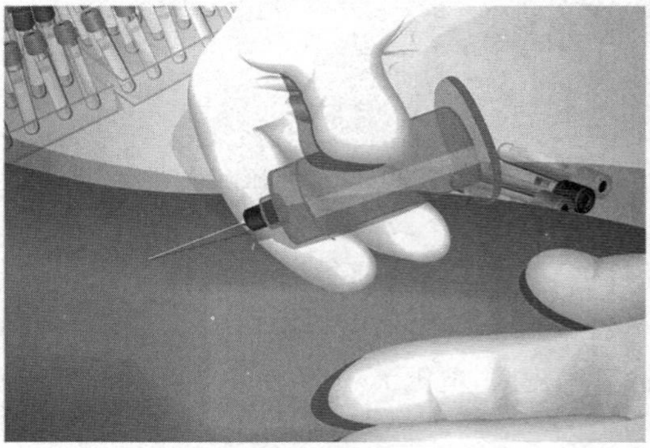

图 2-14　进针角度

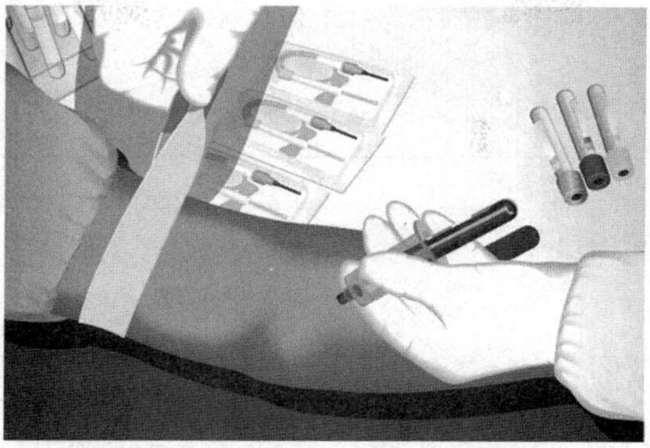

图 2-15　血流进入采血管，松开压脉带

2.混匀血标本

混匀采血后每支含有添加剂的采血管应立即轻柔且充分混匀，颠倒混匀次数应按照生产厂商说明书的要求(图 2-16、图 2-17)。不要剧烈混匀和搅拌以避免出现溶血。

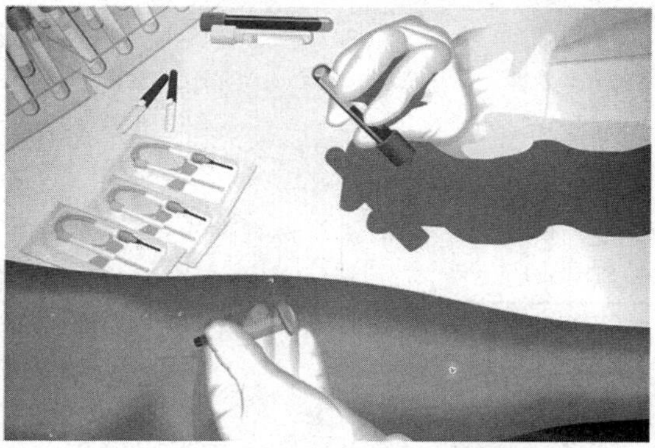

图 2-16　颠倒采血管混匀血样

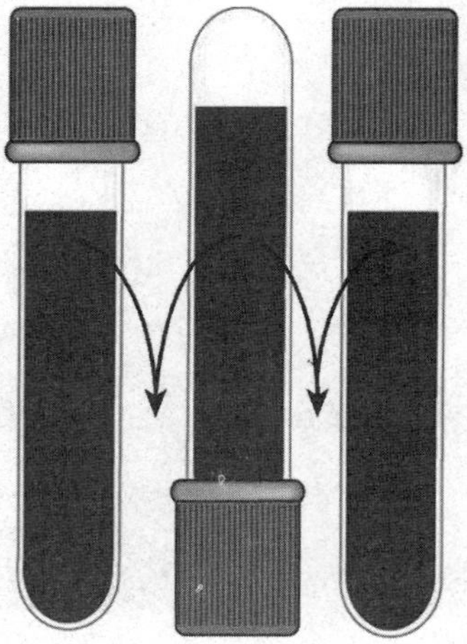

图 2-17　采血管上下颠倒再回到原始位置为颠倒 1 次

(七)采血顺序

按照正确的采血顺序进行采血，以免试管间的添加剂交叉污染。根据 WHO 采血指南推

荐,任何时候都应遵循表 2-1 中列出的顺序进行采血。采血后即刻按需颠倒混匀采血管,垂直放入试管架。

表 2-1 静脉采血顺序

试管类型	添加剂	作用方式	适用范围
血培养瓶	肉汤混合剂	保持微生物活性	微生物学,需氧菌、厌氧菌、真菌
无添加剂的试管			
凝血管	枸橼酸钠	形成钙盐以去除钙离子	血凝检测(促凝时间和凝血酶原时间),需要滴管采集
血沉管	枸橼酸钠		血沉
促凝管	血凝活化剂	血液凝集,离心分离血清	生化、免疫学和血清学、血库(交叉配血)
血清分离管	分离胶合促凝剂	底部凝胶离心分离出血清	生化、免疫学和血清学
肝素管	肝素或肝素锂	使凝血酶和促凝血酶原激酶失活	测锂水平用肝素,测氨水平都可以
血浆分离肝素管	分离胶合肝素锂	肝素锂抗凝,分离胶分离血浆	化学检测
乙二胺四乙酸(EDTA)管	乙二胺四乙酸(EDTA)	形成钙素以去除钙离子	血液学、血库(交叉配型)需要满管采血
氟化钠/草酸钾或氟化钠/EDTA抗凝管	氟化钠/草酸钾或氟化钠/EDTA	氟化钠抑制糖酵解,草酸钾/EDTA抗凝	血糖

(八)按压止血,拔出和废弃针头

嘱受检者松拳,以医用棉签轻压在静脉穿刺部位上(图 2-18)。

按照器械生产厂家的使用说明拔出针头并开启安全装置(图 2-19)。将采血器具安全投入锐器盒中,锐器盒应符合现行规章要求(图 2-20)。针头不应重新戴上保护鞘、弯曲、折断或剪断,也不应在废弃前从所在注射器上卸下。

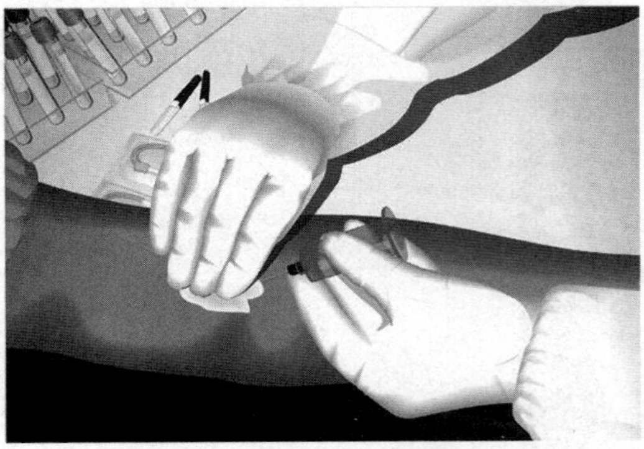

图 2-18 拔出针头,按压止血

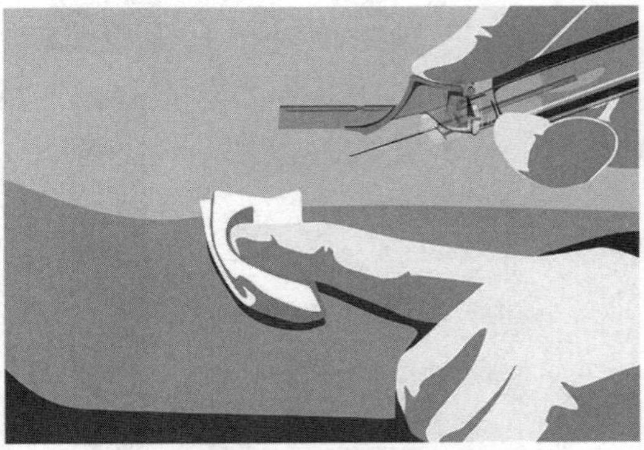

图 2-19 采血结束立刻激活安全装置

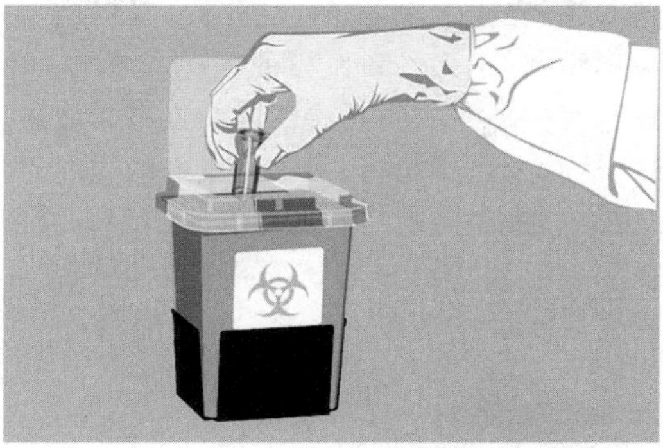

图 2-20 采血结束立刻激活安全装置

(九)给患者止血固定(必要时绑扎绷带)

1.正常情况

嘱受检者中等力度按压针孔 3～5 分钟,不应让患者弯曲手臂以增加额外的压力,勿揉搓针孔处,以免穿刺部位淤血(图 2-21)。检查止血情况、观察血肿并在静脉穿刺部位上粘贴创可贴或包扎绷带。

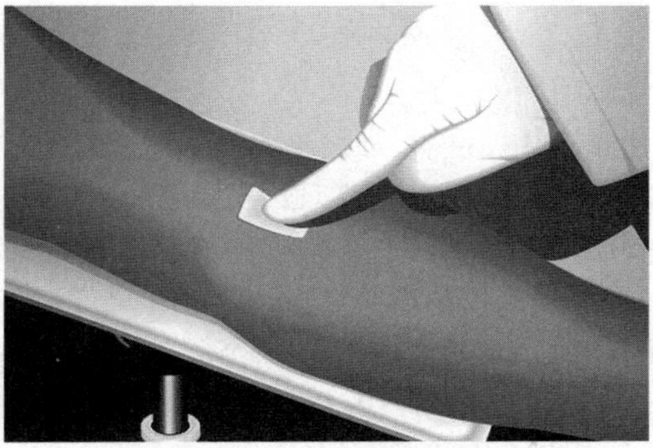

图 2-21 压住穿刺部位

2.止血困难

采血人员应观察是否有出血较多的情况,如果出现血肿或出血持续时间超过 5 分钟,应告知护士以便接诊医师了解情况。在采血部位覆盖纱布块并保持按压直到血流停止,在手臂上绑紧纱布绷带保持纱布块的位置,并告知患者原位保留 15 分钟以上。

(十)核对并登记信息,及时送检

再次核对,并登记信息,不同标本应在规定的时间内及时送检。脱手套,整理用物。

若一次穿刺失败,重新穿刺需更换部位。

五、动脉采血的一般流程

(一)采血准备

(1)常规准备所有必需的器材和物品,见采血器材的选择。

(2)采集动脉血气标本之前,使用动脉血气针,先把动脉血气针的针栓推到底然后再拉回到预设位置。其目的在于:确认针栓的工作状态;帮助抗凝剂在管壁上均匀分布。使用空针时,注射器必须先抽少量肝素，以湿润、肝素化注射器，然后排尽。其目的在于：①防止送检过程中血液凝集；②在注射器管壁形成液体膜，防止大气和血样的气体交换；③填充无效腔。动脉穿刺拔针后，针尖斜面刺入专用针塞隔绝空气。并应注意观察穿刺点有无渗血，局部有无肿胀、血肿，并注意观察有无供血不足的情况。动脉采血成功后，在按压止血的同时，立即检查动脉血气针或注射器中有无气泡，如发现气泡，应小心按照生产厂家的建议排出所有滞留的气泡。转动或颠倒采血器数次，并用手向两个维度搓动采血器使血液与抗凝剂充分混匀防止红细胞凝集（图 2-22），保证充分抗凝，防止样本中出现血凝块。标本即刻送检（15 分钟内）。

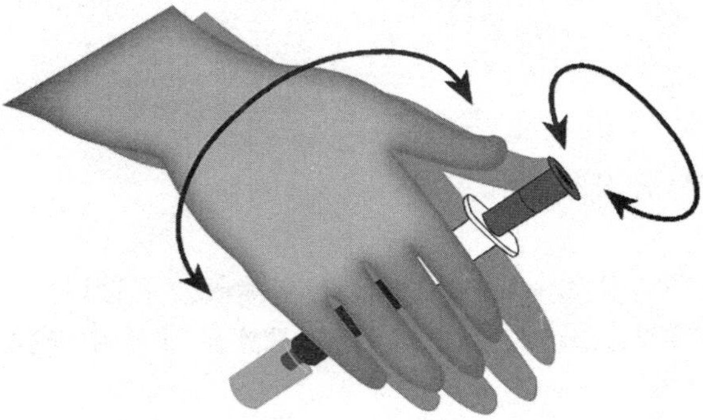

图 2-22　混匀

（二）桡动脉穿刺

（1）桡动脉穿刺前需做改良 Allen 试验，如改良 Allen 试验阳性，可在桡动脉进行穿刺；改良 Allen 试验阴性，不得选择桡动脉作为动脉穿刺部位，应该选择其他动脉。

（2）根据患者病情取平卧位或半卧位，手掌向上伸展手臂，腕部外展 30°绷紧，手指自然放松。必要时可以使用毛巾卷或小枕头以帮助腕部保持过伸和定位。

（3）操作者左手示指、中指，定位桡动脉搏动最明显部位。使用光纤光源进行手腕透照有助于小年龄婴儿桡动脉定位并确定掌弓轮廓。手指轻柔放在动脉上，感觉动脉的粗细、走向和深度。使用光线光源时应防止烫伤婴儿的皮肤。

（4）常规消毒穿刺区皮肤和操作者的示指、中指，消毒面积要大，患者皮肤消毒区域以预穿刺点为中心直径应在 5 cm 以上。

（5）桡动脉穿刺分斜刺和直刺两种方法。①斜刺：逆动脉血流方向穿刺，单手以类似持标枪的姿势持采血器或注射器，用以消毒的另一只手的手指触桡动脉搏动最明显的准确位置即针头刺入动脉（不是刺入皮肤的）的位置，使动脉恰在手指的下方。在距桡动脉上方的手指远端 5～19 mm 的位置上，针头斜面向上与血流成 30°～45°刺入动脉，缓慢进针，见血后固定针头，待动脉血自动充盈针管至预设位置后拔针（动脉血气针）或待动脉血自动充盈针管 1～2 mL 后拔针（空针）。②直刺：示指、中指在桡动脉搏动最明显处纵向两侧相距约 1 cm 固定桡动脉，持采血器在两指之间垂直刺入，刺入皮肤后，缓慢进针一般 0.5～1.0 cm，见血后固定针头，待动脉血自动充盈针管至预设位置后拔针（动脉血气针）或待动脉血自动充盈针管 1～2 mL 后拔针（空针）。③注意事项：如果使用比 6 号更细的针头，可能需要轻柔地抽动针栓使血液进入针筒，但用力不应过大，以免形成过大负压造成针筒内气泡产生。

（6）拔针后，局部立即用无菌棉签或干燥的无菌纱布按压 3～5 分钟止血。如果患者正在接受抗凝药物治疗或凝血时间较长，应在穿刺部位保持更长时间的按压。松开后立即检查穿刺部

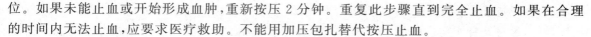

位。如果未能止血或开始形成血肿，重新按压 2 分钟。重复此步骤直到完全止血。如果在合理的时间内无法止血，应要求医疗救助。不能用加压包扎替代按压止血。

(三)肱动脉穿刺

(1)患者平卧或半卧位，手臂完全伸展并转动手腕，手心向上。必要时肘关节下可以使用手巾卷或小枕头，以使患者手臂进一步舒适伸直和帮助肢体定位。

(2)以示指或中指在肘窝上方内侧 2～3 cm，感觉附近的动脉搏动，搏动最明显处为穿刺点。

(3)以预穿刺点为中心，常规消毒采血区域皮肤，直径应在 5 cm 以上。

(4)斜刺用中指、示指触及动脉搏动明显确定的位置，沿动脉走向将两指分开。针尖斜面向上成 45°从远侧的手指(示指)下方位置刺入皮肤，针头方向为连接两指直线位置。缓缓进针，待有回血，固定针头，让动脉血自然充盈针管至预设位置后拔针(动脉血气针)或待动脉血自动充盈针管 1～2 mL 后拔针(空针)。

(5)直刺以肘横纹为横轴，肱动脉搏动为纵轴交叉点上 0.5 cm 为穿刺点，在动脉搏动最明显处垂直进针刺入肱动脉，同斜刺方法采集动脉血。

(6)穿刺后用棉签或无菌纱布尽可能在肱骨上按压动脉 5 分钟或更长时间止血。有时肱动脉的有效按压止血比较困难，但在肱骨上按压往往十分有效。

(四)股动脉穿刺

(1)采取适当措施(如屏风)遮挡，嘱患者脱去内裤。患者应当平卧伸直双腿；或将穿刺一侧大腿稍向外展外旋，小腿屈曲成 90°，呈蛙式。

(2)术者用示指和中指在腹股沟三角区内触及股动脉搏动最明显处为穿刺点。

(3)此区域通常污染比较严重，故采血部位应充分消毒。以穿刺点为中心，消毒面积应在 8 cm×10 cm 以上，必要时应剃除穿刺部位的阴毛。

(4)以搏动点最明显处为穿刺点，示指、中指放在股动脉两侧，然后触按动脉的示指、中指沿动脉走向分开约 2 cm 固定血管。在示指与中指之间中点，穿刺针头与皮肤垂直或成 45°逆血流方向进针。见回血后固定穿刺针的方向和深度，动脉血充盈针管至预设位置后拔针(动脉血气针)或待动脉血自动充盈针管 1～2 mL 后拔针(空针)。

(5)穿刺后用棉签或无菌纱布按压股动脉止血 3～5 分钟。

(五)足背动脉穿刺

(1)患者足背过伸绷紧。

(2)示指在内、外踝连线中点触及动脉搏动最明显处为穿刺点。

(3)以穿刺点为中点常规消毒皮肤面积直径为 10 cm 以上。

(4)以已消毒的示指触足背动脉的准确位置，使动脉恰在示指的下方，逆动脉血流方向，针头与皮肤表面成 45°～60°进针，见回血固定针头，血液充盈针管至预设位置后拔针(动脉血气针)或待动脉血自动充盈针管 1～2 mL 后拔针(空针)。

(5)棉签或无菌纱布压迫穿刺部位止血 3～5 分钟。

(六)胫后动脉穿刺

(1)婴儿平卧位，穿刺前按摩足部，改善血液循环。

(2)术者左手固定足部，绷紧足跟内侧面皮肤，右手示指尖与跟腱及内踝间触摸胫后动脉搏动点，确定穿刺点。

(3)以穿刺点为中心常规消毒皮肤面积直径为 10 cm 以上。

(4)右手持5.5号头皮针，针头斜面向上，进针点在距动脉搏动最强处后0.5 cm刺入皮肤，进针角度，足月儿针头与皮肤成45°，早产儿针头与皮肤成30°，逆动脉血流方向刺入动脉。见回血后，可能需要轻柔地抽动针栓使血液进入针筒，但用力不应过大，采血至预设位置后拔针（动脉血气针）或待动脉血自动充盈针管1～2 mL后拔针（空针）。

(5)穿刺部位棉签或纱布压迫止血3～5分钟。

(七)头皮动脉穿刺

(1)剃净患儿头部预穿刺部位毛发，以穿刺点为中心，面积约10 cm×12 cm。

(2)用左手示指触摸颞浅动脉搏动最明显处为穿刺点。

(3)以穿刺点为中心常规消毒皮肤面积约8 cm×10 cm。

(4)用5.5号头皮针连接1 mL动脉血气针或注射器，示指触摸搏动最明显动脉，于示指下方针头斜面向上，针头与皮肤成30°～45°穿刺动脉，待动脉血流至采血器预设位置时，立刻用小止血钳分别夹住头皮针塑料管两端，然后拔出针头，样本立刻送检。

(5)穿刺局部棉签压迫止血5～10分钟。

六、末梢采血的一般流程

末梢血采集流程涉及采集对象的选择，采集前的准备（物品和患者），采集人员的个人防护（手卫生、戴手套），选择合适的穿刺部位，采集部位的消毒，穿刺、去除第一滴血、穿刺部位的止血、标本的标识、恰当处理废弃物、核对送检等步骤。

(一)采集流程

1.采集对象选择

静脉取血有困难的患者，如新生儿、婴幼儿、大面积烧伤或许频繁取血的患者。

2.采集前准备

(1)物品准备采血针、玻片和采血管、乳胶手套、口罩、一次性垫巾、棉签、消毒液和废弃物容器等。

(2)患者准备：核对患者身份信息等。

3.采集人员的个人防护

采血时必须佩戴手套。手部卫生要求：对每一患者操作前按规定用消毒液消毒，采集完成后脱去手套，并进行手部清洁卫生

4.选择穿刺部位

新生儿：足后跟。其他：手指。

5.采集部位的消毒

(1)用施有消毒液的棉签由内向外消毒整个进针区域。

(2)等待片刻，空气晾干，充分挥发残留乙醇。

(3)禁止对消毒部位吹干、扇干，清毒后禁止再次触摸。

(4)不推荐用碘/聚维酮清洁和消毒皮肤穿刺部位，因其会使钾、磷或尿酸假性升高。

6.穿刺、去除第一滴

准确迅速地穿刺皮肤保证顺利采血，避免多次穿刺。用无落干棉球或纱布垫擦去第一滴血因第一润血含有过量的组织液。

7.标本采集

(1)从采集点的下方担住穿刺位点,轻柔、间歇性地对周国组织施加压力,增加血流量。

(2)用微量采集装置尖端接触到第二滴血液,血液自行流入管内。如果血滴卡在采集管顶部,可轻轻弹一下试管表面,促使其流入试管底部。

(3)如为全血标本,在采集样本时须立即混匀,防止血液凝固。

8.穿刺部位止血

门诊患者或陪同人员帮助压迫穿刺点5~10分钟。

9.标本的标识

样本采集、混匀后,立即进行标识之后方可离开患者;每个微量采集装置必须单独进行标识。

10.穿刺装置处置

(1)采血后告知患者或家属将止血棉球放置人医疗垃圾桶内。

(2)存在锐器刺伤风险的穿刺装置,应弃于有盖锐器废物桶中,容器应清晰地标识为生物危险品。

(3)儿童和新生儿患者采血后应注意收拾操作中使用的所有设备,小心处理掉患者床上的所有物品,决不能遗漏任何东西,以免意外发生。

11.核对送检

采集完成后核对、登记信息并及时送检。

(二)采集顺序

微量采集标本的顺序与静脉穿刺的不同,采集多种标本时应按照以下顺序:①动脉血气(ABG)标本;②乙二胺四乙酸(EDTA)标本(血液学检测);③其他抗凝剂的标本;④分离血清的标本(生化检测标本)。

由于末梢管不是真空管,无须经过采血针穿刺进样,因此添加剂之间没有交叉污染的机会。将EDTA管放在第一管采集是因为如果延迟采集,有可能增加血小板聚集的概率,进而导致血小板计数假性降低。随着时间的延长,血小板聚集以及纤维蛋白原激活的概率增加,即微血栓形成的可能性增加,而血浆管内含抗凝剂,期望得到的是抗凝充分的血液,因此要先于血清管采集。血清管内含促凝剂或不含添加剂,因此可放于最后采集。

(三)末梢血标本识别和标记

样本采集、混匀后,立即进行标识,之后方可离开患者。必须建立身份确认系统记录采血人员的姓名。每个微量采集装置必须单独进行标识。当使用微量血细胞比容管进行末梢血标本采集时,应把每个患者采集的密封好的毛细管放入独立的大试管中,并标记试管。或者,如果从一位患者采集多个毛细管时,标签可以围绕在试管上,像旗帜那样,然后将标识好的一组毛细管放入同一个大试管中。标签上必须注明患者的姓名、识别码、标本采集日期和时间,以及采集标本人员的姓名首字母。如果使用条形码标识,按照相应的操作程序规范粘贴条形码。

(李　青)

第七节 内科门诊患者的护理

一、呼吸系统

(一)呼吸系统解剖及生理简介

呼吸是生命存在的重要特征之一,呼吸也是一切生物的基本功能。机体必须通过不断的呼吸运动与外界环境进行氧气和二氧化碳的交换,以确保新陈代谢。

1.解剖

呼吸系统由呼吸道和肺两大部分组成。

(1)呼吸道:分为上、下两部分,临床将鼻、咽、喉称为上呼吸道,把气管、支气管及以下各级分支称为下呼吸道。气管在平胸骨角处分为左右主支气管进入左右肺,并反复分支,其全貌犹如树木分枝,故又称为支气管树。呼吸道是传送气体、排除分泌物和异物的管道。

(2)肺:位于胸腔内,分为左右肺,由肺泡及肺内各级支气管构成。肺泡是具有换气功能的肺组织,成人肺脏含有 3 亿个肺泡每个肺泡直径为 100～250 μm,并被肺毛细血管所包裹,组成气血屏障,肺泡与毛细血管之间的气体交换正是通过气血屏障完成的。

2.生理功能与主要病理

(1)上呼吸道能传导气体,加温、湿化、净化空气,并具有嗅觉及发音功能。下呼吸道除以上功能外还具有防御、清除异物的功能。肺是气体交换的主要器官。

(2)咳嗽、咯痰的病理机制:喉头或气管受到刺激即可引起咳嗽,这是人体的防御和保护性反射动作,它可以帮助清除入侵呼吸道的异物及呼吸道自身产生的过多分泌物,起到清洁和保护呼吸道的作用。

(3)痰的颜色变化:正常人可有少量痰液,如果痰液量增多,且颜色发生改变,则说明呼吸道或肺部发生了病变。①黄色痰:见于支气管、肺部感染。②铁锈色或褐色痰:见于肺炎球菌性肺炎和肺梗死。③白色泡沫样痰:见于支气管、肺气肿及哮喘。④黄绿色脓痰:见于肺脓肿、支气管扩张及重症肺结核。⑤大量黑色痰:见于矽肺。⑥翠绿色痰:常见于肺结核、支气管扩张和支气管肺癌,说明支气管或肺内有出血灶。⑦粉红色泡沫样痰并伴有呼吸困难:急性肺水肿,需紧急救治。

(二)常用检查方法及药物

1.肺功能检查

可以协助判断引起呼吸困难的原因,评估病变损害程度和了解肺的功能储备。患者需于术前 4 小时内戒烟,不要过饱及过量饮水,检查中遵医嘱进行呼吸动作,必要时测动脉血气;有眩晕、胸痛、心悸、恶心、气喘等不适及时通知医师。

2.胸腔穿刺

可协助诊断,缓解由胸腔积液引起的压迫症状,由医师在病房局麻下进行。患者取坐位或半卧位均可,穿刺时不要动,不要深呼吸或咳嗽,防止损伤肺脏,并尽量放松,保持正常呼吸。出现憋气、气喘、头晕及时通知医师。

3.支气管造影

支气管造影是用碘油注入支气管拍胸部X线片的方法，目的是观察各支气管分支的部位，确定咯血原因。检查前12小时患者禁食禁饮；遵医嘱服药；要咳尽呼吸道内的痰液；取下义齿，做好口腔卫生；排空大小便。喷雾式麻醉可能会使患者感到憋气，如有心慌、憋气、烦躁、瘙痒等症状及时通知医师。术后患者取侧卧位或半卧位，直至咽反射恢复正常，在此之前禁食禁饮。术后有咽喉痛，属于正常反应。

4.纤维支气管镜

纤维支气管镜是装有照明设备的一种内镜，常用于协助诊断肺癌、肺结核和肺不张，还可观察脓痰来源及有否支气管扩张，明确咯血部位，也可用于吸出掉入呼吸道的异物。患者术前6小时内禁食禁饮，检查时取平卧位，支气管镜经鼻或口插入。术后患者取侧卧位或半卧位，勿过早进食和饮水。

5.CT

对肺、纵隔等组织病变的定位检查。

6.胸部X线片

可诊断肺及纵隔病变。患者术前需除去项链等金属饰物及衣扣，要求憋气时，身体勿动。

7.磁共振及MRI

可提供高清晰度的肺组织横断面影像，为无痛无创伤的检查。检查时患者应除去所有金属异物，如手表、义齿、饰物、钥匙等，如体内有起搏器、金属瓣膜等应通知医师。术中患者可自由呼吸但不要说话。

8.常用药物

(1)茶碱类：如氨茶碱、复方茶碱等。①作用：控制喘息和防止呼吸道痉挛，松弛支气管平滑肌。②不良反应：食欲下降、腹泻、头晕、面色潮红、失眠、易怒、恶心、呕吐、心悸、心律失常、烦躁、呼吸急促等。③注意事项：患者要按时服药，不可私自停药。勿私自使用有中枢兴奋性的药物，如麻黄碱、肾上腺素等。服药期间应戒烟，以免引起药物毒性反应。应空腹服用，以便更好发挥药效。如果患有感冒，一定要去看医师，因为感冒可能会影响药效。

(2)祛痰镇咳药：如可待因、美沙醇等。①可待因可控制干咳；但会有头晕、呼吸困难、意识模糊、困倦、便秘、恶心，长期应用可致耐药或成瘾的不良反应；勿饮酒。应用此药期间，从事驾车、操作机器的职业要格外注意。②美沙醇也可控制咳嗽；但会有异常兴奋、失眠、易怒、神经质等不良反应；此药通常与抗组胺药、拟交感神经药联用。在使用其他抗感冒药之前，要经医师允许。服药期间勿饮酒。

(3)泼尼松龙。①作用：减轻哮喘症状及其他呼吸道感染症状。②不良反应：腹痛、肋间痛、发热、疲乏、高血压、下肢水肿、呕吐、伤口不愈、头痛、失眠等。③注意事项：服此药时必须遵医嘱，不可私自减量或停药。应食用低盐、高蛋白、高钾食品。此药与饭同服可减少胃肠道刺激症状。勿与阿司匹林同服，以免加重胃溃疡。长期应用可能产生库欣综合征。

(三)慢性支气管炎、肺气肿的预防及自我护理

1.病因

慢性支气管炎是指气管、支气管黏膜及其周围组织的慢性非特异性炎症。临床上以咳嗽或伴有喘息及反复发作的慢性过程为特征。

(1)外因有以下五种。①吸烟：吸烟时间越长、烟量越大，患病率也越高。戒烟后可使症状减轻或消失，病情缓解甚至痊愈。②感染：主要为病毒和细菌感染。首次发病前有受凉、感冒病史者达 56%～80%。③理化因素：如刺激性烟雾、粉尘、大气污染等的慢性刺激。④气候：寒冷常为慢性支气管炎发作的重要原因和诱因。⑤过敏因素：患者有过敏史者较多。许多抗原性物质，如尘埃、细菌、寄生虫、花粉以及化学气体都可成为过敏因素而致病。

(2)内因有以下两种。①呼吸道局部防御及免疫功能降低：正常人的呼吸系统具有完善的防御功能，正常情况下，下呼吸道始终保持无菌状态。全身或呼吸道局部的防御及免疫功能减弱，可为慢性支气管炎提供发病的内在条件。②自主神经功能失调：当呼吸道的副交感神经反应增高时，对正常人不起作用的微弱刺激便可引起支气管痉挛，分泌物增多，产生咳、喘等症状。

总之，慢性支气管炎的病因是多方面的，一般认为在抵抗力减弱的基础上，有一种或多种外因存在时，经过长期、反复的相互作用，容易发展成慢性支气管炎。阻塞性肺气肿是由慢性支气管炎或其他原因逐渐引起的细支气管狭窄、终末细支气管远端气腔过度充气，并伴有气腔壁膨胀、破裂的一种病理状态，多为慢性支气管炎最常见的并发症。

2.临床表现

主要症状为慢性咳嗽、咳痰和呼吸困难。开始时症状轻微，如果吸烟或接触有害气体或受寒感冒后，则可引起急性发作或病情加重，在夏季气候转暖时则可自行缓解。

(1)咳嗽、咳痰：痰量以清晨较多，痰液一般为白色黏稠或泡沫痰，急性发作伴有细菌感染时则变为黏液脓痰。

(2)呼吸困难：通常在慢性支气管炎阶段就可发生，随着病情发展，在平地活动时也可感觉胸闷、气短，严重时可出现呼吸衰竭的症状，如发绀、头痛、嗜睡、神志恍惚等。

3.治疗

(1)抗生素药物的使用：单用药物或联合用药，静脉注射后口服。严重感染者用青霉素或头孢菌素类，病情改善后可用口服抗生素药物巩固治疗，感染控制后，要及时停用广谱抗生素，以免长期使用引起菌群失调、二重感染或细菌产生耐药性。

(2)应用祛痰、镇咳药物：对年老体弱、无力咳嗽或痰量较多者，以祛痰为主，协助排痰，不选用强烈镇咳药，以免抑制中枢加重呼吸道阻塞症状。

(3)喘息性患者先用氨茶碱、沙丁胺醇等解痉平喘药物。

(4)定时做雾化吸入，可稀释气管内分泌物，有利于排痰。一般每天 2～4 次，可选用抗菌、祛痰平喘药进行吸入治疗。

4.自我护理

(1)患者若能做到有效咳嗽，则对清理呼吸道分泌物、控制感染非常重要。有效咳嗽法：尽可能取坐位，上身向前倾，行深且慢的呼吸，屏住呼吸 3～5 秒，用胸部短且用力地咳 2 次。

(2)教会患者减轻呼吸道分泌物黏稠度的方法：①增加饮水量，每天液体摄入 2 500～3 000 mL；②保持室内空气湿润；③咳嗽、咳痰后做口腔护理。

(3)教会患者进行有效呼吸的方法，以改善呼吸功能、减轻呼吸困难的症状。①缩唇呼吸法：首先鼓励患者放松，闭口，用鼻子吸气。在一舒适的时间长度里经由缩起的口唇完全的呼出气来，会产生一种吹的效果，如同吹动蜡烛的火焰状。此法可预防呼吸道的塌陷，协助肺脏排气。②腹式呼吸法：当深吸气时腹部鼓起，在呼气时腹部收缩。当坐起或躺卧时，一只手在腹部而另一只手放在胸部可感觉自己的呼吸是否正常。它的作用是有效使用横膈膜，呼吸也比较容易。

(4)活动要适宜：应向患者解释增加耗氧的活动和因素，如吸烟、体温升高、肥胖、压力等，以免增加耗氧量，氧气要放在随时可以取到的地方，给予低流量吸氧 1～3 L/min。

(5)注意营养均衡：多吃含高蛋白、低糖类的食物，少吃高脂肪、高热量的食物。避免喝牛奶、食用巧克力等易导致唾液黏稠的食物。

(6)提供良好的休息环境：过冷或干燥的空气均会引起呼吸道痉挛。室内温度需在 18～20 ℃，相对湿度在 50%～70%，室内需通风良好，保证充足的睡眠。

(7)教会患者自我照顾：如按时服药、勿急躁、保持心情舒畅；避开烟雾环境，尽量避免去交通拥挤的地方，以减少有害气体的吸入；预防感冒，加强体育锻炼，提高机体免疫力；戒烟等。

(8)防止并发症：有肺气肿的患者，应特别注意观察特发性气胸的症状(即一种急性的并发症)，其常发生于肺大疱破裂之后。如果感到突然的尖锐性的疼痛，并随胸部的移动、呼吸或咳嗽而加重，一定要向医师说明。还要注意有无肺心病的发生，如注意观察有无皮肤发绀或出现斑点，有无水肿，有无呼吸困难加重。

5.预防

首先让患者掌握此病的本质，树立战胜疾病的信心，同时根据病情指导患者进行适当的体育锻炼，如腹式呼吸、缩唇呼吸等，增强呼吸肌肌力。注意生活规律和丰富的饮食营养，以全面增强体质、减少复发及提高生活质量。加强自身耐寒锻炼，感冒流行期不去公共场所，天气变化时及时增减衣服，避免感冒，减轻发病症状，减少入院次数。有条件的家庭可长期应用氧疗，每天吸氧时间应超过 15 小时，低流量吸氧 1～3 L/min，可延长患者生存期。

(四)支气管哮喘的预防及自我护理

支气管哮喘简称哮喘病，是因为变应原或其他过敏因素引起的一种支气管反应性过度增高的疾病，通过神经体液而导致气道可逆性痉挛、狭窄。遗传、过敏体质与本病关系很大，本病的特点是反复发作的暂时性、带哮鸣音的呼气性呼吸困难，能自动或经治疗后缓解。

1.病因

哮喘的发病及反复发作有诸多复杂的综合因素，大多是在遗传的基础上受到体内外某些因素的激发，主要的激发因素如下。

(1)变应原：主要有两大类。一是特异性抗原，包括以下几方面。①花粉：因吸入花粉而引起的哮喘，称为花粉性哮喘。在一定地区及季节内因吸入某些致敏花粉，而引起季节性发作或季节性加重的支气管哮喘，药物治疗效果很差，无并发症者多可随空中花粉的消失而自行缓解。此类患者可选择不同的变应原进行皮肤试验和脱敏治疗。②灰尘：包括有机尘(街道上的灰尘)、家尘(腐烂物质、被褥等产生的细菌、真菌、脱屑等)，建议湿式打扫。③尘螨：尘螨滋生于人类居住的环境中，如卧室、床褥、衣服等。尘螨性过敏发病率儿童高于成人，男性高于女性。④表皮变应原：狗、猫、马的皮屑。⑤真菌：潮湿的空气或住室中易产生真菌。⑥昆虫排泄物：甲虫、蛀虫、蟑螂等的排泄物可引起Ⅰ型变态反应而致哮喘发作。二是非特异性因素，有工业气体、氨、煤气、氧气、冷空气等。

(2)呼吸道感染：在哮喘患者中，可存在有细菌、病毒、支原体等特异性 IgE，如果吸入相应的抗原则可激发哮喘。

(3)气候因素：当气温、相对湿度、气压、空气离子等改变时可诱发哮喘，故在寒冷季节或秋冬气候转变时发病较多。

(4)药物因素：有药物过敏史，如青霉素、阿司匹林、磺胺类等药物可以引发哮喘的剧烈发作。

(5)精神因素：临床上常见到因精神紧张、恐惧、焦虑等诱发哮喘发作的例子。

(6)运动因素:运动诱发的哮喘又称运动性哮喘,指经过一定量的运动后,出现的急性、暂时性大小气道阻塞。

2.临床表现

哮喘症状可分为以下三种类型。①阵发性哮喘:多数患者有明显的变应原接触史或发作与季节有关。发作前多有鼻痒、眼睑痒、喷嚏、流涕或干咳等黏膜过敏现象,继而出现带哮鸣音的呼气性呼吸困难、胸闷、强迫体位,严重时出现发绀,轻度可自行缓解。②慢性哮喘:阵发性哮喘控制不良的后果,一年四季经常发作,即使不在急性期内,亦常感到胸闷、气急。③哮喘持续状态:指严重的哮喘发作持续在 4 小时以上者,患者出现极度呼吸困难、焦虑不安或意识障碍,大量出汗伴有脱水,明显发绀,心动过速,心率在 140 次/分以上,严重者可出现呼吸、循环衰竭。

哮喘持续状态的原因通常为以下几种:①持续接触大量变应原。②失水严重,痰液黏稠形成痰栓阻塞小支气管。③继发急性感染。④治疗不当,耐药或突然停用激素。⑤心肺功能不全,严重肺气肿等。⑥精神紧张或并发自发性气胸等。

3.哮喘持续状态的治疗

(1)目的:缓解支气管痉挛、水肿所致的气道阻塞,保持黏液的正常分泌。

(2)常规治疗:通常先吸入或口服支气管舒张药和激素,减轻支气管痉挛和气道水肿,如使用雾化治疗。在哮喘刚开始发作即予以雾化治疗,可有效缓解病情。雾化治疗步骤:①张口,将喷头置于口外 2～4 cm 处,对准口腔。②微抬头把气呼光,然后深吸气,同时按压使喷出的药液随气流一同进入气道深处。由于药液进入气道越深,缓解支气管痉挛的作用越强,所以应尽量使喷出的药液吸入气道深部,而不是喷入口腔。③吸气结束后屏气 5～10 秒。④然后慢慢呼气。⑤雾化治疗完成后应及时进行口腔护理,预防口腔真菌感染。用面罩行雾化治疗后应及时清洁面部,以清除残留在面部的药物。

若对以上常规治疗反应不佳者,则需住院治疗。住院后经用激素、静脉注射氨茶碱和吸入 β_2 受体激动剂等,大多数可缓解症状。

4.预防措施

(1)避免诱因:找出变应原,避免患者接触。如某些食物(花生油、巧克力、咖啡等)、动物(猫、狗、蟑螂等)、家居品(羽毛枕、油漆等)、不良情绪(恐惧、愤怒、悲伤等)、疾病(流感等)、药物(普萘洛尔、碘油等),其他还有季节变化、冷热不适等。房间内避免摆设花草、铺设地毯,做卫生清洁时应注意湿法打扫,避免尘土飞扬,使用某些消毒剂时要转移患者。

(2)预防感冒:注意随气候变化增减衣物,防止着凉、感冒。

(3)控制哮喘发作:当哮喘发作的前兆如胸闷、咳嗽、气促、憋闷等出现时,立即采取措施常常会减轻症状。通常采取的措施有以下几种:①使用常用的气雾喷剂;②放松心情;③使用缩唇呼吸法调整呼吸;④如果先兆为咳嗽,则首先必须清理痰液。如果上述措施均无效,马上通知医师。

(4)适度活动,加强锻炼:在缓解期,患者应避开变应原,加强自身体质锻炼,提高御寒能力。适当的活动量有助于促进健康,患者可通过实践去发现哪些活动适合自己,如散步、慢跑等。目前认为哮喘患者最适宜的运动是游泳。

(5)合理饮食;平衡饮食能够预防感染。多吃高蛋白、低脂肪、清淡饮食,多吃新鲜蔬菜水果,多饮水以稀释痰液,减少支气管痉挛,补充由于憋喘出汗过多而失去的水分,严禁食用与发病有关的食物,如牛奶、虾、海产品等。

(6)药物维持:遵医嘱按时服药,即使自我感觉良好,也不能私自停药,因为停药或改变药量都可能成为哮喘发作的诱因。

(7)严格戒烟:组织患者讨论吸烟与哮喘的关系,解释吸烟的不良影响,帮助其制订戒烟计划。

5.自我护理

(1)有效排痰:当有上呼吸道感染存在时,应每天在家里做胸部物理疗法,采用体位引流、胸壁叩击的方法,有利于痰液的排出。①体位引流:患者准备软枕及手纸或痰杯放在自己可以取到的地方。选择高矮合适的床,俯卧于床边,使上身成倒立状。将软枕放在胸部垫好,保持这一体位10~20分钟。②胸壁叩击:保持第一步体位,家属手心屈曲成凹状轻拍患者背部,自背下部向上,自背两侧向中间进行,这样轻拍3~5分钟。③咳嗽:患者保持第一步体位,用鼻部用力吸气后屏住气,心中默数1、2、3…8然后张开嘴,做短暂有力的咳嗽2~3次,将胸腔深部的痰咳出,咳嗽后做平静缓慢的呼吸并放松。

(2)有效使用氧气:一般氧浓度为30%~40%。

(3)居住环境宜空气清新、流通。

(4)采取舒适的体位,如半卧位。

(5)保持情绪稳定,可减少哮喘发作次数。

(五)上呼吸道感染的预防及自我护理

1.病因

本病大部分是由病毒引起(主要是鼻病毒、副流感病毒),其次是腺病毒,小部分由细菌引起(主要是溶血性链球菌、肺炎链球菌、葡萄球菌、流感嗜血杆菌感染所致)。上述病毒和细菌常寄生在人体鼻咽部,病毒的传染性较强,常通过飞沫传播。当受凉、过劳或年老体弱、身体或呼吸道局部防御功能减弱时,外来的或原已在呼吸道生存的病毒或细菌迅速繁殖引发本病。

2.临床表现

(1)症状:起病较急,往往以流清鼻涕、鼻塞、喷嚏、咽干痒开始,可伴全身不适、头痛、疲乏、肌肉酸痛,一般无发热或有微热,经2~3天后鼻涕变稠,呈黏液性,可有咽痛、声嘶、轻度干咳,一般经5~7天即可痊愈。由细菌感染引起者,全身症状较重,咽痛较明显,常无喷嚏和流涕。

(2)体征:鼻咽黏膜充血肿胀,鼻腔有分泌物,咽红、咽后壁淋巴结肿大,有压痛。

(3)血常规:病毒感染者,白细胞计数偏低或正常,继发细菌感染者则白细胞数常增高。

(4)治疗:中医根据分型不同,分为风寒型、风热型感冒,采取不同的方法辨证施治。西医治疗可用氯化铵合剂或复方甘草合剂镇咳,西地碘片或润喉片润喉,有细菌感染者加用抗生素,病毒感染者使用抗病毒制剂。

(5)护理。①休息:应相对地减少活动,使生理和心理得到松弛并恢复精力,发热时应卧床休息,避免体力消耗过多,减轻头晕、心慌、全身无力等症状,促进康复。②补充营养及水分:呼吸道感染时,一般伴有迷走神经兴奋性降低,胃肠活动减弱,消化吸收能力差。同时,分解代谢增加,水分和营养物质大量消耗,致使入量不足,营养缺乏。因此应供给高热能、易消化的流质饮食或半流质饮食。患病时一般食欲较差,因此饮食还应注意清淡、少油腻,多饮水,每天需补充2 000~4 000 mL的水分。③保持空气清新,定时开窗通风:空气流通可降低空气中微生物的数量,即减少再次感染新型病毒的机会,同时还应注意保暖,避免受凉。④保持口腔清洁,用淡盐水漱口:口腔是病原微生物侵入人体的途径之一。口腔内存有大量细菌,其中不少为致病菌,口腔的温度、相对湿度和食物残渣很适合微生物生长繁殖。在患病时,机体由于抵抗力低,饮水进食减少，细菌在口腔内迅速繁殖，不仅可致口臭、影响食欲及消化功能，而且可引起口腔局部炎症加重或反复促发呼吸道感染。因此，每天多次用淡盐水漱口不仅可降低口腔内细菌的数量，还可保持口腔清洁，促进食欲，增强舒适感。⑤保证按时服药：中、西药均可直接杀灭细菌、病毒，增强机体吞噬细胞的防病抗病能力，抑制细菌、病毒的繁殖，起到最主要、最直接的作用，因此按时服药对于疾病的康复有着重要的意义。

(6)预防。①积极锻炼：健康人的鼻咽部经常有一些病毒和细菌存在，在机体受凉、疲劳等因素作用下，因机体抗病能力减弱而致病。所以，平时应加强身体锻炼，注意避免发病诱因，增强自身抗病能力。②呼吸道隔离：病毒具有高度的传染性，可以通过飞沫在空气中传播，也可借污染的食具和物品传播。在呼吸道感染流行时，应戴口罩，尽量不去公共场所，并将自用的水杯、毛巾、脸盆、碗筷等与他人分开，切断传染途径，尽量勿与患者及其他人接触。③家庭消毒：家居室内可用食醋熏或用艾卷燃熏，每次 1 小时，隔天 1 次；有条件的可用消毒液擦拭桌面、窗台、地面，以达到空气消毒的目的。④中药预防：在呼吸道感染流行时，可服用清热、解毒、抗病毒的中药制剂以达到平衡体内阴阳，增强机体抵抗力的作用，如野菊花、薄荷、荆芥、板蓝根(大青叶)等。

二、消化系统

(一)消化系统的解剖及生理简介

1.解剖

消化系统包括消化道和消化腺两大部分。消化道由口腔、咽、食管、胃、小肠和大肠组成；消化腺由消化管壁内的若干小腺和独立大腺组成；大腺包括唾液腺、肝和胰。消化系统的基本功能是摄取食物，进行物理性和化学性消化，吸收其营养物质并将食物残渣转变为粪便排出体外。该系统是保证人体新陈代谢的重要组成部分。临床上将口腔至十二指肠这一段称为上消化道，空肠以下的部分称为下消化道。

2.主要生理功能

(1)胃：食物经咀嚼并与唾液混合后被吞咽入胃。胃有分泌胃液和蠕动的功能，其消化及吸收功能有限。脂肪类食物在胃内基本不被消化，胃仅吸收少量水、葡萄糖和盐水。因此，胃的主要生理功能是分泌胃液和进行搅拌、排空运动，为食物在小肠内的消化吸收进行准备和输送。

(2)十二指肠：十二指肠黏膜可分泌促胰液素、胆囊收缩素、促胃液素等并接受胆汁和胰液。十二指肠有一定的吸收能力，水、葡萄糖、电解质在十二指肠内均可被迅速被吸收。

(3)小肠：小肠通过有节律的分节运动和蠕动运动，促进食团与消化液的混合。小肠液含有多种消化酶，对食物进行消化吸收。因此，大部分的营养成分均在小肠吸收。

(4)结肠：结肠有吸收与分泌功能，能贮存与转运粪便，可以吸收水、电解质、葡萄糖。结肠内还有大量细菌，可抑制某些病原菌并合成维生素 K、B 族维生素等复合物，以供体内需要。

(5)肝：肝能分泌胆汁，并具有代谢功能，能将糖类、蛋白质、脂肪转变为糖原贮存在肝内，当血糖减少时又将糖原分解为葡萄糖释放入血液，以调节血糖保持恒定浓度。肝还能合成和产生凝血物质，故具有凝血功能。在代谢过程中产生的毒物或外来的毒物在肝内可通过分解氧化等方式转为无毒。另外肝还能贮存血液，当有急性出血时，能输出相当多的血液补充血液循环。

(6)胆囊：胆囊具有贮存、浓缩胆汁及调节胆道内压力的作用。

(7)胰腺：胰腺具有内、外分泌功能。内分泌部主要由胰岛组成，可分泌胰岛素、胰高血糖素，参与糖的代谢。外分泌部主要分泌胰液，经胰管排入十二指肠，参与对食物的消化。

(二)常用检查方法及治疗药物

1.消化性溃疡的检查

(1)胃液分析:胃溃疡患者胃酸分泌正常或稍低,十二指肠溃疡患者则多增高。高峰排量明显减低者,尤其是胃液 pH>7.0 应考虑癌变,十二指肠溃疡高峰排量多大于 40 mmol/L。

(2)粪便隐血实验:素食 3 天后,粪便隐血试验阳性者可提示有活动性消化溃疡。治疗后一般 1~2 周转阴。

(3)X 线钡剂检查:患者吞服钡剂后,钡剂充盈在溃疡的隐窝处,X 线检查可显示阴影。这是诊断消化性溃疡的直接手段。

(4)纤维内镜检查:具有最直接的优点,通过内镜,不仅能明确溃疡是否存在,而且还可以估计溃疡面的大小,周围炎症轻重,溃疡面有无血管显露以及准确评价药物治疗效果。

2.常用药物

(1)西咪替丁。①作用:抑制胃酸分泌,但不影响胃排空作用。本药对化学刺激引起的腐蚀性胃炎有预防及保护作用,同时对应激性溃疡和上消化道出血都有较好疗效。②不良反应:消化系统反应,如腹胀、腹泻、口干等;心血管系统反应可表现为面色潮红、心率减慢等。对骨髓有一定抑制作用,还有一定的神经毒性,可有头痛、头晕、疲乏及嗜睡等。③注意事项:不可突然停药,疗程结束后仍需要服用维持量 3 个月或严格遵医嘱服药,因为突然停药会引起酸度回跳性升高;用药期间注意查肝肾功能和血常规;不可与抗酸剂(氢氧化铝、乐得胃等)同时服用,应在餐中或餐后立即服用;不宜与地高辛、奎尼丁及含咖啡因的饮料合用。

(2)雷尼替丁。①作用:组织胺 H_2受体阻滞剂,比西咪替丁作用强 5~8 倍,作用迅速、长效、不良反应小。②不良反应:静脉输入后可有头晕、恶心、面部烧灼感及胃肠刺激;可有焦虑、健忘等。对肝有一定毒性,孕妇、婴儿及严重肾功能不全者慎用。③注意事项:静脉用药后可出现头晕等不适,约持续 10 分钟消失。不能与利多卡因合用。

(3)奥美拉唑。①作用:可特异性的作用于胃黏膜细胞,抑制胃酸分泌,对 H_2受体阻滞剂效果不好的患者可产生强而持久的抑酸作用,对十二指肠溃疡有很好的治愈作用,并且复发率低,可减弱胃酸对食管黏膜的损伤,可治疗顽固性溃疡。②不良反应:不良反应同雷尼替丁,偶见转氨酶升高、皮疹、嗜睡、失眠等,停药后消失。③注意事项:胶囊应于每天晨起吞服,尽量不要嚼,不可擅自停药。一般十二指肠溃疡服用 2~4 周为 1 个疗程,胃溃疡服用 4~8 周为 1 个疗程。

(三)消化性溃疡的预防及自我护理

消化性溃疡是发生在胃和十二指肠的慢性溃疡,亦可发生于食管下段,胃空肠吻合术后。溃疡的形成与胃酸和胃蛋白酶的消化作用有关,故称消化性溃疡。

1.病因和发病机制

尚不十分明确,学说甚多,一般认为与多种因素有关。

(1)胃酸和胃蛋白酶:具有强大的消化作用,在本病的发病机制中占有重要位置,尤以胃酸的作用更大。

(2)胃黏膜屏障学说:在正常情况下,胃黏膜不受胃内容物的损伤,或在损伤后可迅速地修复。当胃黏膜屏障遭受破坏时,胃液中的氢离子可回流入黏膜层,引起组胺释放,使胃蛋白酶增加而造成胃黏膜腐烂,长期可形成溃疡。

(3)胃泌素在胃窦部潴留。

(4)神经系统和内分泌功能紊乱。

(5)其他因素:物理性及化学性刺激;各种药物可通过各种机制引起消化性溃疡;O型血人群的十二指肠溃疡发病率高于其他血型者;消化性溃疡常与肝硬化、肺气肿、类风湿关节炎、慢性胰腺炎、高钙血症等并存。

2.临床表现

(1)疼痛:溃疡病患者的临床表现主要是上腹部疼痛,这种疼痛与饮食有较明显的关系。胃溃疡的疼痛多于饭后0.5～2小时,至下餐前消失。十二指肠溃疡的疼痛多出现于午夜或饥饿之时,进食后疼痛可减轻或缓解。疼痛可因饮食不当、情绪波动、气候突变等因素而加重。常服抑酸剂、休息、热敷疼痛部位可使疼痛减轻,穿透性溃疡可放射至胸部和背后。少数溃疡病患者可无疼痛或仅有轻微不适。

(2)其他胃肠症状:反酸、嗳气、恶心、呕吐等,可单独出现或伴有疼痛同时出现。

(3)全身性症状:患者可有失眠等神经官能症的表现,并伴有自主神经功能不平衡的症状,如脉缓、多汗等。

3.并发症

(1)上消化道出血:本病常见并发症之一。一部分患者以大量出血为本病的初发症状,临床表现为呕血和黑便,原来的溃疡病症状在出血前可加重,出血后可减轻。

(2)穿孔:急性穿孔是消化性溃疡最严重的并发症。当溃疡深达浆膜层时,可发生急性穿孔。胃及十二指肠内容物溢入腹腔,导致急性弥漫性腹膜炎。临床表现为突然发生上腹剧疼,继而出现腹膜炎的症状和体征,部分患者呈现休克状态。

(3)幽门梗阻:是十二指肠球部溃疡常见的并发症,其原因是溃疡活动期周围组织炎性水肿引起痉挛,妨碍幽门通畅,造成暂时性的幽门梗阻。随着炎症的好转,症状即消失。在溃疡愈合时,有少数患者可因瘢痕形成与周围组织粘连而引起持久性的器质性幽门狭窄,临床体征常见上腹部胃蠕动波、振水音,往往有大量呕吐、含酸性发酵宿食,呕吐后上述症状可缓解。

(4)癌变:少数溃疡可发生癌变。

4.治疗与护理

(1)生活起居的规律性和饮食的合理性:①精神因素对本病的发生发展有重要影响,过分的紧张、情绪的改变或疲劳过度,均会扰乱生活规律,诱发溃疡的发生或加重。②养成定时进食的良好习惯,忌暴饮暴食,限制酸、辣、生、冷、油炸、浓茶、咖啡等刺激性食物。急性期可服流食,逐步过渡到少渣半流饮食及少渣软饭。适当限制粗纤维,需注意少食多餐。急性期不宜用的食物有粗粮、杂豆、坚果、粗纤维、蔬菜水果及刺激性食物。稳定期选用营养充足的平衡饮食,注意饮食的多样化,按时进餐,细嚼慢咽,不要过饥过饱。

(2)应用制酸、解痉和保护黏膜、促进溃疡愈合的药物:①降低胃内酸度即抑酸治疗。目前常用的抑酸剂有H_2受体阻滞剂和质子泵抑制剂。前者常用的是西咪替丁,后者为奥美拉唑,其他常用的药物还有雷尼替丁、法莫替丁等。②增加胃黏膜抵抗力。常用的药物有硫糖铝、铋剂。③抗生素类药物。应用抗生素的目的是杀灭幽门螺杆菌。单独应用一种药物疗效较差,常用的有阿莫西林、甲硝唑、铋剂等三联治疗。与抗酸药同时应用疗效较好,复发率低,有效率可达80%～90%。

(3)注意观察患者的病情变化:如腹痛、出血征兆及程度。

5.预防

(1)保持心情愉快:持续或过度精神紧张、情绪波动,可使大脑皮质功能紊乱,自主神经兴奋性增加，最后导致胃酸分泌增多。减少和防止精神紧张、忧虑、情绪波动、过度劳累等，保持乐观情绪，心情愉快地工作与生活，以使大脑皮质功能稳定。

(2)注意休息：不要过度疲劳，生活规律化。有规律地生活，注意劳逸结合，病情轻者可边工作边治疗，较重的活动性溃疡患者应卧床休息，一般应休息4～6周(溃疡愈合一般需4～6周)。

(3)每天保证充足的睡眠及休息，防止复发。可适当给予镇静药或采用气功疗法。

(4)饮食合理，注意饮食方式，要定时定量，细嚼慢咽，避免急食，忌生、冷、热、粗糙、油炸及其他刺激性食物和饮料，以清淡饮食为主。溃疡病活动期宜少量多餐(每天5～6次)，症状控制后改为每天3次。

(5)戒除烟酒。吸烟可引起血管收缩，抑制胰液、胆汁分泌，使十二指肠中和胃酸的能力减弱；乙醇能使胃黏膜屏障受损加重，延迟愈合。

(6)遵医嘱服药。

(7)注意观察溃疡病复发症状：疼痛、吐酸水、恶心、呕吐、便血或体重减轻等。

三、内分泌系统

(一)内分泌系统解剖及生理简介

1.解剖

内分泌系统是通过体液中微量的特殊化学物质(激素)来调节人体生命活动的重要系统。内分泌系统包括人体内分泌腺及某些脏器中的内分泌组织，其主要功能是在神经支配和物质代谢反馈调节基础上释放激素，调节人体内的代谢过程、脏器功能、生长发育、生殖衰老等许多生理活动，维持人体内环境的稳定，以适应复杂多变的体内、外变化。内分泌系统疾病的发生，是由于内分泌腺及组织发生病理改变所致。许多疾病导致的代谢紊乱，也可影响内分泌系统的功能和结构。

2.主要生理功能

(1)下丘脑：不仅能产生促进性腺、甲状腺等多种激素分泌的促释放激素；还能分泌使生长激素、催乳素等减少释放的抑制性激素。

(2)垂体：分为腺垂体(垂体前叶)及神经垂体(垂体后叶)。垂体前、后叶分泌不同激素：①垂体前叶由多种分泌不同激素的细胞组成，其分泌的各种垂体前叶激素作用于靶腺或周围组织，参与机体的生长发育、物质代谢、生殖功能及体液平衡等的调节。垂体前叶激素的合成和分泌主要受下丘脑释放的激素调节及靶腺激素的反馈调节，中枢神经系统也参与其调节作用。垂体前叶主要分泌促甲状腺激素、促肾上腺皮质激素、促性腺激素。②垂体后叶激素有两种，抗利尿激素和缩宫素，它们分别由下丘脑的视上核和室旁核产生，储存在垂体后叶中，在机体需要时释放入血，前者主要调节水代谢，有抗利尿作用，后者主要使子宫收缩。

(3)甲状腺：是人体内最大的内分泌腺，位于颈前的中部，由左右两叶及峡部构成，两侧叶的后面和四个甲状旁腺及喉返神经相接，分泌甲状腺素、三碘甲状腺素原氨酸及降钙素。甲状腺的主要功能是摄取碘合成甲状腺激素，影响全身组织的氧化过程。合成的甲状腺激素以甲状腺球蛋白的形式储存在滤泡腔内，在促甲状腺激素的刺激下释放入血发挥其生理作用，影响机体的生长发育、组织分化、物质代谢及其他多种系统和器官的功能。

(4)甲状旁腺：位于甲状旁腺侧叶背面，通常有四个，分为上、下两对，分泌甲状腺旁腺激素，调节体内钙、磷代谢。甲状旁腺激素的主要靶器官是骨组织和肾小管，它可以使骨质溶解，动员骨钙入血，增加肾小管和促进肠黏膜对钙的重吸收而使血钙增高。甲状旁腺又可抑制肾小管对磷的重吸收，使尿磷排出增加，血磷降低。血钙升高时又反馈抑制甲状旁腺激素的分泌。

(5)肾上腺：又称为副肾，位于肾的内上方，左右各一，右肾上腺呈三角形，左肾上腺呈椭圆形或半月形。肾上腺分为皮质和髓质两部分，肾上腺皮质细胞由外至内可分为三带：球状带、束状带和网状带。球状带较薄，主要分泌盐皮质激素即醛固酮，调节人体的水盐平衡；束状带分泌糖皮质激素，以皮质醇为主，参与糖、脂肪及蛋白质代谢的调节；网状带分泌性激素。肾上腺髓质由嗜铬细胞组成，可合成和释放肾上腺素和去甲肾上腺素，但以肾上腺素为主。肾上腺素及去甲肾上腺素通过与特异的肾上腺素受体结合而对多种器官和组织发挥作用。

(6)性腺：包括女性卵巢和男性睾丸。卵巢分泌雌激素、孕激素和少量雄激素。雌激素的主要作用为促进女性副性器官的发育和生长，促进女性副性征的出现，对人体新陈代谢有多方面的影响，故对青春发育与成长起重要的刺激作用。孕激素的主要作用是为受精卵在子宫内着床和保证妊娠做准备，它通常要在雌激素作用的基础上才能发挥作用。睾丸分泌雄激素和少量雌激素。雄激素主要为睾酮，作用为促进男性副性器官的发育和副性征的出现及促进体内蛋白质的合成代谢。

(7)胰腺：位于腹膜后，上腹深处，相当于第一、第二腰椎水平，呈横位，可分为头、颈、体、尾四部分。胰腺是一个具有内、外分泌功能的腺体。胰腺中有许多星罗棋布的细胞群，称为胰岛。胰岛是胰的内分泌部，占整个腺体的1%～2%，由大小不等、形状不规则的上皮细胞团组成，主要分布在胰尾部。胰岛内的主要内分泌细胞及其分泌激素如下所述。①A细胞：占全部细胞数目的25%～30%，所分泌的激素是胰高血糖素，其作用是使血糖增加。②B细胞：占全部细胞数目的70%～75%，所分泌的激素是胰岛素，其作用是降低血糖。③D细胞：占全部细胞数目的59%，所分泌的激素是生长激素抑制激素，其作用是抑制胰岛素及胰高血糖素的分泌。胰腺除胰岛的3种内分泌细胞分泌释放上述内分泌激素外，胰腺还有外分泌功能，可以分泌胰液，参与消化过程。

(8)内分泌细胞：胃肠道管壁上有多种内分泌细胞可分泌不同激素，包括胃泌素、胰泌素、胃动素等。

(9)肾脏可分泌前列腺素、肾素、红细胞生成素等。

(10)前列腺分泌前列腺素。

(二)常用检查方法及治疗药物

1.常用检查方法

(1)口服葡萄糖耐量试验。①目的：通过增加机体的葡萄糖负荷，观察血糖上升、恢复的速度和水平，以了解机体对葡萄糖的利用情况，推测胰岛B细胞的储备功能，从而协助诊断早期糖尿病及某些与糖代谢有关的疾病。②方法：试验前一天晚餐后禁食，直至试验完毕。医护人员将口服葡萄糖75 g溶解于300 mL水中，要求患者在5分钟内喝完，分别在空腹、口服葡萄糖30分钟、1小时、2小时、3小时抽取静脉血测血糖。③注意事项：近期体重明显减轻或严格控制热量者，需试验前每天进食糖类300 g连续7天才可试验。因为各种疾病均可使糖耐量减低，患感冒、肺炎者需病愈2周后才可试验；试验前3天停止使用口服避孕药、氢氯噻嗪、降糖药等；试验前最少8小时内及试验中不可饮咖啡、吸烟及剧烈活动；若有午饭前或晚饭前低血糖反应的病史，则延长试验时间，于口服糖后4小时、5小时各取1次静脉血测定血糖。

(2)甲状腺摄^{131}I试验。①目的：给受检者一定的放射性^{131}I，通过测定甲状腺吸碘率的高低，来判断甲状腺的功能状态，以协助诊断。②方法：试验前应禁食含碘丰富的食品2～4周，试验前10小时开始禁食。试验当天去同位素室首先口服^{131}I碘剂，分别在服后3小时及24小时，用γ射线盖革计数管在甲状腺部位测定其放射性。③注意事项：妊娠期、哺乳期女性应避免做此项检查。若服用甲状腺制剂，抗甲状腺药物应停药2周以上；若食用含碘较多的中药，则应停药1个月以上才可做此项检查。

2.常用药物

(1)口服降糖药磺脲类：包括甲苯磺丁脲、格列本脲(优降糖)、格列奇特(达美康)等，临床上主要用于治疗非胰岛素依赖型糖尿病。①药理作用：刺激胰岛素分泌和增强胰岛素的作用。②不良反应：低血糖、胃肠道反应(食欲减退、恶心、呕吐)，皮肤反应(瘙痒、红斑、荨麻疹等)，血液系统反应(白细胞、血小板计数减少，粒细胞缺乏、溶血性贫血等)。③服药方法：严格遵医嘱。④注意事项：服药期间，一旦发生心慌、手抖、饥饿、头晕等低血糖症状时，应吃含糖的食品或喝糖水。

(2)硫脲类抗甲状腺药物：包括甲硫氧嘧啶、甲巯咪唑(他巴唑)、卡比马唑(甲亢平)等，临床上主要用于治疗甲状腺功能亢进。①药理作用：通过抑制甲状腺组织合成甲状腺激素，以及外周丙硫氧嘧啶抑制T_4转变为T_3来达到治疗甲状腺功能亢进的目的。②不良反应：出现过敏性药物皮疹及药物性粒细胞缺乏症，白细胞计数减少症状以及关节疼痛，肌肉疼痛等。③服药方法：严格遵医嘱。④注意事项：服药期间，避免服其他类药物，一旦发生怕冷、乏力、黏液性水肿、动作迟缓、嗜睡等甲状腺功能减退症状需及时通知医师。食物和饮料不会影响抗甲状腺药物的疗效。

(三)糖尿病的治疗及自我护理

糖尿病是一组病因和发病机制尚未完全清楚的内分泌代谢性疾病，它是由于胰岛β细胞分泌胰岛素的功能异常，导致胰岛素分泌绝对或相对不足及靶细胞对胰岛素的敏感性降低，引起糖、蛋白质和脂肪代谢紊乱，进而出现血中葡萄糖升高及尿糖阳性。本病典型症状是“三多一少”，即多饮、多尿、多食及体重减轻，此外还有糖尿病并发症的症状。有些患者平时并无任何症状，只在体检时被发现。

1.病因及发病机制

糖尿病的病因和发病机制尚未完全明确，可能为多因素所致。目前已确认遗传因素在本病发生上具有决定性作用，下面列举可能的诱发因素。

(1)感染：1型糖尿病与病毒感染有关，柯萨奇病毒、流行性腮腺炎病毒等感染可引起胰岛组织损害而发病。

(2)肥胖：肥胖是2型糖尿病最主要的诱发因素之一。肥胖者的外周组织靶细胞的胰岛素受体数量减少，对胰岛素的亲和力减低或存在受体缺陷，故对胰岛素不敏感，导致糖尿病。

(3)创伤、手术、精神刺激、多次妊娠等，可诱发或加重糖尿病。

(4)药物可诱发或加重糖尿病，如肾上腺糖皮质激素、雌激素等。

2.临床表现

(1)多尿：由于血糖浓度高，大量葡萄糖从肾脏排出，由于渗透压增高，阻碍水分子在肾小管的重吸收，大量水分子伴随糖排出，形成多尿。

(2)烦渴多饮：由于多尿失去大量水分而烦渴多饮。

(3)易饥多食：葡萄糖是体内能量及热量的主要来源，由于胰岛素不足，使葡萄糖不能利用而随尿液丢失，机体常处于半饥饿状态。为补充失去的糖分，多数患者有饥饿感，从而导致食欲亢进，易饥多食。

(4)消瘦乏力：由于机体不能充分利用葡萄糖，故需要蛋白质和脂肪来补充能量与热量，使体内蛋白质和脂肪消耗增多，加之水分的丢失，因此，患者体重减轻而导致消瘦乏力。

(5)其他患者常有皮肤疖肿及皮肤瘙痒，由于尿糖浓度较高和尿糖的局部刺激，外阴部瘙痒较常见。

3.诊断标准

(1)可诊断糖尿病的血糖数值：①空腹血糖高于 7 mmol/L。②餐后 2 小时血糖高于11.1 mmol/L。

(2)葡萄糖耐量异常：①空腹血糖不低于 6.9 mmol/L。②30 分钟血糖不低于 10.6 mmol/L。③1 小时血糖不低于 10 mmol/L。④2 小时血糖不低于 7.8 mmol/L。⑤3 小时血糖不低于 6.9 mmol/L。30 分钟及1 小时数值仅取 1 点计算，有 3 点达到或超过上述数值者，可确诊为糖尿病。年纪超过 50 岁者，每增加 10 岁将 30 分钟数值增加 0.6 mmol/L。

4.并发症

(1)酮症酸中毒及昏迷：糖尿病加重时，脂肪分解加速，大量脂肪酸在肝脏经 β 氧化产生酮体(包括乙酰乙酸、β-羟丁酸和丙酮)，血酮升高时称酮血症，尿酮排出增多时称酮尿，临床上统称酮症。乙酰乙酸和 β-羟丁酸的酸性较强，故易产生酸中毒，即糖尿病酮症酸中毒，病情进展还可出现糖尿病昏迷。①诱因：一是感染，急性感染或慢性感染急性发作，以呼吸道、尿道和胃肠道感染最常见；二是胰岛素治疗突然中断或减量过多；三是饮食失调，过多摄入高糖和高脂肪的食物或过度限制糖类，如每天进食量低于 100 g；四是应激，外伤、手术麻醉、精神创伤、妊娠分娩等。②症状和体征：一是糖尿病症状加重，如显著软弱无力、极度口渴、尿量增多、多食并不明显，常食欲缺乏、恶心、呕吐，以致不能进水和食物，表明病情恶化，有严重酸中毒；二是呼吸，酮症时呼吸可无改变，当 pH<7.2 或血浆二氧化碳结合力低于 15 mmol/L 时，呼吸深大而快，称为酮中毒呼吸，患者呼吸有烂苹果味；三是脱水和休克，失水加重致脱水表现，如尿量减少、皮肤干燥无弹性、眼球下陷，严重者出现休克，表现为心率增快、脉细速、血压下降、四肢厥冷等；四是神志改变，早期仅有头晕、头痛、精神萎靡继而嗜睡、烦躁不安，病情恶化时反应迟钝，最后陷入昏迷；五是腹痛，少数病例可有腹痛，常为广泛性，有时较剧烈易被误认为急腹症。

(2)糖尿病慢性并发症。①心血管病变：糖尿病对心脏的影响包括大血管病变、微血管病变及自主神经病变。②糖尿病肾脏病变：包括肾小球硬化症、肾小动脉硬化症及慢性肾盂肾炎。典型临床表现是蛋白尿、水肿和高血压，最初蛋白尿为间歇性，以后渐呈持续性，晚期为氮质血症，最终出现肾衰竭。③神经病变：可累及神经系统任何一部分，以对称性、反复性、周围性神经病变最为常见。④眼病变：以眼底视网膜病变、动脉硬化及白内障多见。⑤感染：糖尿病患者易感染，疖、痈等皮肤化脓性感染较常见，有时可引起败血症和脓毒血症。

5.治疗与自我护理

(1)一般治疗与自我护理：患者的长期配合是取得良好治疗效果的基础，故应对患者及其家属进行糖尿病基本知识的教育，使之学会做尿糖测定，掌握饮食治疗的具体措施、使用降糖药的注意事项、学会胰岛素注射技术等，从而在医护人员指导下长期坚持合理治疗。糖尿病患者应保持规律的生活，积极参加力所能及的体力劳动，每天体力活动要保持恒定，不宜过度疲劳，避免精神紧张及精神刺激，保持皮肤清洁，预防各种感染。

(2)饮食治疗与自我护理：①根据患者的年龄、性别、劳动强度、体重、有无并发症等多方面因素，计算每天所需总热量。总热量＝每天每千克体重所需热量×标准体重。不同状态下每天每千克体重所需热量：休息状态为 83.68～104.60 kJ（20～25 kcal）；轻体力劳动为 104.60～125.52 kJ（25～30 kcal）；中等体力劳动为 125.52～146.44 kJ（30～35 kcal）。标准体重男性为（身高－100）×0.9；女性为（身高－100）×0.85。②根据每天所需总热量计算各种营养物质的摄入量，糖类占 55%～60%，蛋白质占 15%～20%，脂肪占 20%～25%。1 g 糖类可产热 17.15 kJ（4.1 kcal），1 g 蛋白质可产热 17.15 kJ（4 kcal），1 g 脂肪可产热 37.66 kJ（9 kcal）。③根据每天糖类需要量安排三餐主食量，可各 1/3 或为 1/5、2/5、2/5。

（3）药物治疗与护理：①口服降糖药治疗。磺脲类常用的有格列吡嗪、格列喹酮、格列奇特；双胍类常用的有苯乙双胍、二甲双胍；α 糖酶抑制药阿卡波糖。②胰岛素治疗：糖尿病患者因胰岛素绝对或相对不足而致血糖升高，部分患者需注射胰岛素控制血糖。注射胰岛素时应注意以下事项：一是胰岛素最好保存在 2～8 ℃的冰箱中，因温度过高会影响效价，温度过低会使胰岛素变性；二是注射前 15 分钟将胰岛素从冰箱中取出，室温放置 15 分钟后再注射，注意检查有效期；三是注射剂量要准确，如两种胰岛素合用时，先抽吸普通胰岛素，再抽吸混匀的含锌胰岛素，充分混匀后再注射；四是注射部位用乙醇消毒，因碘酒会致蛋白变性；五是长期注射胰岛素者，注意定期更换注射部位，防止发生硬结。

（4）运动疗法：糖尿病患者开始体育锻炼时，应先从短时间的轻微活动开始，随着体质增强逐渐增加活动量，延长活动时间，每天锻炼 1～3 次，每次以 15～30 分钟为佳，不要过度劳累，可采取散步、做广播体操、打太极拳等方式。运动时间宜在早、午饭后 1 小时左右开始，锻炼要持之以恒。随身携带糖果，若感觉低血糖时及时进食。不可单独进行活动，尤其是爬山、远行等，运动鞋袜要舒适，防止足部受伤。

（5）病情监测：最好每天监测一次尿糖，每周至少查一次血糖，还要定期检查肝功能、肾功能、血脂、糖化血红蛋白、尿蛋白和尿酮体等，定期检查眼底以监测病情变化。只要空腹血糖维持在 8.3 mmol/L（150 mg/dL），饭后 2 小时血糖在 10 mmol/L（180 mg/dL）以下，而又没有低血糖发生，血压也基本正常，就能保证不发生并发症。

（四）甲状腺功能亢进的预防及自我护理

甲状腺功能亢进（简称甲亢）是由多种原因导致甲状腺功能增高，分泌甲状腺素过多的一组常见内分泌疾病，临床表现为高代谢症候群、神经兴奋性增高、不同程度的甲状腺肿大及突眼等，多见于 20～40 岁人群，女性多于男性，男女比例为 1∶（4～6）。

1.常见分类

（1）甲状腺性甲亢（甲状腺自身功能亢进）：毒性弥漫性甲状腺肿、毒性结节性甲状腺肿、毒性甲状腺腺瘤、新生儿甲亢、碘甲亢及甲状腺癌伴甲亢。

（2）垂体性甲亢：垂体促甲状腺激素腺瘤。

（3）异位促甲状腺激素综合征。

（4）卵巢性甲状腺肿。

（5）仅有甲亢表现而甲状腺功能不高。

2.临床表现

（1）典型症状。①神经系统：易激动、两手平举向前伸出时有细微震颤，失眠，紧张，有时多言、易动、躁狂，亦可寡言、抑郁。②高代谢综合征：怕热多汗、心动过速、心悸、胃纳明显亢进，但体重下降，疲乏无力。③甲状腺肿：甲状腺弥漫对称性肿大伴血管杂音和震颤为本病特征。④肌肉骨骼系统：多数患者肌无力及肌肉萎缩。影响骨骼脱钙而致骨质疏松、尿钙增多，血钙一般正常，还可发生指(趾)端粗厚，又称肢端病。⑤生殖系统：女性常有月经减少或闭经，男性阳痿，偶有男性乳腺发育，催乳素及雌激素水平增高。⑥造血系统：血中淋巴细胞多于单核细胞，但白细胞总数低，血容量大，可致轻度贫血。⑦眼征：眼球突出，突眼度一般都超过 18 mm(正常不超过 16 mm)，突眼严重者眼睑多有水肿或不闭合，结膜及角膜外露，易引起充血、水肿，可形成角膜溃疡或全眼球炎以致失明。

(2)特殊表现。①甲亢危象：高热(39 ℃以上)，脉率快，常伴房颤或房扑，神志焦虑、烦躁不安，厌食、恶心呕吐、腹泻，大量失水以致虚脱、休克，继而嗜睡、谵妄，终至昏迷，可伴心力衰竭或肺水肿。②甲亢性心脏病：占 10%～20%，男性结节性甲状腺肿伴甲亢严重者可有心脏增大，心律失常或心力衰竭，甲亢控制后可恢复正常。③淡漠型甲亢：多见于老年，起病隐匿，症状不典型，表现为神志淡漠、乏力、嗜睡、反应迟钝、明显消瘦，有时腹泻、厌食，老年者可合并心绞痛、心肌梗死，易与冠心病混淆。未及时诊断、治疗易发生危象。④胫前黏液性水肿：多见于胫骨前 1/3 部位，也可见于足背、踝关节，偶见于面部。皮肤损伤大多为对称性，有广泛大小不等的棕红色或红褐色或暗红色突起不平的斑块状结节，边界清楚，直径为 5～30 mm，连成片时可达数厘米，可有感觉过敏、减退或伴有痒感，后期皮肤如桂皮或树皮样，有的还呈象皮腿样。⑤甲状腺功能正常的 Graves 眼病：少见，约占 5%，只以单侧或双侧突眼为主，无甲亢的临床表现也不伴胫前黏液性水肿，可在突眼发生数月或数年后出现甲亢表现。

(3)实验室检查：①T_3、T_4 明显增高，正常值分别为 0.78～2.2 μg/L 和 42～135 μg/L。②甲状腺刺激性抗体测定：Graves 患者血中 TsAb 阳性检出率可达 80%～95%，对本病不但有早期诊断意义，而且对判断病情活动、是否复发也有价值，还可作为治疗停药的重要指标。③甲状腺摄^{131}I：如摄碘率增高，3 小时超过 25%或 24 小时超过 45%，峰值前移符合本病。

3.治疗

(1)一般治疗：消除精神紧张等对本病不利的因素，初期予以适当休息和支持疗法，补充足够热量和营养物质以供消耗。

(2)抗甲亢药物治疗：抗甲亢药物有丙硫氧嘧啶、甲巯咪唑、卡比马唑等。①抗甲状腺药物的适应证：症状较轻，甲状腺轻至中度肿大病；20 岁以下青少年及儿童、老年患者；妊娠女性；甲状腺次全切除术后复发、又不适于放射性^{131}I 治疗者；手术治疗前准备；辅助放射性^{131}I 治疗。②用药分为三个阶段。a.初始阶段：需 1～3 个月，服药剂量较大，丙硫氧嘧啶 300～400 mg 或甲巯咪唑 30～40 mg/d；b.减药阶段：当症状显著减轻，体重增加，心率 80～90 次/分，T_3、T_4 接近正常，可根据病情每 2～3 周递减药量 1 次，同时注意临床表现，递减剂量不宜过快，一般 2～3 个月为宜；c.维持阶段：每天 5～10 mg，停药前可减至 2.5～5 mg，为期 1～1.5 年，不稳定而又不愿采用其他方案者，维持阶段可延长为 2～3 年。

(3)辅助药物治疗。①普萘洛尔：10～20 mg，每天 3 次，可改善心悸、心动过速、精神紧张、震颤等，可阻止 T_4 转化为 T_3。普萘洛尔还可适用于甲亢危象和紧急甲状腺手术或放射性碘治疗前的快速准备，对急性甲亢性肌病也有一定效果，但在有支气管哮喘、房室传导阻滞、心力衰竭患者和分娩时禁用，对胰岛素依赖型糖尿病也应慎用。②甲状腺干制剂片或甲状腺素：以稳定“下丘脑-垂体-甲状腺”轴的关系，避免甲状腺和突眼加重，还可降低甲状腺自身抗体和减少甲亢复发率。③碘化物：对甲状腺激素合成可有抑制作用，目前主用于抢救甲亢危象或甲亢手术治疗前的准备，也用于放射性^{131}I 治疗以减少不良反应。

(4)放射性治疗：其效果如同外科手术，但要考虑适应证和禁忌证，特别是远期效应问题。①适应证：年龄在25岁以上，对抗甲状腺药物过敏而不可持续用药者，或长期治疗无效或停药后复发者，甲状腺次全切除术后复发者，合并有心脏病、糖尿病、严重肝肾疾病以及有手术切除禁忌证者，甲亢伴有突眼者，甲状腺内^{131}I转换的有效半衰期不少于3天者。②放射性^{131}I治疗不适用于下列情况：妊娠或哺乳女性；年龄低于25岁者(首选抗甲状腺药物治疗)；有严重或活动性肝、肾疾病患者；周围血液白细胞总数少于$3\times10^9/L$；严重甲亢患者，结节性甲状腺肿伴功能亢进，结节扫描显示“冷区”者。③远期并发症：甲状腺功能减退、致癌问题、遗传效应、突眼加重。

(5)手术切除。

4.预防及自我护理

(1)减轻精神紧张，给予有利的精神支持，避免盛怒、急躁、悲哀等不良情绪刺激。

(2)初期要适当地休息，避免从事消耗大、紧张的工作，心悸、心动过速时应多卧床休息，减轻症状。

(3)指导患者掌握合理的饮食，多食高蛋白、高脂肪、高维生素饮食，以保证摄入足够的热量，保证基础代谢，但应减少食物中纤维素的含量，避免生、冷、硬食物，以防增加腹泻机会。

(4)药物治疗时，需注意下列事项：①要指导患者规律服药，避免间断服药。勿用碘剂，少吃或不吃海鲜产品，因为碘对甲状腺激素的合成与释放的抑制是暂时的，如长期食用高碘食物，则甲状腺激素对碘的抑制作用可产生适应性，使甲状腺激素的合成从碘的抑制下逸脱，逸脱后的甲状腺激素的合成重新增加，可引起甲亢的复发。②减药阶段：定时观察临床表现，不少于每天4次(基础心率、体重、白细胞、T_3、T_4)，遵医嘱逐渐减药量，尽量保持甲状腺功能正常和稳定性，逐渐过渡到维持阶段。③药物反应：白细胞计数减少，最常见于甲硫氧嘧啶，丙硫氧嘧啶最少见；开始服药2～3个月内最常见。治疗初期应每1～2周检查一次白细胞总数和分类，减药和维持阶段可每2～4周测1次，白细胞计数低于$4\times10^9/L$应注意观察，个别患者可出现药疹及血清谷丙转氨酶升高，可用抗组胺药物及护肝药物。

(5)预防甲亢危象，避免精神刺激，预防和尽快控制感染，不随意停药，手术或放射性治疗前要做好准备工作。

(6)内分泌浸润性突眼症的自我护理：注意眼睛休息，戴黑色或茶色墨镜，避免强光及各种外来刺激。睡眠时应用抗菌药膏并戴眼罩，以免角膜暴露部分受刺激而发生炎症。用单侧眼罩减轻复视，高枕卧位，控制食盐摄入，抗菌眼药和可的松眼药交替使用。

(7)甲亢患者出现突眼、甲状腺肿大而致颈部增粗，初期对自我形象的变化难以适应，要鼓励患者进行修饰，听慢节奏、轻松愉快的音乐，保持平和心境，穿衣时避免领口过紧，以免使甲状腺分泌过快，加重症状。

(8)患者代谢快、出汗多，应注意添加合适的衣服，预防感冒，避免加重病情，及时更换衣服，保持皮肤清洁。

(9)甲亢患者失眠、紧张，可遵医嘱口服安眠药，提供安静的休息环境。保证睡眠，有利于疾病的好转。

(李　青)

第三章

心血管内科疾病护理

第一节　先天性心脏病

先天性心脏病简称“先心病”，是胎儿时期心脏血管发育异常而致的畸形，是小儿时期最常见的心脏病。根据左右心腔或大血管间有无直接分流和临床有无发绀，可将先心病分为三大类：①左向右分流型（潜伏青紫型），常见有室间隔缺损、房间隔缺损、动脉导管未闭。②右向左分流型（青紫型），常见有法洛四联症和大动脉错位。③无分流型（无青紫型），常见有主动脉缩窄和肺动脉狭窄。

小儿先天性心脏病中最常见的是室间隔缺损、房间隔缺损、动脉导管未闭、肺动脉狭窄、法洛四联症和大动脉错位。

一、临床特点

（一）室间隔缺损

室间隔缺损（ventricular septal defect，VSD）为小儿最常见的先天性心脏病，缺损可单独存在，亦可为其他畸形的一部分。按缺损部位可分为室上嵴上方、室上嵴下方、三尖瓣后方、室间隔肌部 4 种类型。临床症状与缺损大小及肺血管阻力有关。大型 VSD（缺损 1～3 cm 者）可继发肺动脉高压，当肺动脉压超过主动脉压时，造成右向左分流而产生发绀，称为艾森门格综合征。

1.症状

小型室间隔缺损可无症状；中型室间隔缺损易患呼吸道感染，或在剧烈运动时发生呼吸急促，生长发育多为正常，偶有心力衰竭；大型室间隔缺损在婴幼儿时期由于缺损较大，左向右分流量多超过肺循环量的 50%，使体循环内血量显著减少，而肺循环内明显充血，可于生后 1～3 个月即发生充血性心力衰竭，平时反复呼吸道感染、肺炎、哭声嘶哑、喂养困难、乏力、多汗等，并有生长发育迟缓。

2.体征

心前区隆起；胸骨左缘 3～4 肋间可闻及Ⅲ～Ⅳ或Ⅵ级全收缩期杂音，在心前区广泛传导；肺动脉第二心音显著增强或亢进。

3.辅助检查

（1）X 线检查：肺充血，心脏左室或左右室大；肺动脉段突出，主动脉结缩小。

(2)心电图:小型室间隔缺损,心电图多数正常;中等大小室间隔缺损示左心室增大或左右心室增大;大型室间隔缺损或有肺动脉高压时,心电图示左右心室增大。

(3)超声心动图:室间隔回声中断征象,左右心室增大。

(二)房间隔缺损

房间隔缺损(atrial septal defect,ASD)按病理解剖分为继发孔(第二孔)缺损和原发孔(第一孔)缺损,以继发孔缺损为多见。继发孔缺损为较常见的先天性心脏病之一,以女性较多见,缺损位于房间隔中部卵圆窝处,血流动力学特点为右心室舒张期负荷过重。原发孔缺损位于房间隔下端,是心内膜垫发育障碍未能与第一房间隔融合,常合并二尖瓣裂缺。

1.症状

在初生后及婴儿期大多无症状,偶有暂时性发绀。年龄稍大,症状渐渐明显,患儿发育迟缓,体格瘦小,易反复呼吸道感染,活动耐力减低,有劳累后气促、咳嗽等症状。左胸部常隆起,一般无发绀或杵状指(趾)。

2.体征

胸骨左缘第 2～3 肋间闻及柔和的喷射性收缩期杂音,肺动脉瓣区第二心音可增强或亢进、固定分裂。

3.辅助检查

(1)X 线检查:右心房、右心室扩大,主动脉结缩小,肺动脉段突出,肺血管纹理增多,肺门舞蹈。

(2)心电图:电轴右偏,完全性或不完全性右束支传导阻滞,右心房、右心室增大;原发孔 ASD 常见电轴左偏及心室肥大。

(3)超声心动图:右心房右心室增大,右心室流出道增宽,室间隔与左心室后壁呈同向运动。二维切面可显示房间隔缺损的位置及大小。

(三)动脉导管未闭

动脉导管未闭(patent ductus arteriosus,PDA)是临床较常见的先天性心脏病,女性多于男性。开放的动脉导管位于肺总动脉分叉与主动脉之间,有管型、漏斗型和窗型,以漏斗型为多见。

1.症状

导管较细时,临床无症状。导管较粗时临床表现为反复呼吸道感染、肺炎,发育迟缓,早期即可发生心力衰竭。重症病例常有呼吸急促、心悸。临床无发绀,但若合并肺动脉高压,即出现发绀。

2.体征

胸骨左缘第 2 肋间可闻及粗糙、响亮、机器样的连续性杂音,向心前区、颈部及左肩部传导,肺动脉瓣区第二心音亢进。脉压增宽,出现股动脉枪击音、毛细血管搏动和水冲脉。

3.辅助检查

(1)X 线检查:分流量小者,心影正常;分流量大者,多见左心房、左心室增大,主动脉结增宽,可有漏斗征,肺动脉段突出,肺血增多,重症病例左右心室均肥大。

(2)心电图:左心房、左心室增大或双心室肥大。

(3)超声心动图:左心房、左心室大,肺动脉与降主动脉之间有交通。

(四)法洛四联症

法洛四联症(tetralogy of Fallot,TOF)是临床上最常见的发绀型先天性心脏病,病变包括肺

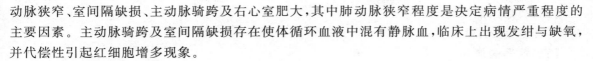

动脉狭窄、室间隔缺损、主动脉骑跨及右心室肥大，其中肺动脉狭窄程度是决定病情严重程度的主要因素。主动脉骑跨及室间隔缺损存在使体循环血液中混有静脉血，临床上出现发绀与缺氧，并代偿性引起红细胞增多现象。

1.症状

发绀是主要症状，它出现的时间早、晚和程度与肺动脉狭窄程度有关，多见于毛细血管丰富的浅表部位，如唇、指(趾)甲床、球结膜等。患儿活动后有气促、易疲劳、蹲踞等；并常有缺氧发作，表现为呼吸加快、加深，烦躁不安，发绀加重，持续数分钟至数小时，严重者可表现为神志不清，惊厥或偏瘫，死亡。发作多在清晨、哭闹、吸乳或用力后诱发，发绀严重者常有鼻出血和咯血。

2.体征

生长发育落后，全身发绀，眼结膜充血，杵状指(趾)；多有行走不远自动蹲踞姿势或膝胸位。胸骨左缘第 2～4 肋间闻及粗糙收缩期杂音；肺动脉瓣区第二心音减弱。

3.辅助检查

(1)X 线检查：心影呈靴形，上纵隔增宽，肺动脉段凹陷，心尖上翘，肺纹理减少，右心房、右心室肥厚。

(2)心电图：电轴右偏，右心房、右心室肥大。

(3)超声心动图：显示主动脉骑跨及室间隔缺损，右心室流出道、肺动脉狭窄，右心室内径增大，左心室内径缩小。

(4)血常规：血红细胞增多，一般在(5.0～9.0)$\times 10^{12}$/L，血红蛋白 170～200 g/L，血细胞比容 60%～80%。当有相对性贫血时，血红蛋白低于 150 g/L。

二、护理评估

(一)健康史

了解母亲妊娠史，在孕期最初 3 个月内有无病毒感染、放射线接触和服用过影响胎儿发育的药物，孕母是否有代谢性疾病。患儿出生有无缺氧、心脏杂音，出生后各阶段的生长发育状况。是否有下列常见表现：喂养困难，哭声嘶哑，易气促、咳嗽，发绀，蹲踞现象，突发性晕厥。

(二)症状、体征

评估患儿的一般情况，生长发育是否正常，皮肤发绀程度，有无气急、缺氧、杵状指(趾)，有无哭声嘶哑，有无蹲踞现象，胸廓有无畸形。听诊心脏杂音位置、性质、程度，尤其要注意肺动脉瓣区第二心音的变化。评估有无肺部啰音及心力衰竭的表现。

(三)社会、心理

评估家长对疾病的认知程度和对治疗的信心。

(四)辅助检查

了解并分析 X 线、心电图、超声心动图、血液等检查结果。较复杂的畸形者还应了解心导管检查和心血管造影的结果。

三、常见护理问题

(一)活动无耐力

与氧的供需失调有关。

(二)有感染的危险

与机体免疫力低下有关。

(三)营养失调

低于机体需要量,与缺氧使胃肠功能障碍、喂养困难有关。

(四)焦虑

与疾病严重,花费大,预后难以估计有关。

(五)潜在并发症

脑血栓、脑脓肿、心力衰竭、感染性心内膜炎、晕厥。

四、护理措施

(1)休息:制定适合患儿活动的生活制度,轻症无症状者与正常儿童一样生活,但要避免剧烈活动;有症状患儿应限制活动,避免情绪激动和剧烈哭闹;重症患儿应卧床休息,给予妥善的生活照顾。

(2)饮食护理:给予高蛋白、高热量、高维生素饮食,适当限制食盐摄入,并给予适量的蔬菜类粗纤维食品,以保证大便通畅。重症患儿喂养困难,应有耐心,少量多餐,以免导致呛咳、气促、呼吸困难等,必要时从静脉补充营养。

(3)预防感染:病室空气清新,穿着衣服冷热要适中,防止受凉,应避免与感染性疾病患儿接触。

(4)注意心率、心律、呼吸、血压变化,必要时使用监护仪监测。

(5)防止法洛四联症:患儿因哭闹、进食、活动、排便等引起缺氧发作,一旦发生可立即置于胸膝卧位,吸氧,遵医嘱应用普萘洛尔、吗啡和纠正酸中毒。

(6)青紫型先天性心脏病患儿由于血液黏稠度高,暑天、发热、吐泻时体液量减少,加重血液浓缩,易形成血栓,有造成重要器官栓塞的危险,因此应注意多饮水,必要时静脉输液。

(7)合并贫血者可加重缺氧,导致心力衰竭,须及时纠正。

(8)合并心力衰竭者按心力衰竭护理。

(9)做好心理护理关心患儿,建立良好护患关系,充分理解家长及患儿对检查、治疗、预后的期望心理,介绍疾病的有关知识、诊疗计划、检查过程、病室环境,消除恐惧心理。

(10)健康教育:①向家长讲述疾病的相关护理知识和各种检查的必要性,以取得配合。②指导患儿及家长掌握活动种类和强度。③告知家长如何观察病情变化,一旦发现异常(婴儿哭声无力,呕吐,不肯进食,手脚发软,皮肤出现花纹,较大患儿自诉头晕等),应立即呼叫。④向患儿及家长讲述重要药物如地高辛的作用及注意事项。

五、出院指导

(1)饮食宜高营养、易消化,少量多餐。人工喂养儿用柔软的奶头孔稍大的奶嘴,每次喂奶时间不宜过长。

(2)休息根据耐受力确立适宜的活动,以不出现乏力、气短为度,重者应卧床休息。

(3)避免感染居室空气新鲜,经常通风,不去公共场所、人群集中的地方。注意气候变化及时添减衣服,预防感冒。按时预防接种。

(4)发热、出汗时要给足水分,呕吐、腹泻时应到医院就诊补液,以免血液黏稠而发生脑血栓。

(5)保证休息,避免哭闹,减少外界刺激以预防晕厥的发生。当患儿在吃奶、哭闹或活动后出现气急、发绀加重或年长儿诉头痛、头晕时应立即将患儿取胸膝卧位并送医院。

(谭香娥)

第二节 原发性高血压

原发性高血压的病因复杂,不是由单个因素引起,是环境因素与遗传因素相互作用的结果。要诊断高血压,必须根据患者与血压对照规定的高血压标准,在未服降压药的情况下,测两次或两次以上非同日多次重复的血压所得的平均值为依据,偶然测得一次血压增高不能诊断为高血压,必须重复和进一步观察。测得高血压时,要做相应的检查以排除继发性高血压,若患者是继发性高血压,未明确病因即当成原发性高血压而长期给予降压治疗,不但疗效差,而且原发性疾病严重发作时常可危及生命。

一、一般表现

原发性高血压通常起病缓慢,早期常无症状,可以多年自觉良好而偶于体格检查时发现血压升高,少数患者则在发生心、脑、肾等并发症后才被发现。高血压患者可有头痛、眩晕、气急、疲劳、心悸、耳鸣等症状,但并不一定与血压水平呈正比,往往是在患者得知患有高血压后才注意到。

高血压病初期只是在精神紧张、情绪波动后血压暂时升高,随后可恢复正常,以后血压升高逐渐趋于明显而持久,但一天之内白昼与夜间血压水平仍可有明显的差异。

高血压病后期的临床表现常与心、脑、肾功能不全或器官并发症有关。

二、实验室检查

(1)为了原发性高血压的诊断、了解靶器官(主要指心、脑、肾、血管)的功能状态并指导正确选择药物治疗,必须进行下列实验室检查:血常规、尿常规、肾功能、血尿酸、脂质、糖、电解质、心电图、胸部X线和眼底检查。早期患者上述检查可无特殊异常,后期高血压患者可出现尿蛋白增多及尿常规异常,肾功能减退,胸部X线可见主动脉弓迂曲延长、左心室增大,心电图可见左心室肥大劳损。部分患者可伴有血清总胆固醇、甘油三酯、低密度脂蛋白胆固醇的增高和高密度脂蛋白胆固醇的降低,亦常有血糖或尿酸水平增高。目前认为,上述生化异常可能与原发性高血压的发病机制有一定的内在联系。

(2)眼底检查有助于对高血压严重程度的了解,眼底分级法标准:Ⅰ级,视网膜动脉变细、反光增强;Ⅱ级,视网膜动脉狭窄、动静脉交叉压迫;Ⅲ级,上述血管病变基础上有眼底出血、棉絮状渗出;Ⅳ级,上述基础上出现视盘水肿。大多数患者仅为Ⅰ、Ⅱ级变化。

(3)动态血压监测与通常血压测量不同,动态血压监测是由仪器自动定时测量血压,可每隔15～30分钟自动测压(时间间隔可调节),连续24小时或更长;可测定白昼与夜间各时间段血压的平均值和离散度,能较敏感、客观地反映实际血压水平。

正常人血压呈明显的昼夜波动,动态血压曲线呈双峰一谷,即夜间血压最低,清晨起床活动后血压迅速升高，在上午6～10时及下午4～8时各有一高峰，继之缓慢下降。中、轻度高血压患者血压昼夜波动曲线与正常类似，但血压水平较高。早晨血压升高可伴有血儿茶酚胺浓度升高，血小板聚集增加及纤溶活性增高，这可能与早晨较多发生心脑血管急性事件有关。

血压变异性和血压昼夜节律与靶器官损害及预后有较密切的关系，即伴明显靶器官损害或严重高血压患者其血压的昼夜节律可消失。

目前尚无统一的动态血压正常值，但可参照采用以下正常上限标准：24小时平均血压值低于17.3/10.7 kPa(130/80 mmHg)，白昼均值低于18.0/11.3 kPa(135/85 mmHg)，夜间低于16.7/10.0 kPa(125/75 mmHg)。夜间血压均值比白昼降低超过10%，如降低不及10%，可认为血压昼夜节律消失。

动态血压监测可用于：诊断白大衣性高血压，即在诊疗单位内血压升高，而诊疗单位外血压正常；判断高血压的严重程度，了解其血压变异性和血压昼夜节律；指导降压治疗和评价降压药物疗效；诊断发作性高血压或低血压。

三、原发性高血压危险度的分层

原发性高血压的严重程度并不单纯与血压升高的水平有关，必须结合患者总的心血管疾病危险因素及合并的靶器官损害做全面的评价，治疗目标及预后判断也必须以此为基础。心血管疾病危险因素包括吸烟、高脂血症、糖尿病、年龄高于60岁、男性或绝经后女性、心血管疾病家族史(发病年龄女性低于65岁，男性低于55岁)。靶器官损害及合并的临床疾病包括心脏疾病(左心室肥大、心绞痛、心肌梗死、既往曾接受冠状动脉旁路手术、心力衰竭)，脑血管疾病(脑卒中或短暂性脑缺血发作)，肾脏疾病(蛋白尿或血肌酐升高)，周围动脉疾病，高血压视网膜病变(≥Ⅲ级)。危险度的分层是把血压水平、危险因素及合并的器官受损情况相结合分为低、中、高和极高危险组。治疗时不仅要考虑降压，还要考虑危险因素及靶器官损害的预防及逆转。

低度危险组：高血压1级，不伴有上列危险因素，治疗以改善生活方式为主，如6个月后无效，再给予药物治疗。

中度危险组：高血压1级伴1～2个危险因素或高血压2级不伴有或伴有不超过2个危险因素者。治疗除改善生活方式外，还有给予药物治疗。

高度危险组：高血压1～2级伴至少3个危险因素者，必须给予药物治疗。

极高危险组：高血压3级或高血压1～2级伴靶器官损害及相关的临床疾病者(包括糖尿病)，必须尽快给予强化治疗。

四、临床类型

原发性高血压大多起病及进展均缓慢，病程可长达十余年至数十年，症状轻微，逐渐导致靶器官损害。但少数患者可表现为急进重危，或具特殊表现而构成不同的临床类型。

(一)高血压急症

高血压急症是指高血压患者血压显著的或急剧的升高[收缩压高于26.7 kPa(200 mmHg)，舒张压高于17.3 kPa(130 mmHg)]，常同时伴有心、脑、肾及视网膜等靶器官功能损害的一种严重危及生命的临床综合征，若其舒张压高于20.0 kPa(150 mmHg)和/或收缩压高于29.3 kPa(220 mmHg)，无论有无症状，也应视为高血压急症。高血压急症包括高血压脑病、高血压危象、急进型高血压、恶性高血压、高血压合并颅内出血、急性冠状动脉功能不全、急性左心衰竭、主动脉夹层血肿以及子痫、嗜铬细胞瘤危象等。

(二)恶性高血压

1%～5%的中、重度高血压患者可发展为恶性高血压，其发病机制尚不清楚，可能与不及时治疗或治疗不当有关。病理上以肾小动脉纤维样坏死为突出特征。临床特点：①发病较急骤，多见于中、青年；②血压显著升高，舒张压持续高于 17.3 kPa(130 mmHg)；③头痛、视物模糊、眼底出血、渗出和视盘水肿；④肾脏损害突出，表现为持续蛋白尿、血尿及管型尿，并可伴肾功能不全；⑤进展迅速，若不给予及时治疗，则预后不佳，可死于肾衰竭、脑卒中或心力衰竭。

(三)高血压危重症

1.高血压危象

在高血压病程中，由于周围血管阻力的突然上升，血压明显升高，出现头痛、烦躁、眩晕、恶心、呕吐、心悸、气急及视物模糊等症状。伴靶器官病变者可出现心绞痛、肺水肿或高血压脑病。血压以收缩压显著升高为主，也可伴舒张压升高。发作一般历时短暂，控制血压后病情可迅速好转，但易复发。危象发作时交感神经活动亢进，血中儿茶酚胺升高。

2.高血压脑病

高血压脑病是指在高血压病程中发生急性脑血液循环障碍，引起脑水肿和颅内压增高而产生的临床征象。发生机制可能为过高的血压突破了脑血管的自身调节机制，导致脑灌注过多，液体渗入脑血管周围组织，引起脑水肿。临床表现有严重头痛、呕吐、神志改变，较轻者可仅有烦躁、意识模糊，严重者可发生抽搐、昏迷。

(四)急进型高血压

急进型高血压占高血压患者的1%～8%，多见于年轻人，男性居多。临床特点：①收缩压、舒张压均持续升高，舒张压常持续≥17.3 kPa(130 mmHg)，很少有波动；②症状多而呈明显进行性加重，有一些患者高血压是缓慢病程，但后期突然迅速发展，血压显著升高；③出现严重的内脏器官损害，常在1～2年内发生心、脑、肾损害和视网膜病变，出现脑卒中、心梗、心衰、尿毒症及视网膜病变(眼底Ⅲ级以上改变)。

(五)缓进型高血压

这种类型占95%以上，临床上又称之为良性高血压。其起病隐匿，病情发展缓慢，病程较长，可达数十年，多见于中老年人。临床表现：①早期可无任何明显症状，仅有轻度头痛或不适，休息之后可自行缓解。偶测血压时才发现高血压。②逐渐发展，患者表现为头痛、头晕、失眠、乏力、记忆力减退症状，血压也随着病情发展是逐步升高并趋向持续性，波动幅度也随之减小并伴随着心、脑、肾等器官的器质性损害。

此型高血压病由于病程长，早期症状不明显所以患者容易忽视其治疗，思想上不重视，不能坚持服药，最终造成不可逆的器官损害，危及生命。

(六)老年人高血压

年龄超过60岁达高血压诊断标准者即为老年人高血压。临床特点：①半数以上以收缩压升高为主，即单纯收缩期高血压[收缩压高于 18.7 kPa(140 mmHg)，舒张压低于 12.0 kPa(90 mmHg)]，此与老年人大动脉弹性减退、顺应性下降有关，可使脉压增大。流行病资料显示，单纯收缩压的升高也是心血管病致死的重要危险因素。②部分老年人高血压是由中年原发性高血压延续而来，属收缩压和舒张压均增高的混合型。③老年人高血压患者心、脑、肾器官常有不同程度损害，靶器官并发症如脑卒中、心衰、心肌梗死和肾功能不全较为常见。④老年人压力感受器敏感性减退，对血压的调节功能降低，易造成血压波动及直立性低血压，尤其在使用降压药物治疗时要密切观察病情变化。老年人选用高血压药物时宜选用平和、缓慢的制剂，如利尿剂、长效钙通道阻滞剂及血管紧张素转化酶抑制剂(angiotensin converting enzyme inhibitor，ACEI)等；常规给予抗凝剂治疗；定期测量血压以予调整药物剂量。

(七)难治性高血压

难治性高血压又称顽固性或有抵抗性的高血压。临床特点：①治疗前血压≥24.0/15.3 kPa (180/115 mmHg)，经过充分的、合理的、联合应用 3 种药物(包括利尿剂)，血压仍不能降至 21.3/7.5 kPa(160/56 mmHg)以下。②治疗前血压低于 24.0/15.3 kPa(180/115 mmHg)，而适当的三联药物治疗仍不能达到低于 18.7/12.0 kPa(140/90 mmHg)，则被认为是难治性高血压。③对于老年单纯收缩期高血压，如治疗前收缩压高于 26.7 kPa(200 mmHg)，经三联治疗，收缩压不能降至 22.7 kPa(170 mmHg)以下，或治疗前收缩压为 21.3～26.7 kPa(160～200 mmHg)，而治疗后不能降至 21.3 kPa(160 mmHg)以下及至少低 1.3 kPa(10 mmHg)，亦称为难治性高血压。充分的、合理的治疗应包括至少 3 种不同药理作用的药物，包括利尿剂并加之以下两种，β受体阻滞剂，直接的血管扩张药，钙通道阻滞剂或血管紧张素转化酶抑制剂。应当说明的是，并不是所有严重的高血压都是难治性高血压，也不是难治性高血压都是严重高血压。

诊断难治性高血压应排除假性高血压及白大衣性高血压，并排除继发性高血压，如嗜铬细胞瘤、原发性醛固酮增生症、肾血管性高血压等；中年或老年患者经过去有效的治疗以后变得无效，则强烈提示肾动脉硬化及狭窄，肾动脉造影可确定肾血管再建术可能是降低血压的唯一有效方法。

难治性高血压的主要原因可能有以下几种：①患者的依从性不好即患者没有按医师的医嘱服药，这可能是最主要的原因。依从性不好的原因可能为药物方案复杂或服药次数频繁，患者未认识到控制好血压的重要性，药物费用及不良反应等。②患者食盐量过高(＞5 g/d)，或继续饮酒，体重控制不理想。应特别注意来自加工食品中的盐，如咸菜、罐头、腊肉、香肠、酱油、酱制品、咸鱼、成豆制品等，应劝说患者戒烟、减肥，肥胖者减少热量摄入量。③医师不愿使用利尿剂或使用多种作用机制相同的药物。④药物相互作用，如阿司匹林或非甾体抗炎药因抑制前列腺素合成而干扰高血压的控制，拟交感胺类可使血压升高，麻黄素、口服避孕药、雄性激素、过多的甲状腺素、糖皮质激素等可使血压升高或加剧原先的高血压；考来烯胺可妨碍抗高血压药物的经肠道吸收。三环类抗忧郁药，苯异丙胺、抗组织胺、单胺氧化酶抑制剂及可卡因干扰胍乙啶的药理作用。

(八)儿童高血压

关于儿童高血压的诊断标准尚未统一。如 WHO 规定：13 岁以上正常上限为 18.7/12.0 kPa (140/90 mmHg)，13 岁以下则为 18.0/11.3 kPa(135/85 mmHg)。《实用儿科学》中规定 8 岁以下舒张压高于 10.7 kPa(80 mmHg)，8 岁以上高于 12.0 kPa(90 mmHg)；或收缩压高于16.0 kPa (120 mmHg)与舒张压高于 10.7 kPa(80 mmHg)为高血压。儿童血压测量方法与成年人有所不同：①舒张压以柯氏音第四音为难。②根据美国心脏协会规定，使用袖带的宽度为：1 岁以下为 2.5 cm，1～4 岁为 5～6 cm，5～8 岁为8～9 cm，成人为 12.5 cm，否则将会低估或高估血压的高度。诊断儿童高血压应十分慎重，特别是轻度高血压者应加强随访。一经确诊为儿童高血压后，首先除外继发性高血压。继发性高血压中最常见的病因是肾脏疾病，其次是肾动脉血栓、肾动脉狭窄、先天性肾动脉异常、主动脉缩窄、嗜铬细胞瘤等。

临床特点:①5%的患者有高血压的家族史;②早期一般无明显症状,部分患者可有头痛,尤在剧烈运动时易发生;③超体重肥胖者达 50%;④平素心动过速者,心前区搏动明显,呈现高动力循环状态;⑤尿儿茶酚胺水平升高,尿缓激肽水平降低,血浆肾素活性轻度升高,交感神经活性增高;⑥对高血压的耐受力强,一般不引起心、肾、脑及眼底的损害。

(九)青少年高血压

青少年时期高血压的研究已越来越被人们重视。大量调查发现,青少年原发性高血压起源于儿童期,并认为青少年高血压与成人高血压及并发症有密切关系,同儿童期高血压病因相似,常见于继发性高血压,在青春期继发性高血压病例中,肾脏疾病仍然是主要的病因。大量的调查发现青少年血压与年龄直接相关,青少年高血压诊断标准在不同时间(每次间隔 3 个月以上)3 次测量坐位血压,收缩压和/或舒张压高于 95 百分位以上可诊断为高血压,见表 3-1。

表 3-1 我国青少年年龄血压百分位

年龄(岁)	男性/P95	女性/P95
1~12	128/81	119/82
13~15	133/84	124/81
16~18	136/89	127/82

(十)精神紧张性高血压

交感神经系统在发病中起着重要作用。交感神经系统活性增强可导致:①血浆容量减少,血小板聚集,因而易诱发血栓形成。②激活肾素-血管紧张素系统,再加上儿茶酚胺的作用,引起左心室的血管肥厚,肥厚的血管更易引起血管痉挛。③副交感神经系统活性降低和交感神经系统活性增强,是易引起心律失常、心动过速的原因。④降低骨骼肌对胰岛素的敏感性,其主要机制为:在紧急情况下;交感神经系统活性增高引起血管收缩,导致运输至肌肉的葡萄糖减少;去甲肾上腺素刺激 β 受体也可引起胰岛素耐受,持续的交感神经系统还可以造成肌肉纤维类型由胰岛素耐受性慢收缩纤维转变成胰岛素耐受性快收缩纤维,这些变化可致血浆胰岛素浓度水平升高,并促使动脉发生粥样硬化。

(十一)白大衣性高血压

白大衣性高血压是指在诊疗单位内血压升高,但在诊疗单位外血压正常。有人估计,在高血压患者中,有 20%~30%为白大衣性高血压,故近年来提出患者自我血压监测有下列好处:①能更全面更准确地反应患者的血压。②没有“白大衣效应”。③提高患者服药治疗和改变生活方式的顺从性。④无观察者的偏倚现象。自测血压可使用水银柱血压计,亦可使用动态血压监测的方法进行判断。有人认为白大衣性高血压也应予以重视,它可能是早期高血压的表现之一。我国目前的参考诊断标难为白大衣性高血压患者诊室收缩压高于 21.3 kPa(160 mmHg)和/或舒张压高于 12.0 kPa(90 mmHg)并且白昼动态血压收缩压低于 18.0 kPa(135 mmHg),舒张压低于 10.7 kPa(80 mmHg),这还需要经过临床的验证和评价。

白大衣性高血压多见于女性、年轻人、体型瘦、诊所血压升高及病程较短者。在这类患者中,规律性反复出现的应激方式,例如上班工作,不会引起血压升高。动态血压监测有助于诊断白大衣性高血压。其确切的自然史与预后还不很清楚。

(十二)应激状态

偏快的心率是处于应激状态的一个标志,心动过速是交感神经活性增高的一个可靠指标,同时也是心血管病死亡率的一个独立危险因素。心率增快与血压升高、胆固醇升高、甘油三酯升高、血球压积升高、体重指数升高、胰岛素抵抗、血糖升高、高密度脂蛋白-胆固醇降低等密切相关。

(十三)夜间高血压

24 小时动态血压监测发现部分患者的血压正常节律消失,夜间收缩压或舒张压的降低小于日间血压平均值的10%,甚至夜间血压反高于日间血压。夜间高血压常见于某些继发性高血压(如嗜铬细胞瘤、原发性醛固酮增多症、肾性高血压)、恶性高血压和合并心肌梗死、脑卒中的原发性高血压。夜间高血压的产生机制与神经内分泌正常节律障碍、夜间上呼吸道阻塞、换气过低和睡眠觉醒有关,其主要症状是响而不规则的大鼾、夜间呼吸暂停、日间疲乏和嗜睡。这种患者常伴有超重、脑卒中、心肌梗死、心律失常和猝死。

(十四)肥胖型高血压

肥胖者易患高血压,其发病因素是多方面的,伴随的危险因素越多,则预后越差。本型高血压患者心、肾、脑、肺功能均较无肥胖者更易受损害,且合并糖尿病、高脂血症、高尿酸血症者多,患冠状动脉粥样硬化性心脏病(简称冠心病)、心力衰竭、肾功能障碍者明显增加。

(十五)夜间低血压性高血压

夜间低血压性高血压是指日间为高血压(特别是老年收缩期性高血压),夜间血压过度降低,即夜间较日间血压低超过 20%。其发病机制与血压调节异常、血压节律改变有关。该型高血压易发生腔隙性脑梗死,可能与夜间脑供血不足、高凝状态有关。治疗应注意避免睡前使用降压药(尤其是能使夜间血压明显降低的药物)。

五、护理评估

(一)病史

应注意询问患者有无高血压家族史,个性特征,职业、人际关系、环境中有无引发本病的应激因素,生活与饮食习惯,有无烟酒嗜好,有无肥胖、心脏病、肾脏病、糖尿病、高脂血症、痛风、支气管哮喘等病史及用药情况。

(二)身体状况

高血压病根据起病和病情进展缓急分为缓进型和急进型 2 类,前者多见,后者占高血压病的1%～5%。

1.一般表现

缓进型原发性高血压起病隐匿,病程进展缓慢,早期多无症状,偶在体格检查时发现血压升高,少数患者在发生心、脑、肾等并发症后才被发现。高血压患者可在精神紧张、情绪激动或劳累后有头晕、头痛、眼花、耳鸣、失眠、乏力、注意力不集中等症状,但症状与血压增高程度并不一定一致。

患者血压随季节、昼夜、情绪等因素有较大波动,表现为冬季较夏季高、清晨较夜间高、激动时较平静时高等特点。体检时可听到主动脉瓣区第二心音亢进、主动脉瓣区收缩期杂音,少数患者在颈部或腹部可听到血管杂音。长期持续高血压可有左心室肥厚。

高血压病早期血压仅暂时升高,祛除原因和休息后可恢复,称为波动性高血压阶段。随病情进展,血压呈持久增高,并有脏器受损表现。

2.并发症

主要表现心、脑、肾等重要器官发生器质性损害和功能性障碍。

(1)心脏:血压长期升高,增加了左心室的负担。左心室因代偿而心肌肥厚,继而扩张,形成高血压性心脏病。在心功能代偿期,除有劳累性心悸外,其他症状不明显。心功能失代偿时,则表现为心力衰竭。由于高血压后期可并发动脉粥样硬化,故部分患者可并发冠心病,发生心绞痛、心肌梗死。

(2)脑:重要的脑部病变可有如下表现。①一时性(间歇性)脑血管痉挛:可使脑组织缺血,产生头痛、一时性失语、失明、肢体活动不灵或偏瘫。可持续数分钟至数天,一般在24小时内恢复。②脑出血:一般在紧张的体力或脑力劳动时容易发生,例如情绪激动、搬重物等时突然发生。其临床表现因出血部位不同而异,最常见的部位在脑基底节豆状核,故常损及内囊,又称内囊出血。其主要表现为突然摔倒,迅速昏迷,头、眼转向出血病灶的同侧,出血病灶对侧的"三偏"症状,即偏瘫、偏身感觉障碍和同侧偏盲。呼吸深沉而有鼾声,大小便失禁。瘫痪肢体开始完全弛缓,腱反射常引不出。数天后瘫痪肢体肌张力增高,反射亢进,出现病理反射。③脑动脉血栓形成:多在休息睡眠时发生,常先有头晕、失语、肢体麻木等症状,然后逐渐发生偏瘫,一般无昏迷。随病情进展,可发生昏迷甚至死亡。④高血压脑病:是指脑小动脉发生持久而严重的痉挛,脑循环发生急性障碍,导致脑水肿和颅内压增高,可发生于急进型或严重的缓进型高血压病患者。表现为血压持续升高,常超过26.7/16.0 kPa(200/120 mmHg),剧烈头痛、恶心、呕吐、眩晕、抽搐、视物模糊、意识障碍,直至昏迷。发作可短至数分钟,长者可达数小时或数天。

(3)肾的表现:长期高血压可致肾小动脉硬化,当肾功能代偿时,临床上无明显肾功能不全表现。当肾功能转入失代偿期时,可出现多尿、夜尿增多、口渴、多饮,提示肾浓缩功能减低,尿比重固定在1.010左右,称为等渗尿。当肾功能衰退时,可发展为尿毒症,血中肌酐、尿素氮增高。

(4)眼底视网膜血管改变:目前我国采用Keith-Wegener 4级眼底分级法。Ⅰ级,视网膜动脉变细;Ⅱ级,视网膜动脉狭窄,动脉交叉压迫;Ⅲ级,眼底出血或棉絮状渗出;Ⅳ级,视盘水肿。眼底的改变可反映高血压的严重程度。

3.急进型高血压病

急进型高血压占高血压病的1%左右,可由缓进型突然转变而来,也可起病即为急进型。多见于青年和中年。基本的临床表现与缓进型高血压病相似,但各种症状更为突出,具有病情严重、发展迅速、肾功能急剧恶化和视网膜病变(眼底出血、渗出、视盘水肿)等特点。血压显著增高,舒张压持续在17.3~18.6 kPa(130~140 mmHg)或更高,常于数月或1~2年内出现严重的心、脑、肾损害,最后常因伴发尿毒症死亡,也可死于急性脑血管疾病或心力衰竭。经治疗后,少数病情亦可转稳定。

高血压危象:是指短期内血压急剧升高的严重临床表现。它是在高血压的基础上,交感神经亢进致周围小动脉强烈痉挛,这是血压进一步升高的结果,常表现为剧烈头痛、神志改变、恶心、呕吐、心悸、呼吸困难等。收缩压可达34.7 kPa(260 mmHg)以上,舒张压达16.0 kPa(120 mmHg)以上。

(三)实验室及其他检查

1.尿常规检查

尿常规可呈阴性或有少量蛋白和红细胞,急进型高血压患者尿中常有大量蛋白、红细胞和管型,肾功能减退时尿比重降低,尿浓缩和稀释功能减退,血中肌酐和尿素氮增高。

2.X线检查

轻者主动脉迂曲延长或扩张、并发高血压性心脏病时，左心室增大，心脏呈靴形样改变。

3.超声波检查

心脏受累时，二维超声显示：早期左心室壁搏动增强，第Ⅱ期多见室间隔肥厚，继则发生左心室肥厚；左心房轻度扩大；超声多普勒于二尖瓣上可测出舒张期血流速度减慢，舒张末期速度增快。

4.心电图和心向量图检查

心脏受累的患者又可见左心室增厚或兼有劳损，P波可增宽或有切凹，P环振幅增大，特别是终末期向后电力更为明显。偶有心房颤动或其他心律失常。

5.血浆肾素活性和血管紧张素Ⅱ浓度测定

二者可增高，正常或降低。

6.血浆心钠素浓度测定

心钠素浓度降低。

六、护理目标

(1)头痛减轻或消失。

(2)焦虑减轻或消失。

(3)血压维持在正常水平，未发生意外伤害。

(4)能建立良好的生活方式，合理膳食。

七、护理措施

(一)一般护理

(1)头痛、眩晕、视物模糊的患者应卧床休息，抬高床头，保证充足的睡眠。指导患者使用放松技术，如缓慢呼吸、心理训练、音乐治疗等，避免精神紧张、情绪激动和焦虑，保持情绪平稳。保持病室安静，减少声光刺激和探视，护理操作动作要轻巧并集中进行，少打扰患者。对因焦虑而影响睡眠的患者遵医嘱应用镇静剂。

(2)有氧运动可降压减肥、改善脏器功能、提高活动耐力、减轻胰岛素抵抗，指导轻症患者选择适当的运动，如慢跑、健身操、骑自行车、游泳等(避免竞技性、力量型的运动)，一般每周3～5次，每次30～40分钟，出现头晕、心慌、气短、极度疲乏等症状时应立即停止运动。

(3)合理膳食，每天摄钠量不超过6 g，减少热量、胆固醇、脂肪摄入，适当增加蛋白质，多吃蔬菜、水果，摄入足量的钾、镁、钙，避免过饱，戒烟、酒及刺激性的饮料，可以降低血压，减轻体重，防止高血脂和动脉硬化，防止便秘，减轻心脏负荷。

(二)病情观察与护理

(1)注意神志、血压、心率、尿量、呼吸频率等生命体征的变化，每天定时测量并记录血压。血压有持续升高时，密切注意有无剧烈头痛、呕吐、心动过速、抽搐等高血压脑病和高血压危象的征象。出现上述现象时应给予氧气吸入，建立静脉通路，通知病危，准备各种抢救物品及急救药物，详细书写特别护理记录单；配合医师采取紧急抢救措施，加快速降压、制止抽搐，以防脑血管疾病的发生。

(2)注意用药及观察：高血压患者服药后应注意观察服药反应，并根据病情轻重、血压的变化决定用药剂量与次数，详细做好记录。若有心、脑、肾严重并发症，则药物降压不宜过快，否则供血不足易发生危险。血压变化大时，要立即报告医师予以及时处理。要告诉患者按时服药及观察，忌乱用药或随意增减剂量与擅自停药。用降压药期间要经常测量血压并做好记录，以提供治疗参考，注意起床动作要缓慢，防止直立性低血压引起摔倒。用利尿剂降压时注意记录液体出入量，排尿多的患者应注意补充含钾高的食物和饮料，如玉米面、海带、蘑菇、枣、桃、香蕉、橘子汁等。用普萘洛尔药物要逐渐减量至停药，避免突然停用引起心绞痛发作。

(3)患者若出现肢体麻木，活动欠灵，言语含糊不清时，应警惕高血压并发脑血管疾病。对已有高血压心脏病者，要注意有无呼吸困难、水肿等心力衰竭表现；同时检查心率、心律，有无心律失常的发生。观察尿量及尿的化验变化，以发现肾脏是否受累。发现上述并发症时，要协助医师治疗及做好护理工作。

(4)高血压急症时，应迅速、准确按医嘱给予降压药、脱水剂及镇痉药物，注意观察药物疗效及不良反应，严格按药物剂量调节滴速，以免血压骤降引起意外。

(5)出现脑血管意外、心力衰竭、肾衰竭者，给予相应抢救配合。

八、健康教育

(1)向患者提供有关本病的治疗知识，注意休息和睡眠，避免劳累。

(2)同患者共同讨论改变生活方式的重要性，采取低盐、低脂、低胆固醇、低热量饮食，禁烟、酒及刺激性饮料。肥胖者应节制饮食。

(3)教会患者进行自我心理平衡调整，自我控制活动量，保持良好的情绪，掌握劳逸适度，懂得愤怒会使舒张压升高，恐惧焦虑会使收缩压升高的道理，并竭力避免。

(4)定期、准确、及时服药，定期复查。

(5)保持排便通畅，规律的性生活，避免婚外性行为。

(6)教会患者怎样测量血压及记录。让患者掌握药物的作用及不良反应，告诉患者不能突然停药。

(7)指导患者适当地进行运动，可增加患者的健康感觉和松弛紧张的情绪。推荐做渐进式的有氧运动，如散步、慢跑，也可打太极拳、练气功；避免举高重物及做等长运动(如举重、哑铃)。

九、高血压合并常见病的护理

(一)高血压合并脑卒中的护理要点

1.生活起居护理

(1)外感风寒者，病室宜温暖，汗出时忌当风，恶风严重时，头部可用毛巾包裹或戴帽，以免复感外邪。

(2)阴虚阳亢者病室宜凉润通风，阳虚者病室宜温暖、阳光充足。

(3)眩晕发作时卧床休息，闭目养神，起坐下床动作要缓慢，尽量减少头部的活动，防止跌仆，协助其生活护理。座椅、床铺避免晃动、摇动。

(4)神昏或脑卒中患者要加强口腔、眼睛、皮肤及会阴的护理，用盐水或中药漱口液清洗口腔；眼睑不能闭合者，覆盖生理盐水湿纱布，并按医嘱滴眼药水或眼药膏；保持床单位清洁，定时为患者翻身拍背；尿失禁患者给予留置导尿。

2.情志护理

(1)脑卒中患者多心肝火盛，易心烦易怒，可安抚鼓励患者，使其舒神开心，指导患者适当看一些喜剧电影、小说和赏心悦目的金色、杏色或白色的五行图片，听大自然的轻音乐，对应中医学的音乐疗法，五音调试可选角调，如《碧叶烟云》，其音韵可清肝泻火、平肝清阳，可缓解头晕胀痛、烦躁易怒、失眠多梦等。

(2)合并郁证患者可用“喜疗法”，所谓“喜则气和志达，营卫通利”。指导患者看笑话集、喜剧以及红色、紫色、绿色等色彩鲜艳的五行图片，多交友谈心，听一些喜庆的音乐，如徵调《雨后彩虹》、角调的《春江花月夜》与宫调的《青花瓷》。还可运用中医学芳香治疗法，如选择柠檬可以轻度兴奋，缓解压力，减轻消沉和抑郁。

3.饮食护理

(1)宜清淡、低盐、低脂饮食，忌辛辣、肥甘厚味、咸食等，禁烟、浓茶、咖啡等。

(2)吞咽困难、饮水呛咳者，指导患者取平卧位喂食流质食物，取坐位或半卧位进食半流质或固体食物。

(3)风痰上扰证应多食雪梨、橘子、杏仁、冰糖、萝卜等，忌食肥腻、公鸡肉等助痰生风的食物。

(4)肝阳上亢证宜食山楂、淡菜、紫菜、甲鱼、芹菜、海蜇、香菇等。

(5)痰湿中阻证可多食薏苡仁、红小豆、西瓜、冬瓜、玉米、竹笋等清热利湿的食物。

(6)气血两亏者应着重补益，如黑芝麻、胡桃肉、红枣、怀山药、羊肝、猪肾等。

4.用药护理

(1)外感风寒者，中药宜热服，服药后可饮热粥或热汤以助药力。其他中药宜温服。恶心、呕吐较重者，可少量多次频服，或舌上滴姜汁数滴。

(2)长期服药者，不可擅自骤然停药，以免引起病情反复。若停药一定要遵医嘱缓慢逐步减量，直至停药。注意观察药物引起的不良反应。

(3)服降压药、利尿脱水药时，应观察血压变化，防止头晕，注意安全。

5.病情观察

(1)严密观察神志、瞳孔、生命体征、汗出、肢体活动、大小便失禁、液体出入量等，防止脑疝及脱证的发生。

(2)观察疾病发作的时间、性质、程度、伴随症状、诱发因素等，做好实时记录。

6.脑卒中的急症处理

(1)应就地处理，给予吸氧，针刺人中、十宣、涌泉等穴紧急救治，遵医嘱使用降压药、脱水药或镇静药。

(2)脑卒中患者取头高脚低位，尽量避免搬动。保持呼吸道通畅，头转向一侧，除去义齿，清除口咽部分泌物，解开其衣领、衣扣、腰带，及时吸痰。使用压舌板、舌钳和牙垫防止舌后坠、舌咬伤、颊部咬伤。

(3)严重者应专人守护，注意安全，卧床设床栏，防止坠床，必要时使用保护性约束，防止意外伤害。抽搐时切忌强拉、捆绑患者拘急挛缩的肢体，以免造成骨折。床旁备气管切开包、气管插管、呼吸机等急救用物。

(4)做好鼻饲、导尿的护理。

7.健康指导

(1)起居：劳逸有节，适寒温，防外感，保证充足睡眠，避免用脑过度，不宜长时间看书学习等。

(2)饮食：可多食健脑的食物，如灵芝、桂圆、核桃、蚕豆、动物的骨髓等。忌辛辣、肥甘厚味、咸食等，禁烟、浓茶、咖啡等。

(3)情志：顺其自然，为所能为。

(4)用药：遵医嘱用药，不可擅自停药和减量。

(5)康复：脑卒中患者常有肢体瘫痪、语言不利、吞咽困难等功能障碍。应根据患者的具体情况，指导其做被动或主动的肢体功能活动、语言训练及吞咽功能训练。运用针灸、推拿、按摩、理疗等治疗方法，帮助患者恢复功能。预防或减少失用性萎缩、失语等并发症的发生。注意患肢保暖防寒，保持肢体功能位置。

(6)强身：散步、打太极拳、做脑或颈保健操，以疏通经脉，调畅气血，濡养脑髓。

(7)定期复查，不适随诊。

(二)高血压合并糖尿病的护理要点

1.生活起居护理

(1)病室要保持整洁安静、光线柔和，室温在 18～22 ℃，相对湿度 50%～70%为宜。

(2)根据患者具体情况选择运动疗法：如快步走、打太极拳、练八段锦、骑自行车等。时间安排在饭后 1 小时开始，每次持续 20～30 分钟。以运动后脉搏在 120 次/分左右、不感到疲劳为宜。外出时携带糖果、饼干和水，以预防低血糖。

(3)指导患者注意个人卫生，保持全身和局部清洁，加强口腔、皮肤和阴部的清洁，做到勤换内衣。

(4)衣服、鞋袜穿着要宽松，寒冷季节要注意四肢关节末端保暖。肢痛、肢麻者应避免局部刺激，可用乳香、当归、红花煎水熏洗，要注意温度，以免烫伤。

(5)注意保护足部，鞋袜不宜过紧，保持趾间干燥、清洁。经常检查有无外伤、鸡眼、水泡、趾甲异常等，并及时处理。剪趾甲时注意剪平，不要修剪过短。

(6)出现视物模糊者，应减少活动，外出时需有专人陪同。

2.情志护理

(1)消渴患者多为肝失调畅，气机紊乱，应多与患者沟通，正确对待疾病，针对每个患者的病情和心理、性格特点，循循善诱，耐心开导，让患者保持乐观情绪，积极配合治疗。

(2)嘱患者选用情调悠然、节奏徐缓、旋律清逸高雅、风格隽秀的古典乐曲与轻音乐，如《烛影摇红》《平湖秋月》《春江花月夜》《江南好》以及平静舒缓、朴实自然的牧曲等，优美悦耳的音乐可改善糖尿病患者孤独、忧郁、烦恼、沮丧等不良情绪。

(3)嘱患者在室外可选择花园、湖畔以及依山傍水、绿树成荫之处。选择的环境使人精神愉快，情绪稳定从而加强治疗的效果。

3.饮食护理

(1)计算标准体重，控制总热量。严格定时、定量进餐，饮食搭配均匀。

(2)碳水化合物、蛋白质、脂肪分配比例占总热量的 55%～65%、10%～15%、20%～25%。

(3)宜选用的食物：粗粮、杂粮、燕麦、玉米面和黄豆及其制品、新鲜蔬菜等；少吃的食物：奶油、动物油及内脏、芋头、莲藕、葵花籽等。

(4)禁食糖、烟、酒和高淀粉的食物，如薯类、香蕉等，少食煎炸食品。可适当增加蛋白质如瘦肉、鱼、牛奶、豆制品等。可食用洋葱、黄瓜、南瓜、茭白、怀山药等有治疗作用的蔬菜。按规定进食仍感饥饿者，应以增加水煮蔬菜充饥。

(5)在血糖和尿糖控制平稳后,可在两餐间限量吃一些梨、西瓜、橙子等。

4.用药护理

(1)中药宜饭后温服。

(2)了解各类降糖药物的作用、剂量、用法,掌握药物的不良反应和注意事项,指导患者正确服用,及时纠正不良反应。

(3)观察患者的血糖、尿糖、尿量和体重变化,评价药物疗效。

5.病情观察

(1)询问既往饮食习惯、饮食结构和进食情况,以及生活方式、休息状况、排泄状况、有无特殊嗜好、有无糖尿病家族史、有无泌尿道和皮肤等感染、有无糖尿病慢性并发症,注意观察有无血管、神经系统异常。

(2)定期检查空腹和饭后 2 小时的血糖变化。

(3)准确记录 24 小时液体出入量,每周定时测体重。

(4)观察患者饮水、进食量,尿量及尿的颜色和气味。观察患者的神志、视力、血压、舌象、脉象和皮肤情况,做好记录。若观察到以下情况应立即报告医师,医护协作处理:①患者突然出现心慌、头晕、出虚汗、软弱无力等低血糖现象时,应该马上检查血糖情况,如果是低血糖,应按低血糖处理。②头痛、头晕、食欲缺乏、恶心、呕吐、烦躁不安,甚至呼吸有烂苹果气味的酮症酸中毒时。③出现神昏、呼吸深快、血压下降、肢冷脉微欲绝等症状。

6.健康指导

(1)饮食护理:①定时、定量进餐,避免进食时间延迟或提早,没有低血糖时避免吃糖。②避免吃浓缩的碳水化合物,避免饮用酒精饮料,避免食用高胆固醇、高脂肪食物。

(2)胰岛素使用:①向患者解释所使用胰岛素的作用时间及注意事项。②指导低血糖反应的表现和紧急处理措施。

(3)测血糖:指导患者掌握正确的血糖测试方法。

(4)足部护理:①定期检查足部皮肤,以早期发现病变。②促进足部血液循环,以温水浸泡双脚,时间不可过长,5 分钟左右。冬季应注意保暖,避免将双脚长时间暴露于冷空气中。③以润滑剂按摩足部,避免穿过紧的长裤、袜、鞋。④避免穿拖鞋、凉鞋、赤脚走路,禁用暖水袋,以免因感觉迟钝而造成踢伤、烫伤。

(5)注意个人卫生:①勤洗澡,不可用过热的水,以免烫伤。②女患者阴部用温水清洗,以减轻不适。③阴部及脚趾皮肤避免潮湿,应随时保持干燥。

(6)休息:适当的休息,睡眠时间以能够恢复精神为原则。

(7)运动:运动可减少身体对胰岛素的需要量,依患者喜好和能力,共同计划规律运动,鼓励肥胖患者多运动。

(8)其他:保持情绪稳定,生活规律。按医嘱服用降糖药,定期复查,如有不适,随时就诊。

(三)高血压合并心力衰竭的护理要点

1.生活起居护理

(1)创造安静舒适的环境是本病护理工作的关键,避免一切不良刺激,特别要避免突然而来的噪声、高音。病室空气要清新,经常通气换气,温湿度适宜。注意保暖、避风寒、防外感,保证充足的睡眠。

(2)久病体弱、动则心悸怔忡、饮停心下、水邪泛滥水肿及重症卧床患者,一切活动应由护理

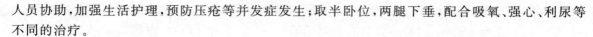

人员协助，加强生活护理，预防压疮等并发症发生；取半卧位，两腿下垂，配合吸氧、强心、利尿等不同的治疗。

(3)指导患者排便时勿过于用力，养成每天定时排便习惯，平时饮食中可增加粗纤维食物或蜂蜜等润肠之物。便秘者适当应用缓泻剂。

(4)病症轻者应适当进行锻炼：打太极拳、八段锦、气功等，以利脏腑气血的功能调节；但久病怔忡或心阳不足的患者应以卧床休息为宜，以免劳力耗伤心气加重病情。

2.饮食护理

(1)本病以虚证多见，需注意加强营养补益气血：多用莲子、桂圆、大枣、怀山药、甲鱼等；水肿者要限制水盐的摄入，忌食肥甘厚味、生冷、辛辣、烈酒、烟、浓茶、咖啡等刺激性物品。

(2)体虚者可配以养血安神八宝粥(原料：芡实、薏苡仁、白扁豆、莲肉、怀山药、红枣、桂圆、百合各 6 g、粳米 150 g)。实证者则多配用重镇安神之物如朱砂安神丸(原料：朱砂、黄连、生地黄、当归、甘草)。

(3)饮食宜有节制，应做到定时定量、少食多餐、不宜过饱。

(4)适当饮用低度红酒有温阳散寒，活血通痹的作用。

(5)适当控制钠盐及液体摄入量，保证热量供应的正常，进食蛋白质含量多的食物，如瘦肉、鸡蛋、鱼等。

3.用药护理

(1)补益药宜早晚温服；使用中成药或西药者，要严格按照医嘱的剂量和时间给药，不应发给患者自行掌握服用。

(2)服用洋地黄类药、扩冠药及抗心律失常药物等抢救药物时要注意观察药物不良反应。附子服用过量后出现乌头碱中毒表现为心律失常，久煎 1～2 小时可减毒；洋地黄中毒可出现心率减慢、恶心、呕吐、头痛、黄视、绿视等毒性反应。

(3)安神定志药物宜在睡前 0.5～1 小时服用。

4.情志护理

(1)情志不遂是诱发本病的重要因素。故应做好情志护理，注重消除患者紧张、惧怕、焦虑等不良情绪，要使患者怡情悦志，避免思虑过度伤脾。

(2)当病症发作时，患者常自觉六神无主、心慌不宁、恐惧，此时应在旁守护患者以稳定情绪，使其感到放心，同时进行救治。

5.病情观察

(1)本病症常在夜间发作及加重，故夜间应加强巡视及观察。

(2)若见脉结代、呼吸不畅、面色苍白等心气衰微表现时，立即予以吸氧，通知医师，可予口服红参粉或按医嘱给服救心丸、丹参滴丸同时针刺心俞、内关、神门、三阴交或耳针心、肾、副交感等穴。

(3)对阵发性心悸的患者，发作时脉搏明显加速而并无结代者，可试用憋气法、引吐法、压迫眼球法、压迫颈动脉窦法来控制心悸。

(4)中医适宜技术：根据不同辨证分型可给予中药泡脚、熏蒸、中频脉冲电刺激、穴位敷贴、耳穴埋豆、拔火罐、艾灸等方法进行辅助治疗。

6.健康指导

(1)起居：有序，居住环境安静，避免恶性刺激及突发而来的高音、噪声，忌恼怒、紧张。

(2)饮食:有节,食勿过饱,勿食肥甘厚味,戒烟慎酒,忌浓茶、咖啡及烈性酒;限制钠盐摄入。

(3)情志:重视自我调节情志,保持乐观开朗的情绪,丰富生活内容,怡情悦志,使气机条达,心气和顺。

(4)用药:积极防治有关的疾病,如痰饮、肺胀、喘证、消渴等证。

(5)强身:注意锻炼身体,以增强心脏、肺脏的功能,预防外邪的侵袭,保持充足的睡眠。

(6)器质性心脏病的妇女不宜怀孕,怀孕时应予终止妊娠。

(7)定期复查:指导患者按照医嘱定时服药,定时复诊,随身携带急救药如硝酸甘油、硝酸异山梨酯、速效救心丸等,以便发作时服用,及时缓解症状。

(四)高血压患者自我调护要点

自我调护与高血压的发生、发展及预后有密切的关系,正确的自我调护可以改善血压。

1.养成良好的生活习惯

如坚持起床三部曲:醒来睁开眼睛后,继续平卧半分钟,再在床上坐半分钟,然后双腿下垂于床沿半分钟,最后才下地活动。

2.穿衣宜松

高血压患者穿衣宜松不宜紧,保持三松(衣领宜松、腰带宜松、穿鞋宜松)。

3.居住环境宜舒适

环境应保持舒适、安静、整洁,室内保持良好的通风。

4.正确洗漱

每天早晚坚持温水洗漱、漱口最为适宜,因水过热、过凉都会刺激皮肤感受器,引起外周血管的舒缩,影响血压;洗澡时间不能过长,特别要注意安全,防止跌倒。

5.正确作息

坚持午休 30～60 分钟/天,如无条件,可闭目养神或静坐,有利于降压。夜间睡前,可用温水浸泡双足或按摩脚底穴位,可促进血液循环,提高睡眠质量。老年人每天睡眠时间为 6～8 小时即可。

6.其他

(1)戒烟限酒,控制体重。

(2)预防便秘:增加粗纤维食物摄入,行腹部穴位按摩以促进肠蠕动,或晨起空腹喝一大杯白开水,必要时可在医师指导下于药物辅助通便。

(3)掌握血压监测、预防和处理直立性低血压的方法。

(4)自行进行耳穴、体穴按压,用指尖或指节按压所选的穴位,每次按压 5～10 分钟,以有酸胀感觉为宜,14 天 1 个疗程。

(5)自行足疗法:双足浸泡,尽量让水浸没过足踝(有足浴桶者可至膝以下),水温保持在 40 ℃,每天可进行 2 次,下午与晚间各 1 次,每次 30～40 分钟。

随着医学的不断发展,人们已开始日益重视高血压的危害,护理人员及家庭应不断更新调护观念,拓宽知识面,学习心理学、教育学等其他学科知识,把握教学技巧,不断提高整体素质,为患者提供最佳的服务,最终达到降低高血压人群心脑血管病发病率的目标。

(五)预防和处理直立性低血压

1.直立性低血压的表现

乏力、头晕、心悸、出汗、恶心、呕吐等临床表现,在联合用药、服首剂药物或加量时应特别注意。

2.指导患者预防直立性低血压的方法

(1)避免长时间站立,尤其在服药后最初几个小时。

(2)改变姿势,特别是从卧、坐位起立时动作宜缓慢。

(3)服药时间可选在平静休息时,服药后继续休息一段时间再下床活动,如在睡前服药,夜间起床排尿时应注意。

(4)避免用太热的水洗澡或蒸汽浴,更不宜大量饮酒。

(5)指导患者在直立性低血压发生时采取下肢抬高平卧,以促进下肢血液回流。

(时翠平)

第四章

呼吸内科疾病护理

第一节　急性上呼吸道感染

一、概述

(一)疾病概述

急性上呼吸道感染简称急性上感,为外鼻孔至环状软骨下缘包括鼻腔、咽或喉部急性炎症的概称。主要病原体是病毒,少数是细菌,免疫功能低下者易感。通常病情较轻、病程短、可自愈,预后良好。但由于发病率高,不仅影响工作和生活,有时还可伴有严重并发症,并具有一定的传染性,应积极防治。

多发于冬春季节,多为散发,且可在气候突变时小规模流行。主要通过患者喷嚏和含有病毒的飞沫经空气传播,或经污染的手和用具接触传播。可引起上感的病原体大多为自然界中广泛存在的多种类型病毒,同时健康人群亦可携带,且人体对其感染后产生的免疫力较弱、短暂,病毒间也无交叉免疫,故可反复发病。

(二)相关病理生理

组织学上可无明显病理改变,亦可出现上皮细胞的破坏。可有炎症因子参与发病,使上呼吸道黏膜血管充血和分泌物增多,伴单核细胞浸润,浆液性及黏液性炎性渗出。继发细菌感染者可有中性粒细胞浸润及脓性分泌物。

(三)急性上呼吸道感染的病因与诱因

1.基本病因

急性上感有 70%～80%由病毒引起,包括鼻病毒、冠状病毒、腺病毒、流感和副流感病毒以及呼吸道合胞病毒、埃可病毒和柯萨奇病毒等。另有 20%～30%的上感为细菌引起,可单纯发生或继发于病毒感染之后发生,以口腔定植菌溶血性链球菌为多见,其次为流感嗜血杆菌、肺炎链球菌和葡萄球菌等,偶见革兰阴性杆菌。

2.常见诱因

淋雨、受凉、气候突变、过度劳累等可降低呼吸道局部防御功能,致使原存的病毒或细菌迅速繁殖,或者直接接触含有病原体的患者喷嚏、空气以及污染的手和用具诱发本病。老幼体弱,免疫功能低下或有慢性呼吸道疾病如鼻窦炎、扁桃体炎者更易发病。

(四)临床表现

临床表现有以下几种类型。

1.普通感冒

普通感冒俗称“伤风”,又称急性鼻炎或上呼吸道卡他,为病毒感染引起。起病较急,主要表现为鼻部症状,如喷嚏、鼻塞、流清水样鼻涕,也可表现为咳嗽、咽干、咽痒或烧灼感甚至鼻后滴漏感。咽干、咳嗽和鼻后滴漏与病毒诱发的炎症介质导致的上呼吸道传入神经高敏状态有关。2～3天后鼻涕变稠,可伴咽痛、头痛、流泪、味觉迟钝、呼吸不畅、声嘶等,有时由于咽鼓管炎致听力减退。严重者有发热、轻度畏寒和头痛等。体检可见鼻腔黏膜充血、水肿、有分泌物,咽部可为轻度充血。一般经5～7天痊愈,伴并发症者可致病程迁延。

2.急性病毒性咽炎和喉炎

由鼻病毒、腺病毒、流感病毒、副流感病毒以及肠病毒、呼吸道合胞病毒等引起。临床表现为咽痒和灼热感,咽痛不明显。咳嗽少见。急性喉炎多为流感病毒、副流感病毒及腺病毒等引起,临床表现为明显声嘶、讲话困难、可有发热、咽痛或咳嗽,咳嗽时咽喉疼痛加重。体检可见喉部充血、水肿,局部淋巴结轻度肿大和触痛,有时可闻及喉部的喘息声。

3.急性疱疹性咽峡炎

多由柯萨奇病毒A引起,表现为明显咽痛、发热,病程约为一周。查体可见咽部充血,软腭、腭垂、咽及扁桃体表面有灰白色疱疹及浅表溃疡,周围伴红晕。多发于夏季,多见于儿童,偶见于成人。

4.急性咽结膜炎

主要由腺病毒、柯萨奇病毒等引起。表现为发热、咽痛、畏光、流泪、咽及结膜明显充血。病程4～6天,多发于夏季,由游泳传播,儿童多见。

5.急性咽扁桃体炎

病原体多为溶血性链球菌,其次为流感嗜血杆菌、肺炎链球菌、葡萄球菌等。起病急,咽痛明显、伴发热、畏寒,体温可达39 ℃以上。查体可发现咽部明显充血,扁桃体肿大、充血,表面有黄色脓性分泌物。有时伴有颌下淋巴结肿大、压痛,而肺部查体无异常体征。

(五)辅助检查

1.血液学检查

因多为病毒性感染,白细胞计数常正常或偏低,伴淋巴细胞比例升高。细菌感染者可有白细胞计数与中性粒细胞增多和核左移现象。

2.病原学检查

因病毒类型繁多,且明确类型对治疗无明显帮助,一般无需明确病原学检查。需要时可用免疫荧光法、酶联免疫吸附法、血清学诊断或病毒分离鉴定等方法确定病毒的类型。细菌培养可判断细菌类型并做药物敏感试验以指导临床用药。

(六)主要治疗原则

由于目前尚无特效抗病毒药物,以对症处理为主,同时戒烟、注意休息、多饮水、保持室内空气流通和防治继发细菌感染。对有急性咳嗽、鼻后滴漏和咽干的患者应给予伪麻黄碱治疗以减轻鼻部充血,亦可局部滴鼻应用。必要时适当加用解热镇痛类药物。

(七)药物治疗

1.抗菌药物治疗

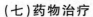

目前已明确普通感冒无须使用抗菌药物。除非有白细胞计数升高、咽部脓苔、咳黄痰和流鼻涕等细菌感染证据,可根据当地流行病学史和经验用药,可选口服青霉素、第一代头孢菌素、大环内酯类或喹诺酮类。

2.抗病毒药物治疗

由于目前有滥用造成流感病毒耐药现象,所以如无发热,免疫功能正常,发病超过 2 天一般无需应用。对于免疫缺陷患者,可早期常规使用。利巴韦林和奥司他韦有较广的抗病毒谱,对流感病毒、副流感病毒和呼吸道合胞病毒等有较强的抑制作用,可缩短病程。

二、护理评估

(一)病因评估

主要评估患者健康史和发病史,是否有受凉感冒史。对流行性感冒者,应详细询问患者及家属的流行病史,以有效控制疾病进展。

(二)一般评估

1.生命体征

患者体温可正常或发热;有无呼吸频率加快或节律异常。

2.患者主诉

有无鼻塞、流涕、咽干、咽痒、咽痛、畏寒、发热、咳嗽、咳痰、声嘶、畏光、流泪、眼痛等症状。

3.相关记录

体温、痰液颜色、性状和量等记录结果。

(三)身体评估

1.视诊

咽喉部有无充血;鼻腔黏膜有无充血、水肿及分泌物情况;扁桃体有无充血、肿大(肿大扁桃体的分度),有无黄色脓性分泌物;眼结膜有无充血等情况。

2.触诊

有无颌下、耳后等头颈部部位浅表淋巴结肿大,肿大淋巴结有无触痛。

3.听诊

有无异常呼吸音;双肺有无干、湿啰音。

(四)心理-社会评估

患者在疾病治疗过程中的心理反应与需求,家庭及社会支持情况,引导患者正确配合疾病的治疗与护理。

(五)辅助检查结果评估

1.血常规检查

有无白细胞计数降低或升高、有无淋巴细胞比值升高、有无中性粒细胞升高及核左移等。

2.胸部 X 线检查

有无肺纹理增粗、炎性浸润影等。

3.痰培养

有无细菌生长,药敏试验结果如何。

(六)治疗常用药效果的评估

对于呼吸道病毒感染,尚无特异的治疗药物。一般以对症处理为主,辅以中医治疗,并防治继发细菌感染。

三、主要护理诊断/问题

(一)舒适受损

鼻塞、流涕、咽痛、头痛与病毒、细菌感染有关。

(二)体温过高

与病毒、细菌感染有关。

四、护理措施

(一)病情观察

观察生命体征及主要症状,尤其是体温、咽痛、咳嗽等的变化。高热者联合使用物理降温与药物降温,并及时更换汗湿衣物。

(二)环境与休息

保持室内温、湿度适宜和空气流通,症状轻者应适当休息,病情重者或年老者卧床休息为主。

(三)饮食

选择清淡、富含维生素、易消化的食物,并保证足够热量。发热者应适当增加饮水量。

(四)口腔护理

进食后漱口或按时给予口腔护理,防止口腔感染。

(五)防止交叉感染

注意隔离患者,减少探视,以避免交叉感染。指导患者咳嗽时应避免对着他人。患者使用过的餐具、痰盂等用品应按规定及时消毒。

(六)用药护理

遵医嘱用药且注意观察药物的不良反应。为减轻马来酸氯苯那敏或苯海拉明等抗过敏药的头晕、嗜睡等不良反应,宜指导患者在临睡前服用,并告知驾驶员和高空作业者应避免使用。

(七)健康教育

1.疾病预防指导

生活规律、劳逸结合、坚持规律且适当的体育运动,以增强体质,提高抗寒能力和机体的抵抗力。保持室内空气流通,避免受凉、过度疲劳等感染的诱发因素。在高发季节少去人群密集的公共场所。

2.疾病知识指导

指导患者采取适当的措施避免疾病传播,防止交叉感染。患病期间注意休息,多饮水并遵医嘱用药。出现下列情况应及时应诊。

3.预防感染的措施

注意保暖,防止受凉,尤其是要避免呼吸道感染。

4.就诊的指标

告诉患者如果出现下列情况应及时到医院就诊。

(1)经药物治疗症状不缓解。

(2)出现耳鸣、耳痛、外耳道流脓等中耳炎症状。

(3)恢复期出现胸闷、心悸、眼睑水肿、腰酸或关节疼痛。

五、护理效果评估

(1)患者自觉症状好转(鼻塞、流涕、咽部不适感、发热、咳嗽咳痰等症状减轻)。

(2)患者体温恢复正常。

(3)身体评估。①视诊:患者咽喉部充血减轻;鼻腔黏膜充血、水肿减轻情况;扁桃体无充血、肿大程度减轻,无脓性分泌物;眼结膜无充血等情况。②听诊:患者无异常呼吸音;双肺无干、湿啰音。

(谭香娥)

第二节　急性气管-支气管炎

一、概述

(一)疾病概述

急性气管-支气管炎是由生物、物理、化学刺激或过敏等因素引起的急性气管-支气管黏膜炎症。多为散发,无流行倾向,年老体弱者易感。临床症状主要为咳嗽和咳痰。常发生于寒冷季节或气候突变时。也可由急性上呼吸道感染迁延不愈所致。

(二)相关病理生理

由病原体、吸入冷空气、粉尘、刺激性气体或因吸入致敏原引起气管-支气管急性炎症反应。其共同的病理表现为气管、支气管黏膜充血水肿,淋巴细胞和中性粒细胞浸润;同时可伴纤毛上皮细胞损伤,脱落;黏液腺体肥大增生。合并细菌感染时,分泌物呈脓性。

(三)急性气管-支气管炎的病因与诱因

病原体导致的感染是最主要病因,过度劳累、受凉、年老体弱是常见诱因。

1.病原体

病原体与上呼吸道感染类似。常见病毒为腺病毒、流感病毒(甲、乙)、冠状病毒、鼻病毒、单纯疱疹病毒、呼吸道合胞病毒和副流感病毒。常见细菌为流感嗜血杆菌、肺炎链球菌、卡他莫拉菌等,近年来衣原体和支原体感染明显增加,在病毒感染的基础上继发细菌感染亦较多见。

2.物理、化学因素

冷空气、粉尘、刺激性气体或烟雾(如二氧化硫、二氧化氮、氨气、氯气等)的吸入,均可刺激气管-支气管黏膜引起急性损伤和炎症反应。

3.变态反应

常见的吸入致敏原包括花粉、有机粉尘、真菌孢子、动物毛皮排泄物;或对细菌蛋白质的过敏,钩虫、蛔虫的幼虫在肺内的移行均可引起气管-支气管急性炎症反应。

(四)临床表现

临床主要表现为咳嗽咳痰。一般起病较急,通常全身症状较轻,可有发热。初为干咳或少量黏液痰,随后痰量增多,咳嗽加剧,偶伴血痰。咳嗽、咳痰可延续 2～3 周,如迁延不愈,可演变成慢性支气管炎。伴支气管痉挛时,可出现程度不等的胸闷气促。

(五)辅助检查

1.血液检查

病毒感染时,血常规检查白细胞计数多正常;细菌感染较重时,白细胞计数和中性粒细胞计数增高。红细胞沉降率检查可有红细胞沉降率快。

2.胸部 X 线检查

多无异常,或仅有肺纹理的增粗。

3.痰培养

细菌或支原体衣原体感染时,可明确病原体;药物敏感试验可指导临床用药。

(六)治疗要点

1.对症治疗

咳嗽无痰或少痰,可用右美沙芬、喷托维林(咳必清)镇咳。咳嗽有痰而不易咳出,可选用盐酸氨溴索、溴己新(必嗽平),桃金娘油提取物化痰,也可雾化帮助祛痰。较为常用的为兼顾止咳和化痰的棕色合剂,也可选用中成药止咳祛痰。发生支气管痉挛时,可用平喘药如茶碱类、β_2受体激动剂等。发热可用解热镇痛药对症处理。

2.抗菌药物治疗

有细菌感染证据时应及时使用。可以首选新大环内酯类、青霉素类,亦可选用头孢菌素类或喹诺酮类等药物。多数患者口服抗菌药物即可,症状较重者可经肌内注射或静脉滴注给药,少数患者需要根据病原体培养结果指导用药。

3.一般治疗

多休息,多饮水,避免劳累。

二、护理评估

(一)病因评估

主要评估患者健康史和发病史,近期是否有受凉、劳累、是否有粉尘过敏史、是否有吸入冷空气或刺激性气体史。

(二)一般评估

1.生命体征

患者体温可正常或发热;有无呼吸频率加快或节律异常。

2.患者主诉

有无发热、咳嗽、咳痰、喘息等症状。

3.相关记录

体温、痰液颜色、性状和量等情况。

(三)身体评估

听诊有无异常呼吸音;有无双肺呼吸音变粗,两肺可否闻及散在的干、湿啰音,湿啰音部位是否固定,咳嗽后湿啰音是否减少或消失。有无闻及哮鸣音。

(四)心理-社会评估

患者在疾病治疗过程中的心理反应与需求,家庭及社会支持情况,引导患者正确配合疾病的治疗与护理。

(五)辅助检查结果评估

1.血液检查

有无白细胞总数和中性粒细胞百分比升高,有无红细胞沉降率加快。

2.胸部X线检查

有无肺纹理增粗。

3.痰培养

有无致病菌生长,药敏试验结果如何。

(六)治疗常用药效果的评估

1.应用抗生素的评估要点

(1)记录每次给药的时间与次数,评估有无按时,按量给药,是否足疗程。

(2)评估用药后患者发热、咳嗽、咳痰等症状有否缓解。

(3)评估用药后患者是否出现皮疹、呼吸困难等变态反应。

(4)评估用药后患者有无较明显的恶心、呕吐、腹泻等不良反应。

2.应用止咳祛痰剂效果的评估

(1)记录每次给药的时间与次量。

(2)评估用祛痰剂后患者痰液是否变稀,是否较易咳出。

(3)评估用止咳药后,患者咳嗽频繁是否减轻,夜间睡眠是否改善。

3.应用平喘药后效果的评估

(1)记录每次给药的时间与量。

(2)评估用药后,患者呼吸困难是否减轻,听诊哮鸣音有否消失。

(3)如应用氨茶碱时间较长,需评估有无茶碱中毒表现。

三、主要护理诊断/问题

(一)清理呼吸道无效

与呼吸道感染、痰液黏稠有关。

(二)气体交换受损

与过敏、炎症引起支气管痉挛有关。

四、护理措施

(一)病情观察

观察生命体征及主要症状,尤其咳嗽,痰液的颜色、性质、量等的变化;有无呼吸困难与喘息等表现;监测体温情况。

(二)休息与保暖

急性期应减少活动,增加休息时间,室内空气新鲜,保持适宜的温度和湿度。

(三)保证充足的水分及营养

鼓励患者多饮水,必要时由静脉补充。给予易消化营养丰富的饮食,发热期间进食流质或半流质食物为宜。

（四）保持口腔清洁

由于患者发热、咳嗽、痰多且黏稠，咳嗽剧烈时可引起呕吐，故要保持口腔卫生，以增加舒适感，增进食欲，促进毒素的排泄。

（五）发热护理

热度不高不需特殊处理，高热时要采取物理降温或药物降温措施。

（六）保持呼吸道通畅

观察呼吸道分泌物的性质及能否有效地咳出痰液，指导并鼓励患者有效咳嗽；若为细菌感染所致，按医嘱使用敏感的抗生素。若痰液黏稠，可采用超声雾化吸入或蒸气吸入稀释分泌物；对于咳嗽无力的患者，宜经常更换体位，拍背，使呼吸道分泌物易于排出，促进炎症消散。

（七）给氧与解痉平喘

有咳喘症状者可给予氧气吸入或按医嘱采用雾化吸入平喘解痉剂，严重者可口服。

（八）健康教育

1.疾病预防指导

预防急性上呼吸道感染的诱发因素。增强体质，可选择合适的体育活动，如健康操、太极拳、跑步等，可进行耐寒训练，如冷水洗脸、冬泳等。

2.疾病知识指导

患病期间增加休息时间，避免劳累；饮食宜清淡、富含营养；按医嘱用药。

3.就诊指标

如 2 周后症状仍持续应及时就诊。

五、护理效果评估

（1）患者自觉症状好转（咳嗽咳痰、喘息、发热等症状减轻）。

（2）患者体温恢复正常。

（3）患者听诊时双肺有无闻及干、湿啰音。

（谭香娥）

第三节 慢性支气管炎

慢性支气管炎是由于感染或非感染因素引起气管、支气管黏膜及其周围组织的慢性非特异性炎症。临床以咳嗽、咳痰或伴有喘息反复发作为特征，每年持续 3 个月以上，且连续 2 年以上。

一、病因和发病机制

慢性支气管炎的病因极为复杂，迄今尚有许多因素还不够明确，往往是多种因素长期相互作用的综合结果。

（一）感染

病毒、支原体和细菌感染是本病急性发作的主要原因。病毒感染以流感病毒、鼻病毒、腺病毒和呼吸道合胞病毒常见；细菌感染以肺炎链球菌、流感嗜血杆菌和卡他莫拉菌及葡萄球菌常见。

（二）大气污染

化学气体如氯气、二氧化氮、二氧化硫等刺激性烟雾，空气中的粉尘等均可刺激支气管黏膜，使呼吸道清除功能受损，为细菌入侵创造条件。

（三）吸烟

吸烟为本病发病的主要因素。吸烟时间的长短与吸烟量决定发病率的高低，吸烟者的患病率较不吸烟者高 2～8 倍。

（四）过敏因素

喘息型支气管患者，多有过敏史。患者痰中嗜酸性粒细胞和组胺的含量及血中 IgE 明显高于正常。此类患者实际上应属慢性支气管炎合并哮喘。

（五）其他因素

气候变化，特别是寒冷空气对慢支的病情加重有密切关系。自主神经功能失调，副交感神经功能亢进，老年人肾上腺皮质功能减退，慢性支气管炎的发病率增加。维生素 C 缺乏，维生素 A 缺乏，易患慢性支气管炎。

二、临床表现

（一）症状

患者常在寒冷季节发病，出现咳嗽、咳痰，尤以晨起显著，白天多于夜间。病毒感染痰液为白色黏液泡沫状，继发细菌感染，痰液转为黄色或黄绿色黏液脓性，偶可带血。慢性支气管炎反复发作后，支气管黏膜的迷走神经感受器反应性增高，副交感神经功能亢进，可出现过敏现象而发生喘息。

（二）体征

早期多无体征。急性发作期可有肺底部闻及干、湿性啰音。喘息型支气管炎在咳嗽或深吸气后可闻及哮鸣音，发作时，有广泛哮鸣音。

（三）并发症

(1)阻塞性肺气肿：为慢性支气管炎最常见的并发症。

(2)支气管肺炎：慢性支气管炎蔓延至支气管周围肺组织中，患者表现寒战、发热、咳嗽加剧、痰量增多且呈脓性；白细胞总数及中性粒细胞增多；胸部 X 线片显示双下肺野有斑点状或小片阴影。

(3)支气管扩张。

三、诊断

（一）辅助检查

1.血常规

白细胞总数及中性粒细胞数可升高。

2.胸部 X 线

单纯型慢性支气管炎，X 线片检查阴性或仅见双下肺纹理增多、增粗、模糊、呈条索状或网状。继发感染时为支气管周围炎症改变，表现为不规则斑点状阴影，重叠于肺纹理之上。

3.肺功能检查

早期病变多在小气道，常规肺功能检查多无异常。

(二)诊断要点

凡咳嗽、咳痰或伴有喘息，每年发作持续3个月，连续2年或2年以上者，并排除其他心、肺疾病(如肺结核、肺尘埃沉着病、支气管哮喘、支气管扩张、肺癌、肺脓肿、心脏病、心功能不全等)、慢性鼻咽疾病后，即可诊断。如每年发病不足3个月，但有明确的客观检查依据(如胸部X线片、肺功能等)亦可诊断。

(三)鉴别诊断

1.支气管扩张

多于儿童或青年期发病，常继发于麻疹、肺炎或百日咳后，并有咳嗽、咳痰反复发作的病史，合并感染时痰量增多，并呈脓性或伴有发热，病程中常反复咯血。在肺下部周围可闻及不易消散的湿性啰音。晚期重症患者可出现杵状指(趾)。胸部X线上可见双肺下野纹理粗乱或呈卷发状。薄层高分辨CT(HRCT)检查有助于确诊。

2.肺结核

活动性肺结核患者多有午后低热、消瘦、乏力、盗汗等中毒症状。咳嗽痰量不多，常有咯血。老年肺结核的中毒症状多不明显，常被慢性支气管炎的症状所掩盖而误诊。胸部X线上可发现结核病灶，部分患者痰结核菌检查可获阳性。

3.支气管哮喘

支气管哮喘常为特质性患者或有过敏性疾病家族史，多于幼年发病。一般无慢性咳嗽、咳痰史。哮喘多突然发作，且有季节性，血和痰中嗜酸性粒细胞常增多，治疗后可迅速缓解。发作时双肺布满哮鸣音，呼气延长，缓解后可消失，且无症状，但气道反应性仍增高。慢性支气管炎合并哮喘的患者，病史中咳嗽、咳痰多发生在喘息之前，迁延不愈较长时间后伴有喘息，且咳嗽、咳痰的症状多较喘息更为突出，平喘药物疗效不如哮喘等可资鉴别。

4.肺癌

肺癌多发生于40岁以上男性，并有多年吸烟史的患者，刺激性咳嗽常伴痰中带血和胸痛。胸部X线片检查肺部常有块影或反复发作的阻塞性肺炎。痰脱落细胞及支气管镜等检查，可明确诊断。

5.慢性肺间质纤维化

慢性咳嗽，咳少量黏液性非脓性痰，进行性呼吸困难，双肺底可闻及爆裂音(Velcro 啰音)，严重者发绀并有杵状指。胸部X线片见中下肺野及肺周边部纹理增多紊乱呈网状结构，其间见弥漫性细小斑点阴影。肺功能检查呈限制性通气功能障碍，弥散功能减低，PaO_2 下降。肺活检是确诊的手段。

四、治疗

(一)急性发作期及慢性迁延期的治疗

以控制感染、祛痰、镇咳为主，同时解痉平喘。

1.抗感染药物

及时、有效、足量，感染控制后及时停用，以免产生细菌耐药或二重感染。一般患者可按常见致病菌用药。可选用青霉素G 80万U肌内注射；复方磺胺甲噁唑(SMZ)，每次2片，2次/天；阿莫西林 2～4 g/d,3～4 次口服;氨苄西林 2～4 g/d,分 4 次口服;头孢氨苄 2～4 g/d 或头孢拉定 1～2 g/d,分 4 次口服;头孢呋辛 2 g/d 或头孢克洛 0.5～1 g/d,分 2～3 次口服。亦可选择新一代大环内酯类抗生素,如罗红霉素,0.3 g/d,2 次口服。抗菌治疗疗程一般 7～10 天,反复感染病例可适当延长。严重感染时,可选用氨苄西林、环丙沙星、氧氟沙星、阿米卡星、奈替米星或头孢菌素类联合静脉滴注给药。

2.祛痰镇咳药

刺激性干咳者不宜单用镇咳药物,否则痰液不易咳出。可给盐酸溴环己胺醇 30 mg 或羧甲基半胱氨酸 500 mg,3 次/天,口服。乙酰半胱氨酸(富露施)及氯化铵甘草合剂均有一定的疗效。α-糜蛋白酶雾化吸入亦有消炎祛痰的作用。

3.解痉平喘

解痉平喘主要为解除支气管痉挛,利于痰液排出。常用药物为氨茶碱 0.1～0.2 g,8 次/小时口服;丙卡特罗50 mg,2 次/天;特布他林 2.5 mg,2～3 次/天。慢性支气管炎有可逆性气道阻塞者应常规应用支气管舒张剂,如异丙托溴铵(异丙阿托品)气雾剂、特布他林等吸入治疗。阵发性咳嗽常伴不同程度的支气管痉挛,应用支气管扩张药后可改善症状,并有利于痰液的排出。

(二)缓解期的治疗

应以增强体质,提高机体抗病能力和预防发作为主。

(三)中药治疗

采取扶正固本原则,按肺、脾、肾的虚实辨证施治。

五、护理措施

(一)常规护理

1.环境

保持室内空气新鲜,流通,安静,舒适,温湿度适宜。

2.休息

急性发作期应卧床休息,取半卧位。

3.给氧

持续低流量吸氧。

4.饮食

给予高热量、高蛋白、高维生素易消化饮食。

(二)专科护理

(1)解除气道阻塞,改善肺泡通气。及时清除痰液,神志清醒患者应鼓励咳嗽,痰稠不易咳出时,给予雾化吸入或雾化泵药物喷入,减少局部淤血水肿,以利痰液排出。危重体弱患者,定时更换体位,叩击背部,使痰易于咳出,餐前应给予胸部叩击或胸壁震荡。方法:患者取侧卧位,护士两手手指并拢,手背隆起,指关节微屈,自肺底由下向上,由外向内叩拍胸壁,震动气管,边拍边鼓励患者咳嗽,以促进痰液的排出,每侧肺叶叩击 3～5 分钟。对神志不清者,可进行机械吸痰,需注意无菌操作,抽吸压力要适当,动作轻柔,每次抽吸时间不超过 15 秒,以免加重缺氧。

(2)合理用氧减轻呼吸困难。根据缺氧和二氧化碳潴留的程度不同,合理用氧,一般给予低流量、低浓度、持续吸氧,如病情需要提高氧浓度,应辅以呼吸兴奋剂刺激通气或使用呼吸机改善通气,吸氧后如呼吸困难缓解、呼吸频率减慢、节律正常、血压上升、心率减慢、心律正常、发绀减轻、皮肤转暖、神志转清、尿量增加等，表示氧疗有效。若呼吸过缓，意识障碍加深，需考虑二氧化碳潴留加重，必要时采取增加通气量措施。

（谭香娥）

第四节 肺 炎

一、概述

肺炎是指终末气道、肺泡和肺间质的炎症，可由病原微生物、理化因素、免疫损伤、过敏及药物所致。细菌性肺炎是最常见的肺炎，也是最常见的感染性疾病之一。尽管新的强效抗生素不断投入应用，但其发病率和病死率仍很高，其原因可能有社会人口老龄化、吸烟人群的低龄化、伴有基础疾病、免疫功能低下，加之病原体变迁、医院获得性肺炎发病率增加、病原学诊断困难、抗生素的不合理使用导致细菌耐药性增加和部分人群贫困化加剧等因素有关。

（一）分类

肺炎可按解剖、病因或患病环境加以分类。

1.解剖分类

（1）大叶性（肺泡性）肺炎：为肺实质炎症，通常并不累及支气管。病原体先在肺泡引起炎症，经肺泡间孔向其他肺泡扩散，导致部分或整个肺段、肺叶发生炎症改变。致病菌多为肺炎链球菌。

（2）小叶性（支气管）肺炎：指病原体经支气管入侵，引起细支气管、终末细支气管和肺泡的炎症。病原体有肺炎链球菌、葡萄球菌、病毒、肺炎支原体及军团菌等。常继发于其他疾病，如支气管炎、支气管扩张、上呼吸道病毒感染及长期卧床的危重患者。

（3）间质性肺炎：以肺间质炎症为主，病变累及支气管壁及其周围组织，有肺泡壁增生及间质水肿。可由细菌、支原体、衣原体、病毒或肺孢子菌等引起。

2.病因分类

（1）细菌性肺炎：如肺炎链球菌、金黄色葡萄球菌、甲型溶血性链球菌、肺炎克雷伯杆菌、流感嗜血杆菌、铜绿假单胞菌、棒状杆菌、梭形杆菌等引起的肺炎。

（2）非典型病原体所致肺炎：如支原体、军团菌和衣原体等。

（3）病毒性肺炎：如冠状病毒、腺病毒、呼吸道合胞病毒、流感病毒、麻疹病毒、巨细胞病毒、单纯疱疹病毒等。

（4）真菌性肺炎：如白念珠菌、曲霉、放射菌等。

（5）其他病原体所致的肺炎：如立克次体（如Q热立克次体）、弓形虫（如鼠弓形虫）、寄生虫（如肺包虫、肺吸虫、肺血吸虫）等。

（6）理化因素所致的肺炎：如放射性损伤引起的放射性肺炎、胃酸吸入、药物等引起的化学性肺炎等。

3.患病环境分类

由于病原学检查阳性率低，培养结果滞后，病因分类在临床上应用较为困难，目前多按肺炎的获得环境分成两类，有利于指导经验治疗。

(1)社区获得性肺炎(community acquired pneumonia，CAP)是指在医院外罹患的感染性肺实质炎症，也称院外肺炎，包括具有明确潜伏期的病原体感染而在入院后平均潜伏期内发病的肺炎。常见致病菌为肺炎链球菌、流感嗜血杆菌、卡他莫拉菌和非典型病原体。

(2)医院获得性肺炎(hospital acquired pneumonia，HAP)简称医院内肺炎，是指患者入院时既不存在、也不处于潜伏期，而于入院 48 小时后在医院(包括老年护理院、康复院等)内发生的肺炎，也包括出院后 48 小时内发生的肺炎。无感染高危因素患者的常见病原体依次为肺炎链球菌、流感嗜血杆菌、金黄色葡萄球菌、铜绿假单胞菌、大肠埃希菌、肺炎克雷伯杆菌等；有感染高危因素患者的常见病原体依次为金黄色葡萄球菌、铜绿假单胞菌、肠杆菌属、肺炎克雷伯杆菌等。

(二)病因及发病机制

正常的呼吸道免疫防御机制(支气管内黏液-纤毛运载系统、肺泡巨噬细胞防御的完整性等)使气管隆凸以下的呼吸道保持无菌。肺炎的发生主要由病原体和宿主两个因素决定。如果病原体数量多、毒力强和/或宿主呼吸道局部和全身免疫防御系统损害，即可发生肺炎。病原体可通过空气吸入、血行播散、邻近感染部位蔓延、上呼吸道定植菌的误吸引起社区获得性肺炎。医院获得性肺炎还可通过误吸胃肠道的定植菌(胃食管反流)和通过人工气道吸入环境中的致病菌引起。

二、肺炎链球菌肺炎

肺炎链球菌肺炎或称肺炎球菌肺炎，是由肺炎链球菌或称肺炎球菌所引起的肺炎，占社区获得性肺炎的半数以上。通常急骤起病，以高热、寒战、咳嗽、血痰及胸痛为特征。胸部 X 线片呈肺段或肺叶急性炎性实变，近年来因抗菌药物的广泛使用，致使本病的起病方式、症状及 X 线改变均不典型。

肺炎链球菌为革兰染色阳性球菌，多成双排列或短链排列。有荚膜，其毒力大小与荚膜中的多糖结构及含量有关。根据荚膜多糖的抗原特性，肺炎链球菌可分为 86 个血清型。成人致病菌多属 1～9 及12 型，以第 3 型毒力最强，儿童则多为 6、14、19 及 23 型。肺炎链球菌在干燥痰中能存活数月，但在阳光直射 1 小时，或加热至 52 ℃，10 分钟即可杀灭，对石炭酸等消毒剂亦甚敏感。机体免疫功能正常时，肺炎链球菌是寄居在口腔及鼻咽部的一种正常菌群，其带菌率常随年龄、季节及免疫状态的变化而有差异。机体免疫功能受损时，有毒力的肺炎链球菌入侵人体而致病。肺炎链球菌除引起肺炎外，少数可发生菌血症或感染性休克，老年人及婴幼儿的病情尤为严重。

本病以冬季与初春多见，常与呼吸道病毒感染相伴行。患者常为原先健康的青壮年或老年与婴幼儿，男性较多见。吸烟者、痴呆者、慢性支气管炎、支气管扩张、充血性心力衰竭、慢性病患者，以及免疫抑制宿主均易受肺炎链球菌侵袭。肺炎链球菌不产生毒素，不引起原发性组织坏死或形成空洞。其致病力是由于有高分子多糖体的荚膜对组织的侵袭作用，首先引起肺泡壁水肿，出现白细胞与红细胞渗出，含菌的渗出液经肺泡间孔向肺的中央部分扩展，甚至累及几个肺段或整个肺叶，因病变开始于肺的外周，故叶间分界清楚，易累及胸膜，引起渗出性胸膜炎。

病理改变有充血期、红肝变期、灰肝变期及消散期。表现为肺组织充血水肿，肺泡内浆液渗出及红、白细胞浸润，白细胞吞噬细菌，继而纤维蛋白渗出物溶解、吸收、肺泡重新充气。在肝变期病理阶段实际上并无确切分界，经早期应用抗菌药物治疗，此种典型的病理分期已很少见。病变消散后肺组织结构多无损坏，不留纤维瘢痕。极个别患者肺泡内纤维蛋白吸收不完全，甚至有成纤维细胞形成，形成机化性肺炎。老年人及婴幼儿感染可沿支气管分布（支气管肺炎）。若未及时使用抗菌药物，5%～10%的患者可并发脓胸，10%～20%的患者因细菌经淋巴管、胸导管进入血液循环，可引起脑膜炎、心包炎、心内膜炎、关节炎和中耳炎等肺外感染。

(一)护理评估

1.健康史

肺炎的发生与细菌的侵入和机体防御能力的下降有关。吸入口咽部的分泌物或空气中的细菌、周围组织感染的直接蔓延、菌血症等均可成为细菌入侵的途径；吸烟、酗酒、年老体弱、长期卧床、意识不清、吞咽和咳嗽反射障碍、慢性或重症患者、长期使用糖皮质激素或免疫抑制剂、接受机械通气及大手术者均可因机体防御机制降低而继发肺炎。注意询问患者起病前是否存在机体抵抗力下降、呼吸道防御功能受损的因素，了解患者既往的健康状况。

2.身体状况

发病前常有受凉、淋雨、疲劳、醉酒、病毒感染史，多有上呼吸道感染的前驱症状。

(1)主要症状：起病多急骤，高热、寒战，全身肌肉酸痛，体温通常在数小时内升至39～40 ℃，高峰在下午或傍晚，或呈稽留热，脉率随之增速。可有患侧胸部疼痛，放射到肩部或腹部，咳嗽或深呼吸时加剧。痰少，可带血或呈铁锈色，食欲锐减，偶有恶心、呕吐、腹痛或腹泻，易被误诊为急腹症。

(2)护理体检：患者呈急性病容，面颊绯红，鼻翼翕动，皮肤灼热、干燥，口角及鼻周有单纯疱疹；病变广泛时可出现发绀。有败血症者，可出现皮肤、黏膜出血点，巩膜黄染。早期肺部体征无明显异常，仅有胸廓呼吸运动幅度减小，叩诊稍浊，听诊可有呼吸音减低及胸膜摩擦音。肺实变时叩诊浊音、触觉语颤增强并可闻及支气管呼吸音。消散期可闻及湿啰音。心率增快，有时心律不齐。重症患者有肠胀气，上腹部压痛多与炎症累及膈胸膜有关。重症感染时可伴休克、急性呼吸窘迫综合征及神经精神症状，表现为神志模糊、烦躁、呼吸困难、嗜睡、谵妄、昏迷等。累及脑膜时有颈抵抗及出现病理性反射。

本病自然病程1～2周。发病5～10天，体温可自行骤降或逐渐消退；使用有效的抗菌药物后可使体温在1～3天内恢复正常。患者的其他症状与体征亦随之逐渐消失。

(3)并发症：肺炎链球菌肺炎的并发症近年来已很少见。严重败血症或毒血症患者易发生感染性休克，尤其是老年人。表现为血压降低、四肢厥冷、多汗、发绀、心动过速、心律失常等，而高热、胸痛、咳嗽等症状并不突出。其他并发症有胸膜炎、脓胸、心包炎、脑膜炎和关节炎等。

3.实验室及其他检查

(1)血常规检查：血白细胞计数$(10～20)\times10^9/L$，中性粒细胞多在80%以上，并有核左移，细胞内可见中毒颗粒。年老体弱、酗酒、免疫功能低下者的白细胞计数可不增高，但中性粒细胞的百分比仍增高。

(2)痰直接涂片做革兰染色及荚膜染色镜检：发现典型的革兰染色阳性、带荚膜的双球菌或链球菌，即可初步做出病原诊断。

(3)痰培养：24～48小时可以确定病原体。痰标本送检应注意器皿洁净无菌，在抗菌药物应用之前漱口后采集，取深部咳出的脓性或铁锈色痰。

(4)聚合酶链反应(PCR)检测及荧光标记抗体检测：可提高病原学诊断率。

(5)血培养：10%～20%的患者合并菌血症，故重症肺炎应做血培养。

(6)细菌培养:如合并胸腔积液,应积极抽取积液进行细菌培养。

(7)X线检查:早期仅见肺纹理增粗,或受累的肺段、肺叶稍模糊。随着病情进展,肺泡内充满炎性渗出物,表现为大片炎症浸润阴影或实变影,在实变阴影中可见支气管充气征,肋膈角可有少量胸腔积液。在消散期,X线显示炎性浸润逐渐吸收,可有片状区域吸收较快,呈现"假空洞"征,多数病例在起病3~4周后才完全消散。老年患者肺炎病灶消散较慢,容易出现吸收不完全而成为机化性肺炎。

4.心理-社会评估

肺炎起病多急骤,短期内病情严重,加之高热和全身中毒症状明显,患者及家属常深感不安。当出现严重并发症时,患者会表现出忧虑和恐惧。

(二)主要护理诊断及医护合作性问题

1.体温过高

与肺部感染有关。

2.气体交换受损

与肺部炎症、痰液黏稠等引起呼吸面积减少有关。

3.清理呼吸道无效

与胸痛、气管、支气管分泌物增多、黏稠及疲乏有关。

4.疼痛

胸痛与肺部炎症累及胸膜有关。

5.潜在并发症

感染性休克。

(三)护理目标

体温恢复正常范围;患者呼吸平稳,发绀消失;症状减轻呼吸道通畅;疼痛减轻,感染控制未发生休克。

(四)护理措施

1.一般护理

(1)休息与环境:保持室内空气清新,病室保持适宜的温、湿度,环境安静、清洁、舒适。限制患者活动,限制探视,避免因谈话过多影响体力。要集中安排治疗和护理活动,保证足够的休息,减少氧耗量,缓解头痛、肌肉酸痛、胸痛等症状。

(2)体位:协助或指导患者采取合适的体位。对有意识障碍患者,如病情允许可取半卧位,增加肺通气量;或侧卧位,以预防或减少分泌物吸入肺内。为促进肺扩张,每2小时变换体位1次,减少分泌物淤积在肺部而引起并发症。

(3)饮食与补充水分:给予高热量、高蛋白质、高维生素、易消化的流质或半流质食物,以补充高热引起的营养物质消耗。宜少食多餐,避免压迫膈肌。若有明显麻痹性肠梗阻或胃扩张,应暂时禁食,遵医嘱给予胃肠减压,直至肠蠕动恢复。鼓励患者多饮水(1~2 L/d),来补充发热、出汗和呼吸急促所丢失的水分,并利于痰液排出。轻症者无须静脉补液,脱水严重者可遵医嘱补液,补液有利于加快毒素排泄和热量散发,尤其是食欲差或不能进食者。心脏病或老年人应注意补液速度,过快过多易导致急性肺水肿。

2.病情观察

监测患者神志、体温、呼吸、脉搏、血压和尿量,并做好记录。尤其应注意密切观察体温的变化。观察有无呼吸困难及发绀，及时适宜给氧。重点观察儿童、老年人、久病体弱者的病情变化，注意是否伴有感染性休克的表现。观察痰液颜色、性状和量，如肺炎链球菌肺炎呈铁锈色，葡萄球菌肺炎呈粉红色乳状，厌氧菌感染者痰液多有恶臭等。

3.对症护理

(1)高热护理：寒战时注意保暖，及时添加被褥，给予热水袋时防止烫伤。高热时采用温水擦浴、冰袋、冰帽等物理降温措施，以逐渐降温为宜，防止虚脱。患者大汗时，及时协助擦汗和更换衣物，避免受凉。必要时遵医嘱使用退烧药。必要时遵医嘱静脉补液，补充因发热丢失的水分和盐，加快毒素排泄的热量散发。心脏病患者或老年人应注意补液速度，避免过快导致急性肺水肿。

(2)咳嗽、咳痰的护理：协助和鼓励患者有效咳嗽、排痰，及时清除口腔和呼吸道内痰液、呕吐物。痰液黏稠不易咳出时，在病情允许情况下可扶患者坐起，给予拍背，协助咳痰，遵医嘱应用祛痰药及超声雾化吸入，稀释痰液，促进痰的排出。必要时吸痰，预防窒息。吸痰前，注意告知病情。

(3)气急发绀的护理：监测动脉血气分析值，给予吸氧，提高血氧饱和度，改善发绀，增加患者的舒适度。氧流量一般为每分钟 4～6 L，若为 COPD 患者，应给予低流量、低浓度、持续吸氧。注意观察患者呼吸频率、节律、深度等变化，皮肤色泽和意识状态有无改变，如果病情恶化，准备气管插管和呼吸机辅助通气。

(4)胸痛的护理：维持患者舒适的体位。患者胸痛时，常随呼吸、咳嗽加重，可采取患侧卧位，在咳嗽时可用枕头等物夹紧胸部，必要时用宽胶布固定胸廓，以降低胸廓活动度，减轻疼痛。疼痛剧烈者，遵医嘱应用镇痛、止咳药，缓解疼痛和改善肺通气，如口服可待因。此外可用物理止痛和中药止痛擦剂。物理止痛，如按摩、针灸、经皮肤电刺激止痛穴位或局部冷敷等，可降低疼痛的敏感性。中药经皮肤吸收，无创伤，且发挥药效快，对轻度疼痛效果好。中药止痛擦剂具有操作简便、安全、毒性作用小、无药物依赖现象等优点。

(5)其他：鼓励患者经常漱口，做好口腔护理。口唇疱疹者局部涂液状石蜡或抗病毒软膏，防止继发感染。烦躁不安、谵妄、失眠者酌情使用地西泮或水合氯醛，禁用抑制呼吸的镇静药。

4.感染性休克的护理

(1)观察休克的征象：密切观察生命体征、实验室检查和病情的变化。发现患者神志模糊、烦躁、发绀、四肢湿冷、脉搏细数、脉压变小、呼吸浅快、面色苍白、尿量减少(每小时少于 30 mL)等休克早期症状时，及时报告医师，采取救治措施。

(2)环境与体位：应将感染性休克的患者安置在重症监护室，注意保暖和安全。取仰卧中凹位，抬高头胸部 20°，抬高下肢约 30°，有利于呼吸和静脉回流，增加心排血量。尽量减少搬动。

(3)吸氧：应给高流量吸氧，维持动脉氧分压在 8.0 kPa(60 mmHg)以上，改善缺氧状况。

(4)补充血容量：快速建立两条静脉通路，遵医嘱给予右旋糖酐或平衡液以维持有效血容量，降低血液的黏稠度，防止弥散性血管内凝血。随时监测患者一般情况、血压、尿量、尿比重、血细胞比容等；监测中心静脉压，作为调整补液速度的指标，中心静脉压低于 0.5 kPa(5 cmH_2O)可放心输液，达到0.98 kPa(10 cmH_2O)应慎重。以中心静脉压不超过 1.0 kPa(10 cmH_2O)、尿量每小时在 30 mL 以上为宜。补液不宜过多过快，以免引起心力衰竭和肺水肿。若血容量已补足而 24 小时尿量仍小于 400 mL、尿比重小于 1.018 时，应及时报告医师，注意是否合并急性肾衰竭。

(5)纠正酸中毒：有明显酸中毒可静脉滴注 5%的碳酸氢钠，因其配伍禁忌较多，宜单独输入。随时监测和纠正电解质和酸碱失衡等。

(6)应用血管活性药物的护理:遵医嘱在应用血管活性药物,如多巴胺、间羟胺(阿拉明)时,滴注过程中应注意防止液体溢出血管外,引起局部组织坏死和影响疗效。可应用输液泵单独静脉输入血管活性药物,根据血压随时调整滴速,维持收缩压在 12.0～13.3 kPa(90～100 mmHg),保证重要器官的血液供应,改善微循环。

(7)对因治疗:应联合、足量应用强有力的广谱抗生素控制感染。

(8)病情转归观察:随时监测和评估患者意识、血压、脉搏、呼吸、体温、皮肤、黏膜、尿量的变化,判断病情转归。如患者神志逐渐清醒、皮肤及肢体变暖、脉搏有力、呼吸平稳规则、血压回升、尿量增多,预示病情已好转。

5.用药护理

遵医嘱及时使用有效抗感染药物,注意观察药物疗效及不良反应。

(1)抗菌药物治疗:一经诊断即应给予抗菌药物治疗,不必等待细菌培养结果。首选青霉素 G,用药途径及剂量视病情轻重及有无并发症而定:对于成年轻症患者,可用 240 万 U/d,分 3 次肌内注射,或用普鲁卡因青霉素每 12 小时肌内注射 60 万 U。病情稍重者,宜用青霉素 G 240 万～480 万 U/d,分次静脉滴注,每 6～8 小时 1 次;重症及并发脑膜炎者,可增至 1 000 万～3 000 万 U/d,分 4 次静脉滴注。对青霉素过敏者或耐青霉素或多重耐药菌株感染者,可用呼吸氟喹诺酮类、头孢噻肟或头孢曲松等药物,多重耐药菌株感染者可用万古霉素、替考拉宁等。药物治疗48～72 小时后应对病情进行评价,治疗有效表现为体温下降、症状改善、白细胞计数逐渐降低或恢复正常等。如用药 72 小时后病情仍无改善,需及时报告医师并做相应处理。

(2)支持疗法:患者应卧床休息,注意补充足够蛋白质、热量及维生素。密切监测病情变化,注意防止休克。剧烈胸痛者,可酌情用少量镇痛药,如可待因 15 mg。不用阿司匹林或其他解热药,以免过度出汗、脱水及干扰真实热型,导致临床判断错误。鼓励每天饮水 1～2 L,轻症患者不需常规静脉输液,确有失水者可输液,保持尿比重在 1.020 以下,血清钠保持在 145 mmol/L 以下。重症患者[PaO_2 <8.0 kPa(60 mmHg)或有发绀]应给氧。若有明显麻痹性肠梗阻或胃扩张,应暂时禁食、禁饮和胃肠减压,直至肠蠕动恢复。烦躁不安、谵妄、失眠者酌用地西泮 5 mg 或水合氯醛 1～1.5 g,禁用抑制呼吸的镇静药。

(3)并发症的处理:经抗菌药物治疗后,高热常在 24 小时内消退,或数天内逐渐下降。若体温降而复升或 3 天后仍不降者,应考虑肺炎链球菌的肺外感染,如脓胸、心包炎或关节炎等。持续发热的其他原因尚有耐青霉素的肺炎链球菌(PRSP)或混合细菌感染、药物热或并存其他疾病。肿瘤或异物阻塞支气管时,经治疗后肺炎虽可消散,但阻塞因素未除,肺炎可再次出现。10%～20%的肺炎链球菌肺炎伴发胸腔积液者,应酌情取胸液检查及培养以确定其性质。若治疗不当,约 5%并发脓胸,应积极排脓引流。

6.心理护理

患病前健康状态良好的患者会因突然患病而焦虑不安;病情严重或患有慢性基础疾病的患者则可能出现消极、悲观和恐慌的心理反应。要耐心给患者讲解疾病的有关知识,解释各种症状和不适的原因,讲解各项诊疗、护理操作目的、操作程序和配合要点,使患者清楚大部分肺炎治疗、预后良好。询问和关心患者的需要,鼓励患者说出内心感受,与患者进行有效的沟通。帮助患者祛除不良心理反应,树立治愈疾病的信心。

7.健康指导

(1)疾病知识指导:让患者及家属了解肺炎的病因和诱因,有皮肤疖、痈、伤口感染、毛囊炎、蜂窝织炎时应及时治疗。避免受凉、淋雨、酗酒和过度疲劳,特别是年老体弱和免疫功能低下者,如糖尿病、慢性肺病、慢性肝病、血液病、营养不良、艾滋病等。天气变化时随时增减衣服,预防上呼吸道感染。可注射流感或肺炎免疫疫苗,使之产生免疫力。

(2)生活指导:劝导患者要注意休息,劳逸结合,生活有规律。保证摄取足够的营养物质,适当参加体育锻炼,增强机体抗病能力。对有意识障碍、慢性病、长期卧床者,应教会家属注意帮助患者经常改变体位、翻身、拍背,协助并鼓励患者咳出痰液,有感染征象时及时就诊。

(3)出院指导:出院后需继续用药者,应指导患者遵医嘱按时服药,向患者介绍所服药物的疗效、用法、疗程、不良反应,不能自行停药或减量。教会患者观察疾病复发症状,如出现发热、咳嗽、呼吸困难等不适表现时,应及时就诊。告知患者随诊的时间及需要准备的有关资料,如胸部X线片等。

(五)护理评价

患者体温恢复正常;能进行有效咳嗽,痰容易咳出,显示咳嗽次数减少或消失,痰量减少;休克发生时及时发现并给予及时的处理。

三、其他类型肺炎

(一)葡萄球菌肺炎评估

葡萄球菌肺炎是由葡萄球菌引起的急性肺部化脓性炎症。葡萄球菌的致病物质主要是毒素与酶,具有溶血、坏死、杀白细胞和致血管痉挛等作用。其致病力可用血浆凝固酶来测定,阳性者致病力较强,是化脓性感染的主要原因。但其他凝固酶阴性的葡萄球菌亦可引起感染。随着医院内感染的增多,由凝固酶阴性葡萄球菌引起的肺炎也不断增多。

医院获得性肺炎中,葡萄球菌感染占11%～25%。常发生于有糖尿病、血液病、艾滋病、肝病或慢性阻塞性肺疾病等原有基础疾病者。若治疗不及时或不当,病死率甚高。

1.临床表现

起病多急骤,寒战、高热,体温高达39～40 ℃,胸痛,咳大量脓性痰,带血丝或呈脓血状。全身肌肉和关节酸痛,精神萎靡,病情严重者可出现外周循环衰竭。院内感染者常起病隐袭,体温逐渐上升,咳少量脓痰。老年人症状可不明显。

早期可无体征,晚期可有双肺散在湿啰音。病变较大或融合时可出现肺实变体征。但体征与严重的中毒症状和呼吸道症状不平行。

2.实验室及其他检查

(1)血常规:白细胞计数及中性粒细胞显著增加,核左移,有中毒颗粒。

(2)细菌学检查:痰涂片可见大量葡萄球菌和脓细胞,血、痰培养多为阳性。

(3)X线检查:胸部X线显示短期内迅速多变的特征,肺段或肺叶实变,可形成空洞,或呈小叶状浸润,可有单个或多个液气囊腔,2～4周后完全消失,偶可遗留少许条索状阴影或肺纹理增多等。

3.治疗要点

治疗要点为早期清除原发病灶,强有力的抗感染治疗,加强支持疗法,预防并发症。通常首选耐青霉素酶的半合成青霉素或头孢菌素,如苯唑西林、头孢呋辛等。对甲氧西林耐药株

(MRSA)可用万古霉素、替考拉宁等治疗。疗程 2～3 周,有并发症者需 4～6 周。

(二)肺炎支原体肺炎评估

肺炎支原体肺炎是由肺炎支原体引起的呼吸道和肺部的急性炎症。常同时有咽炎、支气管炎和肺炎。肺炎支原体是介于细菌和病毒之间,兼性厌氧、能独立生活的最小微生物。健康人吸入患者咳嗽、打喷嚏时喷出的口鼻分泌物可感染,即通过呼吸道传播。病原体通常吸附宿主呼吸道纤毛上皮细胞表面,不侵入肺实质,抑制纤毛活动和破坏上皮细胞。其致病性可能与患者对病原体及其代谢产物的变态反应有关。

支原体肺炎占非细菌性肺炎的 1/3 以上,或各种原因引起的肺炎的 10%。以秋冬季发病较多,可散发或小流行,患者以儿童和青年人居多,婴儿间质性肺炎亦应考虑本病的可能。

1.临床表现

通常起病缓慢,潜伏期 2～3 周,症状主要为乏力、咽痛、头痛、咳嗽、发热、食欲缺乏、肌肉酸痛等。多为刺激性咳嗽,咳少量黏液痰,发热可持续 2～3 周,体温恢复正常后可仍有咳嗽。偶伴有胸骨后疼痛。

可见咽部充血、颈部淋巴结肿大等体征。肺部可无明显体征,与肺部病变的严重程度不相称。

2.实验室及其他检查

(1)血常规:血白细胞计数正常或略增高,以中性粒细胞为主。

(2)免疫学检查:起病 2 周后,约 2/3 的患者冷凝集试验阳性,滴度效价大于 1∶32,尤以滴度逐渐升高更有价值。约半数患者对链球菌 MG 凝集试验阳性。还可评估肺炎支原体直接检测、支原体 IgM 抗体、免疫印迹法和聚合酶链反应(PCR)等检查结果。

(3)X 线检查:肺部可呈多种形态的浸润影,呈节段性分布,以肺下野为多见,有的从肺门附近向外伸展。3～4 周后病变可自行消失。

3.治疗要点

肺炎支原体肺炎首选大环内酯类抗生素,如红霉素。疗程一般为 2～3 周。

(三)病毒性肺炎评估

病毒性肺炎评估是由上呼吸道病毒感染,向下蔓延所致的肺部炎症。常见病毒为甲、乙型流感病毒、腺病毒、副流感病毒、呼吸道合胞病毒和冠状病毒等。患者可同时受一种以上病毒感染,气道防御功能降低,常继发细菌感染。病毒性肺炎为吸入性感染,常有气管-支气管炎。呼吸道病毒通过飞沫与直接接触而迅速传播,可暴发或散发流行。

病毒性肺炎约占需住院的社区获得性肺炎的 8%,大多发生于冬春季节。密切接触的人群或有心肺疾病者、老年人等易受感染。

1.临床表现

一般临床症状较轻,与支原体肺炎症状相似。起病较急,发热、头痛、全身酸痛、乏力等较突出。有咳嗽、少痰或白色黏液痰、咽痛等症状。老年人或免疫功能受损的重症患者,可表现为呼吸困难、发绀、嗜睡、精神萎靡,甚至并发休克、心力衰竭和呼吸衰竭,严重者可发生急性呼吸窘迫综合征。

本病常无显著的胸部体征,病情严重者有呼吸浅速、心率增快、发绀,以及肺部干、湿啰音。

2.实验室及其他检查

(1)血常规:白细胞计数正常、略增高或偏低。

(2)病原体检查:呼吸道分泌物中细胞核内的包涵体可提示病毒感染,但并非一定来自肺部。需进一步评估下呼吸道分泌物或肺活检标本培养是否分离出病毒。

(3)X线检查:可见肺纹理增多,小片状或广泛浸润。病情严重者,显示双肺呈弥漫性结节浸润,而大叶实变及胸腔积液者不多见。

3.治疗要点

病毒性肺炎以对症治疗为主,板蓝根、黄芪、金银花、连翘等中药有一定的抗病毒作用。对某些重症病毒性肺炎应采用抗病毒药物,如选用利巴韦林(病毒唑)、阿昔洛韦(无环鸟苷)等。

(四)真菌性肺炎评估

肺部真菌感染是最常见的深部真菌病。真菌感染的发生是机体与真菌相互作用的结果,最终取决于真菌的致病性、机体的免疫状态及环境条件对机体与真菌之间关系的影响。广谱抗生素、糖皮质激素、细胞毒药物及免疫抑制剂的广泛使用,人免疫缺陷病毒(HIV)感染和艾滋病增多使肺部真菌感染的机会增加。

真菌多在土壤中生长,孢子飞扬于空气中,极易被人体吸入而引起肺真菌感染(外源性),或使机体致敏。引起表现为支气管哮喘的过敏性肺泡炎。有些真菌为寄生菌,如念珠菌和放线菌,当机体免疫力降低时可引起感染。静脉营养疗法的中心静脉插管如留置时间过长。白念珠菌能在高浓度葡萄糖中生长,引起念珠菌感染中毒症。空气中到处有曲霉属孢子,在秋冬及阴雨季节,储藏的谷草发热霉变时更多。若大量吸入可能引起急性气管-支气管炎或肺炎。

1.临床表现

真菌性肺炎多继发于长期应用抗生素、糖皮质激素、免疫抑制剂、细胞毒药物或因长期留置导管、插管等诱发,其症状和体征无特征性变化。

2.实验室及其他检查

(1)真菌培养:其形态学辨认有助于早期诊断。

(2)X线检查:可表现为支气管肺炎、大叶性肺炎、弥漫性小结节及肿块状阴影和空洞。

3.治疗要点

真菌性肺炎目前尚无理想的药物,两性霉素B对多数肺部真菌仍为有效药物,但由于其不良反应较多,使其应用受到限制。其他药物尚有氟胞嘧啶、米康唑、酮康唑、制霉菌素等也可选用。

(五)重症肺炎评估

目前重症肺炎还没有普遍认同的标准,各国诊断标准不一,但都注重肺部病变的范围、器官灌注和氧合状态。我国制定的重症肺炎标准:①意识障碍。②呼吸频率高于30次/分。③PaO_2低于8.0 kPa(60 mmHg),PO_2/FiO_2低于300,需行机械通气治疗。④血压低于12.0/8.0 kPa(90/60 mmHg)。⑤胸部X线片显示双侧或多肺叶受累,或入院48小时内病变扩大不低于50%。⑥少尿:尿量每小时小于20 mL,或每4小时小于80 mL,或急性肾衰竭需要透析治疗。

(谭香娥)

第五节　急性肺水肿

急性肺水肿是由不同原因引起肺组织血管外液体异常增多，液体由间质进入肺泡，甚至呼吸道出现泡沫状分泌物。表现为急性呼吸困难、发绀，呼吸做功增加，两肺布满湿啰音，甚至从气道涌出大量泡沫样痰液。人类可发生下列两类性质完全不同的肺水肿：心源性肺水肿（亦称流体静力学或血流动力学肺水肿）和非心源性肺水肿（亦称通透性增高肺水肿、急性肺损伤或急性呼吸窘迫综合征）。

一、发病机制

(一)肺毛细血管静水压

肺毛细血管静水压（Pmv）是使液体从毛细血管流向间质的驱动力，正常情况下，Pmv 约 1.1 kPa（8 mmHg），有时易与 PCWP 相混淆。PCWP 反映肺毛细血管床的压力，可估计左心房压（LAP），正常情况下较 Pmv 高 0.1～0.3 kPa（1～2 mmHg）。肺水肿时 PCWP 和 Pmv 并非呈直接相关，两者的关系取决于总肺血管阻力（肺静脉阻力）。

(二)肺间质静水压

肺毛细血管周围间质的静水压即肺间质静水压（Ppmv），与 Pmv 相对抗，两者差别越大，则毛细血管内液体流出越多。肺间质静水压为负值，正常值为－2.3～－1.1 kPa（－17～－8 mmHg），可能与肺组织的机械活动、弹性回缩以及大量淋巴液回流对肺间质的吸引有关。理论上 Ppmv 的下降亦可使静水压梯度升高，当肺不张进行性再扩张时，出现复张性肺水肿可能与 Ppmv 骤降有关。

(三)肺毛细血管胶体渗透压

肺毛细血管胶体渗透压（πmv）由血浆蛋白形成，正常值为 3.3～3.7 kPa（25～28 mmHg），但随个体的营养状态和输液量不同而有所差异。πmv 是对抗 Pmv 的主要力量，单纯的 πmv 下降能使毛细血管内液体外流增加。但在临床上并不意味着血液稀释后的患者会出现肺水肿，经血液稀释后血浆蛋白浓度下降，但过滤至肺组织间隙的蛋白也不断地被淋巴系统所转移，Pmv 的下降可与 πmv 的降低相平行，故 πmv 与 Pmv 间梯度即使发挥净渗透压的效应，也可保持相对的稳定。

πmv 和 PCWP 间的梯度与血管外肺水压呈非线性关系。当 Pmv 低于 2.0 kPa（15 mmHg）、毛细血管通透性正常时，πmv-PCWP 不高于 1.2 kPa（9 mmHg）可作为出现肺水肿的界限，也可作为治疗肺水肿疗效观察的动态指标。

(四)肺间质胶体渗透压

肺间质胶体渗透压（πpmv）取决于间质中渗透性、活动的蛋白质浓度，它受反应系数（δf）和毛细血管内液体流出率（Qf）的影响，是调节毛细血管内液体流出的重要因素。πpmv 正常值为 1.6～1.9 kPa（12～14 mmHg），难以直接测定。临床上可通过测定支气管液的胶体渗透压鉴别肺水肿的类型，如支气管液与血浆蛋白的胶体渗透压比值小于 60%，则为血流动力学改变所致的肺水肿，如比值大于 75%，则为毛细血管渗透增加所致的肺水肿，称为肺毛细血管渗漏综合征。

(五)毛细血管通透性

资料表明,越过内皮细胞屏障时,通透性肺水肿透过的蛋白多于压力性水肿,仅越过上皮细胞屏障时,两者没有明显差别。毛细血管通透性增加,使 δ 从正常的0.8降至0.3～0.5,表明血管内蛋白,尤其是白蛋白大量外渗,使 πmv 与 πpmv 梯度下降。

二、病理与病理生理

(一)心源性急性肺水肿

正常情况下,两侧心腔的排血量相对恒定,当心肌严重受损和左心负荷过重而引起心排血量降低和肺淤血时,过多的液体从肺泡毛细血管进入肺间质甚至肺泡内,则产生急性肺水肿,实际上是左心衰竭最严重的表现,多见于急性左心衰竭和二尖瓣狭窄患者。

有以下并发症的患者术中易发生左心衰竭:①左心室心肌病变,如冠心病、心肌炎等;②左心室压力负荷过度,如高血压、主动脉狭窄等;③左心室容量负荷过重,如主动脉瓣关闭不全、左向右分流的先天性心脏病等。

当左心室舒张末压高于1.6 kPa(12 mmHg),毛细血管平均压高于4.7 kPa(35 mmHg),肺静脉平均压高于4.0 kPa(30 mmHg)时,肺毛细血管静水压超过血管内胶体渗透压及肺间质静水压,可导致急性肺水肿,若同时有肺淋巴管回流受阻,更易发生急性肺水肿。其病理生理表现为肺顺应性减退、气道阻力和呼吸作用增强、缺氧、呼吸性酸中毒,间质静水压增高压迫肺毛细血管、升高肺动脉压,从而增加右心负荷,导致右心功能不全。

(二)神经源性肺水肿

中枢神经系统损伤后,颅内压急剧升高,脑血流量减少,造成下丘脑功能紊乱,解除了对视前核水平和下丘脑尾部"水肿中枢"的抑制,引起交感神经系统兴奋,释放大量儿茶酚胺,使外周血管强烈收缩,血流阻力加大,大量血液由阻力较高的体循环转至阻力较低的肺循环,引起肺静脉高压,肺毛细血管压随之升高,跨肺毛细血管 Starling 作用力不平衡,液体由血管渗入至肺间质和肺泡内,最终形成急性肺水肿。延髓是发生神经源性肺水肿的关键神经中枢,交感神经的激发是产生肺高压及肺水肿的基本因素,而肺高压是神经源性肺水肿发生的重要机制。通过给予交感神经阻断剂和肾上腺素 α 受体阻断剂均可降低或避免神经源性肺水肿的发生。

(三)液体负荷过重

围术期输血补液过快或输液过量,使右心负荷增加。当输入胶体液达血浆容量的25%时,心排血量可增多至300%。若患者伴有急性心力衰竭,虽通过交感神经兴奋维持心排血量,但神经性静脉舒张作用减弱,对肺血管压力和容量的骤增已经起不到有效的调节作用,导致肺组织间隙水肿。

大量输注晶体液,使血管内胶体渗透压下降,增加液体从血管的滤出,聚集到肺组织间隙中,易致心、肾功能不全、静脉压增高或淋巴循环障碍患者发生肺水肿。

(四)复张性肺水肿

复张性肺水肿是各种原因所致肺萎陷后,在肺复张时或复张后24小时内发生的急性肺水肿。一般认为与多种因素有关,如负压抽吸迅速排出大量胸膜积液、大量气胸所致的突然肺复张,均可造成单侧性肺水肿。

临床上多见于气胸或胸腔积液3个月后出现进行性快速肺复张,1小时后可表现为肺水肿的临床症状，50%的肺水肿发生在50岁以上老年人。水肿液的形成遵循Starling公式。复张性肺水肿发生时，肺动脉压和PCWP正常，水肿液蛋白浓度与血浆蛋白浓度的比值大于0.7，说明存在肺毛细血管通透性增加。肺萎陷越久，复张速度越快，胸膜腔负压越大，越易发生肺水肿。

肺复张性肺水肿的病理生理机制可能为：①肺泡长期萎缩，使Ⅱ型肺细胞代谢障碍，肺泡表面活性物质减少，肺泡表面张力增加，使肺毛细血管内液体向肺泡内滤出。②肺组织长期缺氧，使肺毛细血管内皮和肺泡上皮的完整性受损，通透性增加。③使用负压吸引设备，突然增加胸内负压，使复张肺的毛细血管压力与血流量增加，作用于已受损的毛细血管，使管壁内外的压力差增大；机械性力量使肺毛细血管内皮间隙孔变形，间隙增大，促使血管内液和血浆蛋白流入肺组织间隙。④在声门紧闭的情况下用力吸气，负压峰值可超−5.0 kPa（−50 cmH_2O），如负的胸膜腔内压传至肺间质，增加肺毛细血管和肺间质静水压之差，则增加肺循环液体的渗出。⑤肺的快速复张引起胸膜腔内压急剧改变，肺血流增加而压力升高，并产生高的直线血流速度，加大了血管内和间质的压差。当其超过一定阈值时，液体进入间质和肺泡形成肺水肿。

（五）高原性肺水肿

高原性肺水肿是一种由低地急速进入海拔3 000 m以上地区的常见病，主要表现为发绀、心率增快、心排血量增多或减少、体循环阻力增加和心肌受损。其发病因素是多方面的，如缺氧性肺血管收缩、肺动脉高压、高原性脑水肿、全身和肺组织生化改变。肺代偿功能异常和心功能减退是造成重度低氧血症的直接原因。高原性肺水肿为高蛋白渗出性肺水肿，炎性介质是毛细血管增加的主要原因。

（六）通透性肺水肿

通透性肺水肿指肺水和血浆蛋白均通过肺毛细血管内间隙进入肺间质，肺淋巴液回流量增加，且淋巴液内蛋白含量亦明显增加，表明肺毛细血管内皮细胞功能失常。

1.感染性肺水肿

感染性肺水肿指继发于全身感染和/或肺部感染的肺水肿，如革兰阴性杆菌感染所致的败血症和肺炎球菌性肺炎均可引起肺水肿，主要是通过增加肺毛细血管壁通透性所致。肺水肿亦可继发于病毒感染。流感病毒、水痘-带状疱疹病毒所致的病毒性肺炎均可引起肺水肿。

2.毒素吸入性肺水肿

毒素吸入性肺水肿指吸入有害性气体或毒物所致的肺水肿。有害性气体包括二氧化氮、氯、光气、氨、氟化物、二氧化硫等，毒物以有机磷农药最为常见。其病理生理：①有害性气体引起变态反应或直接损害，使肺毛细血管通透性增加，减少肺泡表面活性物质，并通过神经体液因素引起肺静脉收缩和淋巴管痉挛，使肺组织水分增加。②有机磷通过皮肤、呼吸道和消化道进入人体，与胆碱酯酶结合，抑制该酶的作用，使乙酰胆碱在体内积聚，导致支气管痉挛、分泌物增加、呼吸肌麻痹和呼吸中枢抑制，导致缺氧和肺毛细血管通透性增加。

3.淹溺性肺水肿

淹溺性肺水肿指淡水和海水淹溺所致的肺水肿。淡水为低渗性，被大量吸入后，很快通过肺泡-毛细血管膜进入血循环，导致肺组织的组织学损伤和全身血容量增加，肺泡-毛细血管膜损伤较重或左心代偿功能障碍时，诱发急性肺水肿。高渗性海水进入肺泡后，使得血管内大量水分进入肺泡引起肺水肿。肺水肿引起缺氧可加重肺泡上皮、毛细血管内皮细胞损害，增加毛细血管通透性，进一步加重肺水肿。

4.尿毒症性肺水肿

肾衰竭患者常伴肺水肿和纤维蛋白性胸膜炎。主要发病因素:①高血压所致左心衰竭;②少尿患者循环血容量增多;③血浆蛋白减少,血管内胶体渗透压降低,肺毛细血管静水压与胶体渗透压差距增大,促进肺水肿形成。

5.氧中毒性肺水肿

氧中毒性肺水肿指长时间吸入高浓度(>60%)氧引起肺组织损害所致的肺水肿。一般在常压下吸入纯氧12~24小时,高压下3~4小时即可发生氧中毒。氧中毒的损害以肺组织为主,表现为上皮细胞损害、肺泡表面活性物质减少、肺泡透明膜形成,引起肺泡和间质水肿,以及肺不张。其毒性作用是由于氧分子还原成水时所产生的中间产物自由基(如超氧阴离子、过氧化氢、羟自由基和单线态氧等)所致。正常时氧自由基为组织内抗氧化系统,如超氧化物歧化酶(SOD)、过氧化氢酶、谷胱甘肽氧化酶所清除。吸入高浓度氧,氧自由基形成加速,当其量超过组织抗氧化系统清除能力时,即可造成肺组织损伤,形成肺损伤。

(七)与麻醉相关的肺水肿

1.麻醉药过量

麻醉药过量引起肺水肿,可见于吗啡、美沙酮、急性巴比妥酸盐和海洛因中毒。发病机制可能与下列因素有关:①抑制呼吸中枢,引起严重缺氧,使肺毛细血管通透性增加,同时伴有肺动脉高压,产生急性肺水肿。②缺氧刺激下丘脑引起周围血管收缩,血液重新分布而致肺血容量增加。③海洛因所致肺水肿可能与神经源性发病机制有关。④个别患者的易感性或变态反应。

2.呼吸道梗阻

围术期喉痉挛常见于麻醉诱导期插管强烈刺激,亦见于术中神经牵拉反应,以及甲状腺手术因神经阻滞不全对气道的刺激。气道通畅时,胸腔内压对肺组织间隙压力的影响不大,但急性上呼吸道梗死时,用力吸气造成胸膜腔负压增加,几乎全部传导至血管周围间隙,促进血管内液进入肺组织间隙。上呼吸道梗阻时,患者处于挣扎状态,缺氧和交感神经活性极度亢进,可导致肺小动脉痉挛性收缩、肺小静脉收缩、肺毛细血管通透性增加。酸中毒又可增加对心脏做功的抑制,除非呼吸道梗阻解除,否则将形成恶性循环,加速肺水肿的发展。

3.误吸

围术期呕吐或胃内容物反流可引起吸入性肺炎和支气管痉挛,肺表面活性物质灭活和肺毛细血管内皮细胞受损,从而使液体渗出至肺组织间隙内,发生肺水肿。患者表现为发绀、心动过速、支气管痉挛和呼吸困难。肺组织损害的程度与胃内容物的pH直接相关,pH>2.5的胃液所致的损害要比pH<2.5者轻微得多。

4.肺过度膨胀

一侧肺不张使单肺通气,全部潮气量进入一侧肺内,导致肺过度充气膨胀,随之出现肺水肿,其机制可能与肺容量增加有关。

三、临床表现

发病早期,均先有肺间质性水肿,肺泡毛细血管间隔内的胶原纤维肿胀,刺激附近的肺毛细血管旁"J"感受器,反射性引起呼吸频率增快,促进肺淋巴液回流,同时表现为过度通气。

水肿液在肺泡周围积聚后,沿着肺动脉、静脉和小气道鞘延伸,在支气管堆积到一定程度,引起支气管狭窄,可出现呼气性啰音。患者常主诉胸闷、咳嗽,有呼吸困难、颈静脉怒张,听诊可闻

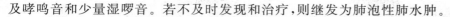

及哮鸣音和少量湿啰音。若不及时发现和治疗，则继发为肺泡性肺水肿。

肺泡性肺水肿时，水肿液进入末梢细支气管和肺泡，当水肿液溢满肺泡后，出现典型的粉红色泡沫痰，液体充满肺泡后不能参与气体交换，通气/血流比值下降，引起低氧血症。插管患者可表现呼吸道阻力增大和发绀，经气管导管喷出或涌出大量的粉红色泡沫痰。

四、诊断

肺水肿发病早期多为间质性肺水肿，若未及时发现和治疗，可继发为肺泡性肺水肿，加重心肺功能紊乱，故应重视早期诊断和治疗。

肺水肿的诊断主要根据症状、体征和 X 线表现，一般并不困难。临床上同时测定 PCWP 和 πmv，πmv-PCWP 正常值为(1.20±0.2)kPa[(9.7±1.7)mmHg]，当 πmv-PCWP 不高于 0.5 kPa(4 mmHg)时，提示肺内肺水增多，有助于早期诊断。复张性肺水肿常伴有复张性低血压。

五、鉴别诊断

心源性肺水肿在肺间质和肺泡腔的渗出以红细胞为主。左心衰竭导致肺淤血。非心源性肺水肿在肺间质和肺泡腔的渗出以血浆内的一些蛋白、体液为主。肺泡-毛细血管膜的通透性增加，为漏出性肺水肿。

(一)心源性肺水肿

1.主要表现

常突然发作、高度气急、呼吸浅速、端坐呼吸、咳嗽、咳白色或粉红色泡沫痰、面色灰白、口唇及肢端发绀、大汗、烦躁不安、心悸、乏力等。

2.体征

包括双肺广泛水泡音和/或哮鸣音、心率增快、心尖区奔马律及收缩期杂音、心界向左扩大，可有心律失常和交替脉，不同心脏病尚有相应体征和症状。

急性心源性肺水肿是一种严重的重症，必须分秒必争进行抢救，以免危及患者生命。具体急救措施包括：①非特异性治疗；②查出肺水肿的诱因并加以治疗；③识别及治疗肺水肿的基础心脏病变。

(二)非心源性肺水肿

1.主要表现

进行性加重的呼吸困难、端坐呼吸、大汗、发绀、咳粉红色泡沫痰。

2.体征

双肺可闻及广泛湿啰音，可先出现在双肺中下部，然后波及全肺。

3.X 线

早期可出现 Kerley 线，提示间质性肺水肿，进一步发展可出现肺泡肺水肿的表现。

肺毛细血管楔压(PCWP)用于鉴别心源性及非心源性肺水肿。前者 PCWP 高于 1.6 kPa(12 mmHg)，后者PCWP 不高于1.6 kPa(12 mmHg)。

六、治疗

治疗原则为病因治疗，是缓解和根本消除肺水肿的基本措施；维持气道通畅，充分供氧和机械通气治疗，纠正低氧血症；降低肺血管静水压，提高血浆胶体渗透压，改善肺毛细血管通透性；

保持患者镇静，预防和控制感染。

(一)充分供氧和机械通气治疗

1.维持气道通畅

水肿液进入肺泡和细支气管后汇集至气管，使呼吸道阻塞，增加气道压，从气管喷出大量粉红色泡沫痰，即便用吸引器抽吸，水肿液仍大量涌出。采用去泡沫剂能提高水肿液清除效果。

2.充分供氧

轻度缺氧患者可用鼻导管给氧，每分钟 6～8 L；重度低氧血症患者，行气管内插管，进行机械通气，同时保证呼吸道通畅。约 85%的急性肺水肿患者须行短时间气管内插管。

3.间歇性正压通气

间歇性正压通气(IPPV)通过增加肺泡压和肺组织间隙压力，阻止肺毛细血管内液滤出；降低右心房充盈压，减少肺内血容量，缓解呼吸肌疲劳，降低组织氧耗量。常用的参数是：潮气量 8～10 mL/kg，呼吸频率 12～14 次/分，吸气峰值压力应小于 4.0 kPa(30 mmHg)。

4.持续正压通气或呼气末正压通气

应用 IPPV，$FiO_2>0.6$ 仍不能提高 PaO_2，可用持续正压通气(CPAP)或呼气末正压通气(PEEP)。通过开放气道，扩张肺泡，增加功能残气量，改善肺顺应性以及通气/血流比值。合适的 PEEP 通常先从 0.5 kPa(5 cmH_2O)开始，逐步增加到 1.0～1.5 kPa(10～15 cmH_2O)，其前提是对患者心排血量无明显影响。

(二)降低肺毛细血管静水压

1.增强心肌收缩力

急性肺水肿合并低血压时，病情更为险恶。应用适当的正性变力药物使左心室能在较低的充盈压下维持或增加心排血量，包括速效强心苷、拟肾上腺素药和能量合剂等。

强心苷药物表现为剂量相关性的心肌收缩力增强，同时可以降低房颤时的心率、延长舒张期充盈时间，使肺毛细血管平均压下降。强心药对高血压性心脏病、冠心病引起的左心衰竭所造成的急性肺水肿疗效明显。氨茶碱除增加心肌收缩力、降低后负荷外，还可舒张支气管平滑肌。

2.降低心脏前后负荷

当 CVP 为 1.5 kPa(15 cmH_2O)，PCWP 增高达 2.0 kPa(15 mmHg)以上时，应限制输液，同时静脉注射利尿药，如呋塞米、依他尼酸等。若不见效，可加倍剂量重复给药，尤其对心源性或输液过多引起的急性肺水肿，可迅速有效地从肾脏将液体排出体外，使肺毛细血管静水压下降，减少气道水肿液。使用利尿药时应注意补充氯化钾，并避免血容量过低。

吗啡解除焦虑、松弛呼吸道平滑肌，有利于改善通气，同时具有降低外周静脉张力、扩张小动脉的作用，减少回心血量，降低肺毛细血管静水压。一般静脉注射吗啡 5 mg，起效迅速，对高血压、二尖瓣狭窄等引起的肺水肿效果良好，应早期使用。在没有呼吸支持的患者，应严密监测呼吸功能，防止吗啡抑制呼吸。休克患者禁用吗啡。

东莨菪碱、山莨菪碱及阿托品对中毒性急性肺水肿疗效满意，该类药物具有较强的解除阻力血管及容量血管痉挛的作用，可降低心脏前后负荷，增加肺组织灌注量及冠状动脉血流，增加动脉血氧分压，同时还具有解除支气管痉挛、抑制支气管分泌过多液体、兴奋呼吸中枢及抑制大脑皮质活动的作用。

患者体位对回心血量有明显影响，取坐位或头高位有助于减少静脉回心血量、减轻肺淤血、降低呼吸做功和增加肺活量，但低血压和休克患者应取平卧位。

α受体阻滞剂可使全身及内脏血管扩张、回心血量减少，改善肺水肿。可用酚妥拉明 10 mg 加入 5%葡萄糖溶液 100～200 mL 静脉滴注。硝普钠通过降低心脏后负荷改善肺水肿，但对二尖瓣狭窄引起者要慎用。

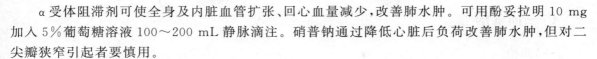

(三)镇静及感染的防治

1.镇静药物

咪达唑仑、丙泊酚具有较强的镇静作用，可减少患者的惊恐和焦虑，减轻呼吸急促，将急促而无效的呼吸调整为均匀有效的呼吸，减少呼吸做功。有利于通气治疗患者的呼吸与呼吸机同步，以改善通气。

2.预防和控制感染

感染性肺水肿继发于全身感染和/或肺部感染所致的肺水肿，革兰阴性杆菌所致的败血症是引起肺水肿的主要原因。各种原因引起的肺水肿均应预防肺部感染，除加强护理外，应常规给予抗生素以预防肺部感染。常用的抗生素有氨基苷类抗生素、头孢菌素和氯霉素。

给予抗生素的同时，应用肾上腺皮质激素，可以预防毛细血管通透性增加，减轻炎症反应，促使水肿消退，并能刺激细胞代谢，促进肺泡表面活性物质产生，增强心肌收缩，降低外周血管阻力。

临床常用的药物有氢化可的松、地塞米松和泼尼松龙，通常在发病 24～48 小时内用大剂量皮质激素。氢化可的松首次静脉注射 200～300 mg，24 小时用量可达 1 g 以上；地塞米松首次用量可静脉注射 30～40 mg，随后每 6 小时静脉注射 10～20 mg，甲泼尼龙的剂量为 30 mg/kg 静脉注射，用药不宜超过72 小时。

(四)复张性肺水肿的防治

防止跨肺泡压的急剧增大是预防肺复张性肺水肿的关键。行胸腔穿刺或引流复张时，应逐步减少胸内液气量，复张过程应在数小时以上，负压吸引不应超过 1.0 kPa(10 cmH_2O)，每次抽液量不应超过 1 000 mL。

若患者出现持续性咳嗽，应立即停止抽吸或钳闭引流管，术中膨胀肺时，应注意潮气量和压力适中，主张采用双腔插管以免健侧肺过度扩张，肺复张后持续做一段时间的 PEEP，以保证复张过程中跨肺泡压差不致过大，防止复张后肺毛细血管渗漏的增加。

肺复张性肺水肿治疗的目的是维持患者足够的氧合和血流动力学的稳定。无症状者无须特殊处理，低氧血症较轻者予以吸氧，较重者则需气管内插管，应用 PEEP 及强心利尿剂和激素。向胸内注入 50～100 mL 气体、做肺动脉栓塞术均是可取的方法。在肺复张期间要避免输液过多、过快。

七、病情观察与评估

(1)监测生命体征，观察患者有无呼吸增快(频率可达 30～40 次/分)、心率增快、脉搏细速、血压升高或持续下降。

(2)观察有无皮肤发绀、湿冷、毛孔收缩、尿量减少等微循环灌注不足表现。

(3)观察患者有无咯粉红色泡沫痰等肺水肿特征性表现。

(4)心肺听诊有无干啰音或湿啰音。

八、护理措施

(一)体位

协助患者取坐位,双腿下垂。

(二)氧疗

遵医嘱予以吸氧 6~8 L/min,可于湿化瓶中加入 50%乙醇湿化,乙醇可使肺泡内泡沫表面张力降低而破裂、消散。若患者不能耐受,可降低乙醇浓度或间歇使用。病情严重者采用无创或有创机械通气。

(三)用药护理

1.镇静剂

常用吗啡皮下或静脉注射,注意观察患者有无呼吸抑制、心动过缓、血压下降。呼吸衰竭、昏迷、严重休克者禁用。

2.利尿剂

常用呋塞米静脉推注,观察患者有无腹胀、恶心、呕吐、心律失常;有无嗜睡、意识淡漠、肌痛性痉挛;有无烦躁或谵妄、呼吸浅慢、手足抽搐等低钾、低钠血症及低氯性碱中毒等电解质紊乱表现。准确记录 24 小时尿量,监测血钾变化和心律。

3.血管扩张剂

常用硝普钠和硝酸甘油静脉滴注或微量泵泵入。硝普钠现配现用,避光输注,控制速度,严密监测血压变化,根据血压调整剂量。

4.洋地黄制剂

常用毛花苷 C 0.2~0.4 mg 稀释后缓慢静脉推注,观察心率和节律变化,心率或脉搏低于 60 次/分时停止用药。当出现食欲减退、恶心、心悸、头痛、黄绿视、视物模糊,心律从规则变为不规则,或从不规则变为规则时可能是中毒反应,应立即停药并告知医师。

九、健康指导

(1)告知患者避免劳累、情绪激动等诱因。

(2)告知患者限制钠盐及液体摄入。

(3)告知患者疾病相关知识,如出现频繁咳嗽、气喘、咳粉红色泡沫痰时,立即取端坐位并及时就诊。

(谭香娥)

第五章

消化内科疾病护理

第一节　反流性食管炎

反流性食管炎(reflux esophagitis,RE)是指胃、十二指肠内容物反流入食管所引起的食管黏膜炎症、糜烂、溃疡和纤维化等病变,甚至引起咽喉、气道等食管以外的组织损害。其发病男性多于女性,男女比例为(2～3)∶1,发病率为1.92%。随着年龄的增长,食管下段括约肌收缩力的下降,胃、十二指肠内容物自发性反流,而使老年人反流性食管炎的发病率有所增加。

一、病因与发病机制

(一)抗反流屏障削弱

食管下括约肌是指食管末端3～4 cm长的环形肌束。正常人静息时压力为1.3～4.0 kPa(10～30 mmHg),为一高压带,防止胃内容物反流入食管。由于年龄的增长,机体老化导致食管下括约肌的收缩力下降引起食物反流。一过性食管下括约肌松弛也是反流性食管炎的主要发病机制。

(二)食管清除作用减弱

正常情况下,一旦发生食物的反流,大部分反流物通过1～2次食管自发和继发性的蠕动性收缩将食管内容物排入胃内,即容量清除,剩余的部分则由唾液缓慢地中和。老年人食管蠕动缓慢和唾液产生减少,影响了食管的清除作用。

(三)食管黏膜屏障作用下降

反流物进入食管后,可以凭借食管上皮表面黏液、不移动水层和表面HCO_3^-、复层鳞状上皮等构成上皮屏障,以及黏膜下丰富的血液供应构成的后上皮屏障,发挥其抗反流物对食管黏膜损伤的作用。随着机体老化,食管黏膜逐渐萎缩,黏膜屏障作用下降。

二、护理评估

(一)健康史

询问患者的饮食结构及习惯、有无长期服用药物史。

(二)身体评估

1.反流症状

反酸、反食、反胃(指胃内容物在无恶心和不用力的情况下涌入口腔)、嗳气等,多在餐后明显或加重,平卧或躯体前屈时易出现。

2.反流物引起的刺激症状

胸骨后或剑突下烧灼感、胸痛、吞咽困难等。常由胸骨下段向上伸延,常在餐后1小时出现,平卧、弯腰或腹压增高时可加重。反流物刺激食管痉挛导致胸痛,常发生在胸骨后或剑突下。严重时可为剧烈刺痛,可放射到后背、胸部、肩部、颈部、耳后,有的酷似心绞痛的特点。

3.其他症状

咽部不适,有异物感、棉团感或堵塞感,可能与酸反流引起食管上段括约肌压力升高有关。

4.并发症

(1)上消化道出血:因食管黏膜炎症、糜烂及溃疡可以导致上消化道出血。

(2)食管狭窄:食管炎反复发作致使纤维组织增生,最终导致瘢痕性狭窄。

(3)Barrett食管:在食管黏膜的修复过程中,食管-贲门交界处2 cm以上的食管鳞状上皮被特殊的柱状上皮取代,称之为Barrett食管。Barrett食管发生溃疡时,又称Barrett溃疡。Barrett食管是食管癌的主要癌前病变,其腺癌的发生率较正常人高30~50倍。

(三)辅助检查

1.内镜检查

内镜检查是反流性食管炎最准确、最可靠的诊断方法,能判断其严重程度和有无并发症,结合活检可与其他疾病相鉴别。

2. 24小时食管pH监测

应用便携式pH记录仪在生理状态下对患者进行24小时食管pH连续监测,可提供食管是否存在过度酸反流的客观依据。在进行该项检查前3天,应停用抑酸药与促胃肠动力的药物。

3.食管吞钡X线检查

对不愿意接受或不能耐受内镜检查者行该检查。严重患者可发现阳性X线征。

(四)心理-社会状况

反流性食管炎长期持续存在,病情反复、病程迁延,因此患者会出现食欲缺乏,体重下降,导致患者心情烦躁、焦虑;合并消化道出血时会使患者紧张、恐惧。应注意评估患者的情绪状态及对本病的认知程度。

三、常见护理诊断及问题

(一)疼痛

胸痛与胃食管黏膜炎性病变有关。

(二)营养失调

低于机体需要量与害怕进食、消化吸收不良等有关。

(三)有体液不足的危险

体液不足的危险与合并消化道出血引起活动性体液丢失、呕吐及液体摄入量不足有关。

(四)焦虑

焦虑与病情反复、病程迁延有关。

(五)知识缺乏

缺乏对反流性食管炎病因和预防知识的了解。

四、诊断要点与治疗原则

(一)诊断要点

临床上有明显的反流症状;内镜下有反流性食管炎的表现,食管过度酸反流的客观依据即可做出诊断。

(二)治疗原则

以药物治疗为主,对药物治疗无效或发生并发症者可做手术治疗。

1.药物治疗

目前多主张采用递减法,即开始使用质子泵抑制剂加促胃肠动力药,迅速控制症状,待症状控制后再减量维持。

(1)促胃肠动力药:目前主要常用的药物是西沙必利。常用量为每次 5~15 mg,每天 3~4 次,疗程8~12周。

(2)抑酸药。①H_2 受体拮抗剂(H_2RA):西咪替丁 400 mg、雷尼替丁 150 mg、法莫替丁 20 mg,每天2 次,疗程 8~12 周;②质子泵抑制剂(PPI):奥美拉唑 20 mg、兰索拉唑 30 mg、泮托拉唑 40 mg、雷贝拉唑 10 mg 和埃索美拉唑 20 mg,一天 1 次,疗程 4~8 周;③抗酸药:仅用于症状轻、间歇发作的患者作为临时缓解症状用。反流性食管炎有并发症或停药后很快复发者,需要长期维持治疗。H_2RA、西沙必利、PPI 均可用于维持治疗,其中以 PPI 效果最好。维持治疗的剂量因患者而异,以调整至患者无症状的最低剂量为合适剂量。

2.手术治疗

手术为不同术式的胃底折叠术。手术指征:①严格内科治疗无效;②虽经内科治疗有效,但患者不能忍受长期服药;③经反复扩张治疗后仍反复发作的食管狭窄;④确证由反流性食管炎引起的严重呼吸道疾病。

3.并发症的治疗

(1)食管狭窄:大部分狭窄可行内镜下食管扩张术治疗。扩张后予以长程 PPI 维持治疗可防止狭窄复发。少数严重瘢痕性狭窄需行手术切除。

(2)Barrett 食管:药物治疗是预防 Barrett 食管发生和发展的重要措施,必须使用 PPI 治疗及长期维持。

五、护理措施

(一)一般护理

为减少平卧时及夜间反流可将床头抬高 15~20 cm。避免睡前 2 小时内进食,白天进餐后亦不宜立即卧床。应避免食用使食管下括约肌压力降低的食物和药物,如高脂肪、巧克力、咖啡、浓茶及硝酸甘油、钙通道阻滞剂等。应戒烟及禁酒。减少一切影响腹压增高的因素,如肥胖、便秘、紧束腰带等。

(二)用药护理

遵医嘱给予药物治疗,注意观察药物的疗效及不良反应。

1.H_2 受体拮抗剂

药物应在餐中或餐后即刻服用，若需同时服用抗酸药，则两药应间隔 1 小时以上。若静脉给药应注意控制速度，过快可引起低血压和心律失常。西咪替丁对雄性激素受体有亲和力，可导致男性乳腺发育、阳痿以及性功能紊乱，应做好解释工作。该药物主要通过肾排泄，用药期间应监测肾功能。

2.质子泵抑制剂

奥美拉唑可引起头晕，应嘱患者用药期间避免开车或做其他必须高度集中注意力的工作。兰索拉唑的不良反应包括荨麻疹、皮疹、瘙痒、头痛、口苦、肝功能异常等，轻度不良反应不影响继续用药，较严重时应及时停药。泮托拉唑的不良反应较少，偶可引起头痛和腹泻。

3.抗酸药

该药在饭后 1 小时和睡前服用。服用片剂时应嚼服，乳剂给药前应充分摇匀。

抗酸剂应避免与奶制品、酸性饮料及食物同时服用。

(三)饮食护理

(1)指导患者有规律地定时进餐，饮食不宜过饱，选择营养丰富、易消化的食物。避免摄入过咸、过甜、过辣的刺激性食物。

(2)制订饮食计划：与患者共同制订饮食计划，指导患者及家属改进烹饪技巧，增加食物的色、香、味，刺激患者食欲。

(3)观察并记录患者每天进餐次数、量、种类，以了解其摄入营养素的情况。

六、健康指导

(一)疾病知识的指导

向患者及家属介绍本病的有关病因，避免诱发因素。保持良好的心理状态，平时生活要有规律，合理安排工作和休息时间，注意劳逸结合，积极配合治疗。

(二)饮食指导

指导患者加强饮食卫生和饮食营养，养成有规律的饮食习惯；避免过冷、过热、辛辣等刺激性食物及浓茶、咖啡等饮料；嗜酒者应戒酒。

(三)用药指导

根据病因及病情进行指导，嘱患者长期维持治疗，介绍药物的不良反应，如有异常及时复诊。

(谭香娥)

第二节　上消化道大出血

一、疾病概述

(一)概念和特点

上消化道出血是指屈氏韧带以上的消化道，包括食管、胃、十二指肠、胰腺、胆管等病变引起的出血，以及胃空肠吻合术的空肠病变引起的出血。上消化道大出血是指数小时内失血量超过

1 000 mL 或循环血容量的20%，主要表现为呕血和/或黑便，常伴有血容量减少而引起急性外周循环衰竭，是临床的急症，严重者可导致失血性休克而危及生命。

近年来，本病的诊断和治疗水平有很大的提高，临床资料统计显示，80%～85%急性上消化道大出血患者短期内能自行停止，仅15%～20%患者出血不止或反复出血，最终死于出血并发症，其中急性非静脉曲张性上消化道出血的发病率在我国仍居高不下，严重威胁人民的生命健康。

(二)相关病理生理

上消化道出血多起因于消化性溃疡侵蚀胃基底血管导致其破裂而引发出血。出血后逐渐影响周围血液循环量，如因出血量多引起有效循环血量减少，进而引发血液循环系统代偿，以致血压降低，心悸、出汗，这急需即刻处理。出血处可能因血块形成而自动止血，但也可能再次出血。

(三)上消化道出血的病因

上消化道出血的病因包括溃疡性疾病、炎症、门脉高压、肿瘤、全身性疾病等。临床上最常见的病因是消化性溃疡，其他依次为急性糜烂出血性胃炎、食管-胃底静脉曲张破裂和胃癌。现将病因归纳列述如下。

1.上消化道疾病

(1)食管疾病、食管物理性损伤、食管化学性损伤。

(2)胃、十二指肠疾病：消化性溃疡、Zollinger-Ellison 综合征、胃癌等。

(3)空肠疾病：胃肠吻合术后空肠溃疡、空肠克罗恩病。

2.门静脉高压引起的食管-胃底静脉曲张破裂出血

(1)各种病因引起的肝硬化。

(2)门静脉阻塞：门静脉炎、门静脉血栓形成、门静脉受邻近肿块压迫。

(3)肝静脉阻塞：如 Budd-Chiari 综合征。

3.上消化道邻近器官或组织的疾病

(1)胆管出血：胆囊或胆管结石、胆管蛔虫、胆管癌、肝癌、肝脓肿或肝血管瘤破入胆管等。

(2)胰腺疾病：急慢性胰腺炎、胰腺癌、胰腺假性囊肿、胰腺脓肿等。

(3)其他：纵隔肿瘤或囊肿破入食管、主动脉瘤、肝或脾动脉瘤破入食管等。

4.全身性疾病

(1)血液病：白血病、血友病、再生障碍性贫血、DIC 等。

(2)急性感染：脓毒症、肾综合征出血热、钩端螺旋体病、重症肝炎等。

(3)脏器衰竭：尿毒症、呼吸衰竭、肝衰竭等。

(4)结缔组织病：系统性红斑狼疮、结节性多动脉炎、皮肌炎等。

5.诱因

(1)服用水杨酸类或其他非甾体抗炎药物或大量饮酒。

(2)应激相关胃黏膜损伤：严重感染、休克、大面积烧伤、大手术、脑血管意外等应激状态下，会引起应激相关胃黏膜损伤。应激性溃疡可引起大出血。

(四)临床表现

上消化道大量出血的临床表现主要取决于出血量及出血速度。

1.呕血与黑便

呕血与黑便是上消化道出血的特征性表现。上消化道出血之后，均有黑粪。出血部位在幽门以上者常有呕血。若出血量较少、速度慢亦可无呕血。反之，幽门以下出血如出血量大，速度快，可因血反流入胃腔引起恶心、呕吐而表现为呕血。

呕血多棕褐色呈咖啡渣样，如出血量大，未经胃酸充分混合即呕出，则为鲜红色或有血块。黑粪呈柏油样，黏稠而发亮，当出血量大，血液在肠内推进快，粪便可呈暗红甚至鲜红色。

2.失血性外周循环衰竭

急性大量失血由于循环血容量迅速减少而导致外周循环衰竭。一般表现为头昏、心慌、乏力，突然起立发生晕厥、肢体冷感、心率加快、血压偏低等。严重者呈休克状态。

3.发热

大量出血后，多数患者在 24 小时内出现低热，持续 3～5 天后降至正常。发热原因可能与循环血量减少和外周循环衰竭导致体温调节中枢功能紊乱等因素有关。

4.氮质血症

上消化道大量出血后，由于大量血液蛋白质的消化产物在肠道被吸收，血中尿素氮浓度可暂时增高，称为肠源性氮质血症。一般于一次出血后数小时血尿素氮开始上升，24～48 小时达到高峰，一般不超过 14.3 mmol/L(40 mg/dL)，3～4 天后降至正常。

5.贫血和血象

急性大量出血后均有失血性贫血。但在出血的早期，血红蛋白浓度、红细胞计数与血细胞比容可无明显变化。在出血后，组织液渗入血管内，使血液稀释，一般经 3～4 小时以上才出现贫血，出血后 24～72 小时血液稀释到最大限度。贫血程度取决于失血量外，还和出血前有无贫血、出血后液体平衡状态等因素相关。

急性出血患者为正细胞正色素性贫血，在出血后骨髓有明显代偿性增生，可暂时出现大细胞性贫血，慢性失血则呈小细胞低色素性贫血。出血 24 小时内网织红细胞即见增高，出血停止后逐渐降至正常。白细胞计数在出血后 2～5 小时轻至中度升高，血止后 2～3 天才恢复正常。但在肝硬化患者中，如同时有脾功能亢进，则白细胞计数可不升高。

(五)辅助检查

1.实验室检查

测定红细胞、白细胞和血小板计数，血红蛋白浓度、血细胞比容、肝肾功能、大便隐血检查等(以了解其病因、诱因及潜在的护理问题)。

2.内镜检查

出血后 24～48 小时内行急诊内镜检查，可以直接观察出血部位，明确出血的病因，同时对出血灶进行止血治疗是上消化道出血病因诊断的首选检查方法。

3.X 线钡餐检查

对明确病因亦有价值。主要适用于不宜或不愿进行内镜检查者或胃镜检查未能发现出血原因，需排除十二指肠降段以下的小肠段有无出血病灶者。

4.其他检查

放射性核素扫描或选择性动脉造影如腹腔动脉、肠系膜上动脉造影帮助确定出血部位，适用于内镜及 X 线钡剂造影未能确诊而又反复出血者。不能耐受 X 线、内镜或动脉造影检查的患者，可做吞线试验，根据棉线有无沾染血迹及其部位，可以估计活动性出血部位。

(六)治疗原则

上消化道大量出血为临床急症，应采取积极措施进行抢救。迅速补充血容量，纠正水电解质失衡，预防和治疗失血性休克，给予止血治疗，同时积极进行病因诊断和治疗。

药物治疗：包括局部用药和全身用药两部分。

1.局部用药

经口或胃管注入消化道内，对病灶局部进行止血，主要如下。

(1)8～16 mg 去甲肾上腺素溶于 100～200 mL 冰盐水口服，强烈收缩出血的小动脉而止血，适用于胃、十二指肠出血。

(2)口服凝血酶，经接触性止血，促使纤维蛋白原转变为纤维蛋白，加速血液凝固，近年来被广泛应用于局部止血。

2.全身用药

经静脉进入体内，发挥止血作用。

(1)抑制胃酸分泌药：对消化性溃疡和急性胃黏膜损伤引起的出血，常规给予 H_2 受体拮抗剂或质子泵阻滞剂，以提高和保持胃内较高的 pH，有利于血小板聚集及血浆凝血功能所诱导的止血过程。常用药物：西咪替丁 200～400 mg，每 6 小时 1 次；雷尼替丁 50 mg，每 6 小时 1 次；法莫替丁 20 mg，12 小时1 次；奥美拉唑 40 mg，每 12 小时 1 次。急性出血期均为静脉用药。

(2)降低门静脉压力药。①血管升压素及其拟似物：为常用药物，其机制是收缩内脏血管，从而减少门静脉血流量，降低门静脉及其侧支循环的压力。用法为血管升压素0.2 U/min持续静脉滴注，视治疗反应，可逐渐加至 0.4 U/min。同时用硝酸甘油静脉滴注或含服，以减轻大剂量用血管升压素的不良反应，并且硝酸甘油有协同降低门静脉压力的作用。②生长抑素及其拟似物：止血效果好，可明显减少内脏血流量，并减少奇静脉血流量，而奇静脉血流量是食管静脉血流量的标志。14 肽天然生长抑素，用法为首剂 250 μg 缓慢静脉注射，继以250 μg/h持续静脉滴注。人工合成剂奥曲肽，常用首剂 100 μg 缓慢静脉注射，继以 25～50 μg/h持续静脉滴注。

(3)促进凝血和抗纤溶药物：补充凝血因子如静脉注入纤维蛋白原和凝血酶原复合物对凝血功能异常引起出血者有明显疗效。抗血纤溶芳酸和 6-氨基己酸有对抗或抑制纤维蛋白溶解的作用。

二、护理评估

(一)一般评估

1.生命体征

大量出血患者因血容量不足，外周血管收缩，体温可能偏低，出血后 2 天内多有发热，一般不超过38.5 ℃，持续 3～5 天；脉搏增快(大于 120 次/分)或细速；呼吸急促、浅快；血压降低，收缩压降至 10.7 kPa(80 mmHg)以下，甚至可持续下降至测不出，脉压减少，小于 4.0 kPa(30 mmHg)。

2.患者主诉

有无头晕、乏力、心慌、气促、冷、口干口渴等症状。

3.相关记录

呕血颜色、量，皮肤、尿量、出入量、黑便颜色和量等记录结果。

(二)身体评估

1.头颈部

上消化道大量出血，有效循环血容量急剧减少，患者可出现精神萎靡、嗜睡、表情淡漠、烦躁不安、意识模糊甚至昏迷。

2.腹部

(1)有无肝、脾大,如果脾大,蜘蛛痣、腹壁静脉曲张或有腹水者,提示肝硬化门脉高压食管静脉破裂出血;肝大、质地硬、表面凹凸不平或有结节,提示肝癌。

(2)腹部肿块的质地软硬度、如果质地硬、表面凹凸不平或有结节应考虑胃、胰腺、肝胆肿瘤。

(3)中等量以上的腹水可有移动性浊音。

(4)肠鸣音活跃,肠蠕动增强,肠鸣音达 10 次/分以上,但音调不特别高调,提示有活动性出血。

(5)直肠和肛门有无结节、触痛和肿块、狭窄等异常情况。

3.其他

(1)出血部位与出血性质的评估:上消化道出血不包括口、鼻、咽喉等部位出血及咯血,应注意鉴别。出血部位在幽门以上,呕血及黑粪可同时发生,而幽门以下部位出血,多以黑粪为主。下消化道出血较少时,易被误认为是上消化道出血。下消化道出血仅有便血,无呕血,粪便鲜红、暗红或有血块,患者常感下腹部疼痛等不适感。进食动物血、肝,服用骨炭、铁剂、铋剂或中药也可使粪便发黑,但黑而无光泽。

(2)出血量的评估:粪便隐血试验阳性,表示每天出血量大于 5 mL;出现黑便时表示每天出血量在50~70 mL,胃内积血量达 250~300 mL,可引起呕血;急性出血量小于 400 mL 时,组织液及脾脏贮血补充失血量,可无临床表现,若大量出血数小时内失血量超过 1 000 mL 或循环血容量的 20%,引起急性外周循环衰竭,导致急性失血性休克而危及患者生命。

(3)失血程度的评估:失血程度除按出血量评估外,还应根据全身状况来判断。失血的表现多伴有全身症状,表现为:①轻度失血,失血量达全身总血量 10%~15%,患者表现为皮肤苍白、头晕、怕冷,血压可正常但有波动,脉搏稍快,尿量减少;②中度失血,失血量达全身总血量 20%以上,患者表现为口干、眩晕、心悸,血压波动、脉压变小,脉搏细数,尿量减少;③重度失血,失血量达全身总血量 30%以上,患者表现为烦躁不安、意识模糊、出冷汗、四肢厥冷、血压显著下降、脉搏细数超过 120 次/分,尿少或尿闭,重者失血性休克。

(4)出血是否停止的评估:①反复呕血,呕吐物由咖啡色转为鲜红色,黑便次数增多且粪便稀薄色泽转为暗红色,伴肠鸣音亢进;②外周循环衰竭的表现经充分补液、输血仍未见明显改善,或暂时好转后又恶化,血压不稳,中心静脉压不稳定;③红细胞计数、血细胞比容、血红蛋白测定不断下降,网织红细胞计数持续增高;④在补液足够、尿量正常时,血尿素氮升高;⑤门脉高压患者的脾脏大,因出血而暂时缩小,如不见脾脏恢复肿大,提示出血未止。

(三)心理-社会评估

患者发生呕血与黑便时都可导致患者紧张、烦躁不安、恐惧、焦虑等反应。病情危重者,患者可出现濒死感,而此时其家属表现伤心状态,使患者出现较强烈的紧张及恐惧感。慢性疾病或全身性疾病致反复呕血与黑便者,易使患者对治疗和护理失去信心,表现为护理工作上不合作。患者及其家庭对疾病的认识态度影响患者的生活质量,影响其工作、学习、社交等活动。

(四)辅助检查结果评估

1.血常规

上消化道出血后均有急性失血性贫血;出血后 6~12 小时红细胞计数、血红蛋白浓度及血细胞比容下降;在出血后 2~5 小时白细胞数开始增高,血止后 2~3 天降至正常。

2.血尿素氮测定

呕血的同时因部分血液进入肠道，血红蛋白的分解产物在肠道被吸收，故在出血数小时后尿素氮开始不升，24～48 小时可达高峰，持续时间不等，与出血时间长短有关。

3.粪便检查

隐血试验阳性，但检查前需禁止食动物血、肝、绿色蔬菜等 3～4 天。

4.内镜检查

直接观察出血的原因和部位，黏膜皱襞迂曲可提示胃底静脉曲张曲张。

（五）常用药物治疗效果的评估

1.输血

输血前评估患者的肝功能，肝功能受损宜输新鲜血，因库存血含氨量高易诱发肝性脑病。同时要评估患者年龄、病情、外周循环动力学及贫血状况，注意因输液、输血过快、过多导致肺水肿，原有心脏病或老年患者必要时可根据中心静脉压调节输液量。

2.血管升压素

滴注速度应准确，并严密观察有无出现腹痛、血压升高、心律失常、心肌缺血，甚至发生心肌梗死等不良反应。评估是否药液外溢，一旦外溢用 50%硫酸镁湿敷，因该药有抗利尿作用，突然停用血管升压素会引起反射性尿液增多，故应观察尿量并向家属做好解释工作。同时，孕妇、冠心病、高血压禁用血管升压素。

3.凝血酶

口服凝血酶时评估有无有恶心、头昏等不良反应，并指导患者更换体位。此药不能与酸碱及重金属等药物配伍，应现用现配，若出现过敏现象应立即停药。

4.镇静剂

评估患者的肝功能，肝病患者忌用吗啡、巴比妥类等强镇静药物。

三、主要护理诊断/问题

（一）体液不足

与上消化道大量出血有关。

（二）活动无耐力

与上消化道出血所致外周循环衰竭有关。

（三）营养失调

低于机体需要量：与急性期禁食及贫血有关。

（四）恐惧

与急性上消化道大量出血有关。

（五）知识缺乏

缺乏有关出血的知识及防治的知识。

（六）潜在并发症

休克、急性肾衰竭。

四、护理措施

(一)一般护理

1.休息与体位

少量出血者应卧床休息,大出血时绝对卧床休息,取平卧位并将下肢略抬高,以保证脑部供血。呕吐时头偏向一侧,防止窒息或误吸。指导患者坐起、站起时动作要缓慢,出现头晕、心慌、出汗时立即卧床休息并告知护士。病情稳定后,逐渐增加活动量。

2.饮食护理

急性大出血伴恶心、呕吐者应禁食。少量出血无呕吐者,可进食温凉、清淡流质食物。出血停止后改为营养丰富、易消化、无刺激性半流质、软食,少量多餐逐渐过渡到正常饮食。食管-胃底静脉曲张破裂出血者避免粗糙、坚硬、刺激性食物,且应细嚼慢咽。防止损伤曲张静脉而再次出血。

3.安全护理

轻症患者可起身稍做活动,可上厕所大小便。但应注意有活动性出血时,患者常因有便意而至厕所,在排便时或便后起立时晕厥,因此必要时由护士陪同如厕或暂时改为在床上排泄。重症患者应多巡视,用床栏加以保护。

(二)病情观察

上消化道大量出血时,有效循环血容量急剧减少,可导致休克或死亡,所以要严密监测。①精神和意识状态:是否精神萎靡、嗜睡、表情淡漠、烦躁不安、意识模糊甚至昏迷;②生命体征:体温不升或发热,呼吸急促,脉搏细弱、血压降低、脉压变小、必要时行心电监护;③外周循环状况:观察皮肤和甲床色泽,肢体温暖或是湿冷,外周静脉特别是颈静脉充盈情况;④准确记录24小时出入量,测每小时尿量,应保持尿量大于30 mL/h,并记录呕吐物和粪便的性质、颜色及量;⑤定期复查红细胞计数、血细胞比容、血红蛋白、网织红细胞计数、血尿素氮、粪潜血,以了解贫血程度、出血是否停止。

(三)用药护理

立即建立静脉通道,遵医嘱迅速、准确地实施输血、输液、各种止血治疗及用药等抢救措施,并观察治疗效果及不良反应。血管升压素可引起腹痛、血压升高、心律失常、心肌缺血,甚至发生心肌梗死,故滴注速度应准确,并严密观察不良反应。同时,孕妇、冠心病、高血压禁用血管升压素。肝病患者忌用吗啡、巴比妥类药物,宜输新鲜血,因库存血含氨量高,易诱发肝性脑病。

(四)三腔两囊管护理

插管前应仔细检查,确保三腔气囊管通畅,无漏气,并分别做好标记,以防混淆,备用。插管后检查管道是否在胃内,抽取胃液,确定管道在胃内分别向胃囊和食管囊注气,将食管引流管、胃管连接负压吸引器,定时抽吸,观察出血是否停止,并记录引流液的性状及量。并做好留置于腔气囊管期间的护理和拔管出血停止后的观察及拔管。

(五)心理护理

护理人员应关心、安慰患者尤其是反复出血者。解释各项检查、治疗措施,耐心细致地解答患者或家属的提问,消除他们的疑虑。同时,经常巡视,大出血时陪伴患者,以减轻患者的紧张情绪。抢救工作应迅速而不忙乱,使其产生安全感、信任,保持稳定情绪,帮助患者消除紧张恐惧心理,更好地配合治疗及护理。

(六)健康教育

1.疾病知识指导

应帮助患者和家属掌握有关疾病的病因和诱因，以及预防、治疗和护理知识，以减少再度出血的危险。并且指导患者及家属学会早期识别出血征象及应急措施。

2.饮食指导

合理饮食是避免诱发上消化道出血的重要措施。注意饮食卫生和规律饮食；进食营养丰富、易消化的食物，避免粗糙、刺激性食物，或过冷、过热、产气多的食物、饮料，禁烟、浓茶、咖啡等对胃有刺激的食物。

3.生活指导

生活起居要有规律，劳逸结合，情绪乐观，保证身心愉悦，避免长期精神紧张。应在医师指导下用药，同时，慢性病者应定期门诊随访。

4.自我观察

教会患者出院后早期识别出血征象及应急措施：出现头晕、心悸等不适，或呕血、黑便时，立即卧床休息，保持安静，减少身体活动；呕吐时取侧卧位以免误吸；立即送医院治疗。

5.及时就诊的指标

(1)有呕血和黑便。

(2)出现血压降低、头晕、心悸等不适。

五、护理效果评估

(1)患者呕血和黑便停止，生命体征正常。

(2)患者活动耐受力增加，活动时无晕厥、跌倒危险。

(3)患者置管期间患者无窒息、意外吸入、食管胃底黏膜无溃烂、坏死。

(4)患者体重逐渐恢复正常，营养状态良好。

(刘祥英)

第三节　消化性溃疡

消化性溃疡主要指发生于胃和十二指肠的慢性溃疡，即胃溃疡和十二指肠溃疡，因溃疡的形成与胃酸/胃蛋白酶的消化作用有关而得名。临床以慢性病程、周期性发作和节律性上腹部疼痛为主要特点。消化性溃疡是消化系统的常见病，我国总发病率为10%～12%，秋冬和冬春之交好发。临床上十二指肠溃疡较胃溃疡多见，两者之比约为3∶1。男性患病较女性多见，男女之比为(3～4)∶1。十二指肠溃疡好发于青壮年，胃溃疡的发病年龄高峰比十二指肠溃疡约晚10年。

一、病因及诊断检查

(一)致病因素

1.幽门螺杆菌感染

大量研究表明幽门螺杆菌感染是消化性溃疡的主要病因，尤其是十二指肠溃疡。其机制尚

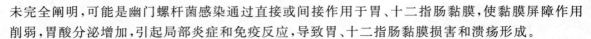

未完全阐明，可能是幽门螺杆菌感染通过直接或间接作用于胃、十二指肠黏膜，使黏膜屏障作用削弱，胃酸分泌增加，引起局部炎症和免疫反应，导致胃、十二指肠黏膜损害和溃疡形成。

2.胃酸和胃蛋白酶

消化性溃疡的最终形成是由于胃酸/胃蛋白酶对黏膜的自身消化所致。胃酸分泌增多不仅破坏胃黏膜屏障，还能激活胃蛋白酶，从而降解蛋白质分子，损伤黏膜，故胃酸在溃疡的形成过程中起关键作用，是溃疡形成的直接原因。

3.非甾体抗炎药

如阿司匹林、吲哚美辛、糖皮质激素等可直接作用于胃、十二指肠黏膜，损害黏膜屏障，还可抑制前列腺素合成，削弱其对黏膜的保护作用。

4.其他因素

(1)遗传：O 型血人群的十二指肠溃疡发病率高于其他血型。

(2)吸烟：烟草中的尼古丁成分可引起胃酸分泌增加、幽门括约肌张力降低、胆汁及胰液反流增多，从而削弱胃肠黏膜屏障。

(3)胃十二指肠运动异常：胃排空增快，可使十二指肠壶腹部酸负荷增大；胃排空延缓，可引起十二指肠液反流入胃，增加胃黏膜侵袭因素。

总之，胃酸/胃蛋白酶的损害作用增强和/或胃、十二指肠黏膜防御/修复机制减弱是本病发生的根本环节。但胃和十二指肠溃疡发病机制也有所不同，胃溃疡的发病主要是防御/修复机制减弱，十二指肠溃疡的发病主要是损害作用增强。

(二)身体状况

临床表现轻重不一，部分患者可无症状或症状较轻，或以出血、穿孔等并发症为首发表现。典型的消化性溃疡有如下临床特点。①慢性病程：病史可达数年至数十年；②周期性发作：发作与缓解交替出现，发作常有季节性，多在秋冬和冬春之交好发；③节律性上腹部疼痛：腹痛与进食之间有明显的相关性和节律性。

1.症状

(1)上腹部疼痛：为本病的主要症状，疼痛部位多位于中上腹，可偏右或偏左。疼痛性质可为钝痛、胀痛、灼痛、剧痛或饥饿不适感。多数患者疼痛有典型的节律性，胃溃疡疼痛常在餐后 1 小时内发生，至下次餐前消失，即进食-疼痛-缓解，故又称饱食痛；十二指肠溃疡疼痛常在两餐之间发生，至下次进餐后缓解，即疼痛-进食-缓解，故又称空腹痛或饥饿痛，部分患者也可出现午夜痛。

(2)其他：可有反酸、嗳气、恶心、呕吐、腹胀、食欲缺乏等消化不良的症状，或有失眠、多汗等自主神经功能失调的表现，病程长者可出现消瘦、体重下降和贫血。

2.体征

溃疡发作期上腹部可有局限性轻压痛，胃溃疡压痛点常位于剑突下稍偏左，十二指肠溃疡压痛点多在剑突下稍偏右。缓解期无明显体征。

3.并发症

(1)出血：是最常见的并发症。出血引起的临床表现取决于出血的量和速度，轻者仅表现为呕血与黑粪，重者可出现休克征象。

(2)穿孔：急性穿孔是最严重的并发症，常见诱因有饮食过饱、饮酒、劳累、服用非甾体抗炎药等。表现为突发的剧烈腹痛，迅速蔓延至全腹，并出现腹肌紧张、弥漫性腹部压痛、反跳痛，肝浊音界缩小或消失，肠鸣音减弱或消失等体征，部分患者出现休克。慢性穿孔的症状不如急性穿孔剧烈，往往表现为腹痛节律的改变，常放射至背部。

(3)幽门梗阻：多由十二指肠溃疡或幽门管溃疡引起。溃疡急性发作时炎症水肿可引起暂时性梗阻，慢性溃疡愈合后形成瘢痕可致永久性梗阻。主要表现为上腹胀痛，餐后明显，频繁大量呕吐，呕吐物含酸性发酵宿食。严重呕吐可致脱水和低氯低钾性碱中毒，常继发营养不良和体重减轻。上腹部空腹振水音、胃蠕动波及插胃管抽液量超过 200 mL 是幽门梗阻的特征性表现。

(4)癌变：少数胃溃疡可发生癌变。对有长期胃溃疡病史、年龄在 45 岁以上、胃溃疡上腹痛的节律性消失、症状顽固且经严格内科治疗无效、粪便隐血试验持续阳性者，应考虑癌变，需进一步检查和定期随访。

(三)心理-社会状况

由于本病病程长、周期性发作和节律性腹痛，会使患者产生紧张、焦虑或抑郁等情绪，当并发出血、穿孔或癌变时，易产生恐惧心理。

(四)实验室及其他检查

1.胃镜及胃黏膜活组织检查

胃镜及胃黏膜活组织检查是确诊消化性溃疡首选的检查方法。胃镜检查可直接观察溃疡部位、病变大小和性质，还可在直视下取活组织做病理学检查及幽门螺杆菌检测。

2.X 线钡剂检查

龛影是溃疡的 X 线检查直接征象，对溃疡有确诊价值；激惹和变形等间接征象，提示可能有溃疡的发生。

3.幽门螺杆菌检测

幽门螺杆菌检测是消化性溃疡诊断的常规检查项目，因为有无幽门螺杆菌感染决定治疗方案的选择。

4.粪便隐血试验

隐血试验阳性提示溃疡活动期，胃溃疡患者如隐血试验持续阳性，提示癌变的可能。

二、护理诊断及医护合作性问题

(1)疼痛：腹痛与胃酸刺激溃疡面、引起化学性炎症或并发穿孔等有关。

(2)营养失调(低于机体需要量)：与疼痛所致摄食减少或频繁呕吐有关。

(3)焦虑：与溃疡反复发作、迁延不愈或出现并发症使病情加重有关。

(4)潜在并发症：出血、穿孔、幽门梗阻、癌变。

(5)缺乏溃疡病防治知识。

三、治疗及护理措施

(一)治疗要点

本病的治疗目的是消除病因、控制症状、促进溃疡愈合、防止复发和防治并发症。

1.一般治疗

注意休息，劳逸结合，饮食规律，戒烟、酒，消除紧张、焦虑情绪，停用或慎用非甾体抗炎药等。

2.药物治疗

(1)降低胃酸药物：有碱性抗酸药和抑制胃酸分泌药两大类。

1)碱性抗酸药：如氢氧化铝、铝碳酸镁及其复方制剂等，能中和胃酸，缓解疼痛，因其疗效差，不良反应较多，现很少应用。

2）抑制胃酸分泌的药物：①H_2受体阻滞剂是目前临床使用最为广泛的抑制胃酸分泌、治疗消化性溃疡的药物。常用药物有西咪替丁、雷尼替丁和法莫替丁等，4～6周为1个疗程。②质子泵抑制剂是目前最强的抑制胃酸分泌药物，其解除溃疡疼痛，促进溃疡愈合的效果优于H_2受体阻滞剂，且能抑制幽门螺杆菌的生长。常用药物有奥美拉唑、兰索拉唑和泮托拉唑等，疗程一般为6～8周。

（2）保护胃黏膜药物：常用硫糖铝、枸橼酸铋钾和米索前列醇。

（3）根除幽门螺杆菌药物：对于有幽门螺杆菌感染的消化性溃疡，无论初发或复发、活动或静止、有无并发症，均应予以根除幽门螺杆菌治疗。

3.手术治疗

对于大量出血经内科治疗无效、急性穿孔、瘢痕性幽门梗阻、胃溃疡疑有癌变、正规内科治疗无效的顽固性溃疡者可选择手术治疗。

（二）护理措施

1.病情观察

密切观察患者腹痛的规律和特点，与进食、服药的关系，呕吐物及粪便的颜色和性状；监测生命体征及腹部体征的变化。观察患者有无出血、穿孔、幽门梗阻和癌变征象，一旦发现及时通知医师，并配合做好各项护理工作。

2.生活护理

（1）适当休息：溃疡活动期且症状较重或有并发症者，应适当休息。

（2）饮食护理：基本要求同慢性胃炎。指导患者进餐定时定量、少食多餐、细嚼慢咽。选择营养丰富、易消化，低脂、适量蛋白质的食物，如脱脂牛奶、鸡蛋和鱼等；主食以面食为主，因其柔软、含碱且易消化，不习惯于面食则以软米饭或米粥代替；避免辛辣、油炸、过酸、过咸食物及浓茶、咖啡等刺激食物和饮料，以减少胃酸分泌。

3.药物治疗的护理

严格遵医嘱用药，注意观察药物的疗效及不良反应，并告知患者用药的注意事项。

（1）碱性抗酸药：应在饭后1小时和睡前服用，避免与奶制品、酸性食物及饮料同服。氢氧化铝凝胶能阻碍磷的吸收，引起磷缺乏症，长期大量服用还可引起严重便秘；服用镁制剂可引起腹泻。

（2）H_2受体阻滞剂：应在餐中或餐后即刻服用，也可将一天的剂量在睡前顿服，若与抗酸药联用时，两药间隔1小时以上。静脉给药时要注意控制速度，避免低血压和心律失常的发生。长期大量应用西咪替丁可出现男性乳房肿胀、性欲减退、腹泻、眩晕、头痛、肌肉痉挛或肌痛、皮疹、脱发，偶见粒细胞减少、精神错乱等。

（3）质子泵抑制剂：奥美拉唑可引起头晕，告知患者服药期间避免从事注意力高度集中的工作；兰索拉唑的主要不良反应有荨麻疹、皮疹、瘙痒、头痛、口干、肝功能异常等，不良反应严重时应及时停药；泮托拉唑的不良反应较少，偶有头痛和腹泻。

（4）保护胃黏膜药物：硫糖铝片应在餐前1小时服用，可有便秘、口干、皮疹、眩晕、嗜睡等不良反应；米索前列醇可引起子宫收缩，孕妇禁用。

（5）根除幽门螺杆菌药物：应在餐后服用抗生素，尽量减少对胃黏膜的刺激，服药要定时定量，以达到根除幽门螺杆菌的目的。

4.并发症的护理

(1)穿孔:急性穿孔时,禁食并胃肠减压,做好术前准备工作;慢性穿孔时,密切观察疼痛的性质,指导患者遵医嘱用药。

(2)幽门梗阻:观察患者呕吐物的性状,准确记录出入液量,重者禁食禁水、胃肠减压,及时纠正水、电解质、酸碱平衡紊乱。

(3)出血:出血患者按出血护理常规护理。

5.心理护理

正确评估患者及家属的心理反应,告知患者及家属,经过正规治疗和积极预防,溃疡是可以痊愈的,并说明不良情绪会诱发和加重病情,使患者树立信心,消除紧张、恐惧心理。指导患者心理放松,转移注意力,保持乐观的情绪。

6.健康指导

(1)疾病知识指导:向患者及家属介绍导致溃疡发生及加重的相关因素;指导患者生活规律,保持乐观的心态,保证充足的睡眠和休息,适当锻炼,提高机体抵抗力;建立合理的饮食习惯和结构,戒除烟酒,避免摄入刺激性食物。

(2)用药指导:指导患者严格遵医嘱正确服药,学会观察药物疗效和不良反应,不可自行停药和减量,以避免溃疡复发;忌用或慎用对胃黏膜有损害的药物,如阿司匹林、咖啡因、糖皮质激素等;若用药后腹痛节律改变或出现并发症应及时就医。

(刘祥英)

第四节 慢性胃炎

慢性胃炎是指由多种原因引起的胃黏膜慢性炎症。其发病率在各种胃病中居首位,男性多于女性,各个年龄段均可发病,且随年龄增长发病率逐渐增高。慢性胃炎的分类方法很多,全国慢性胃炎研讨会共识意见中采纳了国际上新悉尼系统的分类方法,将慢性胃炎分为浅表性(又称非萎缩性)、萎缩性和特殊类型3大类。慢性浅表性胃炎是指不伴有胃黏膜萎缩性改变的慢性炎症,幽门螺杆菌感染是其主要病因;慢性萎缩性胃炎是指胃黏膜已经发生了萎缩性改变,常伴有肠上皮化生,又分为多灶萎缩性胃炎和自身免疫性胃炎2大类;特殊类型胃炎种类很多,临床上较少见。

一、病因及诊断检查

(一)致病因素

1.幽门螺杆菌感染

幽门螺杆菌感染是慢性浅表性胃炎最主要的病因。幽门螺杆菌具有鞭毛,其分泌的黏液素可直接侵袭胃黏膜,释放的尿素酶可分解尿素产生 NH_3 中和胃酸,使幽门螺杆菌在胃黏膜定居和繁殖,同时可损伤上皮细胞膜;幽门螺杆菌产生的细胞毒素还可引起炎症反应和菌体壁诱导自身免疫反应的发生,导致胃黏膜慢性炎症。

2.饮食因素

高盐饮食，长期饮烈酒、浓茶、咖啡，摄取过热、过冷、过于粗糙的食物等，均易引起慢性胃炎。

3.自身免疫

患者血液中存在自身抗体，如抗壁细胞抗体和抗内因子抗体，可使壁细胞数目减少，胃酸分泌减少或缺失，还可使维生素 B_{12} 吸收障碍导致恶性贫血。

4.其他因素

各种原因引起的十二指肠液反流入胃，削弱或破坏胃黏膜的屏障功能；老年胃黏膜退行性病变；胃黏膜营养因子缺乏，如促胃液素（胃泌素）缺乏；服用非甾体抗炎药等，均可引起慢性胃炎。

(二)身体状况

慢性胃炎起病缓慢，病程迁延，常反复发作，缺乏特异性症状。由幽门螺杆菌感染引起的慢性胃炎患者多数无症状；部分患者有上腹不适、腹部隐痛、腹胀、食欲缺乏、恶心和呕吐等消化不良的表现；少数患者可有少量上消化道出血；自身免疫性胃炎患者可出现明显厌食、体重减轻和贫血。体格检查可有上腹部轻压痛。

(三)心理-社会状况

病情反复、病程迁延不愈可使患者出现烦躁、焦虑等不良情绪。

(四)实验室及其他检查

1.胃镜及活组织检查

胃镜及活组织检查是诊断慢性胃炎最可靠的方法。慢性浅表性胃炎可见红斑（点、片状或条状）、黏膜粗糙不平、出血点或出血斑；慢性萎缩性胃炎可见黏膜呈颗粒状、黏膜血管显露、色泽灰暗、皱襞细小。

2.幽门螺杆菌检测

可通过侵入性（如快速尿素酶试验、组织学检查和幽门螺杆菌培养等）和非侵入性（如 ^{13}C 或 ^{14}C 尿素呼气试验、粪便幽门螺杆菌抗原检测和血清学检查等）方法检测幽门螺杆菌。

3.胃液分析

自身免疫性胃炎时，胃酸缺乏；多灶萎缩性胃炎时，胃酸分泌正常或偏低。

4.血清学检查

自身免疫性胃炎时，血清抗壁细胞抗体和抗内因子抗体可呈阳性，血清胃泌素水平明显升高；多灶萎缩性胃炎时，血清胃泌素水平正常或偏低。

二、护理诊断及医护合作性问题

(一)疼痛

腹痛与胃黏膜炎性病变有关。

(二)营养失调

营养失调与厌食、消化吸收不良等有关。

(三)焦虑

焦虑与病情反复、病程迁延有关。

(四)潜在并发症

癌变。

(五)知识缺乏

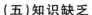

缺乏对慢性胃炎病因和预防知识的了解。

三、治疗及护理措施

(一)治疗要点

治疗原则是积极祛除病因,根除幽门螺杆菌感染,对症处理,防治癌前病变。

1.病因治疗

根除幽门螺杆菌感染:目前多采用的治疗方案是以胶体铋剂或质子泵抑制剂为基础加上两种抗生素的三联治疗方案。如常用奥美拉唑或枸橼酸铋钾,与阿莫西林及甲硝唑或克拉霉素3种药物联用,2周为1个疗程。治疗失败后再治疗比较困难,可换用两种抗生素,或采用胶体铋剂和质子泵抑制剂合用的四联疗法。

其他病因治疗:因非甾体抗炎药引起者,应立即停药并给予制酸药或硫糖铝;因十二指肠液反流引起者,应用硫糖铝或氢氧化铝凝胶吸附胆汁;因胃动力学改变引起者,应给予多潘立酮或莫沙必利等。

2.对症处理

有胃酸缺乏和贫血者,可用胃蛋白酶合剂等以助消化;对于上腹胀满者,可选用胃动力药、理气类中药;有恶性贫血时可肌内注射维生素 B_{12}。

3.胃黏膜异型增生的治疗

异型增生是癌前病变,应定期随访,给予高度重视。对不典型增生者可给予维生素C、维生素E,β-胡萝卜素、叶酸和微量元素硒预防胃癌的发生;对已经明确的重度异型增生可手术治疗,目前多采用内镜下胃黏膜切除术。

(二)护理措施

1.病情观察

主要观察有无上腹不适、腹胀、食欲缺乏等消化不良的表现;观察腹痛的部位、性质,呕吐物与大便的颜色、量及性状;评估实验室及胃镜检查结果。

2.饮食护理

(1)营养状况评估:观察并记录患者每天进餐次数、量和品种,以了解机体的营养摄入状况。定期监测体重,监测血红蛋白浓度、血清蛋白等有关营养指标的变化。

(2)制订饮食计划:①与患者及其家属共同制订饮食计划,以营养丰富、易消化、少刺激为原则;②胃酸低者可适当食用刺激胃酸分泌或酸性的食物,如浓肉汤、鸡汤、山楂、食醋等;胃酸高者应指导患者避免食用酸性和多脂肪食物,可进食牛奶、菜泥、面包等;③鼓励患者养成良好的饮食习惯,进食应规律,少食多餐,细嚼慢咽;④避免摄入过冷、过热、过咸、过甜、辛辣和粗糙的食物,戒除烟酒;⑤提供舒适的进餐环境,改进烹饪技巧,保持口腔清洁卫生,以促进患者的食欲。

3.药物治疗的护理

(1)严格遵医嘱用药,注意观察药物的疗效及不良反应。

(2)枸橼酸铋钾:宜在餐前半小时服用,因其在酸性环境中方起作用;服药时要用吸管直接吸入,防止将牙齿、舌染黑;部分患者服药后出现便秘或黑粪,少数患者有恶心、一过性血清转氨酶升高,停药后可自行消失,极少数患者可能出现急性肾衰竭。

(3)抗菌药物:服用阿莫西林前应详细询问患者有无青霉素过敏史,用药过程中要注意观察有无变态反应的发生；服用甲硝唑可引起恶心、呕吐等胃肠道反应及口腔金属味、舌炎、排尿困难等不良反应，宜在餐后半小时服用。

(4)多潘立酮及西沙必利：应在餐前服用，不宜与阿托品等解痉药合用。

4.心理护理

护理人员应主动安慰、关心患者，向患者说明不良情绪会诱发和加重病情，经过正规的治疗和护理慢性胃炎可以康复。

5.健康指导

向患者及家属介绍本病的有关知识、预防措施等；指导患者避免诱发因素，保持愉快的心情，生活规律，养成良好的饮食习惯，戒除烟酒；向患者介绍服用药物后可能出现的不良反应，指导患者按医嘱坚持用药，定期复查，如有异常及时复诊。

(刘祥英)

第五节　慢性胰腺炎

慢性胰腺炎是一种伴有胰实质进行性毁损的慢性炎症，我国以胆石症为常见原因，国外则以慢性酒精中毒为主要病因。慢性胰腺炎可伴急性发作，称为慢性复发性胰腺炎。由于本病临床表现缺乏特异性，可为腹痛、腹泻、消瘦、黄疸、腹部肿块、糖尿病等，易被误诊为消化性溃疡、慢性胃炎、胆管疾病、肠炎、消化不良、胃肠神经官能症等。本病虽发病率不高，但近年来有逐步增高的趋势。

一、病因

慢性胰腺炎的发病因素与急性胰腺炎相似，主要有胆管系统疾病、乙醇、腹部外伤、代谢和内分泌障碍、营养不良、高钙血症、高脂血症、血管病变、血色病、先天性遗传性疾病、肝脏疾病及免疫功能异常等。

二、临床表现

慢性胰腺炎的症状繁多且无特异性。典型病例可出现五联症，即上腹疼痛、胰腺钙化、胰腺假性囊肿、糖尿病及脂肪泻。但是同时具备上述五联症的患者较少，临床上常以某一或某些症状为主要特征。

(一)腹痛

腹痛为最常见症状，见于60％～100％的病例，疼痛常剧烈，并持续较长时间。一般呈钻痛或钝痛，绞痛少见。多局限于上腹部，放射至季肋下，半数以上病例放射至背部。疼痛发作的频度和持续时间不一，一般随着病变的进展，疼痛期逐渐延长，间歇期逐渐变短，最后整天腹痛。在无痛期，常有轻度上腹部持续隐痛或不适。

痛时患者取坐位，膝屈曲，压迫腹部可使疼痛部分缓解，躺下或进食则加重(这种体位称为胰体位)。

(二)体重减轻

体重减轻是慢性胰腺炎常见的表现,约见于 3/4 以上病例。主要由于患者担心进食后疼痛而减少进食所致。少数患者因胰功能不全、消化吸收不良或糖尿病而有严重消瘦,经过补充营养及助消化剂后,体重减轻往往可暂时好转。

(三)食欲减退

常有食欲欠佳,特别是厌油类或肉食。有时食后腹胀、恶心和呕吐。

(四)吸收不良

吸收不良表现疾病后期,胰脏丧失 90%以上的分泌能力,可引起脂肪泻。患者有腹泻,大便量多、带油滴、恶臭。由于脂肪吸收不良,临床上也可出现脂溶性维生素缺乏症状。碳水化合物的消化吸收一般不受影响。

(五)黄疸

少数病例可出现明显黄疸(血清胆红素高达 20 mg/dL),由胰腺纤维化压迫胆总管所致,但更常见假性囊肿或肿瘤的压迫所致。

(六)糖尿病症状

约 2/3 的慢性胰腺炎病例有葡萄糖耐量减低,半数有显性糖尿病,常出现于反复发作腹痛持续几年以后。当糖尿病出现时,一般均有某种程度的吸收不良存在。糖尿病症状一般较轻,易用胰岛素控制。偶可发生低血糖、糖尿病酸中毒、微血管病变和肾病变。

(七)其他

少数病例腹部可扪及包块,易误诊为胰腺肿瘤。个别患者呈抑郁状态或有幻觉、定向力障碍等。

三、并发症

慢性胰腺炎的并发症甚多,一些与胰腺炎有直接关系,另一些则可能是病因(如乙醇)作用的后果。

(一)假性囊肿

见于 9%～48%的慢性胰腺炎患者。多数为单个囊肿。囊肿大小不一,表现多样。假性囊肿内胰液泄漏至腹腔,可引起胰性无痛性腹水,呈隐匿起病,腹水量甚大,内含高活性淀粉酶。

巨大假性囊肿,压迫胃肠道,可引起幽门或十二指肠近端狭窄,甚至压迫十二指肠空肠交接处和横结肠,引起不全性或完全性梗阻。假性囊肿破入邻近脏器可引起内瘘。囊肿内胰酶腐蚀囊肿壁内小血管可引起囊肿内出血,如腐蚀邻近大血管,可引起消化道出血或腹腔内出血。

(二)胆管梗阻

8%～55%的慢性胰腺炎患者发生胆总管的胰内段梗阻,临床上有无黄疸不定。有黄疸者中罕有需手术治疗者。

(三)其他

酒精性慢性胰腺炎可合并存在酒精性肝硬化。慢性胰腺炎患者好发口腔、咽、肺、胃和结肠癌肿。

四、实验室检查

(一)血清和尿淀粉酶测定

慢性胰腺炎急性发作时血尿淀粉酶浓度和Cam/Ccr比值可一过性地增高。随着病变的进展和较多的胰实质毁损,在急性炎症发作时可不合并淀粉酶升高。测定血清胰型淀粉酶同工酶(Pam)可作为反映慢性胰腺炎时胰功能不全的试验。

(二)葡萄糖耐量试验

可出现糖尿病曲线。有报告慢性胰腺炎患者中78.7%试验阳性。

(三)胰腺外分泌功能试验

在慢性胰腺炎时有80%～90%病例胰外分泌功能异常。

(四)吸收功能试验

最简便的是做粪便脂肪和肌纤维检查。

(五)血清转铁蛋白放射免疫测定

慢性胰腺炎血清转铁蛋白明显增高,特别对酒精性钙化性胰腺炎有特异价值。

五、护理

(一)体位

协助患者卧床休息,选择舒适的卧位。有腹膜炎者宜取半卧位,利于引流和使炎症局限。

(二)饮食

脂肪对胰腺分泌具有强烈的刺激作用并可使腹痛加剧。因此,一般以适量的优质蛋白、丰富的维生素、低脂无刺激性半流质或软饭为宜,如米粥、藕粉、脱脂奶粉、新鲜蔬菜及水果等。每天脂肪供给量应控制在20～30 g,避免粗糙、干硬、胀气及刺激性食物或调味品。少食多餐、禁止饮酒。对伴糖尿病患者,应按糖尿病饮食进餐。

(三)疼痛护理

绝对禁酒、避免进食大量肉类饮食、服用大剂量胰酶制剂等均可使胰液与胰酶的分泌减少,缓解疼痛。护理中应注意观察疼痛的性质、部位、程度及持续时间,有无腹膜刺激征。协助取舒适卧位以减轻疼痛。适当应用非麻醉性镇痛剂,如阿司匹林、吲哚美辛、布洛芬、对乙酰氨基酚等非団体抗炎药。对腹痛严重,确实影响生活质量者,可酌情使用麻醉性镇痛剂,但应避免长期使用,以免导致患者对药物产生依赖性。给药20～30分钟后须评估并记录镇痛药物的效果及不良反应。

(四)维持营养需要量

蛋白-热量营养不良在慢性胰腺炎患者是非常普遍的。进餐前30分钟为患者镇痛,以防止餐后腹痛加剧,使患者惧怕进食。进餐时胰酶制剂同食物一起服用,可以保证酶和食物适当混合,取得满意效果。同时,根据医嘱及时给予静脉补液,保证热量供给,维持水、电解质、酸碱平衡。严重的慢性胰腺炎患者和中至重度营养不良者,在准备手术阶段应考虑提供肠外或肠内营养支持。护理上需加强肠内、外营养液的输注护理,防止并发症。

(五)心理护理

因病程迁延,反复疼痛、腹泻等症状,患者常有消极悲观的情绪反应,对手术及预后的担心常引起焦虑和恐惧。护理上应关心患者，采用同情、安慰、鼓励法与患者沟通，稳定患者情绪，讲解疾病知识，帮助患者树立战胜疾病的信心。

（刘祥英）

第六节　病毒性肝炎

一、甲型病毒性肝炎

甲型病毒性肝炎旧称流行性黄疸或传染性肝炎，早在 8 世纪就有记载。目前全世界有 40 亿人口受到该病的威胁。后经对其病原学和诊断技术等方面的研究进展较大，并已成功研制出甲型肝炎病毒减毒活疫苗和灭活疫苗，已有效控制甲型肝炎的流行。

（一）病因

甲型肝炎传染源是患者和亚临床感染者。潜伏期后期及黄疸出现前数天传染性最强，黄疸出现后2 周粪便仍可能排出病毒，但传染性已明显减弱。本病无慢性甲肝病毒（HAV）携带者。

（二）诊断要点

甲型病毒性肝炎主要依据流行病学资料、临床特点、常规实验室检查和特异性血清学诊断。流行病学资料应参考当地甲型肝炎流行疫情，病前有无肝炎患者密切接触史及个人、集体饮食卫生状况。急性黄疸型病例黄疸期诊断不难。在黄疸前期获得诊断称为早期诊断，此期表现似“感冒”或“急性胃肠炎”，如尿色变为深黄色应疑及本病。急性无黄疸型及亚临床型病例不易早期发现，诊断主要依赖肝功能检查。根据特异性血清学检查可做出病因学诊断。凡慢性肝炎和重型肝炎，一般不考虑甲型肝炎的诊断。

1.分型

甲型肝炎潜伏期为 2～6 周，平均为 4 周，临床分为急性黄疸型（AIH）、急性无黄疸型和亚临床型。

（1）急性黄疸型。①黄疸前期：急性起病，多有畏寒发热，体温 38 ℃左右，全身乏力，食欲缺乏，厌油、恶心、呕吐，上腹部饱胀不适或腹泻。少数病例以上呼吸道感染症状为主要表现，偶见荨麻疹，继之尿色加深。本期一般持续 5～7 天。②黄疸期：热退后出现黄疸，可见皮肤巩膜不同程度黄染。肝区隐痛，肝大，触之有充实感，伴有叩痛和压痛，尿色进一步加深。黄疸出现后全身及消化道症状减轻，否则可能发生重症化，但重症化者罕见。本期持续 2～6 周。③恢复期：黄疸逐渐消退，症状逐渐消失，肝脏逐渐回缩至正常，肝功能逐渐恢复。本期持续 2～4 周。

（2）急性无黄疸型：起病较缓慢，除无黄疸外，其他临床表现与黄疸型相似，症状一般较轻。多在 3 个月内恢复。

（3）亚临床型：部分患者无明显临床症状，但肝功能有轻度异常。

（4）急性淤胆型：本型实为黄疸型肝炎的一种特殊形式，特点是肝内胆汁淤积性黄疸持续较久，消化道症状轻，肝实质损害不明显。而黄疸很深，多有皮肤瘙痒及粪色变浅，预后良好。

2.实验室检查

（1）常规检查：外周血白细胞总数正常或偏低，淋巴细胞相对增多，偶见异型淋巴细胞，一般不超过10%,这可能是淋巴细胞受病毒抗原刺激后发生的母细胞转化现象。黄疸前期末尿胆原及尿胆红素开始呈阳性反应,是早期诊断的重要依据。血清丙氨酸氨基转移酶(ALT)于黄疸前期早期开始升高,血清胆红素在黄疸前期末开始升高。血清ALT高峰在血清胆红素高峰之前,一般在黄疸消退后一至数周恢复正常。急性黄疸型血浆球蛋白常见轻度升高,但随病情恢复而逐渐恢复。急性无黄疸型和亚临床型病例肝功能改变以单项ALT轻中度升高为特点。急性淤胆型病例血清胆红素显著升高而ALT仅轻度升高,两者形成明显反差,同时伴有血清ALP及GGT明显升高。

(2)特异性血清学检查:特异性血清学检查是确诊甲型肝炎的主要指标。血清IgM型甲型肝炎病毒抗体(抗-HAV-IgM)于发病数天即可检出,黄疸期达到高峰,一般持续2~4个月,以后逐渐下降乃至消失。目前临床上主要用酶联免疫吸附法(ELISA)检查血清抗-HAV-IgM,以作为早期诊断甲型肝炎的特异性指标。血清抗-HAV-IgM出现于病程恢复期,较持久,甚至终生阳性,是获得免疫力的标志,一般用于流行病学调查。新近报道应用线性多抗原肽包被进行ELISA检测HAV感染,其敏感性和特异性分别高于90%和95%。

(三)鉴别要点

本病需与药物性肝炎、传染性单核细胞增多症、钩端螺旋体病、急性结石性胆管炎、原发性胆汁性肝硬化、妊娠期肝内胆汁淤积症、胆总管梗阻、妊娠急性脂肪肝等鉴别。其他如血吸虫病、肝吸虫病、肝结核、脂肪肝、肝淤血及原发性肝癌等均可有肝大或ALT升高,鉴别诊断时应加以考虑。与乙型、丙型、丁型及戊型病毒型肝炎急性期鉴别除参考流行病学特点及输血史等资料外,主要依据血清抗-HAV-IgM的检测。

(四)规范化治疗

急性期应强调卧床休息,给予清淡而营养丰富的饮食,外加充足的B族维生素及维生素C。进食过少及呕吐者,应每天静脉滴注10%的葡萄糖液1 000~1 500 mL,酌情加入能量合剂及10%氯化钾。热重者可服用茵陈蒿汤、栀子柏皮汤加减;湿重者可服用茵陈胃苓汤加减;湿热并重者宜用茵陈蒿汤和胃苓汤合方加减;肝气郁结者可用逍遥散;脾虚湿困者可用平胃散。

二、乙型病毒性肝炎

慢性乙型病毒性肝炎是由乙型肝炎病毒感染致肝脏发生炎症及肝细胞坏死,持续6个月以上而病毒仍未被清除的疾病。我国是慢性乙型病毒性肝炎的高发区,人群中约有9.09%为乙型肝炎病毒携带者。该疾病呈慢性进行性发展,间有反复急性发作,可演变为肝硬化、肝癌或肝功能衰竭等,严重危害人民健康,故对该疾病的早发现、早诊断、早治疗很重要。

(一)病因

1.传染源

传染源主要是有HBV DNA复制的急、慢性患者和无症状慢性HBV携带者。

2.传播途径

主要通过血清及日常密切接触而传播。血液传播途径除输血及血制品外,可通过注射,刺伤,共用牙刷、剃刀及外科器械等方式传播,经微量血液也可传播。由于患者唾液、精液、初乳、汗液、血性分泌物均可检出HBsAg,故密切的生活接触可能是重要传播途径。所谓“密切生活接触”可能是由于微小创伤所致的一种特殊经血传播形式,而非消化道或呼吸道传播。另一种重要的传播方式是母-婴传播(垂直传播)。生于HBsAg/HBeAg阳性母亲的婴儿,HBV感染率高达

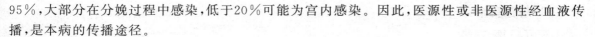

95%,大部分在分娩过程中感染,低于20%可能为宫内感染。因此,医源性或非医源性经血液传播,是本病的传播途径。

3.易感人群

感染后患者对同一 HBsAg 亚型 HBV 可获得持久免疫力。但对其他亚型免疫力不完全,偶可再感染其他亚型,故极少数患者血清抗-HBs(某一亚型感染后)和 HBsAg(另一亚型再感染)可同时阳性。

(二)诊断要点

急性肝炎病程超过半年,或原有乙型病毒性肝炎或 HBsAg 携带史,本次又因同一病原再次出现肝炎症状、体征及肝功能异常者可以诊断为慢性乙型病毒性肝炎。发病日期不明或虽无肝炎病史,但肝组织病理学检查符合慢性乙型病毒性肝炎,或根据症状、体征、化验及 B 超检查综合分析,亦可做出相应诊断。

1.分型

据 HBeAg 可分为 2 型。

(1)HBeAg 阳性慢性乙型病毒性肝炎:血清 HBsAg、HBVDNA 和 HBeAg 阳性,抗-HBe 阴性,血清 ALT 持续或反复升高,或肝组织学检查有肝炎病变。

(2)HBeAg 阴性慢性乙型病毒性肝炎:血清 HBsAg 和 HBVDNA 阳性,HBeAg 持续阴性,抗-HBe 阳性或阴性,血清 ALT 持续或反复异常,或肝组织学检查有肝炎病变。

2.分度

根据生化学试验及其他临床和辅助检查结果,可进一步分 3 度。

(1)轻度:临床症状、体征轻微或缺如,肝功能指标仅 1 或 2 项轻度异常。

(2)中度:症状、体征、实验室检查居于轻度和重度之间。

(3)重度:有明显或持续的肝炎症状,如乏力、食欲缺乏、尿黄、便溏等,伴有肝病面容、肝掌、蜘蛛痣、脾大,并排除其他原因,且无门静脉高压症者。实验室检查血清 ALT 和/或 AST 反复或持续升高,清蛋白降低或A/G比值异常,球蛋白明显升高。除前述条件外,凡清蛋白不超过 32 g/L,胆红素大于 5 倍正常值上限,凝血酶原活动度为 40%~60%,胆碱酯酶低于 2 500 U/L,4 项检测中有 1 项达上述程度者即可诊断为重度慢性肝炎。

3.B 超检查结果可供慢性乙型病毒性肝炎诊断参考

(1)轻度:B 超检查肝脾无明显异常改变。

(2)中度:B 超检查可见肝内回声增粗,肝脏和/或脾脏轻度肿大,肝内管道(主要指肝静脉)走行多清晰,门静脉和脾静脉内径无增宽。

(3)重度:B 超检查可见肝内回声明显增粗,分布不均匀;肝表面欠光滑,边缘变钝;肝内管道走行欠清晰或轻度狭窄、扭曲;门静脉和脾静脉内径增宽;脾大;胆囊有时可见“双层征”。

4.组织病理学诊断

包括病因(根据血清或肝组织的肝炎病毒学检测结果确定病因)、病变程度及分级分期结果。

(三)鉴别要点

本病应与慢性丙型病毒性肝炎、嗜肝病毒感染所致肝损害、酒精性及非酒精性肝炎、药物性肝炎、自身免疫性肝炎、肝硬化、肝癌等鉴别。

(四)规范化治疗

1.治疗目标

最大限度地长期抑制或消除乙肝病毒,减轻肝细胞炎症坏死及肝纤维化,延缓和阻止疾病进展,减少和防止肝脏失代偿、肝硬化、肝癌及其并发症的发生,从而改善生活质量和延长存活时间。主要包括抗病毒、免疫调节、抗炎保肝、抗纤维化和对症治疗,其中抗病毒治疗是关键,只要有适应证,且条件允许。就应进行规范的抗病毒治疗。

2.适应证

如下:①HBV DNA 不低于 2×10^4 U/mL(HBeAg 阴性者为不低于 2×10^3 U/mL);②ALT 不低于 2×ULN;如用干扰素治疗,ALT 应不高于 10×ULN,血总胆红素水平应低于 2×ULN;③如 ALT 低于 2×ULN,但肝组织学显示 Knodell HAI 不低于 4,或不低于 G_2。

具有①并有②或③的患者应进行抗病毒治疗;对达不到上述治疗标准者,应监测病情变化,如持续 HBV DNA 阳性,且 ALT 异常,也应考虑抗病毒治疗。ULN 为正常参考值上限。

3.HBeAg 阳性慢性乙型肝炎患者

对于 HBV DNA 定量不低于 2×10^4 U/mL,ALT 水平不低于 2×ULN 者,或 ALT 低于 2×ULN,但肝组织学显示 Knodell HAI 不低于 4,或不低于 G_2 炎症坏死者,应进行抗病毒治疗。可根据具体情况和患者的意愿,选用IFN-α,ALT 水平应低于 10×ULN,或核苷(酸)类似物治疗。对 HBV DNA 阳性但低于2×10^4U/mL者,经监测病情 3 个月,HBV DNA 仍未转阴,且 ALT 异常,则应抗病毒治疗。

(1)普通 IFN-α:5 MU(可根据患者的耐受情况适当调整剂量),每周 3 次或隔天 1 次,皮下或肌内注射,一般疗程为 6 个月。如有应答,为提高疗效亦可延长疗程至 1 年或更长。应注意剂量及疗程的个体化。如治疗 6 个月无应答者,可改用其他抗病毒药物。

(2)聚乙二醇干扰素 α-2a:180 μg,每周 1 次,皮下注射,疗程 1 年。剂量应根据患者耐受性等因素决定。

(3)拉米夫定:100 mg,每天 1 次,口服。治疗 1 年时,如 HBV DNA 检测不到(PCR 法)或低于检测下限、ALT 复常、HBeAg 转阴但未出现抗-HBe 者,建议继续用药直至 HBeAg 血清学转归,经监测 2 次(每次至少间隔 6 个月)仍保持不变者可以停药,但停药后需密切监测肝脏生化学和病毒学指标。

(4)阿德福韦酯:10 mg,每天 1 次,口服。疗程可参照拉米夫定。

(5)恩替卡韦:0.5 mg(对拉米夫定耐药患者 1 mg),每天 1 次,口服。疗程可参照拉米夫定。

4.HBeAg 阴性慢性乙型肝炎患者

HBV DNA 定量不低于 2×10^3U/mL,ALT 水平不低于 2×ULN 者,或 ALT 低于 2 ULN,但肝组织学检查显示 Knodell HAI 不低于 4,或 G2 炎症坏死者,应进行抗病毒治疗。由于难以确定治疗终点,因此,应治疗至检测不出 HBVDNA(PCR 法),ALT 复常。此类患者复发率高,疗程宜长,至少为 1 年。

因需要较长期治疗,最好选用 IFN-α(ALT 水平应低于 10×ULN)或阿德福韦酯或恩替卡韦等耐药发生率低的核苷(酸)类似物治疗。对达不到上述推荐治疗标准者,则应监测病情变化,如持续 HBV DNA 阳性,且 ALT 异常,也应考虑抗病毒治疗。

(1)普通 IFN-α:5 MU,每周 3 次或隔天 1 次,皮下或肌内注射,疗程至少 1 年。

(2)聚乙二醇干扰素 α-2a:180 μg,每周 1 次,皮下注射,疗程至少 1 年。

(3)阿德福韦酯：10 mg，每天 1 次，口服，疗程至少 1 年。当监测 3 次(每次至少间隔 6 个月)HBV DNA检测不到(PCR 法)或低于检测下限和 ALT 正常时可以停药。

(4)拉米夫定：100 mg，每天 1 次，口服，疗程至少 1 年。治疗终点同阿德福韦酯。

(5)恩替卡韦：0.5 mg(对拉米夫定耐药患者 1 mg)，每天 1 次，口服。疗程可参照阿德福韦酯。

5.应用化疗和免疫抑制剂治疗的患者

对于因其他疾病而接受化疗、免疫抑制剂(特别是肾上腺糖皮质激素)治疗的 HBsAg 阳性者，即使 HBV DNA 阴性和 ALT 正常，也应在治疗前 1 周开始服用拉米夫定，每天 100 mg，化疗和免疫抑制剂治疗停止后，应根据患者病情决定拉米夫定停药时间。对拉米夫定耐药者，可改用其他已批准的能治疗耐药变异的核苷(酸)类似物。核苷(酸)类似物停用后可出现复发，甚至病情恶化，应十分注意。

6.其他特殊情况的处理

(1)经过规范的普通 IFN-α 治疗无应答患者，再次应用普通 IFN-α 治疗的疗效很低。可试用聚乙二醇干扰素 α-2a 或核苷(酸)类似物治疗。

(2)强化治疗指在治疗初始阶段每天应用普通 IFN-α，连续 2～3 周后改为隔天 1 次或每周 3 次的治疗。目前对此疗法意见不一，因此不予推荐。

(3)应用核苷(酸)类似物发生耐药突变后的治疗，拉米夫定治疗期间可发生耐药突变，出现“反弹”，建议加用其他已批准的能治疗耐药变异的核苷(酸)类似物，并重叠 1～3 个月或根据 HBV DNA 检测阴性后撤换拉米夫定，也可使用 IFN-α(建议重叠用药 1～3 个月)。

(4)停用核苷(酸)类似物后复发者的治疗，如停药前无拉米夫定耐药，可再用拉米夫定治疗，或其他核苷(酸)类似物治疗。如无禁忌证，亦可用 IFN-α 治疗。

7.儿童患者间隔

12 岁以上慢性乙型病毒性肝炎患儿，其普通 IFN-α 治疗的适应证、疗效及安全性与成人相似，剂量为 3～6 $\mu U/m^2$，最大剂量不超过 10 $\mu U/m^2$。在知情同意的基础上，也可按成人的剂量和疗程用拉米夫定治疗。

三、丙型病毒性肝炎

慢性丙型病毒性肝炎是一种主要经血液传播的疾病，是由丙型肝炎病毒(HCV)感染导致的慢性传染病。慢性 HCV 感染可导致肝脏慢性炎症坏死，部分患者可发展为肝硬化甚至肝细胞癌(HCC)，严重危害人民健康，已成为严重的社会和公共卫生问题。

(一)病因

1.传染源

主要为急、慢性患者和慢性 HCV 携带者。

2.传播途径

与乙型肝炎相同，主要有以下 3 种。

(1)通过输血或血制品传播：由于 HCV 感染者病毒血症水平低，所以输血和血制品(输 HCV 数量较多)是最主要的传播途径。经初步调查，输血后非甲非乙型肝炎患者血清丙型肝炎抗体(抗-HCV)阳性率高达 80%以上，已成为大多数(80%～90%)输血后肝炎的原因。但供血员血清抗-HCV 阳性率较低，欧美各国为 0.35%～1.4%，故目前公认，反复输入多个供血员血液或血制品者更易发生丙型肝炎，输血3次以上者感染 HCV 的危险性增高 2～6 倍。国内曾因单采血浆回输血细胞时污染，造成丙型肝炎暴发流行，经 2 年以上随访，血清抗-HCV 阳性率达到 100%。国外综合资料表明，抗-HCV 阳性率在输血后非甲非乙型肝炎患者为 85%，血源性凝血因子治疗的血友病患者为 60%～70%，静脉药瘾患者为 50%～70%。

(2)通过非输血途径传播：丙型肝炎亦多见于非输血人群，主要通过反复注射、针刺、含 HCV 血液反复污染皮肤黏膜隐性伤口及性接触等其他密切接触方式而传播。这是世界各国广泛存在的散发性丙型肝炎的传播途径。

(3)母婴传播：要准确评估 HCV 垂直传播很困难，因为在新生儿中所检测到的抗-HCV 实际可能来源于母体(被动传递)。检测 HCV RNA 提示，HGV 有可能由母体传播给新生儿。

3.易感人群

对 HCV 无免疫力者普遍易感。在西方国家，除反复输血者外，静脉药瘾者、同性恋等混乱性接触者及血液透析患者丙型肝炎发病率较高。本病可发生于任何年龄，一般儿童和青少年 HCV 感染率较低，中青年次之。男性 HCV 感染率大于女性。HCV 多见于 16 岁以上人群。HCV 感染恢复后血清抗体水平低，免疫保护能力弱，有再次感染 HCV 的可能性。

(二)诊断要点

1.诊断依据

HCV 感染超过 6 个月，或发病日期不明、无肝炎史，但肝脏组织病理学检查符合慢性肝炎，或根据症状、体征、实验室及影像学检查结果综合分析，做出诊断。

2.病变程度判定

慢性肝炎按炎症活动度(G)可分为轻、中、重 3 度，并应标明分期(S)。

(1)轻度慢性肝炎(包括原慢性迁延性肝炎及轻型慢性活动性肝炎)：$G_{1\sim2}$，$S_{0\sim2}$。①肝细胞变性，点、灶状坏死或凋亡小体；②汇管区有(无)炎症细胞浸润、扩大，有或无局限性碎屑坏死(界面肝炎)；③小叶结构完整。

(2)中度慢性肝炎(相当于原中型慢性活动性肝炎)：G_3，$S_{1\sim3}$。①汇管区炎症明显，伴中度碎屑坏死；②小叶内炎症严重，融合坏死或伴少数桥接坏死；③纤维间隔形成，小叶结构大部分保存。

(3)重度慢性肝炎(相当于原重型慢性活动性肝炎)：G_4，$S_{2\sim4}$。①汇管区炎症严重或伴重度碎屑坏死；②桥接坏死累及多数小叶；③大量纤维间隔，小叶结构紊乱，或形成早期肝硬化。

3.组织病理学诊断

组织病理学诊断包括病因(根据血清或肝组织的肝炎病毒学检测结果确定病因)、病变程度及分级分期结果，如病毒性肝炎，丙型，慢性，中度，G_3/S_4。

(三)鉴别要点

本病应与慢性乙型病毒性肝炎、药物性肝炎、酒精性肝炎、非酒精性肝炎、自身免疫性肝炎、病毒感染所致肝损害、肝硬化、肝癌等鉴别。

(四)规范化治疗

1.抗病毒治疗的目的

清除或持续抑制体内的 HCV，以改善或减轻肝损害，阻止进展为肝硬化、肝衰竭或 HCC，并提高患者的生活质量。治疗前应进行 HCV RNA 基因分型(1 型和非 1 型)和血中 HCV RNA 定量，以决定抗病毒治疗的疗程和利巴韦林的剂量。

2.HCV RNA 基因为 1 型和/或 HCV RNA 定量不低于 4×10^5 U/mL 者

可选用下列方案之一。

(1)聚乙二醇干扰素 α 联合利巴韦林治疗方案:聚乙二醇干扰素 α-2a 180 μg,每周 1 次,皮下注射,联合口服利巴韦林 1 000 mg/d,至 12 周时检测 HCV RNA。①如 HCV RNA 下降幅度少于 2 个对数级,则考虑停药。②如 HCV RNA 定性检测为阴转,或低于定量法的最低检测限。继续治疗至 48 周。③如 HCV RNA 未转阴,但下降超过 2 个对数级,则继续治疗到 24 周。如 24 周时 HCV RNA 转阴,可继续治疗到 48 周;如果 24 周时仍未转阴,则停药观察。

(2)普通 IFN-α 联合利巴韦林治疗方案:IFN-α 3～5 MU,隔天 1 次,肌内或皮下注射,联合口服利巴韦林 1 000 mg/d,建议治疗 48 周。

(3)不能耐受利巴韦林不良反应者的治疗方案:可单用普通 IFN-α 复合 IFN 或 PEG-IFN,方法同上。

3.HCV RNA 基因为非 1 型和/或 HCV RNA 定量小于 4×10^5 U/mL 者

可采用以下治疗方案之一。

(1)聚乙二醇干扰素 α 联合利巴韦林治疗方案:聚乙二醇干扰素 α-2a 180 μg,每周 1 次,皮下注射,联合应用利巴韦林 800 mg/d,治疗 24 周。

(2)普通 IFN-α 联合利巴韦林治疗方案:IFN-α3 mU,每周 3 次,肌内或皮下注射,联合应用利巴韦林 800～1 000 mg/d,治疗 24～48 周。

(3)不能耐受利巴韦林不良反应者的治疗方案:可单用普通 IFN-α 或聚乙二醇干扰素 α。

四、丁型病毒性肝炎

丁型病毒性肝炎是由于丁型肝炎病毒(HDV)与 HBV 共同感染引起的以肝细胞损害为主的传染病,呈世界性分布,易使肝炎慢性化和重型化。

(一)病因

HDV 感染呈全球性分布。意大利是 HDV 感染的发现地。地中海沿岸、中东地区、非洲和南美洲亚马孙河流域是 HDV 感染的高流行区。HDV 感染在地方性高发区的持久流行,是由 HDV 在 HBsAg 携带者之间不断传播所致。除南欧为地方性高流行区之外,其他发达国家 HDV 感染率一般只占 HBsAg 携带者的 5%以下。发展中国家 HBsAg 携带者较高,有引起 HDV 感染传播的基础。我国各地 HBsAg 阳性者中 HDV 感染率为 0～32%,北方偏低,南方较高。活动性乙型慢性肝炎和重型肝炎患者 HDV 感染率明显高于无症状慢性 HBsAg 携带者。

1.传染源

主要是急、慢性丁型肝炎患者和 HDV 携带者。

2.传播途径

输血或血制品是传播 HDV 的最重要途径之一。其他包括经注射和针刺传播,日常生活密切接触传播,以及围产期传播等。我国 HDV 传播方式以生活密切接触为主。

3.易感人群

HDV 感染分两种类型:①HDV/HBV 同时感染,感染对象是正常人群或未接受 HBV 感染的人群。②HDV/HBV 重叠感染,感染对象是已受 HBV 感染的人群,包括无症状慢性 HBsAg 携带者和乙型肝炎患者,他们体内含有 HBV 及 HBsAg,一旦感染 HDV,极有利于 HDV 的复制,所以这一类人群对HDV 的易感性更强。

(二)诊断要点

我国是 HBV 感染高发区,应随时警惕 HDV 感染。HDV 与 HBV 同时感染所致急性丁型肝炎,仅凭临床资料不能确定病因。凡无症状慢性 HBsAg 携带者突然出现急性肝炎样症状、重型肝炎样表现或迅速向慢性肝炎发展者,以及慢性乙型肝炎病情突然恶化而陷入肝衰竭者,均应想到 HDV 重叠感染,及时进行特异性检查,以明确病因。

1.临床表现

HDV 感染一般只与 HBV 感染同时发生或继发于 HBV 感染者中,故其临床表现部分取决于HBV 感染状态。

(1)HDV 与 HBV 同时感染(急性丁型肝炎):潜伏期为 6～12 周,其临床表现与急性自限性乙型肝炎类似,多数为急性黄疸型肝炎。在病程中可先后发生两次肝功能损害,即血清胆红素和转氨酶出现两个高峰。整个病程较短,HDV 感染常随 HBV 感染终止而终止,预后良好,很少向重型肝炎、慢性肝炎或无症状慢性 HDV 携带者发展。

(2)HDV 与 HBV 重叠感染:潜伏期为 3～4 周。其临床表现轻重悬殊,复杂多样。①急性肝炎样丁型肝炎:在无症状慢性 HBsAg 携带者基础上重叠感染 HDV 后,最常见的临床表现形式是急性肝炎样发作,有时病情较重,血清转氨酶持续升高达数月之久,或血清胆红素及转氨酶升高呈双峰曲线。在 HDV 感染期间,血清 HBsAg 水平常下降,甚至转阴,有时可使 HBsAg 携带状态结束。②慢性丁型肝炎:无症状慢性 HBsAg 携带者重叠感染 HDV 后,更容易发展成慢性肝炎。慢性化后发展为肝硬化的进程较快。早期认为丁型肝炎不易转化为肝癌,近年来在病理诊断为原发性肝癌的患者中,HDV 标志阳性者可达 11%～22%,故丁型肝炎与原发性肝癌的关系不容忽视。

(3)重型丁型肝炎:在无症状慢性 HBsAg 携带者基础上重叠感染 HDV 时,颇易发展成急性或亚急性重型肝炎。在“暴发性肝炎”中,HDV 感染标志阳性率高达 21%～60%,认为 HDV 感染是促成大块肝坏死的一个重要因素。按国内诊断标准,这些“暴发性肝炎”应包括急性和亚急性重型肝炎。HDV 重叠感染易使原有慢性乙型肝炎病情加重。如有些慢性乙型肝炎患者,病情本来相对稳定或进展缓慢,血清 HDV 标志转阳,临床状况可突然恶化,继而发生肝衰竭,甚至死亡,颇似慢性重型肝炎,这种情况国内相当多见。

2.实验室检查

近年丁型肝炎的特异诊断方法日臻完善,从受检者血清中检测到 HDAg 或 HDV RNA,或从血清中检测抗-HDV,均为确诊依据。

(三)鉴别要点

应注意与慢性重型乙型病毒型肝炎相鉴别。

(四)规范化治疗

丁型病毒性肝炎以护肝对症治疗为主。近年研究表明,IFN-α 可能抑制 HDV RNA 复制,经治疗后,可使部分病例血清 DHV RNA 转阴,所用剂量宜大,疗程宜长。目前 IFN-α 是唯一可供选择的治疗慢性丁型肝炎的药物,但其疗效有限。IFN-α 900 万 U。每周 3 次,或者每天 500 万 U,疗程 1 年,能使40%～70%的患者血清中 HDV RNA 消失,但是抑制 HDV 复制的作用很短暂,停止治疗后 60%～97%的患者复发。

五、戊型病毒性肝炎

戊型病毒型肝炎原称肠道传播的非甲非乙型肝炎或流行性非甲非乙型肝炎,其流行病学特点及临床表现颇像甲型肝炎，但两者的病因完全不同。

（一）病因

戊型肝炎流行最早发现于印度，开始疑为甲型肝炎，但回顾性血清学分析，证明既非甲型肝炎，也非乙型肝炎。本病流行地域广泛，在发展中国家以流行为主，发达国家以散发为主。其流行特点与甲型肝炎相似，传染源是戊型肝炎患者和阴性感染患者，经粪-口传播。潜伏期末和急性期初传染性最强。流行规律大体分两种：一种为长期流行，常持续数月，可长达 20 个月，多由水源不断污染所致；另一种为短期流行，约 1 周即止，多为水源一次性污染引起。与甲型肝炎相比，本病发病年龄偏大，16～35 岁者占 75%，平均 27 岁。孕妇易感性较高。

（二）诊断要点

流行病学资料、临床特点和常规实验室检查仅作临床诊断参考，特异血清病原学检查是确诊依据，同时排除 HAV、HBV、HCV 感染。

1.临床表现

本病潜伏期 15～75 天，平均为 6 周。绝大多数为急性病例，包括急性黄疸型和急性无黄疸型肝炎，两者比例约为 1∶13。临床表现与甲型肝炎相似，但其黄疸前期较长，症状较重。除淤胆型病例外，黄疸常于一周内消退。戊型肝炎胆汁淤积症状（如灰浅色大便、全身瘙痒等）较甲型肝炎为重，大约 20%的急性戊型肝炎患者会发展成淤胆型肝炎。部分患者有关节疼痛。

2.实验室检查

用戊型肝炎患者急性期血清 IgM 型抗体建立 ELISA 法，可用于检测拟诊患者粪便内的 HEAg，此抗原在黄疸出现第 14～18 天的粪便中较易检出，但阳性率不高。用荧光素标记戊型肝炎恢复期血清 IgG，以实验动物 HEAg 阳性肝组织作抗原片，进行荧光抗体阻断实验，可用于检测血清戊型肝炎抗体（抗-HEV），阳性率 50%～100%。但本法不适用于临床常规检查。

用重组抗原或合成肽原建立 ELISA 法检测血清抗-HEV，已在国内普遍开展，敏感性和特异性均较满意。用本法检测血清抗-HEV-IgM，对诊断现症戊型肝炎更有价值。

（三）鉴别要点

应注意与 HAV、HBV、HCV 相鉴别。

（四）规范化治疗

急性期应强调卧床休息，给予清淡而营养丰富的饮食，外加充足的 B 族维生素及维生素 C。

HEV ORF2 结构蛋白可用于研制有效疫苗，并能对 HEV 株提供交叉保护。HEV ORF2 蛋白具有较好的免疫原性，用其免疫猕猴能避免动物发生戊型肝炎和 HEV 感染。

六、护理措施

（1）甲、戊型肝炎进行消化道隔离；急性乙型肝炎进行血液（体液）隔离至 HBsAg 转阴；慢性乙型和丙型肝炎患者应分别按病毒携带者管理。

（2）向患者及家属说明休息是肝炎治疗的重要措施。重型肝炎、急性肝炎、慢性活动期应卧床休息；慢性肝炎病情好转后，体力活动以不感疲劳为度。

（3）急性期患者宜进食清淡、易消化的饮食，蛋白质以营养价值高的动物蛋白为主 1.0～1.5 g/(kg · d)；慢性肝炎患者宜高蛋白、高热量、高维生素易消化饮食，蛋白质 1.5～2.0 g/(kg · d)；重症肝炎患者宜低脂、低盐、易消化饮食，有肝性脑病先兆者应限制蛋白质摄入，蛋白质摄入小于0.5 g/(kg · d)；合并腹水、少尿者，钠摄入限制在 0.5 g/d。

(4)各型肝炎患者均应戒烟和禁饮酒。

(5)皮肤瘙痒者及时修剪指甲,避免搔抓,防止皮肤破损。

(6)应向患者解释注射干扰素后可出现发热、头痛、全身酸痛等“流感样综合征”,体温常随药物剂量增大而增高,不良反应随治疗次数增加而逐渐减轻。发热时多饮水、休息,必要时按医嘱对症处理。

(7)密切观察有无皮肤瘀点瘀斑、牙龈出血、便血等出血倾向;观察有无性格改变、计算力减退、嗜睡、烦躁等肝性脑病的早期表现。如有异常及时报告医师。

(8)让患者家属了解肝病患者易生气、易急躁的特点,对患者要多加宽容理解;护理人员多与患者热情、友好交谈沟通,缓解患者焦虑、悲观、抑郁等心理问题;向患者说明保持豁达、乐观的心情对于肝脏疾病的重要性。

七、应急措施

(一)消化道出血

(1)立即取平卧位,头偏向一侧,保持呼吸道通畅,防止窒息。

(2)通知医师,建立静脉液路。

(3)合血、吸氧、备好急救药品及器械,准确记录出血量。

(4)监测生命体征的变化,观察有无四肢湿冷、面色苍白等休克体征的出现,如有异常,及时报告医师并配合抢救。

(二)肝性脑病

(1)如有烦躁,做好保护性措施,必要时给予约束,防止患者自伤或伤及他人。

(2)昏迷者,平卧位,头偏向一侧,保持呼吸道通畅。

(3)吸氧,密切观察神志和生命体征的变化,定时翻身。

(4)遵医嘱给予准确及时的治疗。

八、健康教育

(1)宣传各类型病毒性肝炎的发病及传播知识,重视预防接种的重要性。

(2)对于急性肝炎患者要强调彻底治疗的重要性及早期隔离的必要性。

(3)慢性患者、病毒携带者及家属采取适当的家庭隔离措施,对家中密切接触者鼓励尽早进行预防接种。

(4)应用抗病毒药物者必须在医师的指导、监督下进行,不得擅自加量或停药,并定期检查肝功能和血常规。

(5)慢性肝炎患者出院后避免过度劳累、酗酒、不合理用药等,避免反复发作,并定期监测肝功能。

(6)对于乙肝病毒携带者禁止献血和从事饮食、水管、托幼等工作。

(刘祥英)

第七节　肝　硬　化

一、疾病概述

(一)概念和特点

肝硬化是各种慢性肝病发展的晚期阶段。病理上以肝脏弥漫性纤维化、再生结节和假小叶形成为特征。临床上,起病隐匿,病程发展缓慢,晚期以肝功能减退和门静脉高压为主要表现,常出现多种并发症。

肝硬化是临床常见病,世界范围内的年发病率为(25～400)/10 万,发病高峰年龄在35～50 岁,男性多见,出现并发症时死亡率高。

(二)相关病理生理

肝硬化的病理改变主要是正常肝小叶结构被假小叶所替代后,在大体形态上,肝脏早期肿大、晚期明显缩小,质地变硬。

肝硬化的病理生理改变主要是肝功能减退(失代偿)和门静脉高压,临床上表现为由此而引起的多系统、多器官受累所产生的症状和体征,进一步发展可产生一系列并发症。

(三)肝硬化的病因

引起肝硬化的病因很多,在我国以病毒性肝炎为主,欧美国家以慢性乙醇中毒多见。

(1)病毒性肝炎:主要为乙型、丙型和丁型肝炎病毒的重叠感染,通常经过慢性肝炎阶段演变而来,急性或亚急性肝炎如有大量肝细胞坏死和肝纤维化可以直接演变为肝硬化,乙型和丙型或丁型肝炎病毒的重叠感染可加速发展至肝硬化。

(2)慢性乙醇中毒:长期大量饮酒(一般为每天摄入乙醇 80 g 达 10 年以上),乙醇及其代谢产物(乙醛)的毒性作用,引起酒精性肝炎,继而可发展为肝硬化。

(3)非酒精性脂肪性肝炎:非酒精性脂肪性肝炎可发展成肝硬化。

(4)胆汁淤积:持续肝内胆汁淤积或肝外胆管阻塞时,高浓度胆酸和胆红素对肝细胞有损害作用,引起原发性胆汁性肝硬化或继发性胆汁性肝硬化。

(5)肝静脉回流受阻:慢性充血性心力衰竭、缩窄性心包炎、肝静脉阻塞综合征、肝小静脉闭塞等引起肝脏长期淤血缺氧,引起肝细胞坏死和纤维化。

(6)遗传代谢性疾病:先天性酶缺陷疾病,致使某些物质不能被正常代谢而沉积在肝脏,如肝豆状核变性(铜沉积)、血色病(铁沉积)、α_1-抗胰蛋白酶缺乏症等。

(7)工业毒物或药物:长期接触四氯化碳、磷、砷等或服用双醋酚汀、甲基多巴、异烟肼等可引起中毒性或药物性肝炎而演变为肝硬化;长期服用甲氨蝶呤可引起肝纤维化而发展为肝硬化。

(8)自身免疫性肝炎可演变为肝硬化。

(9)血吸虫病:虫卵沉积于汇管区,引起肝纤维化组织增生,导致窦前性门静脉高压,亦称为血吸虫病性肝硬化。

(10)隐源性肝硬化:部分原因不明的肝硬化。

(四)临床表现

1.代偿期肝硬化

症状轻且无特异性。可有乏力、食欲缺乏、腹胀不适等。患者营养状况一般,可触及肿大的肝脏、质偏硬,脾可肿大。肝功能检查正常或仅有轻度酶学异常。常在体检或手术中被偶然发现。

2.失代偿期肝硬化

临床表现明显,可发生多种并发症。

(1)症状:①全身症状。乏力为早期症状,其程度可自轻度疲倦至严重乏力。体重下降往往随病情进展而逐渐明显。少数患者有不规则低热,与肝细胞坏死有关,但注意与合并感染、肝癌鉴别。②消化道症状。食欲缺乏为常见症状,可有恶心、偶伴呕吐。腹胀亦常见,与胃肠积气、腹水和肝脾肿大等有关,腹水量大时,腹胀成为患者最难忍受的症状。腹泻往往表现为对脂肪和蛋白质耐受差,稍进油腻肉食即易发生腹泻。部分患者有腹痛,多为肝区隐痛,当出现明显腹痛时要注意合并肝癌、原发性腹膜炎、胆管感染、消化性溃疡等情况。③出血倾向。可有牙龈、鼻腔出血、皮肤紫癜,女性月经过多等。④与内分泌紊乱有关的症状。男性可有性功能减退、男性乳房发育,女性可发生闭经、不孕。部分患者有低血糖的表现。⑤门脉高压症状。如食管-胃底静脉曲张破裂而致上消化道出血时,表现为呕血及黑粪;脾功能亢进可致血细胞减少,贫血而出现皮肤黏膜苍白。

(2)体征:呈肝病容,面色黝黑而无光泽。晚期患者消瘦、肌肉萎缩。皮肤可见蜘蛛痣、肝掌、男性乳房发育。腹壁静脉以脐为中心显露至曲张,严重者脐周静脉突起呈水母状并可听见静脉杂音。黄疸提示肝功能储备已明显减退,黄疸呈持续性或进行性加深提示预后不良。腹水伴或不伴下肢水肿是失代偿期肝硬化最常见表现,部分患者可伴肝性胸腔积液,以右侧多见。

肝脏早期肿大可触及,质硬而边缘钝;后期缩小,肋下常触不到。半数患者可触及肿大的脾脏,常为中度,少数重度。

各型肝硬化起病方式与临床表现并不完全相同。如大结节性肝硬化起病较急进展较快,门静脉高压症相对较轻,但肝功能损害则较严重;血吸虫病性肝纤维化的临床表现则以门静脉高压症为主,巨脾多见,黄疸、蜘蛛痣、肝掌少见,肝功能损害较轻,肝功能试验多基本正常。

(五)辅助检查

1.实验室检查

血、尿、粪常规,血清免疫学、内镜、腹腔镜、腹水和门静脉压力生化检查(以了解其病因、诱因及潜在的护理问题)。

2.肝功能检查

代偿期大多正常或仅有轻度的酶学异常,失代偿期普遍异常,且异常程度往往与肝脏的储备功能减退程度相关。具体表现为转氨酶升高,血清蛋白下降、球蛋白升高,A/G倒置,凝血酶原时间延长,结合胆红素升高等。

3.影像学检查

(1)X线检查:食管静脉曲张时行食管吞钡X线检查显示虫蚀样或蚯蚓状充盈缺损,纵行黏膜皱襞增宽,胃底静脉曲张时胃肠钡餐可见菊花瓣样充盈缺损。

(2)腹部超声检查:B超检查显示肝脏表面不光滑、肝叶比例失调、肝实质回声不均匀等,以及脾大、门静脉扩张和腹水等超声图像。

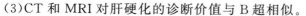

(3)CT 和 MRI 对肝硬化的诊断价值与 B 超相似。

(六)治疗原则

本病目前无特效治疗，关键在于早期诊断，针对病因给予相应处理，阻止肝硬化进一步发展，后期积极防治并发症，终末期则只能有赖于肝移植。

二、护理评估

(一)一般评估

1.生命体征

伴感染时可有发热、有心脏功能不全时可有呼吸、脉搏和血压的改变，余无明显特殊变化。

2.患病及治疗经过

询问本病的有关病因。例如有无肝炎或输血史、心力衰竭、胆管疾病；有无长期接触化学毒物、使用损肝药物或嗜酒，其用量和持续时间。有无慢性肠道感染、消化不良、消瘦、黄疸、出血史。有关的检查、用药和其他治疗情况。

3.患者主诉及一般情况

饮食及消化情况。例如食欲、进食量及食物种类、饮食习惯及爱好。有无食欲缺乏甚至畏食，有无恶心、呕吐、腹胀、腹痛，呕吐物和粪便的性质及颜色。日常休息及活动量、活动耐力、尿量及颜色等。

4.相关记录

体重、饮食、皮肤、肝脏大小、出入量、出血情况、意识等记录结果。

(二)身体评估

1.头颈部

(1)面部颜色有无异常，有无肝病面容，脱发。

(2)患者的精神状态，对人物、时间、地点的定向力(表情淡漠、性格改变或行为异常多为肝脏病的前驱表现)。

2.胸部

呼吸的频率和节律，有无呼吸浅速、呼吸困难和发绀，有无因呼吸困难、心悸而不能平卧，有无胸腔积液形成。

3.腹部

(1)测量腹围有无腹壁紧张度增加、脐疝、腹式呼吸减弱等腹水征象。

(2)腹部有无移动性浊音，大量腹水可有液波震颤。

(3)有无腹壁静脉显露，腹壁静脉曲张时在剑突下，脐周腹壁静脉曲张处可听见静脉连续性潺潺声(结合病例综合考虑)。

(4)肝脾大小、质地、表面情况及有无压痛(结合 B 超检查结果综合考虑)。

4.其他

是否消瘦，皮下脂肪消失、肌肉萎缩；皮肤是否干枯、有无黄染、出血点、蜘蛛痣、肝掌等。

(三)心理-社会评估

评估时应注意患者的心理状态，有无个性、行为的改变，有无焦虑、抑郁、易怒、悲观等情绪。并发肝性脑病时，患者可出现嗜睡、兴奋、昼夜颠倒等神经精神症状，应注意鉴别。评估患者及家属对疾病的认识及态度、家庭经济情况和社会支持等。

(四)辅助检查结果评估

1.血常规检查

有无红细胞减少或全血细胞减少。

2.血生化检查

肝功能有无异常，有无电解质和酸碱平衡紊乱，血氨是否增高，有无氮质血症。

3.腹水检查

腹水的性质是漏出液或渗出液，有无找到病原菌或恶性肿瘤细胞。

4.其他检查

钡餐造影检查有无食管-胃底静脉曲张，B超检查有无静脉高压征象等。

(五)常用药物治疗效果的评估

1.准确记录患者出入量(尤其是24小时尿量)

大量利尿可引起血容量过度降低，心排血量下降，血尿素氮增高。患者皮肤弹性减低，出现直立性低血压和少尿。

2.血生化检查的结果

长期使用噻嗪类利尿剂有可能导致水、电解质紊乱，产生低钠、低氯和低钾血症。

三、主要护理诊断/问题

(一)营养失调

低于机体需要量与肝功能减退、门静脉高压引起食欲缺乏、消化和吸收障碍有关。

(二)体液过多

与肝功能减退、门静脉高压引起水、钠潴留有关。

(三)潜在并发症

1.上消化道出血

与食管-胃底静脉曲张破裂有关。

2.肝性脑病

与肝功能障碍、代谢紊乱致神经系统功能失调有关。

四、护理措施

(一)休息与活动

睡眠应充足，生活起居有规律。代偿期患者无明显的精神、体力减退，可适当参加工作，避免过度疲劳；失代偿期患者以卧床休息为主，并视病情适量活动，活动量以不加重疲劳感和其他症状为度。腹水患者宜平卧位，可抬高下肢，以减轻水肿。阴囊水肿者可用拖带托起阴囊，大量腹水者卧床时可取半卧位，以减轻呼吸困难和心悸。

(二)合理饮食

既保证饮食营养又遵守必要的饮食限制是改善肝功能、延缓病情进展的基本措施。与患者共同制订符合治疗需要而又为其接受的饮食计划。饮食治疗原则：高热量、高蛋白质、高维生素、限制水钠、易消化饮食，并根据病情变化及时调整。

(三)用药护理

应严格按医嘱用药，并注意观察常用药的毒副作用，发现问题及时处理。如使用利尿药注意维持水电解质和酸碱平衡，利尿速度不宜过快，以每天体重减轻不超过 0.5 kg 为宜。

（四）心理护理

多关心体贴患者，使患者保持愉快心情，帮助患者树立治病的信心。

（五）健康教育

1.饮食指导

切实遵循饮食治疗原则和计划，禁酒。

2.用药原则

遵医嘱按时、正确服用相关药物，加用药物需征得医师同意，以免加重肝脏负担和肝功能损害。让患者了解常用药物不良反应及自我观察要点。

3.预防感染的措施

注意保暖和个人卫生保健。

4.适当活动计划

睡眠应充足，生活起居有规律。制订个体化的活动计划，避免过度疲劳。

5.皮肤的保护

沐浴时应注意避免水温过高，或使用有刺激性的皂类和沐浴液，沐浴后使用性质柔和的润肤品；皮肤瘙痒者给予止痒处理，嘱患者勿用手抓搔，以免皮肤破损。

6.及时就诊的指标

(1)患者出现性格、行为改变等可能为肝性脑病的前驱症状时。

(2)出现消化道出血等其他并发症时。

五、护理效果评估

(1)患者自觉症状好转，食欲增加。

(2)患者尿量增加、体重减轻、水肿减轻及其他身体不适有所减轻。

(3)患者能正确记录出入量，测量腹围和体重。

（刘祥英）

第八节 肠易激综合征

肠易激综合征(IBS)是一种以腹痛或腹部不适伴排便习惯改变为特征的功能性肠病，经检查排除可引起这些症状的器质性疾病。本病是最常见的一种功能性肠道疾病，患者以中青年居多，50 岁以后首次发病少见。男女比例约 1∶2。

一、常见病因

本病病因尚不清楚，与多种因素有关。目前认为，IBS 的病理生理学基础主要是胃肠动力学异常和内脏感觉异常，而造成这些变化的机制则尚未阐明。肠道感染后和精神心理障碍是 IBS 发病的重要因素。

二、临床表现

起病隐匿，症状反复发作或慢性迁延，病程可长达数年至数十年，但全身健康状况却不受影响。精神、饮食等因素常诱使症状复发或加重。最主要的临床表现是腹痛与排便习惯和粪便性状的改变。

（一）症状

1.腹痛

以下腹和左下腹多见，多于排便或排气后缓解，睡眠中痛醒者极少。

2.腹泻

一般每天3～5次，少数严重发作期可达十数次。大便多呈稀糊状，也可为成形软便或稀水样，多带有黏液；部分患者粪质少而黏液量很多，但绝无脓血。排便不干扰睡眠。部分患者腹泻与便秘交替发生。

3.便秘

排便困难，粪便干结、量少，呈羊粪状或细杆状，表面可附黏液。

4.其他消化道症状

多伴腹胀感，可有排便不净感、排便窘迫感。部分患者同时有消化不良症状。

5.全身症状

相当部分患者可有失眠、焦虑、抑郁、头晕、头痛等精神症状。

（二）体征

无明显体征，可在相应部位有轻压痛，部分患者可触及腊肠样肠管，直肠指检可感到肛门痉挛、张力较高，可有触痛。

三、治疗原则

主要是积极寻找并去除促发因素和对症治疗，强调综合治疗和个体化的治疗原则。

（一）一般治疗

详细询问病史以求发现促发因素，并设法予以去除。告知患者IBS的诊断并详细解释疾病的性质，以解除患者顾虑和提高对治疗的信心，是治疗最重要的一步。教育患者建立良好的生活习惯。饮食上避免诱发症状的食物，一般而言宜避免产气的食物如乳制品、大豆等。高纤维食物有助改善便秘。对失眠、焦虑者可适当给予镇静药。

（二）针对主要症状的药物治疗

(1)胃肠解痉药：抗胆碱药物可作为缓解腹痛的短期对症治疗使用。

(2)止泻药：洛哌丁胺或地芬诺酯止泻效果好，适用于腹泻症状较重者，但不宜长期使用。

(3)对便秘型患者酌情使用泻药：宜使用作用温和的轻泻剂以减少不良反应和药物依赖性。

(4)抗抑郁药：对腹痛症状重、上述治疗无效且精神症状明显者可适用。

(5)其他肠道菌群调节药：如双歧杆菌、乳酸杆菌、酪酸菌等制剂，可纠正肠道菌群失调，据报道对腹泻、腹胀有一定疗效，但确切临床疗效尚待证实。

（三）心理和行为疗法

症状严重而顽固，经一般治疗和药物治疗无效者应考虑予以心理行为治疗，包括心理治疗、认知疗法、催眠疗法和生物反馈疗法等。

四、护理

(一)评估

1.一般情况

患者的年龄、性别、职业、婚姻状况、健康史、心理、既往史,饮食习惯等。

2.身体状况

主要是评估腹部不适的部位、性状、时间等;了解腹泻的次数、性状、量、色、诱因及便秘的情况。

(二)护理要点及措施

1.饮食的护理

IBS不论哪种类型都或多或少与饮食有关,腹泻为主型IBS患者80%的症状发作与饮食有密切的相关性。因此,应避免食用诱发症状的食物,因个人而异,通常应避免产气的食物,如牛奶、大豆等。早期应尽量低纤维素饮食,但便秘型患者可进高纤维素饮食,以改善便秘症状。

2.排便及肛周皮肤护理

可以通过人为干预,尽量改变排便习惯。对于腹泻型患者,观察粪便的量、性状、排便次数并记录。多卧床休息,少活动。避免受凉,注意腹部及下肢保暖。做好肛门及周围皮肤护理,便后及时用温水清洗,勤换内裤,保持局部清洁、干燥。如肛周皮肤有淹红、糜烂,可使用抗生素软膏涂擦,或行紫外线理疗。对于便秘型患者可遵医嘱给予开塞露等通便药物。

3.心理护理

IBS多发生于中青年,尤以女性居多。多数患者由于工作、家庭、生活等引起长期而过度的精神紧张,因此应该给予患者更多的关怀,自入院开始尽可能给予他们方便,使他们对新的环境产生信任感和归属感。在明确诊断后更要耐心细致的给他们讲解病情,使他们对所患疾病有深刻的认识,避免对疾病产生恐惧,消除紧张情绪。耐心细致的讲解,也会使患者产生信任感和依赖感,有利于病情缓解。

(三)健康教育

(1)指导患者应保持良好的精神状态,注意休息,适当运动(如散步、慢跑等),以增强体质,保持心情舒畅。

(2)纠正不良的饮食及生活习惯,戒除烟酒,作息规律,保证足够的睡眠时间,睡前温水泡足,不饮咖啡、茶等兴奋性的饮料。

(3)如再次复发时应首先通过心理、饮食调整。效果不佳者应到医院就诊治疗。

(刘祥英)

第六章

普外科疾病护理

第一节 甲状腺疾病

甲状腺疾病甲状腺分左、右两叶，覆盖并附着于甲状软骨下方的器官两侧，中间以峡部相连，由内、外两层被膜包裹，手术时分离甲状腺即在此两层被膜之间进行。在甲状腺背面、两层被膜的间隙内，一般附有 4 个甲状旁腺。成人甲状腺重约 30 g，正常者进行颈部检查时，既不能清楚地看到，也不易摸到甲状腺。由于甲状腺借外层被膜固定于气管和环状软骨上，还借两叶上极内侧的悬韧带悬吊于环状软骨，所以做吞咽动作时，甲状腺随之上下移动，临床上常以此鉴别颈部肿块是否与甲状腺有关(图 6-1)。

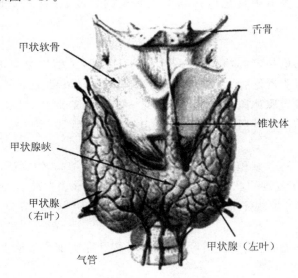

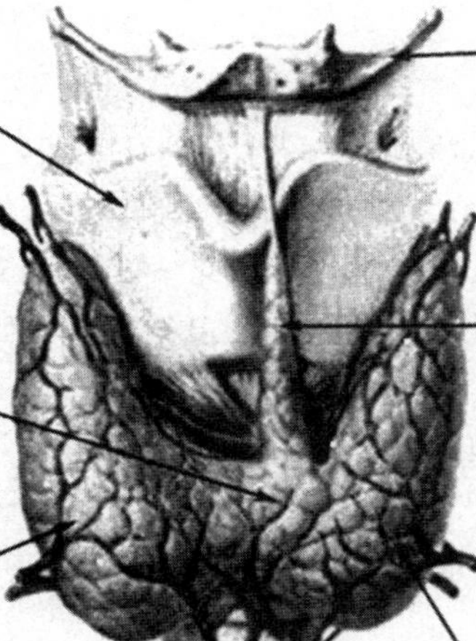

图 6-1　甲状腺的解剖结构

甲状腺的血液供应非常丰富，主要来自两侧的甲状腺上、下动脉。甲状腺有 3 条主要静脉，即甲状腺上、中、下静脉。甲状腺的淋巴液汇入颈深淋巴结。甲状腺的神经支配来自迷走神经，其中，喉返神经穿行于甲状腺下动脉的分支之间，支配声带运动，喉上神经的内支(感觉支)分布于喉黏膜，外支(运动支)支配环甲肌，与甲状腺上动脉贴近走行，使声带紧张。

甲状腺有合成、贮存和分泌甲状腺素的功能。甲状腺素的主要作用：①加快全身细胞利用氧的效能，加速蛋白质、糖类和脂肪的分解，全面增高人体的代谢，增加热量的产生。②促进人体的生长发育，在出生后影响脑与长骨的生长、发育。

一、单纯性甲状腺肿

（一）概述

单纯甲状腺肿发病率5%，甚至更高，女性好发，缺碘是主要原因。由于离海远的山区饮水和食物中含碘量低，发病者较多，故常称为地方性甲状腺肿。在缺乏碘而仍需甲状腺功能维持身体需要的前提下，垂体前叶促甲状腺激素的产生就增加，导致甲状腺代偿性肿大。病变早期为弥漫性肿大，随着增生和再生反复出现，会出现结节；晚期部分腺泡坏死、出血、囊性变、纤维化、钙化等，可出现质地不等、大小不一的结节，称为结节性甲状腺肿。

除甲状腺素的合成原料碘缺乏外，当机体对甲状腺激素的需要量较正常增高，或其他原因导致甲状腺素合成和分泌障碍时，也会引起甲状腺肿大。前者常见于青春期、妊娠期、绝经期、创伤或感染患者；后者原因众多，可以是大脑皮质-下丘脑-垂体前叶-甲状腺系统任意环节的失调。两者与地方性甲状腺肿的主要不同是，后者往往腺体肿大很突出，并多发生在地方性甲状腺肿的流行区。

（二）护理评估

1.健康史

评估时应询问患者的年龄、月经生育史、创伤感染情况和居住史，如是否居住于远离海的山区，以及饮食习惯，如是否不吃海带、紫菜等海产品，或者有海产品过敏或禁忌。据报道，卷心菜、花生、菠菜、大豆、豌豆、萝卜等食物可抑制甲状腺素的合成，经常大量进食，亦能导致甲状腺肿大。

2.临床表现

局部表现为主，颈部增粗，颈前肿块。一般无全身症状，基础代谢率正常。甲状腺可有不同程度的肿大，早期两侧呈弥漫性肿大，表面光滑，质地软，可随吞咽上下移动；随后可触及单个或多个结节，增长缓慢。较大腺体压迫周围器官或组织出现压迫症状，可表现为呼吸困难、气管软化、声音嘶哑或吞咽困难。胸骨后甲状腺肿易压迫气管和食管。

3.辅助检查

（1）甲状腺摄^{131}I率测定：缺碘性甲状腺肿可出现摄碘量增高，但吸碘高峰一般正常。

（2）B超检查：有助于发现甲状腺内囊性、实质性或混合性多发结节的存在。

（3）颈部X线检查：可发现不规则的胸骨后甲状腺肿及钙化的结节，还能确定有无气管受压、移位及狭窄的程度。

（4）细针穿刺细胞学检查：病变性质可疑时，可行细针穿刺细胞学检查以确诊。

（三）护理问题

1.焦虑

焦虑与疾病、担心手术预后等因素有关。

2.知识缺乏

缺乏进食加碘食盐或含碘丰富的食品的有关知识。

3.疼痛

疼痛与手术引起的组织损伤有关。

(四)护理目标

(1)患者紧张情绪缓解或减轻,积极配合手术。

(2)患者能够叙述相关知识。

(3)患者疼痛减轻或消失。

(五)护理措施

1.一般护理

(1)皮肤的准备:男性患者刮胡须,女性患者发髻低需要理发。

(2)胃肠道的准备:术前禁食 8～12 小时,禁水 4～6 小时。

(3)体位训练:术前指导患者进行头颈过伸位的训练。

2.心理护理

针对患者术前紧张和担心手术预后进行心理护理。

(1)讲解手术的必要性。

(2)讲解此手术为外科中等手术,手术医师经验丰富。

(3)讲解手术及麻醉方式。

(4)讲解过于紧张会影响手术的进行及麻醉效果。

(5)请手术已经康复的患者与之交流经验体会。

(6)调动社会支持体系,给患者予以协助和鼓励。

3.术后护理

主要针对术后并发症。

(1)出血:术后 48 小时内出现,表现为颈部迅速肿大、呼吸困难、烦躁不安,甚至窒息;伤口渗血或出血。①预防术后出血。适当加压包扎伤口敷料。予半坐卧位,减轻术后颈部切口张力。避免大声说话、剧烈咳嗽,以免伤口裂开、出血。术后 6 小时内进食温凉流质、半流质饮食,避免进过热饮食,减少伤口部位充血。②观察伤口渗血情况及颈后有无渗血;观察患者呼吸情况,有无呼吸困难;观察患者颈部情况,有无颈部肿大。床旁备气管切开包,如发生出血,应立即剪开缝线,消除积血,必要时送手术室止血。

(2)呼吸困难和窒息:表现为颈部压迫感、紧缩感或梗阻感,还可表现为进行性呼吸困难、呼吸费力、烦躁、发绀及气管内痰鸣音。①术后 24～48 小时严密观察病情变化。每 2 小时测量血压、脉搏、呼吸1 次,观察伤口敷料及引流管引流液的情况,尤应注意颈部敷料有无渗血。②预防术后出血。适当加压包扎伤口敷料。予半坐卧位,减轻术后颈部切口张力。避免大声说话、剧烈咳嗽,以免伤口裂开出血。术后6 小时内进食温凉流质、半流质饮食,避免进过热饮食,减少伤口部位充血。③保持呼吸道通畅。指导患者有效咳嗽、排痰的方法并示范,即先深吸一口气,然后用手按压伤口处,快速用力将痰咳出,但避免剧烈咳嗽,以免伤口裂开。痰液黏稠不易排出时,给予雾化吸入,每天 2～3 次,并协助患者翻身叩背,促进痰液排出。④及时处理:发现患者有颈部紧缩感和压迫感、呼吸困难、烦躁不安、心动加速、发绀时,应立即检查伤口。如果是出血引起,立即就地松开敷料,剪开缝线,敞开切口,迅速除去血肿;如血肿清除后患者呼吸仍无改善,则应立即施行气管切开,并予吸氧;待患者情况好转后,再送手术室进行进一步检查止血和其他处理。⑤术前常规在床旁准备气管切开包和抢救药品。⑥手术后如近期出现呼吸困难,宜先试行插管,插管失败后再做气管切开。

(3)喉返神经损伤:可分暂时性(2/3 以上的患者是暂时性损伤)和持久性损伤两种,评估患者有无声音嘶哑、失声。如果症状出现，注意给予安慰和解释，减轻其恐惧和焦虑，使其积极配合治疗。同时，应用促进神经功能恢复的药物，结合理疗、针灸，促进声带功能的恢复（暂时性损伤可在术后几周内恢复功能）。注意声带的休息，避免不必要的谈话。在后期要多与患者交流，并要求患者尽量用简短的语言回答或点头，亦可使用写字板，鼓励患者自己说出来，提高其自信心，促进声带功能的恢复。

（4）喉上神经损伤：喉上神经外支损伤可引起环甲肌瘫痪，使声带松弛，患者发音产生变化，常感到发音弱、音调低、无力、缺乏共振，最大音量降低。喉上神经内支损伤可使咽喉黏膜的感觉丧失，易引起误咽，尤其是喝水时出现呛咳。要指导患者取坐位进食，或进半固体饮食。一般理疗后可恢复。

（5）甲状旁腺功能减退：可出现低血钙，表现为面部、口唇周围及手、足针刺感及麻木感或强直感，还可表现为畏光、复视、焦虑、烦躁不安。重者可有面肌和手足阵发性痛性痉挛，甚至喉、膈肌痉挛，出现呼吸困难和窒息。血清钙低于正常。但只要有一枚良好的甲状旁腺保留下来，就可维持甲状旁腺的正常功能，故临床上出现严重的手足抽搐者并不多见。其发生率与甲状腺手术范围及以往手术次数直接相关。如果出现症状，护理上需注意以下事项：①限制含磷较高的食物如牛奶、瘦肉、蛋类、鱼类。②症状轻者可口服葡萄糖酸钙 2～4 g，每天3 次，2～3 周后损伤的甲状旁腺代偿性增生，症状消失；症状较重者或长期不能恢复者加服维生素 D，每天 5 万～10 万 U，促进钙在肠道中的吸收。口服二氢速固醇（AT10）油剂，有提高血清钙含量的特殊作用，从而降低神经肌肉的应激性，效果最好。③抽搐发作注意患者安全，医护人员不要用手强力按压患者制止抽搐发作，避免受伤。

4.健康教育

（1）在甲状腺肿流行地区推广加碘食盐：告知居民勿因价格低廉而购买和食用不加碘食盐。日常烹调使用加碘食盐，每 10～20 kg 食盐中均匀加入碘化钾或碘化钠 1 g 即可满足人体每天的需碘量。

（2）告知患者碘是甲状腺素合成的必需成分：食用高碘含量食品有助于增加体内甲状腺素的合成，改善甲状腺肿大症状。鼓励进食海带、紫菜等含碘丰富海产品。

二、甲状腺功能亢进

（一）概述

1.病因

甲状腺功能亢进（简称甲亢）的原因尚未完全明了，目前多认为它是一种自身免疫性疾病。此外，情绪、应激等因素也被认为对其发病有重要影响。

2.分类

（1）原发性甲状腺功能亢进症（Grave 病、突眼性甲状腺肿或者毒性甲状腺肿）：最常见，多发于 20～40 岁，女性较男性发病率高。甲状腺呈弥漫性肿大、对称，有突眼征。

（2）继发性甲状腺功能亢进症：少见，多发于 40 岁以上，甲状腺肿大呈结节性、不对称，一般无突眼。

（3）高功能腺瘤是继发性甲状腺功能亢进症的特殊类型：少见，多为单发，无突眼。

(二)护理评估

1.健康史

(1)患者的年龄、性别。

(2)患者是否有情绪急躁、容易激动、失眠、两手颤动、怕热、多汗、食欲亢进而体重减轻、消瘦、心悸、胸闷、脉快有力(每分钟脉率在100次以上,休息和睡眠时快)、月经失调等症状。

(3)是否进行过甲状腺手术或者放疗。

(4)甲状腺功能亢进症的药物治疗情况。

(5)患者及其家属对疾病的认识及心理反应。

2.临床表现

(1)代谢率增高的表现:食欲亢进、食量大,但反见消瘦、体重下降;多汗、不耐热;紧张、神经过敏、手细颤;心律失常和心悸;皮肤毛发柔弱,易脱落;腹泻。

(2)性格的改变:烦躁易激惹。情绪波动大,可表现为时而兴奋,时而抑郁。言语及动作速度加快。

(3)心血管系统功能改变:患者主诉心悸、心慌。脉快有力,多在每分钟100次以上,休息和睡眠时亦快。脉压增大,常高于5.3 kPa(40 mmHg)。脉率增快和脉压的增大为重要临床表现。可作为判断病情程度和治疗效果的重要标志。

(4)内分泌紊乱:月经失调、不孕、早产等。

(5)眼征:瞬目减少,辐辏运动减弱,眼球内聚困难。突眼征:由于液体积聚在眼眶,球后水肿,造成眼球突出,但并非必然存在。突眼的严重程度与甲状腺功能亢进症的严重程度无明显关系。继发于结节性甲状腺肿的甲状腺功能亢进症患者多无突眼征。通常治疗不会改善。

3.辅助检查

(1)基础代谢率(BMR)测定:BMR=脉率+脉压-111。BMR正常为±10%,增高至+20%~+30%为轻度甲状腺功能亢进症,+30%~+60%为中度甲状腺功能亢进症,+60%以上为重度甲状腺功能亢进症。

(2)甲状腺摄碘率的测定:给受试者一定剂量的放射性^{131}I,再探测甲状腺摄取^{131}I的程度,可以判断甲状腺的功能状态。正常甲状腺24小时摄碘量为人体总量的30%~40%,如果在2小时内甲状腺的摄碘量超过了人体总量的25%,或在24小时内超过了人体总量的50%,且吸碘高峰提前出现,都提示有甲状腺功能亢进症。注意如果患者在近2个月内吃含碘较高的食物如海带、紫菜或服用含碘药物如甲状腺素片、复方碘溶液等,需停药2个月才能做试验,否则影响检测效果。

(3)血清T_3、T_4测定:甲状腺功能亢进症时T_3可高出正常值4倍左右,T_4高出正常2.5倍。

(4)B超:甲状腺呈弥漫性或结节性肿大。

(5)心电图(ECG):显示心动过速或心房颤动,P波和T波改变。

(三)护理问题

1.焦虑

与担心疾病及手术预后等因素有关。

2.活动无耐力

与代谢率增高、氧的供应不能满足机体需要有关。

3.睡眠形态紊乱

与无法耐受炎热、大汗或性情急躁等因素有关。

4.营养失调,低于机体需要量

与代谢率增高有关。

5.疼痛

与手术引起的组织损伤有关。

6.潜在并发症

出血、呼吸困难或窒息、喉返神经损伤、喉上神经损伤、甲状旁腺损伤、甲状腺危象等。

(四)护理目标

(1)患者紧张情绪缓解或减轻,积极配合手术。

(2)患者活动能力逐渐增强,能满足自我护理要求或患者日常需求得到满足。

(3)患者能得到充足的休息和睡眠。

(4)患者甲状腺功能亢进症症状得到控制,体重增加。

(5)患者疼痛减轻或消失。

(6)患者病情变化能够被及时发现和处理。

(五)护理措施

1.一般护理

(1)皮肤的准备:男性患者刮胡须,女性患者发髻低需要理发。

(2)胃肠道的准备:术前禁食8～12小时,禁水4～6小时。

(3)体位训练:术前指导患者进行头颈过伸位的训练。

(4)术前药物准备。用药目的是降低甲状腺功能和基础代谢率,控制甲状腺功能亢进症症状,减轻甲状腺肿大及充血。先使用硫氧嘧啶类抗甲状腺药物,待基础代谢率正常后加用碘剂,适用于重度甲状腺功能亢进症患者。硫氧嘧啶类药物主要抑制甲状腺素分泌,但能使甲状腺肿大、充血。加用碘剂可以抑制甲状腺素的释放,并能使腺体缩小、变硬,减少充血,利于手术。常用碘剂为饱和碘化钾熔液,或用Lugol溶液。服用方法有二:①增量法,常用的碘剂是复方碘化钾溶液,每天3次,第1天每次由3滴开始,逐日每次递增1滴,至每次16滴为止。然后,维持此剂量至手术。②恒量法:10滴,每天3次;4～5滴,每天3次。给抗甲状腺药物和碘剂时,多需2～3周或以上方可手术。为缩短术前准备时间,目前常给普萘洛尔口服,替代抗甲状腺药物和碘剂做药物准备。

用药注意事项:①硫氧嘧啶类药物的突出不良反应是白细胞和粒细胞数减少。当发现患者有咽痛、发热、皮疹等主诉或症状时,应及时与医师联系,进一步检查分析是否需要停药。②服用碘剂时要将碘溶液滴在水、果汁、牛奶里,并用吸管饮用,以减少碘液的不良味道和对黏膜的刺激及牙齿的损害。切忌将浓的碘剂直接滴入口腔,以免灼伤口腔黏膜,刺激口腔和胃黏膜引起恶心、呕吐、食欲缺乏等,且要强调一定要按剂量服用。③碘剂不能单独治疗甲状腺功能亢进症,仅用于手术前的准备。因为碘剂只能抑制甲状腺激素的释放,而不能抑制其合成。因此,一旦停药,贮存于甲状腺滤泡内的甲状腺球蛋白分解,大量甲状腺激素释放到血液,使甲状腺功能亢进症症状加重。④使用普萘洛尔的禁忌证为心脏束支传导阻滞、支气管哮喘。对使用普萘洛尔的患者应监测心率。发现心率低于60次/分时,应及时提醒医师停药。

2.心理护理

针对术前紧张和担心手术预后进行心理护理。多与患者交谈,消除患者的顾虑和恐惧心理,向患者讲解甲状腺功能亢进症是一种可治愈的良性疾病。安排通风良好、安静的休息环境,指导患者减少活动，适当卧床，以免体力消耗。限制探视，避免过多外来刺激，使患者情绪稳定。

3.术后并发症的护理

(1)出血：术后48小时内出现，表现为颈部迅速肿大、呼吸困难、烦躁不安，甚至窒息；伤口渗血或出血。①预防术后出血：适当加压包扎伤口敷料。给予半坐卧位，减轻术后颈部切口张力。避免大声说话、剧烈咳嗽，以免伤口裂开出血。术后6小时内进食温凉流质、半流质饮食，避免进过热饮食，减少伤口部位充血。②观察伤口：观察伤口渗血情况及颈后有无渗血；观察患者呼吸情况，有无呼吸困难；观察患者颈部情况，有无颈部肿大。如发生出血，应立即剪开缝线，清除积血，必要时送手术室止血。③观察伤口引流管颜色、性质、量，并准确记录。如有异常，及时通知主管医师。

(2)呼吸困难和窒息。表现为颈部压迫感、紧缩感或梗阻感，还可表现为进行性呼吸困难、呼吸费力、烦躁、发绀及气管内痰鸣音。①观察病情：术后24～48小时严密观察病情变化，每2小时测量血压、脉搏、呼吸1次，观察伤口敷料及引流管引流液的情况，尤应注意颈部敷料有无渗血。②预防术后出血：适当加压包扎伤口敷料。给予半坐卧位，减轻术后颈部切口张力。避免大声说话、剧烈咳嗽，以免伤口裂开出血。术后6小时内进食温凉流质、半流质饮食，避免进过热饮食，减少伤口部位充血。③保持呼吸道通畅：指导患者有效咳嗽、排痰的方法并示范，即先深吸一口气，然后用手按压伤口处，快速用力将痰咳出，但避免剧烈咳嗽，以免伤口裂开。痰液黏稠不易排出时，给予雾化吸入，每天2～3次，并协助患者翻身叩背，促进痰液排出。④及时处理：发现患者有颈部紧缩感和压迫感、呼吸困难、烦躁不安、心动加速、发绀时，应立即检查伤口。如果是出血引起，立即就地松开敷料，剪开缝线，敞开切口，迅速除去血肿；如血肿清除后患者呼吸仍无改善，则应立即施行气管切开，并予吸氧；待患者情况好转后，再送手术室进行进一步检查止血和其他处理。⑤术前常规在床旁准备气管切开包和抢救药品。⑥手术后如近期出现呼吸困难，宜先试行插管，插管失败后再做气管切开。

(3)喉返神经损伤：可分暂时性(2/3以上的患者是暂时性损伤)和持久性损伤两种，评估患者有无声音嘶哑、失声。如果症状出现，注意给予安慰和解释，减轻其恐惧和焦虑，使其积极配合治疗。同时，应用促进神经功能恢复的药物，结合理疗、针灸，促进声带功能的恢复(暂时性损伤可在术后几周内恢复功能)。注意声带的休息，避免不必要的谈话。在后期要多与患者交流，并要求患者尽量用简短的语言回答或点头；亦可使用写字板，鼓励患者自己说出来，提高其自信心，促进声带功能的恢复。

(4)喉上神经损伤：可引起环甲肌瘫痪，使声带松弛，患者发音产生变化，常感到发音弱、音调低、无力、缺乏共振，最大音量降低。喉上神经内支损伤可使咽喉黏膜的感觉丧失，易引起误咽，尤其是喝水时出现呛咳。要指导患者取坐位进食，或进半固体饮食。一般理疗后可恢复。

(5)甲状旁腺功能减退：可出现低血钙，表现为面部、口唇周围及手、足针刺感及麻木感或强直感，还可表现为畏光、复视、焦虑、烦躁不安。重者可有面肌和手足阵发性痛性痉挛，甚至喉、膈肌痉挛，出现呼吸困难和窒息。查血清钙低于正常。但只要有一枚良好的甲状旁腺保留下来，就可维持甲状旁腺的正常功能，故临床上出现严重的手足抽搐者并不多见。其发生率与甲状腺手术范围及以往手术次数直接相关。如果出现症状，护理上需注意以下事项：①限制含磷较高的食物，如牛奶、瘦肉、蛋类、鱼类。②症状轻者可口服葡萄糖酸钙2～4 g，每天3次，2～3周后损伤的甲状旁腺代偿性增生，症状消失；症状较重者或长期不能恢复者加服维生素D，每天5万～10万U，促进钙在肠道中的吸收。口服二氢速固醇油剂，有提高血清钙含量的特殊作用，从而降低神经肌肉的应激性，效果最好。③抽搐发作时，注意患者安全，医护人员不要用手强力按压患者制止抽搐发作，避免受伤。

(6)甲状腺危象：原因尚不清楚。表现为术后 12～36 小时内出现高热、脉快且弱(大于 120 次/分)、烦躁、谵妄，甚至昏迷，常伴恶心、呕吐。如果症状出现，要及时处理。①物理或药物降温：必要时可用冬眠药，使其体温维持在 37 ℃左右。②吸氧：减轻组织缺氧。③静脉输入大量葡萄糖溶液：降低循环血液中的甲状腺激素水平。④烦躁不安、谵妄者，注意患者安全，防止外伤。⑤遵医嘱用药：口服复方碘化钾溶液3～5 mL。紧急时用 10%碘化钠溶液 5～10 mL 加入 10%葡萄糖溶液 500 mL 中静脉滴注；氢化可的松，每天200～400 mg，分次静脉滴注，拮抗应激；利舍平 1～2 mg，肌内注射或普萘洛尔 5 mg 加入 10%葡萄糖溶液 100 mL 中静脉滴注，以降低周围组织对儿茶酚胺的反应。镇静剂常用苯巴比妥钠 100 mg 或冬眠合剂Ⅱ号半量，肌内注射，6～8 小时 1 次；右心衰竭者加用洋地黄制剂。⑥提供心理支持，减轻恐惧和焦虑，促进症状缓解。

4.健康教育

(1)用药指导：说明甲状腺功能亢进症术后继续服药的重要性并督促执行。教会患者正确服用碘剂的方法，如将碘剂滴在饼干、面包等固体食物上，一并服下，以保证剂量准确。

(2)复诊指导：嘱咐出院患者定期至门诊复查，了解甲状腺的功能，出现心悸、手足震颤、抽搐等情况时，及时就诊。

三、甲状腺腺瘤

(一)概述

甲状腺腺瘤是最常见的甲状腺良性肿瘤，多见于 40 岁以下的女性，病理上可分为滤泡状和乳头状囊性腺瘤两种，前者较常见。乳头状囊性腺瘤少见，不易与乳头状腺癌区别。腺瘤周围有完整的包膜。

(二)护理评估

1.健康史

(1)患者的年龄。

(2)肿物生长速度。

(3)有无压迫症状。①压迫气管：导致呼吸困难。②压迫食管：可致吞咽困难。③压迫静脉：表现为面部淤血、发绀、水肿、浅表静脉怒张。④压迫神经：喉返神经受压，可引起声带麻痹、声音嘶哑。

2.临床表现

多为单发，表面光滑，边界清，随吞咽上下活动，多无不适，生长缓慢。肿块较大时可有压迫症状。多为实性，部分为囊性，当囊壁血管破裂发生囊内出血时，肿块迅速增大，伴局部胀痛。

3.辅助检查

(1)颈部 B 超：用来测定甲状腺肿物的大小及其与周围组织的关系。

(2)穿刺细胞学检查：用以明确甲状腺肿块的性质。

(三)护理问题

1.焦虑

与担心手术及预后有关。

2.疼痛

与手术引起的组织损伤有关。

(四)护理目标

(1)患者紧张情绪缓解或减轻,积极配合手术。

(2)患者疼痛减轻或消失。

(五)护理措施

1.术前护理

(1)皮肤的准备:男性患者刮胡须,女性患者发髻低需要理发。

(2)胃肠道的准备:术前禁食8～12小时,禁水4～6小时。

(3)体位训练:术前指导患者进行头颈过伸位的训练。

2.心理护理

针对患者术前紧张和手术预后进行心理护理。

(1)讲解手术的必要性,若不进行手术治疗,则有恶变的可能。

(2)讲解此手术为外科中等手术,手术医师经验丰富。

(3)讲解手术及麻醉方式。

(4)讲解过于紧张影响手术的进行及麻醉效果。

(5)请手术已经康复的患者与之交流经验体会。

(6)调动社会支持体系给患者予协助和鼓励。

3.术后护理

同单纯性甲状腺肿术后护理。

4.健康教育

术后多做吞咽动作,防止颈前肌粘连;伤口拆线后适当进行颈部运动,防止瘢痕挛缩。定期门诊复查。

四、甲状腺癌

(一)概述

甲状腺癌是最常见的甲状腺恶性肿瘤,发病率因国家和地区而不同,在我国约占全身恶性肿瘤的1%,近年有增长趋势,女性多见。发病年龄不同于一般肿瘤多发于老年人的特点,此病从儿童到老年人都可发生,青壮年占大多数。

(二)护理评估

1.健康史

(1)患者的性别、年龄。

(2)肿物生长速度。

(3)有无压迫症状:呼吸困难、吞咽困难、声音嘶哑、面部淤血、发绀、水肿、浅表静脉怒张等。

2.临床表现

肿块特点是质硬、不规则、边界不清,随吞咽活动度差。局部淋巴结转移时伴有颈部淋巴结肿大。晚期常因压迫邻近组织如喉返神经、气管、食管、交感神经节而出现相应的压迫症状。

3.辅助检查

(1)颈部B超检查:用来测定甲状腺肿物的大小及其与周围组织的关系。

(2)放射性同位素扫描:多为冷结节或凉结节。

(3)CT/MRI 检查:能更清楚地定位病变范围及淋巴结转移灶。

(4)穿刺细胞学检查:用以明确甲状腺肿块的性质。

4.心理-社会因素

近期有无心理应激,如家庭生活、工作等方面。

(三)护理问题

1.焦虑

与甲状腺肿块性质不明、担心手术及预后有关。

2.知识缺乏

缺乏甲状腺手术术前、术后康复知识。

(四)护理目标

(1)患者焦虑减轻,舒适感增加,积极配合治疗。

(2)患者能够叙述相关知识。

(五)护理措施

1.一般护理

(1)皮肤的准备:男性患者刮胡子,女性患者发髻低需要理发。

(2)胃肠道的准备:术前禁食 8～12 小时,禁水 4～6 小时。

(3)体位训练:术前指导患者进行头颈过伸位的训练。

2.心理护理

针对患者术前紧张和担心手术预后进行心理护理。

(1)讲解手术的必要性,若不进行手术治疗,则病情有恶化的可能。

(2)讲解此手术为外科中等手术,手术医师经验丰富。

(3)讲解手术及麻醉方式。

(4)讲解过于紧张影响手术的进行及麻醉效果。

(5)请手术已经康复的患者与之交流经验体会。

(6)调动社会支持体系,给患者予协助和鼓励。

3.术后护理

除不会发生甲状腺危象外,其余同甲状腺功能亢进术后护理。

4.健康教育

(1)甲状腺全部切除的患者需终身服用甲状腺制剂以满足机体对甲状腺素的需要。常用的甲状腺制剂有甲状腺素片、左甲状腺素等。要使患者了解不正确的用药可导致严重心血管并发症。指导患者:①每天按时服药。②出现心悸、多汗、急躁或畏寒、乏力、精神萎靡不振、嗜睡、食欲减退等体内甲状腺激素过多或过少表现时,应及时就诊,以便调整剂量。③不随意自行停药或变更剂量。④随年龄变化,药物剂量有可能需要调整,故最好至少每年到医院复查 1 次。

(2)不同病理类型的甲状腺癌患者的预后有明显差异,乳头状腺癌恶性程度低,预后较好。指导患者调整心态,积极配合后续治疗。

五、甲状腺结节

(一)概述

甲状腺结节是指在甲状腺内出现的肿块,临床上是一种常见病证,可由甲状腺各种疾病引起,因而怎样区分结节的良、恶性,对如何选择治疗方案有其重要意义。儿童时期出现的甲状腺结节50%为恶性。发生于年轻男性的单发结节,也应警惕恶性的可能。如果患者突然出现甲状腺结节,且短期内发展较快,则恶性的可能性较大,但有些早已存在的乳头状囊性腺瘤,常因重体力劳动或剧烈咳嗽而发生囊内出血时,短期内可迅速增大,应加以区分,后者病变局部常有胀痛感。

(二)护理评估

1.健康史

(1)患者的性别、年龄。

(2)结节生长速度。

(3)有无压迫症状。

2.临床表现

甲状腺单个孤立结节比多个结节的恶性机会大。触诊时,良性腺瘤表面平滑,质地较软,随吞咽移动度大;而腺癌常表现为不平整,质地较韧,随吞咽移动度较小,可同时触及颈部肿大的淋巴结。有时腺癌结节很小,而同侧已有肿大的淋巴结。

3.辅助检查

(1)核素扫描:单个冷结节恶性的可能性较大;温结节多为良性腺瘤,癌的概率较小;热结节则几乎为良性。

(2)B超检查:能测定甲状腺结节大小及数目,可区分甲状腺结节为实质性肿块、囊肿或囊实性,因此,可弥补放射性核素扫描检查的不足。如扫描为冷结节、超声检查为囊性者,则恶性的可能性大大减低。此外,还可经超声定位指导针吸活检。

(3)穿刺细胞学检查是明确甲状腺结节性质的有效方法。细胞学检查结果阴性,则90%为良性。

(三)护理问题

1.焦虑

与担心甲状腺肿块性质、预后等因素有关。

2.疼痛

与手术引起的组织损伤有关。

(四)护理目标

(1)患者焦虑减轻,舒适感增加,积极配合治疗。

(2)患者疼痛减轻或消失。

(五)护理措施

1.一般护理

(1)皮肤的准备:男性患者刮胡子,女性患者发髻低需要理发。

(2)胃肠道的准备:术前禁食8～12小时,禁水4～6小时。

(3)体位训练:术前指导患者进行头颈过伸位的训练。

2.心理护理

针对患者术前紧张和担心手术预后进行心理护理。

(1)讲解手术的必要性,若不进行手术治疗,病情有恶化的可能。

(2)讲解此手术为外科中等手术,手术医师经验丰富。

(3)讲解手术及麻醉方式。

(4)讲解过于紧张影响手术的进行及麻醉效果。

(5)请手术已经康复的患者与之交流经验体会。

(6)调动社会支持体系,给患者予协助和鼓励。

3.术后护理

同甲状腺功能亢进术后护理。

4.健康教育

良性肿瘤的健康教育同甲状腺腺瘤,恶性肿瘤的健康教育同甲状腺癌。

(六)最新进展

近年来,随着腔镜手术技能的不断成熟及腔镜手术器械的不断发展,腔镜技术在甲状腺外科中已被广泛使用,如腔镜甲状腺肿物切除术、一侧腺叶切除术或甲状腺大部分切除术,甚至甲状腺全切除合并颈中央区淋巴结清扫术等。这些术式与传统开放的甲状腺手术相比,其术后并发症并无增多,且具有手术损伤小、恢复快、住院时间短及除颈入路途径外,术后在身体暴露部位不留下手术瘢痕、能达到较满意的美容效果等优点。

1.腔镜甲状腺手术概况

Gagner 等成功进行了首例腔镜甲状旁腺部分切除术;Huscher 等报道了腔镜甲状腺腺叶切除术,两者手术的成功和所取得的满意的美容效果,为腔镜甲状腺手术的开发和推广奠定了基础。从此以后,腔镜甲状腺手术在国内外迅速开展,且未出现手术死亡病例或严重并发症的报道。腔镜甲状腺手术可分为经颈、经胸和经腋入路 3 种途径。

2.腔镜甲状腺手术后护理

腔镜手术较普通术式术后易发生脂肪液化、皮下积液、皮肤红肿、瘀斑。皮下瘀斑、皮下红肿一般可自行消除,严重者先行冷敷后行热敷,加用活血化瘀药物治疗后可消失。脂肪液化者予拆除乳沟处切口缝线,使其自然引流,定时换药,加用抗生素抗感染后可消失。皮下积液者,量少可自行吸收,量多者用针刺抽吸或切开引流,以防皮瓣坏死。其他护理同甲状腺功能亢进患者术后护理。

(曹玉娇)

第二节 急性乳腺炎

一、疾病概述

(一)概念

急性乳腺炎是乳腺的急性化脓性感染,多发生于产后 3～4 周的哺乳期妇女,以初产妇最常见。本病主要致病菌为金黄色葡萄球菌,少数为链球菌。

(二)相关病理生理

急性乳腺炎开始时局部出现炎性肿块,数天后可形成单房或多房性的脓肿。表浅脓肿可向外破溃或破入乳管自乳头流出;深部脓肿不仅可向外破溃,也可向深部穿至乳房与胸肌间的疏松组织中,形成乳房后脓肿。感染严重者,还可并发脓毒血症。

(三)病因与诱因

1.乳汁淤积

乳汁是细菌繁殖的理想培养基,引起乳汁淤积的主要原因:①乳头发育不良(过小或凹陷)妨碍哺乳。②乳汁过多或婴儿吸乳过少导致乳汁不能完全排空。③乳管不通(脱落上皮或衣服纤维堵塞),影响乳汁排出。

2.细菌入侵

当乳头破损时,细菌沿淋巴管入侵是感染的主要途径。细菌也可直接侵入乳管,上行至腺小叶而致感染。细菌主要来自婴儿口腔、母亲乳头或周围皮肤。多数发生于初产妇,因其缺乏哺乳经验;也可发生于断奶时,6 个月以后的婴儿已经长牙,易致乳头损伤。

(四)临床表现

1.局部表现

初期患侧乳房红、肿、胀、痛,可有压痛性肿块,随病情发展症状进行性加重,数天后可形成单房或多房性的脓肿。脓肿表浅时局部皮肤可有波动感和疼痛,脓肿向深部发展可穿至乳房与胸肌间的疏松组织中,形成乳房后脓肿和腋窝脓肿,并出现患侧腋窝淋巴结肿大、压痛。局部表现可有个体差异,应用抗生素治疗的患者,局部症状可被掩盖。

2.全身表现

感染严重者,可并发败血症,出现寒战、高热、脉快、食欲减退、全身不适、白细胞数上升等症状。

(五)辅助检查

(1)实验室检查:白细胞计数及中性粒细胞比例增多。

(2)B 超检查:确定有无脓肿及脓肿的大小和位置。

(3)诊断性穿刺:在乳房肿块波动最明显处或压痛最明显的区域穿刺,抽出脓液可确诊脓肿已经形成。脓液应做细菌培养和药敏试验。

(六)治疗原则

主要原则为控制感染,排空乳汁。脓肿形成以前以抗菌药治疗为主,脓肿形成后,需及时切开引流。

1.非手术治疗

(1)一般处理:①患乳停止哺乳,定时排空乳汁,消除乳汁淤积。②局部外敷,用 25%硫酸镁湿敷,或采用中药蒲公英外敷,也可用物理疗法促进炎症吸收。

(2)全身抗菌治疗:原则为早期、足量应用抗生素。针对革兰阳性球菌有效的药物,如青霉素、头孢菌素等。由于抗生素可被分泌至乳汁,故避免使用对婴儿有不良影响的抗菌药,如四环素、氨基苷类、磺胺类和甲硝唑。如治疗后病情无明显改善,则应重复穿刺以了解有无脓肿形成,或根据脓液的细菌培养和药敏试验结果选用抗生素。

(3)中止乳汁分泌:患者治疗期间一般不停止哺乳,因停止哺乳不仅影响婴儿的喂养,且提供了乳汁淤积的机会。但患侧乳房应停止哺乳，并以吸乳器或手法按摩排出乳汁，局部热敷。若感染严重或脓肿引流后并发乳瘘（切口常出现乳汁）需回乳，常用方法：①口服溴隐亭 1.25 mg，每天 2 次，服用 7～14 天；或口服己烯雌酚 1～2 mg，每天 3 次，2～3 天。②肌内注射苯甲酸雌二醇，每次 2 mg，每天 1 次，至乳汁分泌停止。③中药炒麦芽，每天 60 mg，分 2 次煎服或芒硝外敷。

2.手术治疗

脓肿形成后切开引流。于压痛、波动最明显处先穿刺抽吸取得脓液后，于该处切开放置引流，脓液做细菌培养及药物敏感试验。脓肿切开引流时注意：①切口一般呈放射状，避免损伤乳管引起乳瘘；乳晕部脓肿沿乳晕边缘做弧形切口；乳房深部较大脓肿或乳房后脓肿，沿乳房下缘做弧形切口，经乳房后间隙引流。②分离多房脓肿的房间隔以利引流。③为保证引流通畅，引流条应放在脓腔最低部位，必要时另加切口做对口引流。

二、护理评估

（一）一般评估

1.生命体征（T、P、R、BP）

评估是否有体温升高，脉搏加快。急性乳腺炎患者通常有发热，可有低热或高热；发热时呼吸、脉搏加快。

2.患者主诉

询问患者是否为初产妇，有无乳腺炎、乳房肿块、乳头异常溢液等病史；询问有无乳头内陷；评估有无不良哺乳习惯，如婴儿含乳睡觉、乳头未每天清洁等；询问有无乳房胀痛，浑身发热、无力、寒战等症状。

3.相关记录

体温、脉搏、皮肤异常等记录结果。

（二）身体评估

1.视诊

乳房皮肤有无红、肿、破溃、流脓等异常情况，乳房皮肤红肿的开始时间、位置、范围、进展情况。

2.触诊

评估乳房乳汁淤积的位置、范围、程度及进展情况；乳房有无肿块，乳房皮下有无波动感，脓肿是否形成，脓肿形成的位置、大小。

（三）心理-社会评估

评估患者心理状况，是否担心婴儿喂养与发育、乳房功能及形态改变。

（四）辅助检查阳性结果评估

患者血常规检查示血白细胞计数及中性粒细胞比例升高提示有炎症的存在；根据 B 超检查的结果判断脓肿的大小及位置，诊断性穿刺后方可确诊脓肿形成；根据脓液的药物敏感试验选择抗生素。

（五）治疗效果的评估

1.非手术治疗评估要点

应用抗生素是否有效果，乳腺炎症是否得到控制，患者体温是否恢复正常；回乳措施是否起

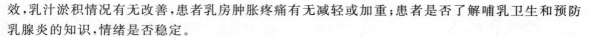

效，乳汁淤积情况有无改善，患者乳房肿胀疼痛有无减轻或加重；患者是否了解哺乳卫生和预防乳腺炎的知识，情绪是否稳定。

2.手术治疗评估要点

手术切开排脓是否彻底，伤口愈合情况是否良好。

三、主要护理诊断(问题)

(一)疼痛

疼痛与乳汁淤积、乳房急性炎症使乳房压力显著增加有关。

(二)体温过高

体温过高与乳腺急性化脓性感染有关。

(三)知识缺乏

缺乏与不了解乳房保健和正确哺乳知识。

(四)潜在并发症

乳瘘。

四、护理措施

(一)缓解疼痛

1.防止乳汁淤积

患乳暂停哺乳，定时用吸乳器吸净乳汁。

2.按摩、热敷

每天定时给予手法按摩、辅助热敷物理治疗，疏通阻塞的乳腺管，刺激乳窦，使乳汁流畅，淤积的硬块消散，预防乳腺脓肿发生。

3.托起乳房

用三角巾或宽松胸罩拖起患侧乳房，减轻疼痛和肿胀。

(二)控制体温和感染

1.控制感染

遵医嘱抽血培养和药物敏感试验，使用抗菌药物并观察疗效。

2.病情观察

定时测量体温、脉搏、呼吸，监测白细胞、中性粒细胞变化。

3.高热护理

发热期间予温水擦浴、冰袋降温等物理降温，必要时遵医嘱予药物降温；伴有畏寒、发抖等症状者，注意保暖；保持口腔和皮肤清洁。

(三)脓肿切开引流术后护理

保持引流通畅，观察引流液的量、性状、颜色及气味变化，及时更换敷料。

(四)用药护理

遵医嘱早期使用抗菌药，根据药物敏感试验选择合适的抗菌药，注意评估患者有无药物不良反应。

(五)饮食与运动

给予高蛋白、高维生素、低脂肪食物，保证足量水分摄入。注意休息，适当运动，劳逸结合。

(六)心理护理

观察了解患者心理状况,给予必要的疾病有关的知识宣教,抚慰其紧张急躁情绪。

(七)健康教育

1.保持乳头和乳晕清洁

每次哺乳前后清洁乳头,保持局部干燥清洁。

2.纠正乳头内陷

妊娠期每天挤捏、提拉乳头。

3.养成良好的哺乳习惯

定时哺乳,每次哺乳时让婴儿吸净乳汁,如有淤积及时用吸乳器或手法按摩排出乳汁;培养婴儿不含乳头睡眠的习惯;注意婴儿口腔卫生,及时治疗婴儿口腔炎症。

4.及时处理乳头破损

乳晕破损或皲裂时暂停哺乳,用吸乳器吸出乳汁哺乳婴儿;局部用温水清洁后涂以抗菌药软膏,待愈合后再行哺乳;症状严重时及时诊治。

五、护理评价

(1)患者的乳汁淤积情况有无改善,是否学会正确排出淤积乳汁的方法,是否坚持每天挤出已经淤积的乳汁,回乳措施是否产生效果,乳房胀痛有无逐渐减轻。

(2)患者乳房皮肤的红肿情况有无好转,乳房皮肤有无溃烂,乳房肿块有无消失或增大。

(3)患者应用抗生素后体温有无恢复正常,炎症有无消退,炎症有无进一步发展为脓肿。

(4)患者脓肿有无及时切开引流,伤口愈合情况是否良好。

(5)患者是否了解哺乳卫生和预防乳腺炎的知识,焦虑情绪是否改善。

(曹玉娇)

第三节 乳 腺 癌

一、概述

乳腺癌是一种常见的恶性肿瘤,大多发生于40~60岁的妇女,男性少见,女性的发病率约为男性的100倍。乳腺癌的发生率不断上升,尽管在大多数病例中,致癌的原因仍然不清楚,但许多因素已经得到证实。这些因素中如初潮早、绝经迟及未经产或高龄妊娠有一定的临床意义。与全身其他恶性肿瘤一样,乳腺癌的病因尚未完全明确,已证实的某些发病因素仍存在不少争议。绝经前和绝经后的雌激素水平是刺激发生乳腺癌的明显因素。

二、诊断

(一)症状

1.乳房肿块

乳腺内无痛性肿块,常是患者就诊的主要症状,多由患者或其配偶无意中发现,也有体格检查时发现。但也有10%～15%可伴疼痛。

2.乳头溢液

约有5%的乳腺癌可有乳头溢液症状或为乳腺导管内乳头状瘤恶变。患者更换内衣时发现有少许污迹而来就诊。

3.乳头和乳房皮肤改变

乳头扁平、回缩，皮肤凹陷，皮肤水肿，此表现常被患者忽视。晚期乳房出现溃破而形成溃疡。乳头粗糙、糜烂如湿疹样，进而形成溃疡，是乳头湿疹样乳腺癌的表现，而常被误诊为普通皮肤湿疹。炎性乳腺癌表现为局部皮肤可呈炎症样表现，即皮肤发红、水肿、增厚。

4.腋窝淋巴结

晚期可出现腋窝肿大淋巴结。也有患者乳房病灶很小未被发现而先出现腋窝肿大淋巴结。

5.乳房疼痛

不是乳腺癌常见症状，晚期乳腺癌疼痛为癌肿直接侵犯神经所致。

(二)体征

1.乳房肿块

早期多为无痛、单发的小肿块。以乳房外上象限为常见，质硬、表面不光滑，与周围组织分界不清楚，在乳房内不易被推动。随着肿瘤增大，可引起乳房局部隆起。若累及Cooper韧带，可使其缩短而致肿瘤表面皮肤凹陷，即所谓酒窝征。癌肿继续增大，如皮下淋巴管被癌细胞堵塞，引起淋巴回流障碍，出现真皮水肿，皮肤呈橘皮样改变。乳腺癌发展至晚期，可侵入胸筋膜、胸肌，以致癌块固定于胸壁而不易推动。如癌细胞侵入大片皮肤，可出现多数小结节，甚至彼此融合。有时皮肤可溃破而形成溃疡，这种溃疡常有恶臭，容易出血。

2.腋窝淋巴结

乳腺癌淋巴转移最初多见于腋窝。肿大淋巴结质硬、无痛、可被推动；之后数目增多，并融合成团，甚至与皮肤或深部组织粘连。

3.远处转移

乳腺癌转移至肺、骨、肝脏时，可出现相应的症状。例如，肺转移可出现胸痛、气急；骨转移可出现局部疼痛；肝转移可出现肝大、黄疸等。

4.特殊类型

有两种特殊类型乳腺癌的临床表现与一般乳腺癌不同，即炎性乳腺癌和乳头湿疹样乳腺癌。炎性乳腺癌并不多见，特点是发展迅速、预后差，局部皮肤可呈炎症样表现，开始时比较局限，不久即扩展到乳房大部分皮肤，皮肤发红、水肿、增厚、粗糙、表面温度升高。乳头湿疹样乳腺癌少见，恶性程度低，发展慢，乳头有瘙痒、烧灼感，以后出现乳头变粗糙、糜烂如湿疹样，进而形成溃疡，有时覆盖黄褐色鳞屑样痂皮。部分病例于乳晕区可扪及肿块。较晚发生腋淋巴转移。

(三)检查

1.钼靶X线摄片

诊断乳房疾病的重要手段。乳腺癌的表现为边界不规则的肿块影，密度较高，肿块边缘有长短不一的毛刺。病灶内存在钙化点是乳腺癌在X线摄片上的另一个特点。

2.B超检查

表现为单发的实性低回声肿块，边界不清，周围常有晕征，内部回声不均匀，有不同程度的后方声影衰减，可有点状强回声的钙化点；肿块血流丰富；上方皮肤可能增厚或凹陷；腋下可能触及肿大的淋巴结。

3.CT 检查

乳腺癌可表现为瘤体密度高于腺体密度的不规则肿块，边缘不光滑有毛刺，肿块内可能有钙化微粒，亦可能有液化坏死的低密度区。皮肤可能有增厚，可看到 Cooper 韧带受侵皮肤凹陷，受累的乳头可回缩。累及胸壁时，乳腺后间隙可消失。增强扫描时，肿块有明显强化。CT 亦可同时清楚显示腋淋巴结和内乳淋巴结的情况。

4.MRI 检查

MRI 检查可表现为乳腺内境界不清的肿块，边界不规则有毛刺，可能显示有钙化微粒。T_1 相肿块强度低于周围组织，T_2 相肿块强度明显增高。

5.乳管镜检查

乳管镜检查常可见到 2 级、3 级导管腔内有不规则隆起，或多发性小结节，沿导管内壁纵向蔓延。基底宽，易出血，管壁僵硬，弹性差。

6.液晶及远红外热像图

乳腺癌血供丰富，肿瘤所在部位的皮肤温度比正常部位要高，液晶及热像图即利用这一现象来探测肿瘤部位。

7.穿刺活检

细针穿刺细胞学检查是一种安全、简便、快速而有效的诊断方法，一般主张在做好必要的根治术的术前准备后，再行穿刺活检；或穿刺证实为恶性肿瘤后，应尽快行根治性手术，间隔时间应控制 1 周之内，最多不超过 2 周。

8.切除活检或切取活检

这是应用最广泛、结果最可靠的诊断方法。对于乳腺内肿块凡考虑为肿瘤病变或不能排除肿瘤可能性者均应行切除活检，若怀疑为恶性病变者则应在有冷冻切片设备及做好根治性手术准备的情况下进行。只有肿瘤巨大或已有周围广泛粘连，甚至破溃者，才用切取活检方法。

(四)诊断要点

(1)乳腺癌大多发生于 40～50 岁妇女，近年有年龄提前的倾向。月经初潮早、绝经晚、生育、未生育、乳腺癌家族史及长期高脂饮食者为高危人群。

(2)无痛性肿块为常见症状，少数可有疼痛，肿块质地较硬，边界不清，活动度差，表面不光滑。

(3)局部皮肤凹陷、水肿，呈橘皮样改变，晚期可破溃、感染、坏死呈火山口样改变并伴有恶臭，肿瘤细胞向皮肤扩散而形成卫星结节。

(4)乳头凹陷、抬高，可有乳头溢液(血性或浆液性)。乳晕可有糜烂、渗出、皲裂、增厚等湿疹样变。

(5)淋巴结肿大，早期同侧腋窝淋巴结肿大，质硬，无压痛，分散分布或融合成团及锁骨上淋巴结肿大。

(6)可有上肢水肿及血行转移到肺、肝、脑、骨骼而出现相应症状。

(7)B 超、CT、钼靶摄片及 MRI、红外线等辅助检查可协助诊断。穿刺细胞学检查及病理活检可明确诊断。

(五)鉴别诊断

1.纤维腺瘤

纤维腺瘤常见于青年妇女，肿瘤大多为圆形或椭圆形，边界清楚、活动度大，发展缓慢，一般易于诊断。但40岁以后的妇女不要轻易诊断为纤维腺瘤，必须排除恶性肿瘤的可能。

2.乳腺增生症

乳腺增生症多见于中年妇女，特点是乳房胀痛，肿块可呈周期性，与月经周期有关。肿块或局部乳腺增厚与周围乳腺组织分界不明显。可观察一至数个月经周期，若月经来潮后肿块缩小、变软，则可继续观察，如无明显消退，可考虑手术切除及活检。

3.浆细胞性乳腺炎

乳腺组织的无菌性炎症，炎性细胞中以浆细胞为主。临床上60%呈急性炎症表现，肿块大时皮肤可呈橘皮样改变。40%的患者开始即为慢性炎症，表现为乳晕旁肿块、边界不清，可有皮肤粘连和乳头凹陷。

4.乳腺结核

由结核杆菌所致乳腺组织的慢性炎症。好发于中、青年女性。病程较长，发展较缓慢。局部表现为乳房内肿块，肿块质硬韧，部分区域可有囊性感。肿块边界有时不清楚。

三、治疗

(一)手术治疗

手术治疗是乳腺癌的主要方法之一，还有辅助化学药物、内分泌、放射和生物治疗等。对病灶仍局限于局部及区域淋巴结的患者，手术治疗是首选。目前应用的5种手术方式均属治疗性手术，而不是姑息性手术。

1.乳腺癌根治术

手术应包括整个乳房、胸大肌、胸小肌、腋窝及锁骨下淋巴结的整块切除。有多种切口设计方法，可采取横向或纵行梭形切口，皮肤切除范围一般距肿瘤3 cm，手术范围上至锁骨，下至腹直肌上段，外至背阔肌前缘，内至胸骨旁或中线。该术式可清除腋下组(胸小肌外侧)、腋中组(胸小肌深面)及腋上组(胸小肌内侧)3组淋巴结。乳腺癌根治术的手术创伤较大，故术前必须明确病理诊断，对未确诊者应先将肿瘤局部切除，立即进行冷冻切片检查，如证实是乳腺癌，随即进行根治术。

2.乳腺癌扩大根治术

乳腺癌扩大根治术即在上述清除腋下、腋中、腋上3组淋巴结的基础上，同时切除胸廓内动、静脉及其周围的淋巴结(即胸骨旁淋巴结)。

3.乳腺癌改良根治术

有2种术式：①保留胸大肌，切除胸小肌；②保留胸大、小肌。前者淋巴结清除范围与根治术相仿，后者不能清除腋上淋巴结。根据大量病例观察，认为Ⅰ、Ⅱ期乳腺癌应用根治术及改良根治术的生存率无明显差异，且该术式保留了胸肌，术后外观效果较好，目前已成为常用的手术方式。

4.全乳房切除术

手术范围必须切除整个乳腺，包括腋尾部及胸大肌筋膜。该术式适宜于原位癌、微小癌及年迈体弱不宜做根治术者。

5.保留乳房的乳腺癌切除术

手术包括完整切除肿块及腋淋巴结清扫。肿块切除时要求肿块周围包裹适量正常乳腺组织，确保切除标本的边缘无肿瘤细胞浸润。术后必须辅以放疗、化疗。

手术方式的选择还应根据病理分型、疾病分期及辅助治疗的条件而定。对可切除的乳腺癌患者。手术应达到局部及区域淋巴结最大限度地清除，以提高生存率，然后再考虑外观及功能。对Ⅰ、Ⅱ期乳腺癌可采用乳腺癌改良根治术及保留乳房的乳腺癌切除术。在综合辅助治疗较差的地区，乳腺癌根治术还是比较适合的手术方式。胸骨旁淋巴结有转移者如术后无放疗条件可行扩大根治术。

（二）化学药物治疗

浸润性乳腺癌术后应用化学药物辅助治疗，可改善生存率。乳腺癌是实体瘤中应用化疗最有效的肿瘤之一，化疗在整个治疗中占有重要的地位。常用的有 CMF 方案（环磷酰胺、甲氨蝶呤、氟尿嘧啶）。根据病情可在术后尽早（1 周内）开始用药。剂量为环磷酰胺（C）400 mg/m^2，甲氨蝶呤（M）20 mg/m^2，氟尿嘧啶（F）400 mg/m^2，均为静脉注射，在第 1 天及第 8 天各用 1 次，为 1 个疗程，每 4 周重复，6 个疗程结束。因单药应用阿霉素的效果优于其他抗癌药，所以对肿瘤分化差、分期晚的患者可应用 CAF 方案（环磷酰胺、阿霉素、氟尿嘧啶）。环磷酰胺（C）400 mg/m^2，静脉注射，第 1 天；阿霉素（A）40 mg/m^2，静脉注射，第 1 天；氟尿嘧啶（F）400 mg/m^2，静脉注射第 1、第 8 天，每 28 天重复给药，共 8 个疗程。化疗前患者应无明显骨髓抑制，白细胞计数大于 $4\times10^9/L$，血红蛋白含量大于 80 g/L，血小板计数大于 $50\times10^9/L$。化疗期间应定期检查肝、肾功能，每次化疗前要查白细胞计数，如白细胞计数小于 $3\times10^9/L$，应延长用药间隔时间。应用阿霉素者要注意心脏毒性，或用表柔比星替代，其心脏毒性比较轻。

术前化疗目前多用于Ⅲ期病例，可探测肿瘤对药物的敏感性，并使肿瘤缩小，减轻与周围组织的粘连。药物治疗一般可采用 CMF、CAF 方案，一般用 2～3 个疗程。

（三）内分泌治疗

癌肿细胞中雌激素受体（ER）含量高者，称激素依赖性肿瘤，这类患者对内分泌治疗有效。而 ER 含量低者，称激素非依赖性肿瘤，内分泌治疗效果差。因此，对手术切除标本除做病理检查外，还应测定 ER 和孕激素受体（PGR）。不仅可帮助选择辅助治疗方案，对判断预后也有一定作用。

三苯氧胺为非甾体激素的抗雌激素药物，其结构式与雌激素相似，可在靶器官内与雌二醇争夺 ER，三苯氧胺、ER 复合物能影响 DNA 基因转录，从而抑制肿瘤细胞生长。临床应用表明，该药可降低乳腺癌术后复发及转移，对 ER、PGR 阳性的绝经后妇女效果尤为明显。同时可减少对侧乳腺癌的发生率。三苯氧胺的用量为每天 20 mg，一般服用 5 年。该药安全有效，不良反应有潮热、恶心、呕吐、静脉血栓形成、眼部不良反应、阴道干燥或分泌物多。长期应用后小部分患者可能发生子宫内膜癌。

新近发展的芳香化酶抑制剂如来曲唑等，有资料证明其效果优于三苯氧胺。这类药物能抑制肾上腺分泌的雄激素转变为雌激素过程中的芳香化环节，从而降低雌二醇，达到治疗乳腺癌的目的。

（四）放疗

乳腺癌局部治疗的手段之一。在保留乳房的乳腺癌手术后，放疗是一重要组成部分，应于肿块局部广泛切除后给予较高剂量放疗。单纯乳房切除术后可根据患者年龄、疾病分期、分类等情况，决定是否应用放疗。根治术后是否应用放疗，多数认为对Ⅰ期病例无益，对Ⅱ期以后病例可能降低局部复发率。

目前根治术后不做常规放疗，而对复发高危病例，放疗可降低局部复发率，提高生存质量。

指征：①病理报告有腋中或腋上淋巴结转移者；②阳性淋巴结占淋巴结总数 1/2 以上或有4 个以上淋巴结阳性者；③病理证实胸骨旁淋巴结阳性者（照射锁骨上区）；④原发灶位于乳房中央或内侧而做根治术后，尤其是腋淋巴结阳性者。

（五）生物治疗

近年临床上已逐渐推广使用的曲妥珠单抗注射液，其通过转基因技术制备，对 *C-erbB-2* 过度表达的乳腺癌患者有一定效果，特别是对其他化疗药无效的乳腺癌患者也能有部分疗效。

四、护理措施

（一）术前护理

1.心理护理

针对患者对病情的发展、手术及对预后的恐惧心理，加强心理疏导；向患者和家属说明手术的必要性，告诉患者术后择期行乳房再造手术，以弥补手术造成的胸部缺陷，树立其战胜疾病的信心。

2.支持疗法

加强营养，改善患者心、肝、肺、肾功能，提高患者对手术的耐受力。

3.皮肤准备

乳腺癌根治术切除范围大，应做好手术区皮肤的准备。需要植皮的患者，要做好供皮区皮肤的准备。

（二）术后护理

1.体位

患者血压平稳后取半卧位，有利于切口引流，防止积液导致皮瓣坏死和切口感染，也利于呼吸和有效咳嗽，预防肺不张和肺炎。

2.饮食和营养

手术后 6 小时，若患者没有出现胃肠道反应，可正常进食，并保证有足够的热量和维生素，促进术后康复。

3.切口护理

切口用多层敷料或棉垫加压包扎，使皮瓣紧贴创面，包扎松紧度适宜，维持正常血供。若患侧上肢远端皮肤发绀、温度降低、上肢脉搏不能扪及，应及时调整胸带的松紧度。若绷带松脱，应及时加压包扎。必要时用沙袋压迫。若发现皮下有积液，在严格消毒后抽液，并局部加压包扎；若皮瓣边缘发黑坏死，应予以剪除，防止感染，待肉芽组织生长良好后再植皮。

4.引流通畅

保持皮下的负压引流管通畅，观察引流液性质和颜色。术后 1～2 天，每天有 50～100 mL，血性引流液，2～3 天渗出基本停止，可拔除引流管，用绷带加压包扎切口。

5.预防并发症的发生

（1）患侧上肢水肿：术后引起患侧上肢水肿的原因有上肢淋巴回流不畅、头静脉被结扎、腋静脉栓塞、局部积液等。手术后指导患者抬高患侧上肢，制动，下床活动时用吊带固定患侧上肢，防止皮瓣滑动影响切口愈合。同时，手术后避免在患侧上肢进行测血压、静脉注射、抽血等治疗。

（2）气胸：手术若损伤胸膜，可引起气胸。术后要严密观察患者的呼吸情况，以便及早发现和及时处理。

6.功能锻炼

鼓励并协助患者开展患侧上肢的功能锻炼,减少或避免术后的残疾。术后3天内,患侧上肢制动,避免外展,可做手指的运动、伸指、握拳等活动。术后4天,活动肘部。术后1周皮瓣基本愈合,可进行肩部活动、做手指爬墙运动等,直至患者能自行用患侧手梳头或手高举过头。

7.放疗或化疗的护理

放、化疗期间,定期复查肝、肾功能及血常规,若出现严重肝、肾功能损害,骨髓抑制现象,应立即停止放、化疗。

8.健康指导

(1)宣传乳腺癌的早期自我检查及普查的重要性,成年女性每月乳房自我检查1次。

(2)术后患侧上肢避免负重,5年内避免妊娠。

(3)定期门诊随访,术后1～2年,每3个月随诊1次;3～5年后每半年随诊1次,包括体检、血常规、肝肾功能及细胞免疫功能检查、胸部X线检查、肝B超检查,必要时,行骨核素扫描或CT检查;5年后每年随诊1次,共10年。

(曹玉娇)

第四节　胃十二指肠溃疡与并发症

一、胃溃疡和十二指肠溃疡

胃十二指肠溃疡是指发生于胃十二指肠黏膜的局限性圆形或椭圆形的全层黏膜缺损。因溃疡的形成与胃酸-蛋白酶的消化作用有关,故又称为消化性溃疡。纤维内镜技术的不断完善、新型制酸剂和抗幽门螺杆菌药物的合理应用使得大部分患者经内科药物治疗可以痊愈,需要外科手术的溃疡患者显著减少。外科治疗主要用于溃疡穿孔、溃疡出血、瘢痕性幽门梗阻、药物治疗无效及恶变的患者。

(一)病因与发病机制

胃十二指肠溃疡病因复杂,是多种因素综合作用的结果。其中最为重要的是幽门螺杆菌感染、胃酸分泌异常和黏膜防御机制的破坏,某些药物的作用及其他因素也参与溃疡病的发病。

1.幽门螺杆菌感染

幽门螺杆菌(helieobacter pylori,*Hp*)感染与消化性溃疡的发病密切相关。90%以上的十二指肠溃疡患者与近70%的胃溃疡患者中检出*Hp*感染,*Hp*感染者发展为消化性溃疡的累计危险率为15%～20%;*Hp*可分泌多种酶,部分*Hp*还可产生毒素,使细胞发生变性反应,损伤组织细胞。*Hp*感染破坏胃黏膜细胞与胃黏膜屏障功能,损害胃酸分泌调节机制,引起胃酸分泌增加,最终导致胃十二指肠溃疡。幽门螺杆菌被清除后,胃十二指肠溃疡易被治愈且复发率低。

2.胃酸分泌过多

溃疡只发生在经常与胃酸相接触的黏膜。胃酸过多的情况下,激活胃蛋白酶,可使胃十二指肠黏膜发生自身消化。十二指肠溃疡可能与迷走神经张力及兴奋性过度增高有关,也可能与壁细胞数量的增加及壁细胞对胃泌素、组胺、迷走神经刺激敏感性增高有关。

3.黏膜屏障损害

非甾体消炎药、肾上腺皮质激素、胆汁酸盐、乙醇等均可破坏胃黏膜屏障，造成 H^+ 逆流入黏膜上皮细胞，引起胃黏膜水肿、出血、糜烂，甚至溃疡。长期使用 NSAIDs 者胃溃疡的发生率显著增加。

4.其他因素

包括遗传、吸烟、心理压力和咖啡因等。遗传因素在十二指肠溃疡的发病中起一定作用。O 型血者患十二指肠溃疡的概率比其他血型者显著增高。

正常情况下，酸性胃液对胃黏膜的侵蚀作用和胃黏膜的防御机制处于相对平衡状态。如平衡受到破坏，侵害因子的作用增强、胃黏膜屏障等防御因子的作用削弱，胃酸、胃蛋白酶分泌增加，最终导致消化性溃疡的形成。

(二)临床表现

1.症状

(1)十二指肠溃疡：主要表现为上腹部或剑突下的疼痛，有明显的节律性，与进食密切相关，常表现为餐后延迟痛(餐后 3～4 小时发作)，进食后腹痛能暂时缓解，服制酸药物能止痛。饥饿痛和夜间痛是十二指肠溃疡的特征性症状，与胃酸分泌过多有关，疼痛多为烧灼痛或钝痛，程度不一。腹痛具有周期性发作的特点，好发于秋冬季。十二指肠溃疡每次发作时，症状持续数周后缓解，间歇 1～2 个月再发。若间歇期缩短，发作期延长，腹痛程度加重，则提示溃疡病变加重。

(2)胃溃疡：腹痛是胃溃疡的主要症状，多于餐后 0.5～1 小时开始疼痛，持续 1～2 小时，进餐后疼痛不能缓解，有时反而加重，服用抗酸药物疗效不明显。疼痛部位在中上腹偏左，但腹痛的节律性不如十二指肠溃疡明显。胃溃疡经抗酸治疗后常容易复发，除易引起大出血、急性穿孔等严重并发症外，约有 5%胃溃疡可发生恶变；其他症状：反酸、嗳气、恶心、呕吐、食欲减退，病程迁延可致消瘦、贫血、失眠、心悸及头晕等症状。

2.体征

溃疡活动期剑突下或偏右有一固定的局限性压痛，十二指肠溃疡压痛点在脐部偏右上方，胃溃疡压痛点位于剑突与脐的正中线或略偏左。缓解期无明显体征。

(三)实验室及其他检查

1.内镜检查

胃镜检查是诊断胃十二指肠溃疡的首选检查方法，可明确溃疡部位，并可经活检做病理学检查及幽门螺杆菌检测。

2.X 线钡餐检查

可在胃十二指肠部位显示一周围光滑、整齐的龛影或见十二指肠壶腹部变形。上消化道大出血时不宜行钡餐检查。

(四)治疗要点

无严重并发症的胃十二指肠溃疡一般均采取内科治疗，外科手术治疗主要针对胃十二指肠溃疡的严重并发症进行治疗。

1.非手术治疗

(1)一般治疗：包括养成生活规律、定时进餐的良好习惯，避免过度劳累及精神紧张等。

(2)药物治疗：包括根除幽门螺杆菌、抑制胃酸分泌和保护胃黏膜的药物。

2.手术治疗

(1)适应证包括十二指肠溃疡手术适应证和胃溃疡手术适应证。

十二指肠溃疡外科手术治疗的主要适应证包括十二指肠溃疡急性穿孔、内科无法控制的急性大出血、瘢痕性幽门梗阻及经内科正规治疗无效的十二指肠溃疡，即顽固性溃疡。

胃溃疡外科手术治疗的适应证：①包括抗幽门螺杆菌措施在内的严格内科治疗8～12周，溃疡不愈合或短期内复发者。②发生胃溃疡急性大出血、溃疡穿孔及溃疡穿透至胃壁外者。③溃疡巨大(直径大于 2.5 cm)或高位溃疡者。④胃十二指肠复合型溃疡者。⑤溃疡不能除外恶变或已经恶变者。

(2)手术方式包括胃大部切除术和迷走神经切断术。

1)胃大部切除术：这是治疗胃十二指肠溃疡的首选术式。胃大部切除术治疗溃疡的原理是：①切除胃窦部，减少 G 细胞分泌的胃泌素所引起的体液性胃酸分泌。②切除大部分胃体，减少了分泌胃酸、胃蛋白酶的壁细胞和主细胞数量。③切除了溃疡本身及溃疡的好发部位。胃大部切除的范围是胃远侧2/3～3/4，包括部分胃体、胃窦部、幽门和十二指肠壶腹部的近胃部分。

毕(Billrorh)Ⅰ式胃大部切除术：即在胃大部切除后将残胃与十二指肠吻合(图 6-2)，多适用于胃溃疡。其优点是重建后的胃肠道接近正常解剖生理状态，胆汁、胰液反流入残胃较少，术后因胃肠功能紊乱而引起的并发症亦较少；缺点是有时为避免残胃与十二指肠吻合口的张力过大致切除胃的范围不够，增加了术后溃疡的复发机会。

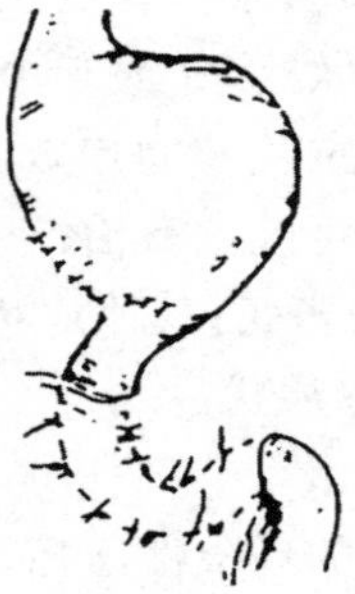

图 6-2　毕Ⅰ式胃大部切除术

毕(Billrorh)Ⅱ式胃大部切除术：即切除远端胃后，缝合关闭十二指肠残端，将残胃与空肠行断端侧吻合(图 6-3)。适用于各种胃及十二指肠溃疡，特别是十二指肠溃疡。十二指肠溃疡切除困难时，可行溃疡旷置。优点是即使胃切除较多，胃空肠吻合口张力也不致过大，术后溃疡复发率低；缺点是吻合方式改变了正常的解剖生理关系，术后发生胃肠道功能紊乱的可能性较毕Ⅰ式大。

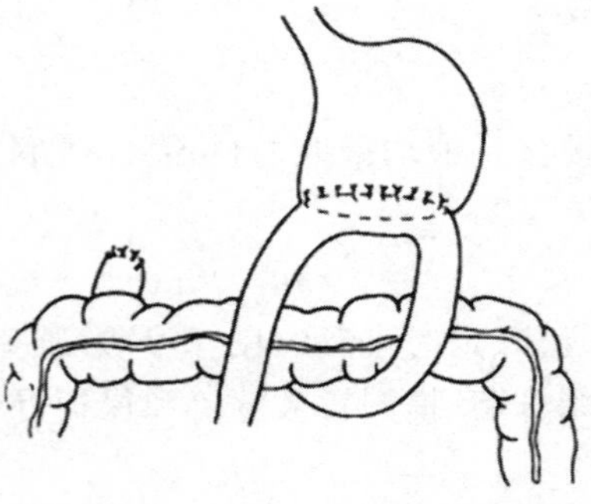

图 6-3　毕Ⅱ式胃大部切除术

胃大部切除后胃空肠 Roux-en-Y 吻合术：即胃大部切除后关闭十二指肠残端，在距十二指肠悬韧带 10～15 cm 处切断空肠，将残胃和远端空肠吻合，据此吻合口以下 45～60 cm 处将空肠与空肠近侧断端吻合。此法临床应用较少，但有防止术后胆汁、胰液进入残胃的优点。

2）胃迷走神经切断术：此手术方式临床已较少使用。迷走神经切断术治疗溃疡的原理：阻断迷走神经对壁细胞的刺激，消除神经性胃酸分泌。阻断迷走神经引起的促胃泌素的分泌，减少体液性胃酸分泌。可分为三种类型：①迷走神经干切断术。②选择性迷走神经切断术。③高选择性迷走神经切断术。

（五）常见护理诊断/问题

1.焦虑、恐惧

焦虑、恐惧与对疾病缺乏了解，担心治疗效果及预后有关。

2.疼痛

疼痛与胃十二指肠黏膜受侵蚀及手术后创伤有关。

3.潜在并发症

出血、感染、十二指肠残端破裂、吻合口瘘、胃排空障碍、消化道梗阻、倾倒综合征等。

（六）护理措施

1.术前护理

（1）心理护理：关心、了解患者的心理和想法，告知有关疾病治疗和手术的知识、手术前和手术后的配合，耐心解答患者的各种疑问，消除患者的不良心理，使其能积极配合疾病的治疗和护理。

（2）饮食护理：一般择期手术患者饮食宜少食多餐，给予高蛋白、高热量、高维生素等易消化的食物，忌酸辣、生冷、油炸、浓茶、烟酒等刺激性食品。患者营养状况较差或不能进食者常伴有贫血、低蛋白血症，术前应给予静脉输液，补充足够的热量，必要时补充血浆或全血，以改善患者的营养状况，提高其对手术的耐受力。术前 1 天进流质饮食，术前 12 小时禁食水。

（3）协助患者做好各种检查及手术前常规准备，做好健康教育，如教会患者深呼吸、有效咳嗽、床上翻身及肢体活动方法等。

（4）术日晨留置胃管，必要时遵医嘱留置胃肠营养管，并铺好麻醉床，备好吸氧装置，综合心电监护仪等。

2.术后护理

（1）病情观察：术后严密观察患者生命体征的变化，每 30 分钟测量 1 次，直至血压平稳，如病情较重仍需每 1～2 小时测量 1 次，或根据医嘱给予心电监护。同时观察患者神志、体温、尿量、伤口渗血、渗液情况。并且注意有无内出血、腹膜刺激征、腹腔脓肿等迹象，发现异常及时通知医师给予处理。

（2）体位：麻患者去枕平卧头后仰偏向一侧，麻醉清醒、血压平稳后改半卧位，以保持腹部松弛，减少切口缝合处张力，减轻疼痛和不适，以利腹腔引流，也有利于呼吸和循环。

（3）引流管护理：十二指肠溃疡术后患者常留有胃管、尿管及腹腔引流管等。护理时应注意：①妥善固定各种引流管，防止松动和脱出，并做好标识，一旦脱出后不可自行插回。②保持引流通畅、持续有效，防止引流管受压、扭曲及折叠等，可经常挤捏引流管以防堵塞。如若堵塞，可在医师指导下用生理盐水冲洗引流管。③密切观察并记录引流液的性质、颜色和量，发现异常及时通知医师，协助处理。

留置胃管可减轻胃肠道张力，促进吻合口愈合。护理时还应注意：胃大部切除术后24小时内可由胃管内引流出少量血液或咖啡样液体，若引流液有较多鲜血，应警惕吻合口出血，需及时与医师联系并处理；术后胃肠减压量减少，腹胀减轻或消失，肠蠕动功能恢复，肛门排气后可拔除胃管。

(4)疼痛护理：术后切口疼痛的患者，可遵医嘱给予镇痛药物或应用自控止痛泵，应用自控止痛泵的患者应注意预防并处理可能发生的并发症，如尿潴留、恶心、呕吐等。

(5)禁食及静脉补液：禁食期间应静脉补充液体。因胃肠减压期间，引流出大量含有各种电解质的胃肠液，加之患者禁食水，易造成水、电解质及酸碱失调和营养缺乏。因此，术后需及时补充患者所需的各种营养物质，包括糖、脂肪、氨基酸、维生素及电解质等，必要时输血、血浆或清蛋白，以改善患者的营养状况，促进切口的愈合。同时详细记录24小时液体出入量，为合理补液提供依据。

(6)早期肠内营养支持的护理：术前或术中放置空肠喂养管的患者，术后早期(术后24小时)可经喂养管输注肠内营养制剂，对改善患者的全身营养状况、维持胃肠道屏障结构和功能、促进肠功能恢复等均有益处。护理时应注意：①妥善固定喂养管，避免过度牵拉，防止滑脱、移动、扭曲和受压；保持喂养管的通畅，每次输注前后及输注中间每隔4～6小时用温开水或温生理盐水冲洗管道，防止营养液残留堵塞管腔。②肠内营养支持早期，应遵循从少到多、由慢至快和由稀到浓的原则，使肠道能更好地适应。③营养液的温度以37 ℃左右为宜，温度偏低会刺激肠道引起肠痉挛，导致腹痛、腹泻；温度过高则可灼伤肠道黏膜，甚至可引起溃疡或出血。同时观察患者有无恶心、呕吐、腹痛、腹胀、腹泻和水电解质紊乱等并发症的发生。

(7)饮食护理：功能恢复、肛门排气后可拔除胃管，拔除胃管后当日可给少量饮水或米汤；如无不适，第2天进半量流食，每次50～80 mL；第3天进全量流食，每次100～150 mL；进食后若无不适，第4天可进半流食，以温、软、易于消化的食物为好；术后第10～14天可进软食，忌生、冷、硬和刺激性食物。要少食多餐，开始每天5～6餐，以后逐渐减少进餐次数并增加每餐进食量，逐步过渡到正常饮食。术后早期禁食牛奶及甜品，以免引起腹胀及胃酸。

(8)鼓励患者早期活动：围床期间，鼓励并协助患者翻身，病情允许时，鼓励并协助患者早期下床活动。如无禁忌，术日可活动四肢，术后第1天床上翻身或坐起做轻微活动，第2～3天视情况协助患者床边活动，第4天可在室内活动。患者活动量应根据个体差异而定，以不感到劳累为宜。

(9)胃大部切除术后并发症的观察及护理如下。

1)术后出血：包括胃和腹腔内出血。胃大部切除术后24小时内可由胃管内引流出少量血液或咖啡样液体，一般24小时内不超过300 mL，且逐渐减少、颜色逐渐变浅变清，出血自行停止；若术后短期内从胃管不断引流出新鲜血液，24小时后仍未停止，则为术后出血。发生在术后24小时以内的出血，多属术中止血不确切；术后4～6天发生的出血，常为吻合口黏膜坏死脱落所致；术后10～20天发生的出血，与吻合口缝线处感染或黏膜下脓肿腐蚀血管有关。术后要严密观察患者的生命体征变化，包括血压、脉搏、心率、呼吸、神志和体温的变化；加强对胃肠减压及腹腔引流的护理，观察和记录胃液及腹腔引流液的量、颜色和性质，若短期内从胃管引流出大量新鲜血液，持续不止，应警惕有术后胃出血；若术后持续从腹腔引流管引出大量新鲜血性液体，应怀疑腹腔内出血，须立即通知医师协助处理。遵医嘱采用静脉给予止血药物、输血等措施，或用冰生理盐水洗胃，一般可控制。若非手术疗法不能有效止血或出血量大于每小时500 mL时，需再次手术止血，应积极完善术前准备，并做好相应的术后护理。

2）十二指肠残端破裂：一般多发生在术后 24～48 小时，是毕Ⅱ式胃大部切除术后早期的严重并发症，原因与十二指肠残端处理不当及胃空肠吻合口输入袢梗阻引起的十二指肠腔内压力升高有关。临床表现为突发性上腹部剧痛、发热和出现腹膜刺激征及白细胞计数增加，腹腔穿刺可有胆汁样液体。一旦确诊，应立即进行手术治疗。

3）胃肠吻合口破裂或吻合口瘘：是胃大部切除术后早期并发症，常发生在术后 1 周左右。原因与术中缝合技术不当、吻合口张力过大、组织供血不足有关，表现为高热、脉速等全身中毒症状，上腹部疼痛及腹膜炎的表现。如发生较晚，多形成局部脓肿或外瘘。临床工作中应注意观察患者生命体征和腹腔引流情况，一般情况下，患者术后体温逐渐趋于正常，腹腔引流液逐日减少和变清。若术后腹腔引流量仍不减、伴有黄绿色胆汁或呈脓性、带臭味，伴腹痛，体温再次升高，应警惕吻合口瘘的可能，须及时通知医师，协助处理。处理措施：①出现吻合口破裂伴有弥漫性腹膜炎的患者须立即手术治疗，做好急症手术准备。②症状较轻无弥漫性腹膜炎的患者，可先行禁食、胃肠减压、充分引流，合理应用抗生素并给予肠外营养支持，纠正水、电解质紊乱和酸碱平衡失调。③保护瘘口周围皮肤，应及时清洁瘘口周围皮肤并保持干燥，局部可涂以氧化锌软膏或使用皮肤保护膜加以保护，以免皮肤破溃继发感染。经上述处理后多数患者吻合口瘘可在 4～6 周自愈；若经久不愈，须再次手术。

4）胃排空障碍：也称胃瘫，常发生在术后 4～10 天，发病机制尚不完全明了。临床表现为拔除胃管后，患者出现上腹饱胀、钝痛和呕吐，呕吐物含食物和胆汁，消化道 X 线造影检查可见残胃扩张、无张力、蠕动波少而弱，且通过胃肠吻合口不畅。处理措施：①禁食、胃肠减压，减少胃肠道积气、积液，降低胃肠道张力，使胃肠道得到充分休息，并记录 24 小时出入量。②输液及肠外营养支持，纠正低蛋白血症，维持水、电解质和酸碱平衡。③应用胃动力促进剂如甲氧氯普安、多潘立酮，促进胃肠功能恢复，也可用 3％温盐水洗胃。一般经上述治疗均可痊愈。

5）输入袢梗阻：可分为急、慢性两类。①急性完全性输入袢梗阻，多发生于毕Ⅱ式结肠前输入段对胃小弯的吻合术式。临床表现为上腹部剧烈疼痛，频繁呕吐，呕吐量少、多不含胆汁，呕吐后症状不缓解，且上腹部有压痛性肿块。由输出袢系膜悬吊过紧压迫输入袢，或是输入袢过长穿入输出袢与横结肠的间隙孔形成内疝所致，属闭袢性肠梗阻，易发生肠绞窄，应紧急手术治疗。②慢性不完全性输入袢梗阻患者，表现为进食后出现右上腹胀痛或绞痛，呈喷射状呕吐大量不含食物的胆汁，呕吐后症状缓解。多由于输入袢过长扭曲或输入袢过短在吻合口处形成锐角，使输入袢内胆汁、胰液和十二指肠液排空不畅而滞留。由于消化液潴留在输入袢内，进食后消化液分泌明显增加，输入袢内压力增高，刺激肠管发生强烈的收缩，引起喷射样呕吐，也称输入袢综合征。

6）输出袢梗阻：多因粘连、大网膜水肿或坏死、炎性肿块压迫所致。临床表现为上腹饱胀，呕吐食物和胆汁。如果非手术治疗无效，应手术解除梗阻。

7）吻合口梗阻：因吻合口过小或是吻合时胃肠壁组织内翻过多而引起，也可因术后吻合口炎性水肿出现暂时性梗阻。患者表现为进食后出现上腹部饱胀感和溢出性呕吐等，呕吐物含或不含胆汁。应即刻禁食，给予胃肠减压和静脉补液等保守治疗。若保守治疗无效，可手术解除梗阻。

8）倾倒综合征：由于胃大部切除术后，胃失去幽门窦、幽门括约肌、十二指肠壶腹部等结构对胃排空的控制，导致胃排空过速所产生的一系列综合征。可分为早期倾倒综合征和晚期倾倒综合征。①早期倾倒综合征:多发生在进食后半小时内,患者以循环系统症状和胃肠道症状为主要表现。患者可出现心悸、乏力、出汗、面色苍白等一过性血容量不足表现,并有恶心、呕吐、腹部绞痛、腹泻等消化道症状。处理:主要采用饮食调整,嘱患者少食多餐,饭后平卧20～30分钟,避免过甜食物、减少液体摄入量并降低食物渗透浓度,多数可在术后半年或一年内逐渐自愈。极少数症状严重而持久的患者需手术治疗。②晚期倾倒综合征:主要因进食后,胃排空过快,高渗性食物迅速进入小肠被过快吸收而使血糖急剧升高,刺激胰岛素大量释放,而当血糖下降后,胰岛素并未相应减少,继而发生低血糖,故又称低血糖综合征。表现为餐后2～4小时,患者出现心悸、无力、眩晕、出汗、手颤、嗜睡以至虚脱。消化道症状不明显,可有饥饿感,出现症状时稍进饮食即可缓解。饮食中减少糖类含量,增加蛋白质比例,少食多餐可防止其发生。

(七)健康指导

(1)向患者及家属讲解有关胃十二指肠溃疡的知识,使之能更好地配合治疗和护理。

(2)指导患者学会自我情绪调整,保持乐观进取的精神风貌,注意劳逸结合,减少溃疡病的客观因素。

(3)指导患者饮食应定时定量,少食多餐,营养丰富,以后可逐步过渡至正常人饮食。少食腌、熏食品,避免进食过冷、过烫、过辣及油煎炸食物,切勿酗酒、吸烟。

(4)告知患者及家属有关手术后期可能出现的并发症的表现和预防措施。

(5)定期随访,如有不适及时就诊。

二、胃十二指肠溃疡急性穿孔

胃十二指肠溃疡急性穿孔是胃十二指肠溃疡的严重并发症,为常见的外科急腹症。起病急,变化快,病情严重,需要紧急处理,若诊治不当可危及生命。其发生率呈逐年上升趋势,发病年龄逐渐趋于老龄化。十二指肠溃疡穿孔男性患者较多,胃溃疡穿孔则多见于老年妇女。

(一)病因及发病机制

溃疡穿孔是活动期胃十二指肠溃疡向深部侵蚀、穿破浆膜的结果。胃溃疡穿孔60%发生在近幽门的胃小弯,而90%的十二指肠溃疡穿孔发生在壶腹部前壁偏小弯侧。急性穿孔后,具有强烈刺激性的胃酸、胆汁、胰液等消化液和食物进入腹腔,引起化学性腹膜炎和腹腔内大量液体渗出,6～8小时后细菌开始繁殖并逐渐转变为化脓性腹膜炎。病原菌以大肠埃希菌、链球菌多见。因剧烈的腹痛、强烈的化学刺激、细胞外液的丢失及细菌毒素吸收等因素,患者可出现休克。

(二)临床表现

1.症状

穿孔多突然发生于夜间空腹或饱食后,主要表现为突发性上腹部刀割样剧痛,很快波及全腹,但仍以上腹为重。患者疼痛难忍,常伴恶心、呕吐、面色苍白、出冷汗、脉搏细速、血压下降、四肢厥冷等表现。其后由于大量腹腔渗出液的稀释,腹痛略有减轻,继发细菌感染后,腹痛可再次加重;当胃内容物沿右结肠旁沟向下流注时,可出现右下腹痛。溃疡穿孔后病情的严重程度与患者的年龄、全身情况、穿孔部位、穿孔大小和时间及是否空腹穿孔密切相关。

2.体征

体检时患者呈急性病容,表情痛苦,踡屈位、不愿移动;腹式呼吸减弱或消失;全腹有明显的压痛、反跳痛,腹肌紧张呈“木板样”强直,以右上腹部最为明显,肝浊音界缩小或消失、可有移动性浊音,肠鸣音减弱或消失。

(三)实验室及其他检查

1.X线检查

大约80%的患者行站立位腹部X线检查时,可见膈下新月形游离气体影。

2.实验室检查

提示血白细胞计数及中性粒细胞比例增高。

3.诊断性腹腔穿刺

临床表现不典型的患者可行诊断性腹腔穿刺,穿刺抽出液可含胆汁或食物残渣。

(四)治疗要点

根据病情选用非手术或手术治疗。

1.非手术治疗

(1)适应证:一般情况良好,症状及体征较轻的空腹状态下穿孔者;穿孔超过24小时,腹膜炎症已局限者;胃十二指肠造影证实穿孔已封闭者;无出血、幽门梗阻及恶变等并发症者。

(2)治疗措施:①禁欲食、持续胃肠减压,减少胃肠内容物继续外漏,以利于穿孔的闭合和腹膜炎症消退。②输液和营养支持治疗,以维持机体水、电解质平衡及营养需求。③全身应用抗生素,以控制感染。④应用抑酸药物,如给予H_2受体阻滞剂或质子泵抑制剂等制酸药物。

2.手术治疗

(1)适应证:上述非手术治疗措施6~8小时,症状无减轻,而且逐渐加重者要改手术治疗。饱食后穿孔,顽固性溃疡穿孔和伴有幽门梗阻、大出血、恶变等并发症者,应及早进行手术治疗。

(2)手术方式:①单纯缝合修补术:即缝合穿孔处并加大网膜覆盖。此方法操作简单,手术时间短,安全性高。适用于穿孔时间超过8小时,腹腔内感染及炎症水肿严重者;以往无溃疡病史或有溃疡病史但未经内科正规治疗,无出血、梗阻并发症者;有其他系统器质性疾病不能耐受急诊彻底性溃疡切除手术者。②彻底的溃疡切除手术(连同溃疡一起切除的胃大部切除术):手术方式包括胃大部切除术,对十二指肠溃疡穿孔行迷走神经切断加胃窦切除术,或缝合穿孔后行迷走神经切断加胃空肠吻合术,或行高选择性迷走神经切断术。

(五)常见护理诊断/问题

1.疼痛

疼痛与胃十二指肠溃疡穿孔后消化液对腹膜的强烈刺激及手术后切口有关。

2.体液不足

体液不足与溃疡穿孔后消化液的大量丢失有关。

(六)护理措施

1.术前护理/非手术治疗的护理

(1)禁食、胃肠减压:溃疡穿孔患者要禁食禁水,有效地胃肠减压,以减少胃肠内容物继续流入腹腔。做好引流期间的护理,保持引流通畅和有效负压,注意观察和记录胃液的颜色、性质和量。

(2)体位:休克者取休克体位(头和躯干抬高20°~30°、下肢抬高15°~20°),以增加回心血量;无休克者或休克改善后取半卧位,以利于漏出的消化液积聚于盆腔最低位和便于引流,减少毒素的吸收,同时也可降低腹壁张力和减轻疼痛。

(3)静脉输液,维持体液平衡。观察和记录24小时出入量,为合理补液提供依据。给予静脉输液,根据出入量和医嘱,合理安排输液的种类和速度,以维持水、电解质及酸碱平衡;同时给予营养支持和相应护理。

(4)预防和控制感染:遵医嘱合理应用抗菌药。

(5)做好病情观察:密切观察患者生命体征、腹痛、腹膜刺激征及肠鸣音变化等。若经非手术治疗6～8小时病情不见好转,症状、体征反而加重者,应积极做好急诊手术准备。

2.术后护理

加强术后护理,促进患者早日康复。

三、胃十二指肠溃疡大出血

胃十二指肠溃疡出血是上消化道大出血中最常见的原因,占50%以上。其中5%～10%需要手术治疗。

(一)病因与病理

因溃疡基底的血管壁被侵蚀而导致破裂出血,患者过去多有典型溃疡病史,近期可有服用非甾体类抗炎药物、疲劳、饮食不规律等诱因。胃溃疡大出血多发生在胃小弯,出血源自胃左、右动脉及其分支或肝胃韧带内较大的血管。十二指肠溃疡大出血通常位于壶腹部后壁,出血多来自胃十二指肠动脉或胰十二指肠上动脉及其分支;溃疡基底部的血管侧壁破裂出血不易自行停止,可引发致命的动脉性出血。大出血后,因血容量减少、血压下降、血流变慢,可在血管破裂处形成血凝块而暂时止血。由于胃酸、胃肠蠕动和胃十二指肠内容物与溃疡病灶的接触,部分病例可发生再次出血。

(二)临床表现

1.症状

患者的主要表现是呕血和黑便,多数患者只有黑便而无呕血,迅猛的出血则表现为大量呕血和排紫黑色血便。呕血前患者常有恶心,便血前多突然有便意,呕血或便血前后患者常有心悸、目眩、无力甚至昏厥。如出血速度缓慢则血压、脉搏改变不明显。如果短期内失血量超过400 mL时,患者可出现面色苍白、口渴、脉搏快速有力,血压正常或略偏高的循环系统代偿表现;当失血量超过800 mL时,可出现休克症状:患者烦躁不安、出冷汗、脉搏细速、血压下降、呼吸急促、四肢厥冷等。

2.体征

腹稍胀,上腹部可有轻度压痛,肠鸣音亢进。

(三)实验室及其他检查

1.内镜检查

胃十二指肠纤维镜检查可明确出血原因和部位,出血24小时内阳性率可为70%～80%,超过24小时则阳性率下降。

2.血管造影

选择性腹腔动脉或肠系膜上动脉造影可明确病因与出血部位,并可采取栓塞治疗或动脉注射垂体升压素等介入性止血措施。

3.实验室检查

大量出血早期,由于血液浓缩,血常规变化不大;以后红细胞计数、血红蛋白、血细胞比容均呈进行性下降。

(四)治疗要点

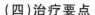

胃十二指肠溃疡出血的治疗原则:补充血容量防止失血性休克,尽快明确出血部位并采取有效止血措施。

1.非手术治疗

(1)补充血容量:迅速建立静脉通路,快速静脉输液、输血。失血量达全身总血量的20%时,应输注右旋糖酐、羟乙基淀粉或其他血浆代用品,出血量较大时可输注浓缩红细胞,必要时可输全血,保持血细胞比容不低于30%。

(2)禁食、留置胃管:用生理盐水冲洗胃腔,清除血凝块,直至胃液变清。还可经胃管注入200 mL含8 mg去甲肾上腺素的生理盐水溶液,每4~6小时1次。

(3)应用止血、制酸等药物:经静脉或肌内注射巴曲酶等止血药物;静脉给予H_2受体阻滞剂(西咪替丁等)、质子泵抑制剂(奥美拉唑)或生长抑素等。

(4)胃镜下止血:急诊胃镜检查明确出血部位后同时实施电凝、激光灼凝、注射或喷洒药物、钛夹夹闭血管等局部止血措施。

2.手术治疗

(1)适应证:①重大出血,短期内出现休克,或短时间内(6~8小时)需输入大量血液(大于800 mL)方能维持血压和血细胞比容者。②正在进行药物治疗的胃十二指肠溃疡患者发生大出血,说明溃疡侵蚀性大,非手术治疗难于止血,或暂时血止后又复发。③60岁以上伴血管硬化症者自行止血机会较小,应及早手术。④近期发生过类似的大出血或合并溃疡穿孔或幽门梗阻。⑤胃镜检查发现动脉搏动性出血或溃疡底部血管显露、再出血危险性大者。

(2)手术方式:①胃大部切除术,适用于大多数溃疡出血的患者。②贯穿缝扎术,在病情危急,不能耐受胃大部切除手术时,可采用单纯贯穿缝扎止血法。③在贯穿缝扎处理溃疡出血后,可行迷走神经干切断加胃窦切除或幽门成形术。

(五)常见护理诊断/问题

1.焦虑、恐惧

焦虑、恐惧与突发胃十二指肠溃疡大出血及担心预后有关。

2.体液不足

体液不足与胃十二指肠溃疡出血致血容量不足有关。

(六)护理措施

1.非手术治疗的护理(包括术前护理)

(1)缓解焦虑和恐惧:关心和安慰患者,给予心理支持,减轻患者的焦虑和恐惧。及时为患者清理呕吐物。情绪紧张者,可遵医嘱适当给予镇静剂。

(2)体位:取平卧位,卧床休息。有呕血者,头偏向一侧。

(3)补充血容量:迅速建立多条畅通的静脉通路,快速输液、输血,必要时可行深静脉穿刺输液。开始输液时速度宜快,待休克纠正后减慢滴速。

(4)采取止血措施:遵医嘱应用止血药物或冰盐水洗胃,以控制出血。

(5)做好病情观察:严密观察患者生命体征的变化,判断、观察和记录呕血、便血情况,观察患者有无口渴、肢端湿冷、尿量减少等循环血量不足的表现。必要时测量中心静脉压并做好记录。观察有无鲜红色血性胃液从胃管流出,以判断有无活动性出血和止血效果。若出血仍在继续,短时间内(6~8小时)需大量输血(大于800 mL)才能维持血压和血细胞比容,或停止输液、输血后，病情又恶化者，应及时报告医师，并配合做好急症手术的准备。

(6)饮食：出血时暂禁食，出血停止后，可进流质或无渣半流质饮食。

2.术后护理

加强术后护理，促进患者早日康复。

四、胃十二指肠溃疡瘢痕性幽门梗阻

胃十二指肠溃疡患者因幽门管、幽门溃疡或十二指肠壶腹部溃疡反复发作形成瘢痕狭窄、幽门痉挛水肿而造成幽门梗阻。

(一)病因与病理

瘢痕性幽门梗阻常见于十二指肠壶腹部溃疡和位于幽门的胃溃疡。溃疡引起幽门梗阻的机制有幽门痉挛、炎性水肿和瘢痕三种，前两种情况是暂时的和可逆的，在炎症消退、痉挛缓解后梗阻解除，无须外科手术；而瘢痕性幽门梗阻属于永久性，需要手术方能解除梗阻。梗阻初期，为克服幽门狭窄，胃蠕动增强，胃壁肌肉代偿性增厚。后期，胃代偿功能减退，失去张力，胃高度扩大，蠕动减弱甚至消失。由于胃内容物潴留引起呕吐而致水、电解质的丢失，导致脱水、低钾低氯性碱中毒；长期慢性不全性幽门梗阻者由于摄入减少，消化吸收不良，患者可出现贫血与营养障碍。

(二)临床表现

1.症状

患者表现为进食后上腹饱胀不适并出现阵发性胃痉挛性疼痛，伴恶心、嗳气与呕吐。呕吐多发生在下午或晚间，呕吐量大，一次达 1 000～2 000 mL，呕吐物内含大量宿食，有腐败酸臭味，但不含胆汁。呕吐后自觉胃部舒适，故患者常自行诱发呕吐以缓解症状。常有少尿、便秘、贫血等慢性消耗表现。体检时可见患者常有消瘦、皮肤干燥、皮肤弹性消失等营养不良的表现。

2.体征

上腹部可见胃型和胃蠕动波，用手轻拍上腹部可闻及振水声。

(三)实验室及其他检查

1.内镜检查

可见胃内有大量潴留的胃液和食物残渣。

2.X线钡餐检查

可见胃高度扩张，24 小时后仍有钡剂存留(正常 24 小时排空)。已明确幽门梗阻者避免做此检查。

(四)治疗要点

瘢痕性幽门梗阻以手术治疗为主。最常用的术式是胃大部切除术，但年龄较大、身体状况极差或合并其他严重内科疾病者，可行胃空肠吻合加迷走神经切断术。

(五)常见护理诊断/问题

1.体液不足

体液不足与大量呕吐、胃肠减压引起水、电解质的丢失有关。

2.营养失调：低于机体需要量

营养失调：低于机体需要量与幽门梗阻致摄入不足、禁食和消耗、丢失体液有关。

(六)护理措施

1.术前护理

(1)静脉输液:根据医嘱和电解质检测结果合理安排输液种类和速度,以纠正脱水及低钾、低氯性碱中毒。密切观察及准确记录 24 小时出入量,为静脉补液提供依据。

(2)饮食与营养支持:非完全梗阻者可给予无渣半流质饮食,完全梗阻者术前应禁食水,以减少胃内容物潴留。根据医嘱于手术前给予肠外营养,必要时输血或其他血液制品,以纠正营养不良、贫血和低蛋白血症,提高患者对手术的耐受力。

(3)采取有效措施,减轻疼痛,增进舒适。①禁食,胃肠减压:完全幽门梗阻患者,给予禁食,保持有效胃肠减压,减少胃内积气、积液,减轻胃内张力。必要时遵医嘱给予解痉药物,以减轻疼痛,增加患者的舒适度。②体位:取半卧位,卧床休息。呕吐时,头偏向一侧。呕吐后及时为患者清理呕吐物。情绪紧张者,可遵医嘱给予镇静剂。

(4)洗胃:完全幽门梗阻者,除持续胃肠减压排空胃内潴留物外,须做术前胃的准备,即术前 3 天每晚用 300～500 mL 温盐水洗胃,以减轻胃黏膜水肿和炎症,有利于术后吻合口愈合。

2.术后护理

加强术后护理,促进患者早日康复。

(曹玉娇)

第五节　肠　梗　阻

一、概述

肠梗阻指肠内容物在肠道中通过受阻,为常见急腹症,可因多种因素引起。起病初梗阻肠段先有解剖和功能性改变,继则发生体液和电解质的丢失、肠壁循环障碍坏死和继发感染,最后可致毒血症休克死亡。当然如能及时诊断积极治疗大多能逆转病情的发展以至治愈。

二、病因

(一)机械性肠梗阻

1.肠外原因

(1)粘连与粘连带压迫:粘连可引起肠折叠扭转而造成梗阻。先天性粘连带较多见于小儿;腹部手术或腹内炎症产生的粘连是成人肠梗阻最常见的原因,但少数病例可无腹部手术及炎症史。

(2)嵌顿性外疝或内疝。

(3)肠扭转常由于粘连所致。

(4)肠外肿瘤或腹块压迫。

2.肠管本身的原因

(1)先天性狭窄和闭孔畸形。

(2)炎症肿瘤吻合手术及其他因素所致的狭窄。例如,炎症性肠病肠结核放射性损伤肠肿瘤

(尤其是结肠瘤)肠吻合等。

(3)肠套叠在成人较少见,多因息肉或其他肠管病变引起。

3.肠腔内原因

由于成团蛔虫异物或粪块等引起肠梗阻已不常见。巨大胆石通过胆囊或胆总管-指肠瘘管进入肠腔,产生胆石性肠梗阻的病例时有报道。

(二)动力性肠梗阻

1.麻痹性

腹部大手术后腹膜炎、腹部外伤、腹膜后出血、某些药物肺炎、脓胸脓毒血症、低钾血症或其他全身性代谢紊乱均可并发麻痹性肠梗阻。

2.痉挛性

肠道炎症及神经系统功能紊乱均可引起肠管暂时性痉挛。

(三)血管性肠梗阻

肠系膜动脉栓塞或血栓形成和肠系膜静脉血栓形成为主要病因。各种病因引起肠梗阻的频率随年代地区、民族医疗卫生条件等不同而有所不同。例如,年前嵌顿疝所致的机械性肠梗阻的发生率最高,随着医疗水平的提高、预防性疝修补术得到普及,现已明显减少。而粘连所致的肠梗阻的发生率明显上升。

三、病理改变

单纯性完全机械性肠梗阻发生后,梗阻部位以上的肠腔扩张,肠壁变薄,黏膜易有糜烂和溃疡发生,浆膜可被撕裂,整个肠壁可因血供障碍而坏死穿孔,梗阻以下部分肠管多呈空虚坍陷。

麻痹性肠梗阻时肠管扩张肠壁变薄。

在绞窄性肠梗阻的早期,由于静脉回流受阻,小静脉和毛细血管可发生淤血、通透性增加,甚至破裂而渗出血浆或血液,此时肠管内因充血和水肿而呈紫色,继而出现动脉血流受阻、血栓形成,肠壁因缺血而坏死,肠内细菌和毒素可通过损伤的肠壁进入腹腔,坏死的肠管呈紫黑色最后可自行破裂。

四、病理生理

肠梗阻的主要病理生理改变为膨胀体液和电解质的丢失,以及感染和毒血症。这些改变的严重程度视梗阻部位的高低、梗阻时间的长短及肠壁有无血液供应障碍而不同。

(一)肠膨胀

机械性肠梗阻时,梗阻以上的肠腔因积液积气而膨胀,肠段对梗阻的最先反应是增强蠕动,而强烈的蠕动引起肠绞痛。此时食管上端括约肌发生反射性松弛,患者在吸气时不自觉地将大量空气吞入胃肠,因此肠腔积气的70%是咽下的空气,其中大部分是氮气,不易被胃肠吸收,其余30%的积气是肠内酸碱中和与细菌发酵作用产生的,或自备注弥散至肠腔的CO_2、H_2、CH_4等气体。正常成人每天消化道分泌的唾液、胃液、胆液、胰液和肠液的总量约8 L,绝大部分被小肠黏膜吸收,以保持体液平衡。肠梗阻时大量液体和气体聚积在梗阻近端引起肠膨胀,而膨胀能抑制肠壁黏膜吸收水分,以后又刺激其增加分泌,如此肠腔内液体越积越多,使肠膨胀进行性加重。在单纯性肠梗阻,肠管内压力一般较低,初是常低于0.8 kPa(8 cmH_2O)。

但随着梗阻时间的延长,肠管内压力甚至可达到1.8 kPa(18 cmH_2O)。结肠梗阻止肠腔内压力平均多在 2.5 kPa(25 cmH_2O)。结肠梗阻时肠腔内压力平均多在 2.5 kPa(25 cmH_2O)以上,甚至有高到 5.2 kPa(52 cmH_2O)水柱。肠管内压力的增高可使肠壁静脉回流障碍,引起肠壁充血水肿,通透性增加。肠管内压力继续增高可使肠壁血流阻断使单纯性肠梗阻变为绞窄性肠梗阻。严重的肠膨胀甚至可使横膈抬高,影响患者的呼吸和循环功能。

(二)体液和电解质的丢失

肠梗阻时肠膨胀可引起反射性呕吐。高位小肠梗阻时呕吐频繁,大量水分和电解质被排出体外。如梗阻位于幽门或十二指肠上段,呕出过多胃酸,则易产生脱水和低氯低钾性碱中毒。如梗阻位于十二指肠下段或空肠上段,则重碳酸盐的丢失严重。低位肠梗阻,呕吐虽远不如高位者少见,但因肠黏膜吸收功能降低而分泌液量增多,梗阻以上肠腔中积留大量液体,有时多达 5～10 L,内含大量碳酸氢钠。这些液体虽未被排出体外,但封闭在肠腔内不能进入血液,等于体液的丢失。此外,过度的肠膨胀影响静脉回流,导致肠壁水肿和血浆外渗,在绞窄性肠梗阻时,血和血浆的丢失尤其严重。因此,患者多发生脱水伴少尿、氮质血症和酸中毒。如脱水持续,血液进一步浓缩,则导致低血压和低血容量休克。失钾和不进饮食所致的血钾过低可引起肠麻痹,进而加重肠梗阻的发展。

(三)感染和毒血症

正常人的肠蠕动使肠内容物经常向前流动和更新,因此小肠内是无菌的,或只有极少数细菌。单纯性机械性小肠梗阻时,肠内纵有细菌和毒素也不能通过正常的肠黏膜屏障,因而危害不大。若梗阻转变为绞窄性,开始时静脉血流被阻断,受累的肠壁渗出大量血液和血浆,使血容量进一步减少,继而动脉血流被阻断而加速肠壁的缺血性坏死。绞窄段肠腔中的液体含大量细菌(如梭状芽孢杆菌、链球菌、大肠埃希菌等)、血液和坏死组织,细菌的毒素及血液和坏死组织的分解产物均具有极强的毒性。这种液体通过破损或穿孔的肠壁进入腹腔后,可引起强烈的腹膜刺激和感染,被腹膜吸收后,则引起脓毒血症。严重的腹膜炎和毒血症是导致肠梗阻患者死亡的主要原因。

除上述三项主要的病理生理改变之外,如发生绞窄性肠梗阻往往还伴有肠壁、腹腔和肠腔内的渗血,绞窄的肠袢越长,失血量越大,亦是导致肠梗阻患者死亡的原因之一。

五、临床表现

症状和体征典型的肠梗阻是不难诊断的,但缺乏典型表现者诊断较困难。腹部 X 线透视或摄片检查对证实临床诊断、确定肠梗阻的部位很有帮助。正常人腹部 X 线平片上只能在胃和结肠内见到少量气体。如小肠内有气体和液平面,表明肠内容物通过障碍,提示肠梗阻的存在。急性小肠梗阻通常要经过 6 小时肠内才会积聚足够的液体和气体,形成明显的液平面经过 12 小时,肠扩张的程度肯定达到诊断水平。结肠梗阻发展到X线征象出现的时间就更长。充气的小肠特别是空肠可从横绕肠管的环状襞加以辨认,并可与具有结肠袋影的结肠相区别。此外,典型的小肠肠型多在腹中央部分,而结肠影在腹周围或在盆腔。根据患者体力情况可采用立或卧式,从正位或侧位摄片,必要时进行系列摄片。

肠梗阻的诊断确定后,应进步鉴别梗阻的类型。因于治疗及预后方面差异很大,如机械性肠梗阻多需手术解除,动力性肠梗阻则可用保守疗法治愈,绞窄性肠梗阻应尽早进行手术,而单纯性机械性肠梗阻可先试行保守治疗。应鉴别之点如下。

(一)鉴别机械性肠梗阻和动力性肠梗阻

首先要从病史上分析有无机械梗阻因素。动力性肠梗阻包括常见的麻痹性和少见的痉挛性肠梗阻。机械性肠梗阻的特征是阵发性肠绞痛、肠鸣音亢进和非对称性腹胀;而麻痹性肠梗阻的特征为无绞痛、肠鸣音消失和全腹均匀膨胀;痉挛性肠梗阻可有剧烈腹痛突然发作和消失,间歇期不规则,肠鸣音减弱而不消失,但无腹胀。腹部X线平片有助于两者的鉴别:机械性梗阻的肠胀气局限于梗阻部位以上的肠段;麻痹性梗阻时,全部胃、小肠和结肠均有胀气,程度大致相同;痉挛性梗阻时,肠无明显胀气和扩张。每隔分钟拍摄正、侧位腹部平片以观察小肠有无运动,常可鉴别机械性与麻痹性肠梗阻。

(二)鉴别单纯性肠梗阻和绞窄性肠梗阻

绞窄性肠梗阻可发生于单纯性机械性肠梗阻的基础上,单纯性肠梗阻因治疗不善而转变为绞窄性肠梗阻的占15%～43%,一般认为出现下列征象应疑有绞窄性肠梗阻。

(1)急骤发生的剧烈腹痛持续不减,或由阵发性绞痛转变为持续性腹痛,疼痛的部位较为固定。若腹痛涉及背部提示肠系膜受到牵拉,更提示为绞窄性肠梗阻。

(2)腹部有压痛、反跳痛和腹肌强直,腹胀与肠鸣音亢进则不明显。

(3)呕吐物、胃肠减压引流物、腹腔穿刺液含血液,亦可有便血。

(4)全身情况急剧恶化,毒血症表现明显,可出现休克。

(5)X线平片检查可见梗阻部位以上肠段扩张并充满液体,状若肿瘤或呈"C"形面被称为"咖啡豆征",在扩张的肠管间常可见有腹水。

(三)鉴别小肠梗阻和结肠梗阻

高位小肠梗阻呕吐频繁而腹胀较轻,低位小肠梗阻则反之。结肠梗阻的临床表现与低位小肠梗阻相似。但腹部X线平片检查则可区别。小肠梗阻是充气之肠袢遍及全腹,液平较多,而结肠则不显示。若为结肠梗阻则在腹部周围可见扩张的结肠和袋形,小肠内积气则不明显。

(四)鉴别完全性肠梗阻和不完全性肠梗阻

完全性肠梗阻多为急性发作而且症状明显,不完全性肠梗阻则多为慢性梗阻,症状不明显,往往为间歇性发作。X线平片检查完全性肠梗阻者肠袢充气扩张明显,不完全性肠梗阻则反之。

(五)肠梗阻病因的鉴别诊断

判断病因可从年龄、病史、体检、X线检查等方面的分析着手。例如,以往有过腹部手术、创伤、感染的病史,应考虑肠粘连或粘连带所致的梗阻;如患者有肺结核,应想到肠结核或腹膜结核引起肠梗阻的可能。遇风湿性心瓣膜病伴心房纤颤、动脉粥样硬化或闭塞性动脉内膜炎的患者,应考虑肠系膜动脉栓塞;而门静脉高压和门静脉炎可致门静脉栓塞。这些动静脉血流受阻是血管性肠梗阻的常见原因。在儿童中,蛔虫引起肠堵塞偶可见到;3岁以下婴幼儿中原发性肠套叠多见;青、中年患者的常见病因是肠粘连、嵌顿性外疝和肠扭转;老年人的常见病因是结肠癌、乙状结肠扭转和粪块堵塞,而结肠梗阻病例的90%为癌性梗阻。成人中肠套叠少见,多继发于Meckel憩室、肠息肉和肿瘤。在腹部检查时,要特别注意腹部手术切口瘢痕和隐蔽的外疝。

腹痛、呕吐、腹胀、便秘和停止排气是肠梗阻的典型症状但在各类肠梗阻中轻重并不一致。

1.腹痛

肠梗阻的患者大多有腹痛。在急性完全性机械性小肠梗阻患者中,腹痛表现为阵发性绞痛。是由梗阻部位以上的肠管强烈蠕动所引起,多位于腹中部,常突然发作,逐步加剧至高峰,持续数分钟后缓解。间隙期可以完全无痛,但过段时间后可以再发,绞痛的程度和间隙期的长短则视梗阻部位的高低和病情的缓急而异，一般而言，十二指肠、上段空肠梗阻时呕吐可起减压作用，患者绞痛较轻。而低位回肠梗阻则可因肠胀气抑制肠蠕动，故绞痛亦轻。唯急性空肠梗阻时绞痛较剧烈，一般每 2～5 分钟即发作一次。不完全性肠梗阻腹痛较轻，在一阵肠鸣或排气后可见缓解。慢性肠梗阻亦然，且间隙期亦长。急性机械性结肠梗阻时腹痛多在下腹部，一般较小肠梗阻为轻。结肠梗阻时若回盲瓣功能正常，结肠内容物不能逆流到小肠，肠腔因而逐渐扩大，压力增高，因之除阵发性绞痛外可有持续性钝痛。此种情况的出现应注意有闭袢性肠梗阻的可能性。发作间隙期的持续性钝痛亦是绞窄性肠梗阻的早期表现。如若肠壁已发生缺血坏死则呈持续性剧烈腹痛。至于麻痹性肠梗阻，由于肠肌已无蠕动能力，故无肠绞痛发作，可由高度肠管膨胀而引起腹部持续性胀痛。

2.呕吐

肠梗阻患者几乎都有呕吐，早期为反射性呕吐，吐出物多为胃内容物。后期则为反流性呕吐，因梗阻部位高低而不同，部位越高，呕吐越频越剧烈。低位小肠梗阻时呕吐较轻亦较疏。结肠梗阻时，由于回盲瓣可以阻止反流故早期可无呕吐，但后期回盲瓣因肠腔过度充盈而关闭不全时亦有较剧烈的呕吐，吐出物可含粪汁。

3.腹胀

腹胀是较迟出现的症状，其程度与梗阻部位有关。高位小肠梗阻由于频繁呕吐多无明显腹胀；低位小肠梗阻或结肠梗阻的晚期常有显著的全腹膨胀。闭袢性梗阻的肠段膨胀很突出，常呈不对称的局部膨胀。麻痹性肠梗阻时，全部肠管均膨胀扩大，故腹胀显著。

4.便秘和停止排气

完全性肠梗阻时，患者排便和排气现象消失。但在高位小肠梗阻的最初2～3 天，如梗阻以下肠腔内积存了粪便和气体，则仍有排便和排气现象，不能因此否定完全性梗阻的存在。同样，在绞窄性肠梗阻如肠扭转、肠套叠以及结肠癌所致的肠梗阻等都仍可有血便或脓血便排出。

5.全身症状

单纯性肠梗阻患者一般无明显的全身症状，但呕吐频繁和腹胀严重者必有脱水，血钾过低者有疲软、嗜睡、乏力和心律失常等症状。绞窄性肠梗阻患者的全身症状最显著，早期即有虚脱，很快进入休克状态。伴有腹腔感染者，腹痛持续并扩散至全腹，同时有畏寒、发热、白细胞数增多等感染和毒血症表现。

六、治疗措施

肠梗阻的治疗方法取决于梗阻的原因、性质、部位、病情和患者的全身情况。但不论采取何种治疗方法，纠正肠梗阻所引起的水、电解质和酸碱平衡的失调，做胃肠减压以改善梗阻部位以上肠段的血液循环及控制感染等皆属必要。

(一)纠正脱水、电解质丢失和酸碱平衡失调

脱水与电解质的丢失与病情与病类有关。应根据临床经验与血化验结果予以估计。一般成人症状较轻的约需补液 1 500 mL，有明显呕吐的则需补 3 000 mL，而伴周围循环虚脱和低血压时则需补液4 000 mL以上。若病情一时不能缓解则尚需补给从胃肠减压及尿中排泄的量，以及正常的每天需要量。当尿量排泄正常时，尚需补给钾盐。低位肠梗阻多因碱性肠液丢失易有酸中毒，而高位肠梗阻则因胃液和钾的丢失易发生碱中毒，皆应予相应的纠正。在绞窄性肠梗阻和机械性肠梗阻的晚期，可有血浆和全血的丢失，产生血液浓缩或血容量的不足，故尚应补给全血

或血浆、白蛋白等方能有效地纠正循环障碍。

在制订或修改此项计划时，必须根据患者的呕吐情况、脱水体征，每小时尿量和尿比重，血钠离子、钾离子、氯离子、二氧化碳结合力、血肌酐及血细胞压积、中心静脉压的测定结果加以调整。由于酸中毒、血浓缩、钾离子从细胞内逸出，血钾测定有时不能真实地反映细胞缺钾情况。而应进行心电图检查作为补充。补充体液和电解质、纠正酸碱平衡失调的目的在于维持机体内环境的相对稳定，保持机体的抗病能力，使患者在肠梗阻解除之前渡过难关，能在有利的条件下经受外科手术治疗。

（二）胃肠减压

通过胃肠插管减压可引出吞入的气体和滞留的液体，解除肠膨胀，避免吸入性肺炎，减轻呕吐，改善由于腹胀引起的循环和呼吸窘迫症状，在一定程度上能改善梗阻以上肠管的淤血、水肿和血液循环。少数轻型单纯性肠梗阻经有效的减压后肠腔可恢复通畅。胃肠减压可减少手术操作困难，增加手术的安全性。

减压管般有两种：较短的一种（Levin 管）可放置在胃或十二指肠内，操作方便，对高位小肠梗阻减压有效；另一种减压管长数米（Miller-Abbott 管），适用于较低位小肠梗阻和麻痹性肠梗阻的减压，但操作费时，放置时需要 X 线透视以确定管端的位置。结肠梗阻发生肠膨胀时，插管减压无效，常需手术减压。

（三）控制感染和毒血症

肠梗阻时间过长或发生绞窄时，肠壁和腹膜常有多种细菌感染（如大肠埃希菌、梭形芽孢杆菌、链球菌等），积极地采用以抗革兰阴性杆菌为重点的广谱抗生素静脉滴注治疗十分重要，动物试验和临床实践都证实应用抗生素可以显著降低肠梗阻的死亡率。

（四）解除梗阻恢复肠道功能

对单纯性机械性肠梗阻，尤其是早期不完全性肠梗阻，如由蛔虫、粪块堵塞或炎症粘连所致的肠梗阻等可做非手术治疗。早期肠套叠、肠扭转引起的肠梗阻亦可在严密的观察下先行非手术治疗。动力性肠梗阻除非伴有外科情况，不需手术治疗。

非手术治疗除前述各项治疗外尚可加用下列措施。

(1)油类：可用液状石蜡、生豆油或菜油 200～300 mL 分次口服或由胃肠减压管注入。适用于病情较重，体质较弱者。

(2)麻痹性肠梗阻如无外科情况可用新斯的明注射、腹部芒硝热敷等治疗。

(3)针刺足三里、中脘、天枢、内关、合谷、内庭等穴位可作为辅助治疗。

绝大多数机械性肠梗阻需做外科手术治疗，缺血性肠梗阻和绞窄性肠梗阻更宜及时手术处理。

外科手术的主要内容：①松解粘连或嵌顿性疝，整复扭转或套叠的肠管等，以消除梗阻的局部原因。②切除坏死的或有肿瘤的肠段，引流脓肿等，以清除局部病变。③肠造瘘术可解除肠膨胀，便利肠段切除，肠吻合术可绕过病变肠段，恢复肠道的通畅。

七、急救护理

急性肠梗阻护理要点是围绕矫正因肠梗阻引起的全身性生理紊乱和解除梗阻而采取的相应措施，即胃肠减压，纠正水、电解质紊乱和酸碱失衡，防治感染和中毒。采用非手术疗法过程中，需严密观察病情变化。如病情不见好转或继续恶化，应及时为医师提供信息，修改治疗方案。有适应证者积极完善术前准备，尽早手术解除梗阻，加强围术期护理。

（一）护理目标

（1）严密观察病情变化，使患者迅速进入诊断、治疗程序。

（2）维持有效的胃肠减压。

（3）减轻症状：如疼痛、腹胀、呼吸困难等。

（4）加强基础护理，增加患者的舒适感。

（5）做好水分、电解质管理。

（6）预防各种并发症，提高救治成功率。

（7）加强心理护理，增强患者战胜疾病的信心。

（8）帮助患者及家属掌握自护知识，为患者回归正常生活做准备。

（二）护理措施

1.密切观察病情变化

（1）意识表情变化能够反映中枢神经系统血液灌注情况。意识由清醒变模糊或昏迷提示病情加重。

（2）监测患者血压、脉搏、呼吸、体温，每15～30分钟1次，记录尿量，观察腹痛、腹胀、呕吐、肛门排气排便情况。如果患者有口渴、尿量减少、脉率增快、脉压缩小、烦躁不安、面色苍白等表现，为早期休克征象，应加快输液速度，配合医师进行抢救。早期单纯性肠梗阻患者，全身情况无明显变化，后因呕吐，水、电解质紊乱，可出现脉搏细速、血压下降、面色苍白、眼球凹陷、皮肤弹性减退，四肢发凉等中毒性休克征象，尤以绞窄性肠梗阻更为严重。

（3）注意有无突发的剧烈腹痛、腹胀明显加重等异常情况。若出现持续剧烈的腹痛，频繁的呕吐，非手术治疗疗效不明显，有明显的腹膜炎表现及呕血、便血等症状为绞窄性肠梗阻表现，应尽早配合医师行手术治疗。

（4）术后密切观察患者术后一般情况，应30～60分钟测血压、脉搏1次，平稳后可根据医嘱延长测定时间。对重症患者进行心电监护，预防中毒性休克。如发现异常情况要及时通知医师，做好抢救工作。

（5）保持各引流管通畅，妥善固定，防止挤压扭曲，同时密切观察引流液的性状，如量、颜色、气味等。

2.胃肠减压的护理

（1）肠梗阻的急性期须禁食，并保持有效的胃肠减压。胃肠减压可吸出肠道内气体和液体，减轻腹胀，降低肠腔内压力，改善肠壁血液循环，有利于改善局部病变及全身情况。关心安慰患者，讲解胃肠减压的作用及重要性，使患者重视胃肠减压的作用。

（2）妥善固定胃管，每2小时抽吸1次，避免折曲或脱出，保持引流通畅，若引流不畅时可用等渗盐水冲洗胃管，观察引出物的色、质、量并记录。

（3）避免胃内存留大量的液体和气体影响药物的保存和吸收。注药操作时，动作要轻柔，避免牵拉胃管引起患者不适，注射完毕，一定要夹紧胃管2～3小时，以利于药物吸收及进入肠道。

（4）动态观察胃肠吸出物的颜色及量。若吸出物减少及变清，肠鸣音恢复，表示梗阻正在缓解；若吸出物的量较多，有粪臭味或呈血性，表示肠梗阻未解除，促使细菌繁殖或者引起肠管血液循环障碍，应及早通知医师，采取合理手术治疗。

（5）术后更应加强胃肠减压的护理。每天记录胃液量，便于医师参考补液治疗。注意胃液性质，发现有大量血性液体引出时，应及时报告医师处理。

3.体位和活动的护理

(1)非手术患者卧床休息。在血压稳定的情况下，可采取半卧位，以减轻腹痛、腹胀，并有利于呼吸。

(2)术后待生命体征平稳后采用半卧位，以利于腹腔内渗出液流向盆腔而利于吸收(盆腔内腹膜吸收能力较强)，使感染局限化，减少膈下感染，减轻腹部张力，减轻切口疼痛，有利于切口愈合。有造瘘口者应向造瘘口侧侧卧，以防肠内大便或肠液流出污染腹部切口或从造瘘口基底部刀口流入肠腔而致感染。护理人员应经常协助患者维持好半卧位。

(3)指导和协助患者活动。术后 6 小时血压平稳后可在床上翻身，动作宜小且轻缓，术后第一天可协助坐起并拍背促进排痰。同时鼓励患者早期下床活动，有利于肠蠕动恢复，防止肠粘连，促进生理功能和体力的恢复，防止肺不张。

(4)被动、主动活动双下肢，防止下肢静脉血栓形成。瘦、弱、年老的患者同时要特别注意骶尾部的皮肤护理，防止因受压过久发生压疮。

4.腹痛的护理

(1)患者主诉疼痛时应立即采取相应的处理措施，如给予舒适的体位、同情安慰患者、让患者做深呼吸。但在明确诊断前禁用强镇痛药物。

(2)禁食，保持有效的胃肠减压。

(3)观察腹疼的部位、性质、程度、进展情况。单纯性机械性肠梗阻一般为阵发性剧烈绞痛；绞窄性肠梗阻腹痛往往为持续性腹痛伴有阵发性加重，疼痛也较剧烈；麻痹性肠梗阻腹痛往往不明显，阵发性绞痛尤为少见；结肠梗阻一般为胀痛。要观察生命体征变化，判断有无绞窄性肠梗阻及休克的发生，为治疗时机选择提供依据。

5.呕吐的观察及护理

(1)呕吐时，协助患者坐起或使其头侧向一边，及时清理呕吐物，防止窒息和引起吸入性肺炎。

(2)呕吐后用温开水漱口，保持口腔清洁，清洁颜面部，并观察记录呕吐时间、次数、性质、量等。维持口腔清洁卫生，口腔护理每天 2 次，防止口腔感染。

(3)若留置胃肠减压后仍出现呕吐者，应考虑是否存在引流不畅，检查胃管的深度是否移位或脱出，管道是否打折、扭曲，管腔是否堵塞，应及时给予相应的处理。

6.腹部体征的观察及护理

(1)评估、记录腹胀的程度，观察病情变化。观察腹部外形，每小时听诊肠鸣音 1 次，腹胀伴有阵发性腹绞痛，肠鸣音亢进，甚至有气过水声或金属音，应严密观察。麻痹性肠梗阻时全腹膨胀显著，但不伴有肠型；闭袢性肠梗阻可以出现局部膨胀；结肠梗阻因回盲瓣关闭可以显示腹部高度膨胀，而且往往不对称。

(2)动态观察是否有肛门排气、排便。

(3)减轻腹胀的措施有胃管引流，保持有效负压吸引。热敷或按摩腹部。如无绞窄性肠梗阻，可从胃管注入液状石蜡，每次 20～30 mL，促进排气、排便。

7.加强水、电解质管理

(1)准确记录 24 小时液体出入量、每小时尿量，作为调整输液量的参考指标。

(2)遵医嘱尽快补充水和电解质的丢失。护士应科学、合理地安排补液顺序。危及生命的电解质紊乱，如低钾，要优先补给。

(3)维持有效的静脉通道，必要时建立中心静脉通道。加强局部护理。

8.预防感染的护理

(1)为患者执行各项治疗、操作时严格遵守无菌技术原则。接触患者前后均用流水洗手，防止交叉感染。

(2)有引流管者，应每天更换引流袋，保持引流通畅。

(3)禁食和胃肠减压期间应用生理盐水或漱口液口腔护理，每天3次，防止口腔炎的发生。

(4)留置导尿管者应用0.1%苯扎溴铵消毒尿道口或抹洗外阴，每天3次。

(5)加强皮肤护理，及时擦干汗液、清理呕吐物、更换衣被。每2小时变换体位1次，按摩骨突部位，防止压疮的发生。

9.引流管的护理

(1)术后因病情需要放置腹腔引流管，护士应明确引流管的放置位置及作用，注意引流管是否固定牢固，有无扭曲、阻塞等。

(2)术后每30分钟挤压1次引流管，以避免管腔被血块堵塞，保持引流管通畅。

(3)注意观察引流液的量及性质，及时准确地向医师报告病情。

(4)在操作过程中注意无菌操作，防止逆行感染。

10.饮食护理

待胃肠功能恢复，肛门排气后给患者少量流质饮食。肠切除者，应在肛门排气后1～2天后才能开始进食流质饮食。进食后如无不适，逐渐过渡至半流、软质、普通饮食。给予无刺激、易消化、营养丰富及富含纤维素的食物。有造瘘口者避免进食产气、产酸和刺激性食物如蛋、洋葱、芹菜、蒜或含糖高的食物，以免产生臭气。随着病情恢复，造瘘口功能的健全，2周左右可进容易消化的少渣普通食物及含纤维素高的食物，不但可使粪便成形，便于护理，而且起到扩张造瘘口的作用。

（曹玉娇）

第六节 肝脓肿

一、细菌性肝脓肿患者的护理

当全身性细菌感染，特别是腹腔内感染时，细菌侵入肝脏，如果患者抵抗力弱，可发生细菌性肝脓肿。细菌可以从下列途径进入肝脏。①胆道：细菌沿着胆管上行，是引起细菌性肝脓肿的主要原因。包括胆石、胆囊炎、胆道蛔虫、其他原因所致胆管狭窄与阻塞等。②肝动脉：体内任何部位的化脓性病变，细菌可经肝动脉进入肝脏。如败血症、化脓性骨髓炎、痈、疔等。③门静脉：已较少见，如坏疽性阑尾炎、细菌性痢疾等，细菌可经门静脉入肝。④肝开放性损伤：细菌可直接经伤口进入肝，引起感染而形成脓肿。细菌性肝脓肿的致病菌多为大肠埃希菌、金黄色葡萄球菌、厌氧链球菌等。肝脓肿可以是单个脓肿，也可以是多个小脓肿，数个小脓肿可以融合成为一个大脓肿。

(一)护理评估

1.健康史

注意询问有无胆道感染和胆道疾病、全身其他部位的化脓性感染特别是肠道的化脓性感染、肝脏外伤病史,是否有肝脓肿病史,是否进行过系统治疗。

2.身体状况

本病通常继发于某种感染性先驱疾病,起病急,主要症状为骤起寒战、高热、肝区疼痛和肝大。体温可高达39～40 ℃,多表现为弛张热,伴有大汗、恶心、呕吐、食欲缺乏。肝区疼痛多为持续性钝痛或胀痛,有时可伴有右肩牵涉痛,右下胸及肝区叩击痛,增大的肝有压痛。肝前下缘比较表浅的脓肿,可有右上腹肌紧张和局部明显触痛。巨大的肝脓肿可使右季肋区呈饱满状态,甚至可见局限性隆起,局部皮肤可出现凹陷性水肿。严重时或并发胆道梗阻者,可出现黄疸。

3.心理-社会状况

细菌性肝脓肿起病急剧,症状重,如果治疗不彻底容易反复发作转为慢性,并且细菌性肝脓肿极易引起严重的全身性感染,导致感染性休克,患者产生焦虑。

4.辅助检查

(1)血液检查:化验检查白细胞计数及中性粒细胞增多,有时出现贫血。肝功能检查可出现不同程度的损害和低蛋白血症。

(2)胸腹部X线检查:右叶脓肿可见右膈肌升高,运动受限;肝影增大或局限性隆起;有时伴有反应性胸膜炎或胸腔积液。

(3)B超:在肝内可显示液平段,可明确其部位和大小,阳性诊断率在96%以上,为首选的检查方法。必要时可做CT检查。

(4)诊断性穿刺:抽出脓液即可证实本病。

(5)细菌培养:脓液细菌培养有助于明确致病菌,选择敏感的抗生素,并与阿米巴性肝脓肿相鉴别。

5.治疗要点

(1)全身支持疗法:给予充分营养,纠正水和电解质及酸碱平衡失调,必要时少量多次输血和血浆以纠正低蛋白血症,增强机体抵抗力。

(2)抗生素治疗:应使用大剂量抗生素。由于肝脓肿的致病菌以大肠埃希菌、金黄色葡萄球菌和厌氧性细菌最为常见,在未确定病原菌之前,可首选对此类细菌有效的抗生素,然后根据细菌培养和抗生素敏感试验结果选用有效的抗生素。

(3)经皮肝穿刺脓肿置管引流术:适用于单个较大的脓肿。在B超引导下进行穿刺。

(4)手术治疗:对于较大的单个脓肿,估计有穿破可能,或已经穿破胸腹腔;胆源性肝脓肿;位于肝左外叶脓肿,穿刺易污染腹腔;慢性肝脓肿,应施行经腹切开引流。病程长的慢性局限性厚壁脓肿,也可行肝叶切除或部分肝切除术。多发性小脓肿不宜行手术治疗,但对其中较大的脓肿,也可行切开引流。

(二)护理诊断及合作性问题

1.营养失调

低于机体需要量,与高代谢消耗或慢性消耗病程有关。

2.体温过高

体温过高与感染有关。

3.急性疼痛

急性疼痛与感染及脓肿内压力过高有关。

4.潜在并发症

急性腹膜炎、上消化道出血、感染性休克。

(三)护理目标

患者能维持适当营养,维持体温正常,疼痛减轻,无急性腹膜炎休克等并发症发生。

(四)护理措施

1.术前护理

(1)病情观察,配合抢救中毒性休克。

(2)高热护理:保持病室空气新鲜、通风、温湿度合适,物理降温。衣着适量,及时更换汗湿衣。

(3)维持适当营养:对于非手术治疗和术前的患者,给予高蛋白、高热量饮食,纠正水、电解质平衡失调和低蛋白血症。

(4)遵医嘱正确应用抗生素。

2.术后护理

(1)经皮肝穿刺脓肿置管引流术术后护理:术前做术区皮肤准备,协助医师进行穿刺部位的准确定位。术后向医师询问术中情况及术后有无特殊观察和护理要求。患者返回病房后,观察引流管固定是否牢固,引流液性状,引流管道是否密闭。术后第二天或数天开始进行脓腔冲洗,冲洗液选用等渗盐水(或遵医嘱加用抗生素)。冲洗时速度缓慢,压力不宜过高,估算注入液与引出液的量。每次冲洗结束后,可遵医嘱向脓腔内注入抗生素。待到引流出或冲洗出的液体变清澈,B超检查脓腔直径小于 2 cm 即可拔管。

(2)切开引流术术后护理:切开引流术术后护理遵循腹部手术术后护理的一般要求。除此之外,每天用生理盐水冲洗脓腔,记录引流液量,小于 10 mL 或脓腔容积小于 15 mL,即考虑拔除引流管,改凡士林纱布引流,致脓腔闭合。

3.健康指导

为了预防肝脓肿疾病的发生,应教育人们积极预防和治疗胆道疾病,及时处理身体其他部位的化脓性感染。告知患者应用抗生素和放置引流管的目的和注意事项,取得患者的信任和配合。术后患者应加强营养和提高抵抗力,定期复查。

(五)护理评价

患者是否能维持适当营养,体温是否正常,疼痛是否减轻,有无急性腹膜炎、上消化道出血、感染性休克等并发症发生。

二、阿米巴性肝脓肿患者的护理

阿米巴性肝脓肿是阿米巴肠病的并发症,阿米巴原虫从结肠溃疡处经门静脉血液或淋巴管侵入肝内并发脓肿,常见于肝右叶顶部,多数为单发性。原虫产生溶组织酶,导致肝细胞坏死、液化组织和血液、渗液组成脓肿。

(一)护理评估

1.健康史

注意询问有无阿米巴痢疾病史。

2.身体状况

阿米巴性肝脓肿有着跟细菌性肝脓肿相似的表现，两者的区别详见表 6-1。

表 6-1　细菌性肝脓肿与阿米巴性肝脓肿的鉴别

鉴别要点	细菌性肝脓肿	阿米巴性肝脓肿
病史	继发于胆道感染或其他化脓性疾病	继发于阿米巴痢疾后
症状	病情急骤严重，全身中毒症状明显，有寒战、高热	起病较缓慢，病程较长，可有高热，或不规则发热、盗汗
血液化验	白细胞计数及中性粒细胞可明显增加。血液细菌培养可阳性	白细胞计数可增加，如无继发细菌感染液细菌培养阴性。血清学阿米巴抗体检查阳性
粪便检查	无特殊表现	部分患者可找到阿米巴滋养体或结肠溃面（乙状结肠镜检）黏液或刮取涂片可找阿米巴滋养体或包囊
脓液	多为黄白色脓液，涂片和培养可发现细菌	大多为棕褐色脓液，无臭味，镜检有时可到阿米巴滋养体。若无混合感染，涂片和培养无细菌
诊断性治疗	抗阿米巴药物治疗无效	抗阿米巴药物治疗有好转
脓肿	较小，常为多发性	较大，多为单发，多见于肝右叶

3.心理-社会状况

由于病程长，忍受较重的痛苦，担忧预后或经济拮据等原因，患者常有焦虑、悲伤或恐惧反应。

4.辅助检查

基本同细菌性肝脓肿。

5.治疗要点

阿米巴性肝脓肿以非手术治疗为主。应用抗阿米巴药物，加强支持疗法纠正低蛋白、贫血等，无效者穿刺置管闭式引流或手术切开引流，多可获得良好的疗效。

（二）护理诊断及合作性问题

1.营养失调

低于机体需要量，与高代谢消耗或慢性消耗病程有关。

2.急性疼痛

与脓肿内压力过高有关。

3.潜在并发症

合并细菌感染。

（三）护理措施

1.非手术疗法和术前护理

（1）加强支持疗法：给予高蛋白、高热量和高维生素饮食，必要时少量多次输新鲜血、补充丙种球蛋白，增强抵抗力。

（2）正确使用抗阿米巴药物，注意观察药物的不良反应。

2.术后护理

除继续做好非手术疗法护理外，重点做好引流的护理。宜用无菌水封瓶闭式引流，每天更换消毒瓶，接口处保持无菌，防止继发细菌感染。如继发细菌感染需使用抗生素。

（王佳佳）

第七节　原发性肝癌

原发性肝癌是指由肝细胞或肝内胆管上皮细胞发生的恶性肿瘤，是我国常见的恶性肿瘤之一，死亡率较高，在恶性肿瘤死亡排位中占第二位。近年来发病率有上升趋势，肝癌的五年生存率很低，预后凶险。原发性肝癌的发病率有较高的地区分布性，本病多见于中年男性，男女性别之比在肝癌高发区中为(3∶1)～(4∶1)，低发区则为(1∶1)～(2∶1)。高发区的发病年龄高峰为40～49岁。

一、病因及发病机制

病因及发病机制尚不清楚，根据高发区的流行病学调查结果表明，下列因素与肝癌的发病关系密切。

(一)病毒性肝炎

在我国，乙型肝炎是原发性肝癌发生的最重要病因，原发性肝癌患者中1/3曾有慢性肝炎病史。肝癌患者血清中乙型肝炎标志物高达90%以上，近年来丙型肝炎与肝癌关系也逐渐引起关注。

(二)肝硬化

原发性肝癌合并肝硬化者占50%～90%，乙肝病毒持续感染与肝细胞癌有密切关系。其过程可能是乙型肝炎病毒引起肝细胞损害继而发生增生或不典型增生，从而对致癌物质敏感。在多病因参与的发病过程中可能有多种基因发生改变，最后导致癌变。

(三)黄曲霉毒素

在肝癌高发区，尤其南方以玉米为主粮的地方调查提示，肝癌流行可能与黄曲霉毒素对粮食的污染有关，其代谢产物黄曲霉毒素 B_1 有强烈致癌作用。

(四)饮水污染

江苏启东的流行病学调查结果发现，饮用池塘水者与饮用井水者的肝癌发病率和病死率有明显差异，可能与池塘水的蓝绿藻产生的微囊藻毒素污染饮用水源有关。

(五)遗传因素

在高发区肝癌有时出现家族聚集现象，尤以共同生活并有血缘关系者的肝癌罹患率高，可能与肝炎病毒垂直传播有关。

(六)其他

饮酒、亚硝胺、农药、某些微量元素含量异常(如铜、锌、钼等)、肝吸虫等因素也被认为与肝癌有关。吸烟和肝癌的关系还待进一步明确。

二、临床表现

(一)症状

肝癌起病隐匿，早期缺乏典型症状，多在肝病随访中或体检普查中，应用血清甲胎蛋白(AFP)及B超检查偶然发现肝癌，此时患者既无症状，体格检查亦缺乏肿瘤本身的体征，此期称之为亚临床肝癌。一旦出现症状而来就诊者其病程大多已进入中、晚期。不同阶段的肝癌，其临床表现有明显差异。

1.肝区疼痛

肝区疼痛最常见，半数以上患者呈间歇性或持续性的钝痛或胀痛，是由于肿块生长迅速，使肝包膜绷紧牵拉所致。当肿瘤侵犯膈肌时，疼痛可向右肩或右背部放射。向右后生长的肿瘤可致右腰疼痛。突然出现剧烈腹痛和腹膜刺激征提示癌结节包膜下出血或向腹腔破溃。

2.消化道症状

食欲缺乏、恶心、呕吐、腹泻、消化不良等，缺乏特异性。

3.全身症状

低热，与癌肿坏死物质吸收有关。此外，还有乏力、消瘦、贫血、全身衰弱等，少数患者晚期呈恶病质，这是由于癌症所致的能量消耗和代谢障碍所致。

4.转移灶症状

如肺转移可出现咳嗽、咯血；胸膜转移可引起胸痛和血性胸腔积液；癌栓栓塞肺动脉，引起肺梗死，可突然出现严重呼吸困难和胸痛；癌栓栓塞下肢静脉，可出现下肢严重水肿；骨转移和脊柱转移，可引起局部压痛或神经受压症状；颅内转移可出现相应的神经定位症状和体征。

5.伴癌综合征

癌肿本身代谢异常，癌组织对机体发生影响而引起的内分泌或代谢异常的一组症候群称之为伴癌综合征。如自发性低血糖症、红细胞增多症，其他罕见的有高脂血症、高钙血症、类癌综合征等。

(二)体征

1.肝大

进行性肝大是常见的特征性体征之一。肝质地坚硬，表面及边缘不光滑，有大小不等结节，伴不同程度的压痛。如癌肿突出于右肋弓下或剑突下，上腹可出现局部隆起或饱满。

2.脾大

脾大多见于合并肝硬化门静脉高压患者，因门静脉或脾静脉有癌栓或癌肿压迫门静脉引起。

3.腹水

因合并肝硬化门静脉高压、门静脉或肝静脉癌栓所致。当癌肿表面破溃时可引起血性腹水。

4.黄疸

当癌肿浸润、破坏肝细胞时，可引起肝细胞性黄疸；当癌肿侵犯肝内胆管或压迫胆管时，可出现阻塞性黄疸。

5.转移灶相应体征

锁骨上淋巴结肿大、胸腔积液的体征、截瘫、偏瘫等。

(三)并发症

肝性脑病、上消化道出血、肝癌结节破裂出血、血性胸腔积液和腹水、继发感染。上述并发症可由肝癌本身或并存的肝硬化引起，常为致死的原因。

三、辅助检查

(一)血清甲胎蛋白(AFP)测定

AFP 是目前诊断肝细胞肝癌最特异性的标志物，是体检普查的项目之一。肝癌患者 AFP

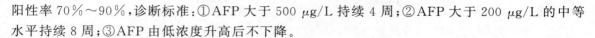

阳性率 70％～90％，诊断标准：①AFP 大于 500 μg/L 持续 4 周；②AFP 大于 200 μg/L 的中等水平持续 8 周；③AFP 由低浓度升高后不下降。

（二）影像学检查

（1）超声显像是目前肝癌筛查的首选检查之一，有助于了解占位性病变的血供。

（2）CT 在反映肝癌的大小、形态、部位、数目等方面有突出的优点，被认为是补充超声显像检查的非侵入性诊断的首选方法。

（3）肝动脉造影是肝癌诊断的重要补充方法，对直径小于 2 cm 的小肝癌的诊断较有价值。

（4）MRI 优点是除显示如 CT 那样的横断面外，还能显示矢状位、冠状位及任意切面。

（三）肝组织活检或细胞学检查

在超声或 CT 引导下活检或细针穿刺行组织学或细胞学检查，是目前确诊直径小于 2 cm 小肝癌的有效方法。缺点是易引起近边缘的肝癌破裂，有促进转移的危险。此方法在非侵入性操作未能确诊时考虑使用。

四、诊断要点

有慢性肝炎病史，原因不明的肝区不适或疼痛；或原有肝病症状加重伴有全身不适、明显的食欲缺乏和消瘦、乏力、发热；肝进行性肿大、压痛、质地坚硬、表面和边缘不光滑。对高危人群血清 AFP 的检测及影像学检查。对既无症状也无体征的亚临床肝癌的诊断主要靠血清 AFP 的检测联合影像学检查。

五、治疗要点

早期治疗是改善肝癌预后的最主要的手段，而治疗方案的选择取决于肝癌的临床分期及患者的体质。

（一）手术治疗

手术治疗作为首选的治疗方法，是影响肝癌预后的最主要因素，是提高生存率的关键。

（二）局部治疗

1.肝动脉化疗栓塞治疗（TACE）

TACE 为原发性肝癌非手术的首选方案，效果较好，应反复多次治疗。机制为先栓塞肿瘤远端血供，再栓塞肿瘤近端肝动脉，使肿瘤难以建立侧支循环，最终引起病灶缺血性坏死，并在动脉内灌注化疗药物。常用栓塞剂有明胶海绵和碘化油。

2.无水乙醇注射疗法（PEI）

PEI 是肿瘤直径小于 3 cm，结节数在 3 个以内，伴肝硬化不能手术患者的首选治疗方法。在B 超引导下经皮肝穿刺入肿瘤内注入无水乙醇，促使肿瘤细胞脱水变性、凝固坏死。

3.物理疗法

局部高温疗法，如微波组织凝固技术、射频消融、高功率聚焦超声治疗、激光等。

（三）其他治疗方法

1.放疗

放疗在肝癌治疗中仍有一定地位，适用于肿瘤较局限，但不能手术者，常与其他治疗方法组成综合治疗。

2.化疗

化疗常用阿霉素(ADM)及其衍生物、顺铂(CDDP)、氟尿嘧啶(5-FU)、丝裂霉素(MMC)和甲氨蝶呤(MTX)等。主张联合用药,单一用药疗效较差。

3.生物治疗

生物治疗常用干扰素、白细胞介素、LAK 细胞、TIL 细胞等,作为辅助治疗之一。

4.中医中药治疗

中医中药治疗用于晚期肝癌患者和肝功能严重失代偿无法耐受其他治疗者,可作为辅助治疗之一。

5.综合治疗

根据患者的具体情况,选择一种或多种治疗方法联合使用,为中、晚期患者的主要治疗方法。

六、常用护理诊断

(一)疼痛

其与肿瘤迅速增大、牵拉肝包膜有关。

(二)预感性悲哀

其与获知疾病预后有关。

(三)营养失调

其与肝功能严重损害、摄入量不足有关。

七、护理措施

(一)一般护理

1.休息与体位

给患者创造安静舒适的休息环境,减少各种不良刺激。协助并指导患者取舒适卧位。为患者创造安静、舒适环境,提高患者对疼痛的耐受性。

2.饮食护理

鼓励进食,给予高蛋白、适量热量、高维生素、易消化饮食,如出现肝性脑病,禁食蛋白质。伴腹水患者,限制水、钠摄入。如出现恶心、呕吐现象,做好口腔护理。在化疗过程中患者往往胃肠道反应明显,可根据其口味适当调整饮食。

3.皮肤护理

晚期肝癌患者极度消瘦,严重营养不良,因为疼痛影响,常拒绝体位变动,因此要加强翻身,皮肤按摩,如出现压疮,做好相应处理。

(二)病情观察

监测生命体征,观察有无肝区疼痛、发热、腹水、黄疸、呕血、便血、24 小时尿量等,以及实验室各项血液生化和免疫学指标,观察有无转移征象。

(三)疼痛护理

晚期癌症患者大部分有中度至重度的疼痛,多为顽固性的剧痛,严重影响生存质量。通过询问病史、观察或运用评估工具来判断疼痛的部位、性质、程度。

1.三阶梯疗法

目前临床普遍推行 WHO 推荐的三阶梯疗法,其原则如下。①按阶梯给药:依药效的强弱

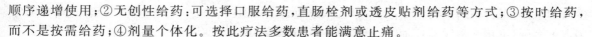

顺序递增使用;②无创性给药:可选择口服给药,直肠栓剂或透皮贴剂给药等方式;③按时给药,而不是按需给药;④剂量个体化。按此疗法多数患者能满意止痛。

(1)第一阶梯:轻度癌痛,可用非阿片类镇痛药,如阿司匹林。

(2)第二阶梯:中度癌痛及第一阶梯治疗效果不理想时,可选用弱阿片类药,如可卡因。

(3)第三阶梯:重度癌痛及第二阶梯治疗效果不理想者,选用强阿片类药,如吗啡。多采用口服缓释或控释剂型。癌痛的治疗中提倡联合用药的方法,加用一些辅助药以协同主药的疗效,减少其用量与不良反应,常用辅助药物:①弱安定药,如地西泮和艾司唑仑等;②强安定药,如氯丙嗪和氟哌利多等;③抗抑郁药,如阿米替林。

向患者说明接受治疗的效果及帮助患者正确用药,对于已掌握的规律性疼痛,在疼痛发生前使用镇痛剂。疼痛减轻或停止时应及时停药。观察止痛疗效及不良反应。

2.其他方法

(1)放松止痛法:通过全身松弛可以阻断或减轻疼痛反应。

(2)心理暗示疗法:可结合各种癌症的治疗方法,暗示患者进行自身调节,告诉患者配合治疗就一定能战胜疾病。

(3)物理止痛法:可通过刺激疼痛周围皮肤或相对应的健侧达到止痛目的。

(4)转移止痛法:让患者取舒适体位,通过回忆、冥想、听音乐、看书报等方法转移注意力,减轻疼痛反应。

(四)肝动脉栓塞化疗护理

化疗是肝癌非手术治疗的首选方法,已在临床上广泛应用,是一种创伤性的非手术治疗。

1.术前护理

(1)向患者和家属解释治疗的必要性、方法、效果。

(2)评估患者的身体状况,必要时先给予支持治疗。

(3)做好各种检查,如血常规、出凝血时间、肝肾功能、心电图、影像学检查等,检查股动脉和足背动脉搏动的强度。

(4)做好碘过敏试验和普鲁卡因过敏试验,如碘过敏试验阳性可用非离子型造影剂。

(5)术前 6 小时禁食禁饮。

(6)术前 0.5 小时可给予镇静剂,并测量血压。

2.术中护理

(1)准备好各种抢救用品和药物。

(2)护士应尽量陪伴在患者的身边,安慰及观察患者。

(3)注射造影剂时,应严格控制注射速度,注射完毕后应密切观察患者有无恶心、心悸、胸闷、皮疹等过敏症状,观察血压的变化。

(4)注射化疗药物后应观察患者有无恶心、呕吐,一旦出现应帮助患者头偏向一侧,备污物盘,指导患者做深呼吸,如使用的化疗药物胃肠道反应很明显,可在注入化疗药物前给予止吐药。

(5)观察患者有无腹痛,如出现轻微腹痛,可向患者解释腹痛的原因,安慰患者,转移注意力;如疼痛较剧,患者不能耐受,可给予止痛药。

3.术后护理

(1)预防穿刺部位出血:拔管后应压迫股动脉穿刺点 15 分钟,绷带包扎后,用沙袋(1～2 kg)压迫6～8 小时;保持穿刺侧肢体平伸 24 小时;术后 8 小时内,应每隔 1 小时观察穿刺部位有无出血和渗血，保持敷料的清洁干燥；一旦发现出血，应立即压迫止血，重新包扎，沙袋压迫；如为穿刺点大血肿，可用无菌注射器抽吸，24 小时后可热敷，促进其吸收。

(2)观察有无血栓形成：应检查两侧足背动脉的搏动是否对称，患者有无肢体麻木、胀痛、皮肤温度降低等，出现上述症状与体征，应立即报告医师及时采取溶栓措施。

(3)观察有无栓塞后综合征：发热、恶心、呕吐、腹痛。如体温超过 39 ℃，可物理降温，必要时用退热药。术中或术后用止吐药，可有效地预防和减轻恶心、呕吐的症状，鼓励患者进食，尽可能满足患者对食物的要求。腹痛是因肿瘤组织坏死、局部组织水肿而引起的，可逐渐缓解，如疼痛剧烈，可使用药物止痛。

(4)密切观察化疗后反应，及时检查肝、肾功能和血常规，及时治疗和抢救。补充足够的液体，鼓励患者多饮水、多排尿，必要时应用利尿剂。

(五)心理护理

肝癌患者的五个阶段的心理反应往往比其他癌症患者更为明显。要充分认识患者的心理反应，对部分出现过激行为，如绝望甚至自杀的患者，要给予正确的心理疏导；同时建立良好的护患关系，减轻患者恐惧。对于晚期患者，特别要维护其尊严，并做好临终护理。

(六)健康教育

1.疾病知识指导

原发性肝癌应以预防为主。临床证明，肝炎、肝硬化、肝癌的关系密切。因此，患病毒性肝炎的患者应及时正确治疗，防止转变为肝硬化，非乙型肝炎病毒携带者应注射乙型肝炎疫苗。加强锻炼，增强体质，注意保暖。

2.生活指导

禁食含有黄曲霉素的霉变食物，特别是发霉的花生和玉米，禁饮酒。肝癌伴有肝硬化者，特别是伴食管-胃底静脉曲张的患者，应避免粗糙饮食。

3.用药指导

在化疗过程中，应向患者做好解释工作，消除紧张心理，并介绍药物性质、毒副作用，使患者心中有数：①药物反应较重者，宜安排在睡前或饭后用药，以免影响进食。呕吐严重者应少食多餐，辅以针刺足三里、合谷、曲池等穴，对减轻胃肠道反应有一定作用。②注意防止皮肤破损，观察皮肤有无瘀斑、出血点，有无牙龈出血、鼻出血、血尿及便血等症状。③鼓励患者多饮水或强迫排尿，使尿液稀释。遵医嘱适量地服用碳酸氢钠以碱化尿液。④常选用 1∶5 000 高锰酸钾溶液坐浴，预防会阴部感染。

4.自我监测指导

出现右上腹不适、疼痛或包块者应，尽早到医院检查。肝癌的疗效取决于早发现、早治疗，一旦确诊应尽早治疗，以手术为主的综合治疗可明显延长患者生命。观察肿瘤有无并发症和有无远处转移的表现，应警惕肝癌结节破裂、肝性脑病、消化道出血和感染等。手术后的癌肿患者应观察有无复发，定期复诊。化疗患者应定期检查肝肾功能、心电图、血常规、血浆药物浓度等，及时了解脏器功能和有无药物蓄积。

(王佳佳)

第八节　结直肠息肉

凡从黏膜表面突出到肠腔的息肉状病变，在未确定病理性质前均称为息肉。分为腺瘤性息肉和非腺瘤性息肉两类，腺瘤性息肉上皮增生活跃，多伴有上皮内瘤变，可以恶变成腺癌；非腺瘤性息肉一般不恶变，但如伴有上皮内瘤变则也可恶变。结直肠息肉是一种癌前病变，近年来随着生活条件和饮食结构的改变，结直肠息肉发展为癌性病变的发病率也呈增高趋势。其发生率随年龄增加而上升，男性多见。临床上以结肠和直肠息肉为最多，小肠息肉较少，可分为单个或多个。小息肉一般无症状，大的息肉可有出血、黏液便及直肠刺激症状。息肉可采用经肠镜下切除，经腹或经肛门切除等多种方法进行治疗。

一、病因与发病机制

(一)感染

炎性息肉与肠道慢性炎症有关，腺瘤性息肉的发生可能与病毒感染有关。

(二)年龄

结直肠息肉的发病率随年龄增大而增高。

(三)胚胎异常

幼年性息肉病多为错构瘤，可能与胚胎发育异常有关。

(四)生活习惯

低食物纤维饮食与结直肠息肉有关，吸烟与腺瘤性息肉有密切关系。

(五)遗传

某些息肉病的发生与遗传有关，如家族性腺瘤性息肉病(FAP)。

二、临床表现

根据息肉生长的部位、大小、数量多少，临床表现不同。

(1)多数结直肠息肉患者无明显症状，部分患者可有间断性便血或大便表面带血，多为鲜红色；继发炎症感染可伴多量黏液或黏液血便；可有里急后重；便秘或便次增多。长蒂息肉较大时可引致肠套叠；息肉巨大或多发者可发生肠梗阻；长蒂且位置近肛门者息肉可脱出肛门。

(2)少数患者可有腹部闷胀不适、隐痛或腹痛症状。

(3)伴发出血者可出现贫血，出血量较大时可出现休克状态。

三、辅助检查

(1)直肠指诊可触及低位息肉。

(2)肛镜、直肠镜或纤维结肠镜可直视到息肉。

(3)钡灌肠可显示充盈缺损。

(4)病理检查明确息肉性质，排除癌变。

四、治疗要点

结直肠息肉是临床常见的、多发的一种疾病，因为其极易引起癌变，在临床诊疗过程中，一旦确诊就应及时切除。结直肠息肉完整的治疗方案应该包括正确选择首次治疗方法，确定是否需要追加肠切除及术后随访等三部分连续的过程。

(一)微创治疗(内镜摘除)

随着现代医疗技术的不断发展和进步，结肠镜检查和治疗结直肠息肉已经成为一种常见的诊疗手段，由于其方便、安全、有效，被越来越多的医护工作者和患者所接受。但内镜下治疗结直肠息肉依然存在着术后病情复发及穿孔、出血等手术并发症。符合内镜下治疗指征的息肉可行内镜下切除，并将切除标本送病理检查。直径小于 2 cm 的结直肠息肉，外观无恶性表现者，一律予以切除；小于 0.3 cm 息肉，以电凝器凝除；对于大于 0.3 cm 且小于 2 cm 的结直肠息肉，或息肉体积较大，但蒂部小于 2 cm 者可行圈套器高频电凝电切除术。

(二)手术治疗

息肉有恶变倾向或不符合内镜下治疗指征，或内镜切除后病理发现有残留病变或癌变，则需手术治疗。距肛门缘 8 cm 以下且直径不小于 2 cm 的单发直肠息肉可以经肛门摘除；距肛缘 8 cm以上盆腹膜反折以下的直径不小于 2 cm 单发直肠息肉者可以经切断肛门括约肌入路或经骶尾入路直肠切开行息肉局部切除术；息肉直径不小于 2 cm 的长蒂、亚蒂或广基息肉，经结肠镜切除风险大，需行经腹息肉切除，术前钛夹定位或术中结肠镜定位。

(三)药物治疗

如有出血，给予止血，并根据出血量多少进行相应处置。

五、护理诊断

(一)焦虑与恐惧

与担忧预后有关。

(二)急性疼痛

急性疼痛与血栓形成、术后创伤等有关。

(三)便秘

便秘与不良饮食、排便习惯等有关。

(四)潜在并发症

贫血、创面出血、感染等。

六、护理措施

(1)电子结肠镜检查及经电子结肠镜息肉电切前 1 天进半流质、少渣饮食，检查及治疗前4～5 小时口服复方聚乙二醇电解质散行肠道准备，术前禁食。如患者检查前所排稀便为稀薄水样，说明肠道准备合格；如所排稀便为粪水，或混有大量粪渣，说明肠道准备差，可追加清洁灌肠或重新预约检查，待肠道准备合格后再行检查或治疗。

(2)肠镜下摘除息肉后应卧床休息，以减少出血并发症，息肉小于 1 cm 的患者手术后卧床休息 6 小时，1 周内避免紧张、情绪激动和过度活动，息肉大于 1 cm 的患者应卧床休息 4 天，2 周内避免过度体力活动和情绪激动。注意观察有无活动性出血、呕血、便血，有无腹胀、腹痛及腹膜刺激症状，有无血压、心率等生命体征的改变。

(3)结直肠息肉内镜下摘除术后即可进流质或半流质饮食，1 周内忌食粗糙食物。禁烟酒及干硬刺激性食物，防止肠胀气和疼痛的发生。避免便秘摩擦使结痂过早脱落引起出血。

七、护理评价

通过治疗与护理，患者是否情绪稳定，能配合各项诊疗和护理；疼痛得到缓解；术后并发症得到预防，或被及时发现和处理。

八、健康教育

(一)饮食指导

多食新鲜蔬菜、水果等含膳食纤维高的食物，少吃油炸、烟熏和腌制的食物。

(二)生活指导

保持健康的生活方式；增加体育锻炼，增强免疫力，戒烟酒。

(三)随访

单个腺瘤性息肉切除，术后第 1 年随访复查，如检查阴性者则每 3 年随访复查一次。多个腺瘤切除或腺瘤大于 20 mm 伴不典型增生，则术后 6 个月随访复查一次，阴性则以后每年随访复查一次，连续两次阴性者则改为 3 年随访复查一次，随访复查时间不少于 15 年。

(季海燕)

第九节 直肠脱垂

直肠脱垂可分为直肠外脱垂和直肠内脱垂。脱垂的直肠如果超出了肛缘即直肠外脱垂直肠内脱垂指直肠黏膜层或全层套入远端直肠腔或肛管内而未脱出肛门的一种疾病。直肠内脱垂又称不完全直肠脱垂、隐性直肠脱垂。由于直肠黏膜松弛脱垂，特别是全层脱垂，可导致直肠容量适应性下降，排便困难、大便失禁和直肠孤立性溃疡等。直肠内脱垂是出口梗阻型便秘的最常见临床类型，31%～40%的排便异常患者排便造影检查可发现直肠内脱垂。

一、病因与发病机制

解剖因素，腹压增高，其他内痔或直肠息肉经常脱出，向下牵拉直肠黏膜，造成直肠黏膜脱垂。影像学及临床观察结果等均表明直肠内脱垂和直肠外脱垂的变化相似，手术所见盆腔组织器官变化基本相似；因此，多数学者认为两者是同一疾病的不同阶段，直肠外脱垂是直肠内脱垂进一步发展的结果。

二、临床表现

排便梗阻感、肛门坠胀、排便次数增多、排便不尽感，排便时直肠由肛门脱出，严重时不仅排便时脱出，在腹压增高时均可脱出，大便失禁、肛门瘙痒。黏液血便、腹痛、腹泻及相应的排尿障碍症状等。

三、辅助检查

(一)肛门直肠指检

指检时可触及直肠壶腹部黏膜折叠堆积、柔软光滑、上下移动,内脱垂的部分与肠壁之间可有环状沟。典型病例在直肠指检时让患者做排便动作,可触及套叠环。

(二)肛门镜检查

了解直肠黏膜是否存在炎症或孤立性溃疡及痔疮。

(三)结肠镜及钡餐

排除大肠肿瘤、炎症等其他器质性疾病。

(四)排粪造影

排粪造影是诊断直肠内脱垂的主要手段,可以明确内脱垂的类型是直肠黏膜脱垂还是全层脱垂;明确内脱垂的部位:是高位、中位、低位;并可显示黏膜脱垂的深度。排粪造影的典型表现是直肠壁向远侧肠腔脱垂,肠腔变窄,近侧直肠进入远端的直肠和肛管,而鞘部呈杯口状。并常伴有盆底下降、直肠前突和耻骨直肠肌痉挛等。典型的影像学改变:直肠前壁脱垂、直肠全环内脱垂、肛管内直肠脱垂。

(五)盆腔多重造影

能准确全面了解是否伴有复杂性盆底功能障碍及伴随盆底疝的直肠内脱垂。

(六)肌电图检查

肌电图是通过记录神经肌肉的生物电活动,从电生理角度来判断神经肌肉的功能变化,对判断括约肌、肛提肌的神经电活动情况有重要参考价值。

(七)直肠肛门测压

了解肛管的功能状态。

四、治疗要点

(一)非手术治疗

1.建立良好的排便习惯

让患者了解直肠脱垂发生、发展的原因,认识到过度用力排便会加重直肠脱垂和盆底肌肉神经的损伤。在排便困难时,应避免过度用力,避免排便时间过久。

2.提肛锻炼

直肠内脱垂多伴有盆底肌肉松弛,盆底下降,甚至阴部神经的牵拉损伤。坚持定期进行膝胸位下进行提肛锻炼,可增强盆底肌肉及肛门括约肌的力量。

3.饮食调节

多食富含纤维素的水果、蔬菜,多饮水,每天 2 000 mL 以上;必要时可口服润滑油或缓泻剂,使粪便软化易于排出。

(二)手术治疗

1.直肠黏膜下注射术

治疗部分脱垂的患者,按前后左右四点注射至直肠黏膜下,每点注药 1～2 mL。注射到直肠周围可治疗完全性脱垂,造成无菌炎症,使直肠固定。

2.脱垂黏膜切除术

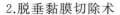

对部分性黏膜脱垂患者，将脱出黏膜做切除缝合。

3.肛门环缩术

在肛门前后各切一小口，用血管钳在皮下绕肛门潜行分离，使两切口相通，置入金属线(或涤纶带)结成环状，使肛门容一指通过，以制止直肠脱垂。

4.直肠悬吊固定术

对重度的直肠完全性脱垂患者，经腹手术，游离直肠，用两条阔筋膜将直肠悬吊固定在骶骨岬筋膜上，抬高盆底，切除过长的乙状结肠。

5.脱垂肠管切除术

经会阴部切除直肠乙状结肠或经腹部游离直肠后，提高直肠，将直肠侧壁与骶骨骨膜固定，同时切除冗长的乙状结肠。

五、护理评估

(一)术前护理评估

(1)询问患者是否有慢性咳嗽、便秘、排便困难等腹压增高情况，既往是否有内痔或直肠息肉病史。

(2)了解排便情况，有无排便不尽感，排便时是否有肿物脱出，便后能否回纳。

(3)了解辅助检查结果及主要治疗方式。

(4)评估患者对疾病的病因、治疗和预防的认识水平，是否因疾病引起焦虑、不安等情绪。

(二)术后护理评估

(1)了解术中情况，包括手术、麻醉方式、术中用药、输血、出血等情况。

(2)了解患者的生命体征，伤口的渗血、出血情况，及早发现出血；了解术后排尿情况，及时处理尿潴留。

(3)了解血生化、血常规的检验结果。了解患者的饮食及排尿、排便情况。

(4)评估患者对术后饮食、活动、疾病预防的认知程度。

(5)对术后的肛门收缩训练是否配合，对术后的康复是否有信心，对出院后的继续肛门收缩训练是否清楚。

六、护理诊断

(一)急性疼痛

与直肠脱垂、排便梗阻有关。

(二)完整性受损

与肛周炎症、皮肤瘙痒等有关。

(三)潜在并发症

与出血、直肠脱垂有关。

(四)焦虑

与担心治疗效果有关。

七、护理措施

(一)术前护理措施

(1)观察患者排便情况,有无排便困难、排便不尽感,排便时是否有肿物脱出、便后能否回纳。

(2)是否有出血、肛门周围肿胀、疼痛、黏液、瘙痒,症状明显时,嘱其卧床休息,肛门局部给予热水坐浴,以减轻疼痛。

(3)鼓励患者进食高纤维的蔬菜、水果,如番薯叶、芹菜、韭菜、茼蒿及苹果、香蕉,主食以燕麦、麦皮、番薯等,以软化大便,缓解患者的排便困难。

(4)术前1天半流质饮食,术前晚进食流质,配合灌肠,以减少术后早期粪便排出。术前视手术和麻醉方式给予禁食禁饮。

(5)准备手术区域皮肤,保持肛门皮肤清洁。

(二)术后护理措施

(1)腰麻、硬膜外麻醉,术后需去枕平卧6小时,避免脑脊液从蛛网膜下腔针眼处漏出,致脑脊液压力降低引起头痛。监测脉搏、呼吸、血压至生命体征平稳。

(2)做好排便管理:术后给予轻泻软便药乳果糖或麻仁丸及纤维增加剂,使粪便松软,易于排出。排便后及时坐浴和换药,以保持肛门周围皮肤清洁。

(3)术后3～5天,指导患者肛门收缩训练。

八、护理评价

(1)能配合术前的饮食,灌肠,保证粪便的排出。

(2)能配合坐浴、换药,肛周皮肤清洁。

(3)能配合术后的饮食、盆底肌锻炼及肛门收缩训练技巧。

(4)掌握复诊指征。

九、健康教育

(1)饮食指导:术后1～2天少渣半流质饮食,之后正常饮食,忌辛辣刺激性食物如辣椒及烈性酒等,进食高纤维的蔬菜、水果,如番薯叶、芹菜、韭菜、茼蒿及苹果、香蕉,主食以燕麦、麦皮、番薯等为主,以软化大便,利于粪便排出。

(2)肛门伤口的清洁:每天排便后用1∶5 000高锰酸钾溶液或温水坐浴,坐浴时应将局部创面全部浸入药液中,药液温度适中。

(3)改变如厕的不良习惯:如长时间蹲厕或阅读,减少排便努挣和腹压。

(4)肛门收缩训练:具体做法包括以下内容。戴手套,示指涂石蜡油,轻轻插入患者肛内,嘱患者收缩会阴、肛门肌肉,感觉肛门收缩强劲有力为正确有效的收缩,嘱患者每次持续30秒以上。患者掌握正确方法后,嘱每天上午、中午、下午、睡前各锻炼1次,每次连续缩肛10下,每下30秒以上,术后早期锻炼次数依据患者耐受情况而定,要坚持,不可间断,至术后3个月。

(5)如发现排便困难、排便有肿物脱出,应及时就诊。

(季海燕)

第十节 先天性直肠肛门畸形

先天性直肠肛门畸形是因胚胎期直肠肛门发育障碍而形成的各类消化道畸形，先天性直肠肛门畸形为该类畸形较常见的一种。本病的手术死亡率虽在2%以下，但术后并发症多，如肛门失禁，肛门狭窄、瘘管复发等。

一、临床特点

(一)症状体征

1.无瘘组

出生后正常肛门处封闭，其他部位无瘘口、无胎便排出，继之出现腹胀、呕吐。呕吐物早期为含胆汁样物，后为粪便样物。

(1)低位畸形：原肛门位有薄膜覆盖，哭闹时肛门处有冲击感。

(2)高位畸形：原肛门处皮肤略凹陷，色泽较深，哭闹时无冲击感。

(3)中间位畸形：介于低位畸形与高位畸形之间。

(4)直肠闭锁者：可见正常肛门口，但伸入2～3 cm即受阻不通。

2.有瘘组

正常肛门处闭锁，但可在会阴部、女性前庭或阴道(男性尿道)找到瘘口，有粪便排出。

(二)辅助检查

(1)X线倒立侧位摄片：生后12小时后摄片检查充气的直肠盲端与闭锁肛门位置的间距来判别畸形类型。间距小于2 cm为低位畸形，2～4 cm为中间型畸形，大于4 cm为高位畸形。另可用P-C线(耻骨联合上缘与骶尾关节的联合处连线)及I线(从坐骨下缘最低点作一与P-C线的平行线)作标志线，直肠盲端位于P-C线以上为高位畸形，I线以下为低位，介于P-C线及I线之间为中间型，但其影响因素较多。

(2)瘘管造影可显示瘘管走向、长度及与直肠关系。

(3)阴道造影可了解直肠阴道瘘患儿的泄殖腔畸形与直肠阴道瘘的关系。

(4)排泄性膀胱尿道造影可显示直肠泌尿道瘘的走向、位置。

二、护理评估

(一)健康史

了解母亲妊娠史。询问患儿会阴部是否有瘘口和有无胎便排出。评估患儿有无合并其他畸形。

(二)症状、体征

评估腹胀程度及呕吐的次数，性质及量。有无脱水及电解质紊乱，检查原始肛门处位置及在阴部、女性前庭阴道、男性尿道有无瘘口，排尿时有无粪便排出。

(三)社会、心理

评估患儿家长对该疾病的认识程度及心理反应，有无自卑心理，对手术治疗有无信心、接受程度及家庭经济支持能力等。

(四)辅助检查

了解X线倒立侧位摄片结果,判断无肛位置的高低。

三、常见护理问题

(1)有窒息的危险与呕吐有关。

(2)舒适的改变:与肛门闭锁致腹胀、呕吐有关。

(3)营养失调:低于机体需要量,与营养供给不足、消化吸收功能减弱有关。

(4)体液不足与禁食、呕吐、胃肠减压有关。

(5)有感染的危险:与粪便污染伤口、患儿抵抗力低下有关。

(6)知识缺乏:缺乏康复期家庭护理知识。

四、护理措施

(一)术前

(1)注意保暖,维持体温恒定,必要时放入保温箱。

(2)评估腹胀情况,观察、记录呕吐的次数、量和性质,防止呕吐窒息。

(3)评估有无脱水症状,开放静脉通路,根据医嘱按时完成补液。

(4)给予禁食、胃肠减压,保持胃管引流通畅,并观察引流液的量和性质。

(5)观察外阴部有无胎便痕迹,并观察其粪便出口。

(6)做好禁食、备皮、皮试等术前准备。

(二)术后

(1)监测生命体征,保持呼吸道通畅,有缺氧症状时,予氧气吸入。

(2)麻醉清醒后取蛙式仰卧位或俯卧位,充分暴露肛门口,保持肛门口清洁,每天随时用生理盐水棉球或PVP-I棉球擦去肛门排出的粪便,观察肛门有无渗血红肿、脓性分泌物等感染症状,观察排便情况。

(3)注意保暖,维持体温正常,必要时入保温箱。

(4)评估腹胀情况,观察有无呕吐,观察肛门排气排便情况,保持胃肠减压通畅,观察引流液的量和性质。

(5)禁食期间,做好口腔护理,保证液体输入,及时纠正水电解质紊乱,根据医嘱予以清蛋白、血浆等支持疗法。

(6)留置导尿者,保持导尿管引流通畅,观察记录小便量,保持会阴部清洁。

(7)行肠造瘘者,注意观察肠管血液循环和排便情况,及时清除瘘口排出物,保持造瘘口周围皮肤清洁、干燥,造瘘口周围皮肤可涂以呋锌油、氧化锌粉等,保持腹部伤口的敷料清洁干燥。

(8)术后因切口瘢痕挛缩,可导致肛门不同程度狭窄,需定期扩肛,一般于手术后2周开始,术后1~3个月,每天一次,每次5~10分钟;术后4~6个月,每周2~3次,术后7~12个月每周1次,从小拇指开始,逐步到中指、示指扩肛,或用扩肛器,由细到粗。

(三)健康教育

(1)护理人员要热情向家长介绍疾病的性质,手术的必要性及预后,以排除家长顾虑,使其积极配合治疗。

(2)向家长讲解各项术前准备(胃肠减压、备皮、禁食、皮试、术前用药)的目的和注意事项,以取得家长的配合和理解。

(3)向家长说明术后扩肛的重要性,并指导家长掌握扩肛技术和注意事项。

五、出院指导

(一)饮食

向家长讲解母乳喂养的优点,提倡母乳喂养,按时添加辅食。

(二)造瘘口护理

注意观察造瘘口肠管的血液循环和排便情况,继续做好造瘘口周围皮肤的护理,保持清洁干燥。

(三)定期扩肛

指导并教会家长正确的扩肛方法,须强调必须坚持1年,不得随意中断,以保证扩肛效果。

(四)定时复查

根据医嘱,定期来院复查。

(季海燕)

第十一节　直肠肛管周围脓肿

直肠肛管周围脓肿是指直肠肛管周围间隙内或其周围软组织内的急性化脓性感染,并发展成为脓肿。

一、病因

大多数直肠肛管周围脓肿源于肛腺感染,少数可继发于损伤、内痔、肛裂或痔疮药物注射治疗等,溃疡性结肠炎、Crohn病及血液病患者易并发直肠肛管周围脓肿。

二、临床表现

(一)肛门周围脓肿

以肛门周围皮下脓肿最为常见,占40%～48%,位置多表浅,以局部症状为主,全身感染症状不明显。疼痛、肿胀和局部压痛为主要表现。疼痛为持续跳动性,可因排便、局部受压、按摩或咳嗽而疼痛加剧,坐立不安,行动不便;早期局部红肿、发硬,压痛明显,脓肿形成后则波动明显,若自行穿破皮肤,则脓液排出。

(二)坐骨肛管间隙脓肿(坐骨直肠窝脓肿)

较多见,占20%～25%,该间隙较大,因此形成的脓肿较大且深,全身感染症状明显,患者在发病初期就可出现寒战、发热、乏力、恶心等全身表现。早期局部症状不明显,之后出现持续性胀痛并逐渐发展为明显持续性跳痛,排便或行走时疼痛加剧;有的患者可出现排尿困难,里急后重,感染初期无明显局部体征,以后出现患处红肿,双臀不对称。

(三)骨盆直肠间隙脓肿(骨盆直肠窝脓肿)

较前两者少见,此处位置深、空隙大,因此全身感染症状严重而无明显局部表现,早期即出现持续高热、寒战、头痛、疲倦等全身中毒症状;局部症状为直肠坠胀感、便意不尽等,常伴排尿困难。会阴部多无异常体征,直肠指诊可在直肠壁上触及肿块隆起,有压痛及波动感。

(四)其他

肛管括约肌间隙脓肿、直肠后间隙脓肿、高位肌间脓肿、直肠壁内脓肿(黏膜下脓肿)。由于位置较深,局部症状多不明显,主要表现为会阴、直肠坠胀感,排便时疼痛加重,患者同时有不同程度的全身感染症状。直肠触诊可扪及疼痛性肿块。

三、治疗原则及要点

(一)非手术治疗

可应用抗生素治疗,控制感染;温水坐浴;局部理疗;为缓解患者排便时疼痛,可口服缓泻剂或液状石蜡促进排便。

(二)手术治疗

主要方法是脓肿切开引流。

1.肛门周围脓肿

在局麻下,于波动最明显处作与肛门呈放射状切口,不必填塞以保证引流通畅。

2.坐骨肛管间隙脓肿

在腰麻或骶管麻醉下,于压痛明显处,用粗针头先做穿刺,抽出脓液后,作一平行于肛缘的弧形切口,置管或放油纱条引流,切口距离肛缘要 3～5 cm,避免损伤括约肌。

3.骨盆直肠间隙脓肿

在腰麻或全麻下,根据脓肿位置选择切开部位,脓肿向肠腔突出,手指于直肠内可触及波动,在肛镜下行相应部位直肠壁切开引流。

四、护理评估

(一)健康史

了解患者有无肛周软组织感染、内痔、损伤、肛裂、药物注射等病史,有无血液病、溃疡性结肠炎等。

(二)身体状况

1.局部

评估脓肿位置,局部有无肿胀和压痛,评估疼痛的性质,是否因排便、局部受压、按摩或咳嗽疼痛加剧,是否有肛周瘙痒、分泌物等肛窦炎或肛腺感染的临床表现;有无排尿困难。

2.全身

患者是否出现寒战、高热、头痛、乏力、食欲缺乏、恶心等全身表现。

(三)辅助检查

评估实验室检查结果,有无白细胞计数及中性粒细胞比例增高,MRI 检查明确脓肿与括约肌的关系,有无多发脓肿。

(四)心理-社会状况

由于疾病迁延不愈,甚至形成肛瘘,为患者的生活和工作带来不便,注意评估患者心理状态变化,有无因疾病产生的情绪变化,了解其家属对患者疾病的认识程度及支持情况。

五、护理措施

(一)休息与活动

术后24小时内,卧床休息,协助并指导患者在床上翻身、活动四肢。但不宜过早下床,以免伤口疼痛、出血,24小时后可适当下床活动。

(二)饮食护理

术后1～2天以无渣或少渣流质、半流质为主,如稀粥、面条等,以减少肠蠕动,促进切口愈合。鼓励患者多饮水,摄入有助于促进排便的食物。

(三)控制感染

(1)遵医嘱应用抗生素,脓肿切开引流者,密切观察引流液的色、量、性状并记录。

(2)定时冲洗脓腔,保持引流通畅。

(3)当脓液变稀且引流量小于50 mL/d时,可考虑拔管。

(4)高热患者嘱其多饮水并给予物理降温。

(5)其他护理措施参见痔围术期护理

六、健康教育

(1)疾病相关知识:向患者讲解疾病的发病原因及相应的治疗及护理配合要点,鼓励患者养成良好的饮食及排便习惯,预防便秘;避免长时间久站或久坐;术后告知患者进行肛门括约肌舒缩运动,防止肛门括约肌松弛。

(2)直肠肛管周围脓肿主要是因肛窦腺感染引起,注意个人肛门卫生和生活习惯避免肛窦炎的发生。

(3)对未行一次性切开治疗的患者术后存在较高的肛瘘风险,一旦发生肛瘘应行二次肛瘘手术治疗。

(季海燕)

第十二节 肛门失禁

肛门失禁又称大便失禁,是指因各种原因引起的肛门自制功能紊乱,以致不能随意控制排气和排便,不能辨认直肠内容物的物理性质,不能保持排便能力。它是多种复杂因素参与而引起的一种临床症状。据过外文献报道,大便失禁在老年人中的发生率高达1.5%,女性多于男性。

一、病因及发病机制

(一)先天异常

肛门闭锁、直肠发育不全、脊椎裂、脊髓膜突出等先天性疾病均可造成肛门失禁。

(二)解剖异常

医源性损伤、产科损伤(阴道分娩)、直肠肛管手术、骨盆骨折、肠道切除手术后、肛门撕裂、直肠脱垂、内痔脱出等。

(三)神经源性

各种精神及中枢、外周神经病变和直肠感觉功能改变如痴呆、脑动脉硬化、运动性共济失调、脑萎缩、精神发育迟缓；中风、脑肿瘤、脊柱损伤、多发性硬化、脊髓瘤；马尾损伤，多发性神经炎，肛门、直肠、盆腔及会阴部神经损伤、“延迟感知”综合征等疾病均能导致肛门失禁。

(四)平滑肌功能异常

放射性肠炎、炎症性肠病、直肠缺血、粪便嵌顿、糖尿病、儿童肛门失禁。

(五)骨骼肌疾病

重症肌无力、肌营养不良、硬皮病、多发性硬化等。

(六)其他

精神疾病、全身营养不良、躯体残疾、肠套叠、肠易激综合征、特发性甲状腺功能减退等。

二、临床表现

(一)症状特点

患者不能随意控制排便和排气。完全失禁时，粪便自然流出，污染内裤，睡眠时粪便排出污染被褥；肛门、会阴部经常潮湿，粪性皮炎、疼痛瘙痒、湿疹样改变。不完全失禁时，粪便干时无失禁，粪便稀时和腹泻时则不能控制。

(二)专科体征

1.视诊

(1)完全性失禁：视诊常见肛门张开呈圆形，或有畸形、缺损、瘢痕、肛门部排出粪便、肠液，肛门部皮肤可有湿疹样改变或粪性皮炎的发生。

(2)不完全失禁：肛门闭合不紧，腹泻时可在肛门部有粪便污染。

2.直肠指诊

肛门松弛，收缩肛管时括约肌及肛管直肠环收缩不明显和完全消失，如损伤引起，则肛门部可扪及瘢痕组织，不完全失禁时指诊可扪及括约肌收缩力减弱。

3.肛门镜检查

可观察肛管部有无畸形，肛管皮肤黏膜状态，肛门闭合情况。

三、辅助检查

(一)肛管直肠测压

可测定内、外括约肌及耻骨直肠肌有无异常。肛门直肠抑制反射，了解其他基础压、收缩压和直肠膨胀耐受容量。失禁患者肛管基础、收缩压降低，内括约肌反射松弛消失，直肠感觉膨胀耐受容量减少。

(二)肌电图测定

可测定括约肌功能范围，确定随意肌、不随意肌及其神经损伤恢复程度。

(三)肛管超声检查

应用肛管超声检查，能清晰显示出肛管直肠黏膜下层、内外括约肌及其周围组织结构，可协助诊断肛门失禁，观察有无括约肌受损。

四、治疗要点

(一)非手术治疗

1.提肛训练

通过提肛训练以改进外括约肌、耻骨直肠肌、肛提肌随意收缩能力,从而锻炼盆底功能。

2.电刺激治疗

常用于神经性肛门失禁。将刺激电极置于内、外括约肌和盆底肌,使之有规律收缩和感觉反馈,提高患者对大便的感受,增加直肠顺应性,调节局部反射,均可改善肛门功能。

3.生物反馈治疗

生物反馈治疗是一种有效的治疗肛门失禁的方法。生物反馈仪监测到肛周肌肉群的生物信号,并将信号以声音传递给患者,患者通过声音和图片高低形式显示进行模拟排便的动作,达到锻炼盆底肌功能的作用。生物反馈的优点是安全无痛,但需要医患双方的耐心和恒心。

(二)手术治疗

由于手术损伤或产后、外力暴力损伤括约肌致局部缺陷。先天性疾病、直肠癌术后肛管括约肌切除等则需要进行手术治疗,手术方式较多,根据情况选用。包括肛管括约肌修补术、括约肌折叠术、肛管成形术等。

五、护理评估

(一)焦虑

与大便不受控制影响生活质量有关。

(二)自我形象紊乱

与大便失禁污染有关。

(三)粪性皮炎

与大便腐蚀肛周皮肤有关。

(四)睡眠形态紊乱

与大便失禁影响睡眠质量有关。

(五)疼痛

与术后伤口有关。

(六)潜在并发症

尿潴留、出血、伤口感染。

六、护理措施

(一)焦虑护理

(1)术前患者心理护理:与患者及家属进行沟通,向患者及家属讲解所患疾病发生的原因、治疗方法、护理要点、影响手术效果的因素、可能出现的并发症和不适,使其对肛门失禁有正确的认识,积极配合手术治疗,对术后出现的并发症有心理准备。

(2)术后做好家属宣教使其亲人陪护在身边,使患者有安全感。向患者讲解手术的过程顺利使其放心,护士在护理过程中以耐心、细心的优质服务理念贯穿整个护理工作中让患者感到安心。

(二)自我形象紊乱的护理

护士做好患者基础护理,保持肛周及会阴清洁。及时协助患者更换衣裤及病床。护理操作过程中注意保护患者隐私。

(三)粪性皮炎护理

(1)一旦患者发生粪性皮炎护士应指导患者正确清洗肛周的方法。

(2)及时更换被粪便污染的衣裤。

(3)保持肛周、会阴局部清洁干燥。需要在护理粪性皮炎时同压疮做好鉴别。

(四)睡眠形态紊乱护理

病房保持安静,定时通风,鼓励患者养成良好的睡眠习惯。向患者及家属做好沟通,使其放松心情,评估影响患者睡眠的因素,帮助其排除,并讲解良好的睡眠质量对术后恢复的重要性。

(五)疼痛护理

术后建立疼痛评分表,根据评分值采取相应的护理措施,必要时常规使用镇痛泵。给予患者心理疗法,让其分散注意力,以缓解疼痛。

(六)并发症的护理

1.尿潴留

嘱患者小便时可听流水声、热敷小腹诱导排便。

2.出血

严密观察患者伤口敷料是否有渗血渗液;严密观察患者的生命体征、脉搏、心率、呼吸、神志、体温;观察患者排便时有无带血,嘱患者勿用力排便,以免引起伤口出血。如患者伤口敷料有鲜红色血液渗出,应立即通知医师并协助医师进行止血甚至抢救处理。

3.伤口感染

每天给予伤口换药,严密观察患伤口愈合情况及有无发热等症状。

七、护理评价

患者围术期细致的护理不仅是提高患者满意度,也是提高手术成功的重要保障,通过相应的护理措施可促进患者早日康复,在治疗护理过程中,心理护理尤为重要,可帮助患者及家属减轻心理负担,减少和消除患者术后不必要的并发症,提高患者的生活质量,使患者早日回归社会。

八、健康教育

(1)嘱患者清淡饮食避免刺激辛辣等食物。

(2)指导患者正确的提肛运动。

(3)向患者讲解扩肛的目的、方法、注意事项。

(4)以多种形式的健康教育指导患者包括口头讲解、书面法、操作示范等,使患者充分掌握自我观察和自我调护的方法。

(5)对出院患者进行出院指导,并讲解随访时间,定期随访。

(6)告知患者适当活动,不可进行剧烈运动,保持肛周局部清洁干燥。

(季海燕)

第十三节　肛　　瘘

一、概述

肛瘘是肛管或直肠与肛周皮肤相通的肉芽肿性通道，由内口、瘘管、外口三部分组成。内口常位于齿线附近，多为一个；外口在肛周皮肤上，可为一个或多个。

经久不愈或间歇性反复发作为其特点，是常见的直肠肛管疾病之一，多见于青壮年男性，可能与男性性激素靶器官之一的皮脂腺分泌旺盛相关。

（一）病因和发病机制

大部分肛瘘多因肛窦肛腺化脓性感染扩散形成直肠肛管周围脓肿，内口为感染源入口，多在齿状线上的肛窦处，外口为脓肿自行破溃或切开引流处，位于肛周皮肤上，内口与外口之间的管道为瘘管。

由于外口生长较快，脓肿常假性愈合，导致反复发作破溃或切开，形成多个外口和瘘管，使单纯性肛瘘成为复杂性肛瘘。恶性肿瘤、溃疡性结肠炎、结核、肛管外伤感染也可引起肛瘘，但较为少见。

（二）肛瘘的分类

1.按瘘管位置高低分类

（1）低位肛瘘：瘘管位于外括约肌深部以下，可分为低位单纯性肛瘘（一个瘘管）和低位复杂性肛瘘（多个瘘口和瘘管）。

（2）高位肛瘘：瘘管位于外括约肌深部以上，可分为高位单纯性肛瘘（一个瘘管）和高位复杂性肛瘘（多个瘘口和瘘管）。

2.按瘘管与括约肌的关系分类（Parks 分类）

（1）括约肌间肛瘘（图 6-4）：为肛管周围脓肿导致瘘管只穿过内括约肌，是肛管周围脓肿的后遗症。外口常只有一个，距肛缘较近，为 3～5 cm，约占肛瘘的 70%。

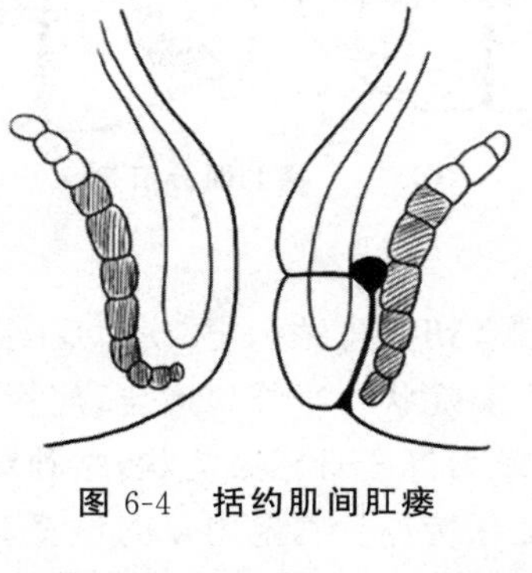

图 6-4　括约肌间肛瘘

（2）经括约肌肛瘘（图 6-5）：为坐骨直肠窝脓肿的后遗症。瘘管穿过内括约肌、外括约肌浅部和深部之间，外口常有数个，并有支管互相沟通，外口距肛缘较远，约 5 cm，约占肛瘘的 25%。

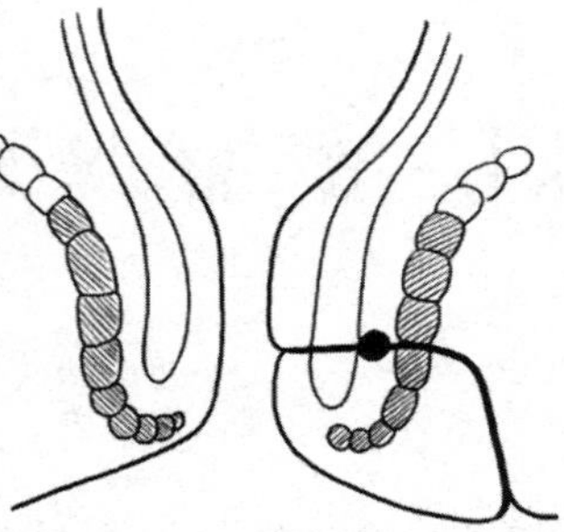

图 6-5　经括约肌肛瘘

(3)括约肌上肛瘘(图 6-6):瘘管向上穿过肛提肌,然后向下至坐骨直肠窝而穿透皮肤。瘘管累及肛管直肠环,故治疗较困难,约占肛瘘的 4%。

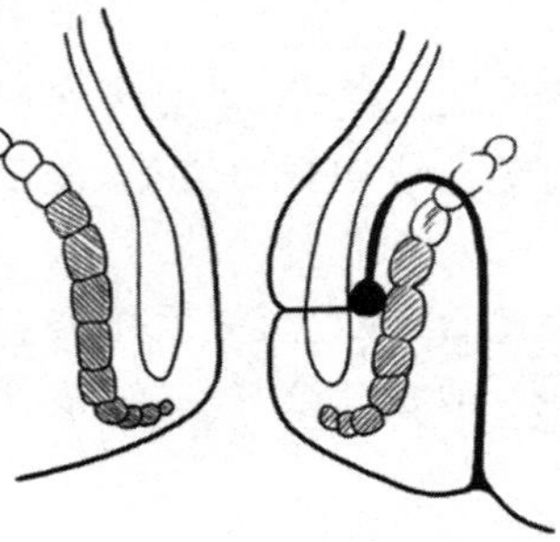

图 6-6　括约肌上肛瘘

(4)括约肌外肛瘘(图 6-7):最少见,为骨盆直肠间隙脓肿合并坐骨直肠窝脓肿的后果。瘘管穿过肛提肌,直接与直肠相通,仅占肛瘘的 1%。

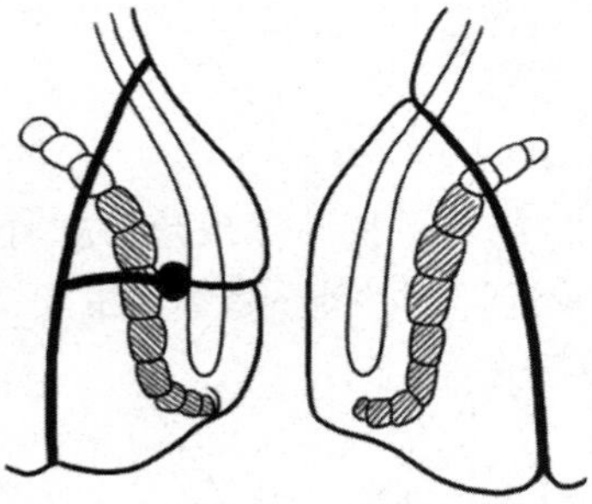

图 6-7　括约肌外肛瘘

(三)临床表现

肛瘘常有肛周脓肿自行破溃或者切开排脓病史,伤口反复不愈,形成肛瘘外口。以外口流出少量脓性、血性、黏液性分泌物为主要症状。当外口愈合,瘘管中蓄积脓液有脓肿形成时,可感到明显疼痛,同时可伴有寒战、发热、乏力等全身感染症状,脓肿穿破或切开引流后,症状即可缓解。

上述症状反复发作是肛瘘的临床特点。确定内口的位置对肛瘘诊断有重要意义。直肠指诊时触及内口有轻度压痛,有时可扪及硬结样内口及条索样瘘管。肛门镜检时可发现内口,切勿使用硬质探针自外口向内探查瘘管,易造成假性通道,应选用软质探针。经直肠腔内超声可以区分肛瘘与周围组织的关系,能分辨多数瘘管内、外口的位置。

(四)治疗

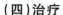

肛瘘很难自愈,易反复发作并形成直肠肛管周围脓肿,因此,大多数需手术治疗。治疗原则为将瘘管彻底切开,形成开放的创面,充分引流促进其愈合。手术操作关键则是尽量避免肛管括约肌损伤,防止肛门失禁,同时,避免肛瘘的复发。

1.瘘管切开术

将瘘管全部切开,靠肉芽组织填充伤口使其愈合,适用于低位肛瘘。

2.挂线疗法

利用橡皮筋或者有腐蚀作用的药线机械性压迫,缓慢切开肛瘘的方法。适用于距肛缘 3～5 cm内,有内、外口的低位单纯性肛瘘或者是高位单纯性肛瘘,抑或作为复杂性肛瘘切开、切除辅助治疗。其最大优点是不会造成肛门失禁同时能引流瘘管,排出瘘管内渗液,防止急性感染发生。

此法操作简单、出血量少、能充分引流、换药方便。

3.肛瘘切除术

切开瘘管并将瘘管壁全部切除至新鲜健康组织,创面不予缝合;若创面较大,可部分缝合,部分敞开引流,使创面由内向外生长至痊愈,此法适用于低位单纯性肛瘘。

二、护理措施

(一)肛瘘伤口评估

1.局部评估

(1)准确记录肛瘘的类型、位置、大小和深度。

(2)观察伤口渗液的颜色、性质、量、气味。

(3)记录瘘管的内、外开口数。

(4)保护肛周皮肤完整性。

2.全身评估

(1)疼痛:肛周神经丰富、敏感,换药时患者均不同程度紧张,疼痛感使其不自觉躲闪,创面基底部显露不良,影响伤口的观察处理。

(2)感染:注意患者有无乏力、嗜睡、不适等症状,以及外周血白细胞、中性粒细胞数增多。

(3)活动能力受限:肛瘘术后行走、坐卧不方便,影响社交活动。

(4)心理-社会因素:伤口愈合周期长,经济负担加重导致患者心理焦虑、抑郁,伤口分泌物恶臭使患者容易沮丧,间接影响伤口愈合。

(二)肛瘘伤口护理

1.清洗伤口

(1)清洗液的选择:根据渗液的颜色、性质、量、气味选择清洗液。瘘管脓液多伴有异味,可用3%过氧化氢或碘溶液。过氧化氢是一种氧化性消毒剂,遇有机物,分解释放出新生氧,起到杀菌、除臭、去污、止血的作用,可有效控制瘘管的感染和伤口的异味。碘溶液具有广谱杀菌作用,可杀灭细菌繁殖体、芽孢、真菌,减少伤口中菌落数量。使用过氧化氢或碘溶液冲洗过的伤口,均须再用生理盐水冲洗干净,避免消毒液刺激,给伤口提供良好的生长环境。当伤口感染控制无异味时,直接选用生理盐水清洗伤口。

(2)清洗方法:正确的清洗方法有助于伤口的生长,同时便于操作者观察伤口。瘘管的清洗

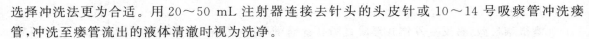

选择冲洗法更为合适。用 20～50 mL 注射器连接去针头的头皮针或 10～14 号吸痰管冲洗瘘管,冲洗至瘘管流出的液体清澈时视为洗净。

2.敷料的选择

(1)炎症期:以溶解坏死组织控制感染为主要目的。溶解坏死组织可选择自溶性清创,将水凝胶覆盖于伤口,如需将其注入瘘管,可先把水凝胶挤入 10 mL 注射器,再将注射器乳头对准瘘口挤入瘘管中。

瘘管中坏死组织松动可用刮匙搔刮,逐次清除,创面上松动的坏死组织可选择锐器清创,将坏死组织直接剔除。控制感染选择杀菌类或抑菌类敷料。如亲水纤维银、藻酸盐银、纳米晶体银均能有效杀菌控制感染吸收渗液;磺胺嘧啶银脂质水胶体既能杀菌又能充分引流;高渗盐敷料能抑制细菌的生长还能溶解坏死组织有效引流。

当然,一些传统敷料也有较好的治疗效果,如碘仿纱条,它对厌氧球菌、真杆菌和产气夹膜杆菌有很好的抑菌效果,用在肛瘘伤口中也能引流并抑制细菌生长。炎症期由于渗液量大,敷料更换频率较高,以每天 1 次为宜,每次换药前嘱患者先排便而后再做伤口处理。

(2)增生期:以促进肉芽生长为主,保持伤口的湿润,渗液平衡即可。可选择藻酸盐、亲水纤维、水胶体糊剂覆盖伤口。

新鲜肉芽在湿润的环境中能快速生长,偶尔有过长或水肿,可选择高渗盐敷料覆盖伤口,去除肉芽中多余的水分,也可用 95%硝酸银烧灼过长和水肿的肉芽,上述两种方法无效时可直接锐器剔除过长或水肿的肉芽,操作前应充分和患者沟通,注意患者对疼痛的耐受能力,此期更换敷料频率为 1～2 天更换 1 次。

(3)成熟期:帮助上皮快速移行。可选择泡沫敷料、脂质水胶体和油纱类敷料,这些敷料可以有效地促进上皮的爬行,防止伤口和周围皮肤的损伤,减少患者的疼痛。此期可以用水胶体或泡沫敷料密闭伤口,让伤口保持低氧恒温状态,加速上皮生长。更换敷料为 3～5 天更换 1 次。

(三)健康指导

1.保持排便通畅

患者术后伤口疼痛惧怕排便,嘱患者在饮食中增加蔬菜、酸奶、水果及富含粗纤维食品,养成定时排便的习惯,防止便秘,排便时不要过度用力、久蹲,以免引起切口疼痛和出血。

2.加强肛周护理

患者养成定时排便的习惯,便后用清水或湿巾清洗肛门和肛周皮肤,女性患者月经期间,可选择卫生棉条。

3.疼痛

肛门、肛管周围神经丰富,肛瘘手术后创面过大,挂线太紧,创面敷料填塞过多过紧,导致术后疼痛较多见。与患者积极沟通,鼓励患者,分散其注意力,选择舒适的体位来缓解不适,必要时使用镇痛药物。

4.活动能力受限

肛瘘患者因伤口部位特殊,行走运动受限,加之渗液及伤口分泌物异味较重,影响患者的正常社交。患者应注意选择舒适宽松的衣物,污染的衣物及时更换。

5.营养支持

加强营养,保持饮食营养丰富,嘱患者忌食辛辣刺激性食物,多食纤维素较多的食物,禁烟酒。

6.心理支持

肛瘘治疗周期长，反复发作，患者焦虑紧张。护理人员详细向患者介绍肛瘘的有关知识，应根据不同患者心理变化，进行细致的思想工作。讲解成功病例，从而消除焦虑心理，增强治疗信心。

（季海燕）

第十四节　肛　裂

肛裂是指齿状线以下肛管皮肤全层破裂形成的慢性溃疡，主要表现为便后肛门疼痛、便血、便秘三大症状。其发病率仅次于痔位居第二位，可发生于任何年龄，但多见于青壮年。具有“四最”特点：病变最小、痛苦最大、诊断最易、治法最多。

一、病因与发病机制

（一）解剖因素

肛门外括约肌浅部在肛门后方形成肛尾韧带，较硬，伸缩性差，并且皮肤较固定，肛门直角在此部位为 90°，且肛门后方承受压力较大，故后正中处易受损伤。

（二）外伤因素

大便干硬，排便时用力过猛，可损伤肛管皮肤，反复损伤使裂伤深及全层皮肤，形成溃疡。肛门镜等内镜检查或直肠指检方法不当，也容易造成肛管后正中的皮肤损伤，形成肛裂。

（三）感染因素

齿状线附近的慢性炎症，如发生在肛管后正中处的肛窦炎，可向下蔓延而致肛管皮下脓肿，脓肿破溃后形成溃疡，加之肛门后正中的血供较其他部位差，肛管直肠的慢性炎症易引起内括约肌痉挛又加重了缺血，致使溃疡不易愈合。

肛裂与肛管纵轴平行，其溃疡多小于 1 cm。一般地，将肛管裂口、前哨痔和肛乳头肥大称为肛裂三联征（图 6-8）。按病程分为急性（早期）肛裂，可见裂口边缘整齐，底浅，呈红色并有弹性，无瘢痕形成；慢性（陈旧性）肛裂，因反复发作，底深，边缘不整齐、增厚纤维化，肉芽灰白，伴有肛乳头肥大、前哨痔及皮下瘘形成。

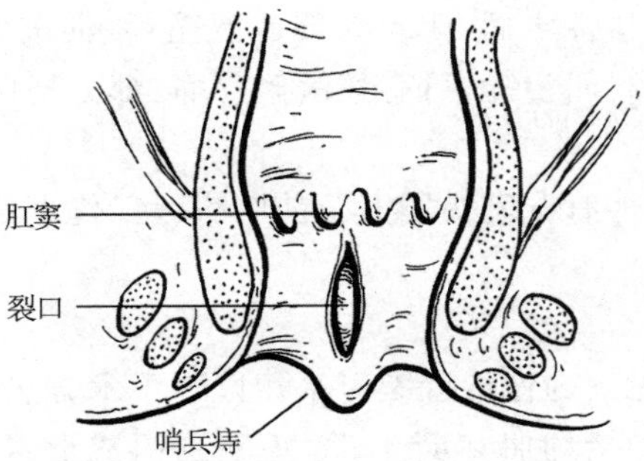

图 6-8　肛裂三联征

二、临床表现

肛裂患者的典型临床表现是疼痛、便秘和便血。

(一)疼痛

肛裂可因排便引起肛门周期性疼痛，这是肛裂的主要症状。排便时，粪块刺激溃疡面的神经末梢，立刻感到肛门灼痛或剧痛，便后数分钟疼痛缓解，此期称疼痛间歇期。

(二)便血

排便时常在粪便表面或便纸上有少量新鲜血迹或滴鲜血。出血的多少与裂口的大小，深浅有关，但很少发生大出血。

(三)便秘

因肛门疼痛不愿排便，久而久之引起便秘，粪便变得更为干硬，排便时会使肛裂进一步加重，形成恶性循环。这种恐惧排便现象可导致大便嵌塞。

三、辅助检查

(1)用手牵开肛周皮肤视诊，可看见裂口或溃疡，此时，应避免强行直肠指诊或肛门镜检查。

(2)若发现侧位的慢性溃疡，应想到是否有结核、癌、克罗恩病及溃疡性结肠炎等罕见病变，必要时行活组织病理检查。

四、治疗要点

(一)非手术治疗

1.调整饮食

对于急性新鲜肛裂，通过调整饮食、软化大便，可以缓解肛裂症状，促使裂口愈合。增加多纤维食物如蔬菜、水果等，增加每天饮水量，纠正便秘。

2.局部坐浴

用温热盐水或中药坐浴，温度 43～46 ℃，每天 2～3 次，每次 20～30 分钟。温水坐浴可松弛肛门括约肌，改善局部血液循环，促进炎症吸收，减轻疼痛，并清洁局部，以利创口愈合。

3.口服药物

口服缓泻剂如福松或石蜡油，使大便松软、润滑，以利排便。

4.外用药物

通过局部用药物如太宁栓可缓解内括约肌痉挛以达到手术效果。新近用于临床的奥布卡因凝胶可有效缓解肛管括约肌痉挛性疼痛，改善局部血液循环，促进肛裂愈合，疼痛剧烈者可以选用。必要时局部应用长效麻药封闭治疗，可有效缓解疼痛，部分病例可以使溃疡愈合。

5.扩肛疗法

适用于急性或慢性肛裂不伴有肛乳头肥大及前哨痔者。优点是操作简便，不需要特殊器械，疗效迅速。

(二)手术治疗

对经久不愈，非手术治疗无效的慢性肛裂可采用以下手术方法治疗。目前国内常用的术式：①肛裂切除术；②肛裂切除术加括约肌切断术；③V-Y 肛门成形术；④肛裂切除纵切横缝术等。实践证明，肛裂切除术加括约肌切断术的效果较好，可作为首选术式。

五、护理评估

(一)术前评估

1.健康史

了解患者疼痛部位多与病灶位置及疾病性质有关。注意询问患者疼痛的部位、持续的时间、急缓、性质及病程长短,有无明确的原因或诱因;了解患者有无长期便秘史,便秘发生的时间、病程长短、有无便意感,起病原因或诱因;排便的次数和量;有无便血、肛门疼痛、腹痛、腹胀、嗳气、食欲减退、肛门坠胀、排便不尽、反复排便等伴随症状,甚至用手挖便的情况;有无用药史,效果如何。有无焦虑、烦躁、失眠、抑郁,乃至性格改变等精神症状。评估患者有无肛窦炎、直肠炎等诱发肛管溃疡的因素。

2.身体评估

(1)便秘的原因很多,有功能性便秘和器质性便秘两种,应加以区分。

(2)有无便后肛周出现烧灼样或刀割样剧烈疼痛,缓解后又再次出现剧痛,持续30分钟至数小时不等。

(3)因惧怕肛周疼痛而不敢排便。便后滴新鲜血,或便中带新鲜血。

(4)肛裂便秘,多伴便后手纸染血、肛门剧痛,呈周期性。

(5)了解肛门局部检查结果,有无发现裂口、肛乳头肥大、哨兵痔、肛窦炎、皮下瘘、肛门梳硬结。

3.心理-社会状况

评估患者及家属对肛裂相关知识的了解程度及心理承受能力,以及对治疗、护理等的配合程度。

(二)术后评估

1.手术情况

了解患者术中采取的麻醉方式、手术方式,手术过程是否顺利,术中有无出血及其量。

2.康复状况

观察患者生命体征是否平稳,手术切口愈合情况,有无发生出血、肛门狭窄、排便失禁等并发症。

3.心理-社会状况

评估患者有无焦虑、失眠,家庭支持系统等。了解患者及其家属对术后康复知识的掌握程度;是否担心并发症及预后等。

六、护理诊断

(一)排便障碍

与患者惧怕疼痛不愿排便有关。

(二)急性疼痛

与粪便刺激及肛管括约肌痉挛、手术创伤有关。

(三)潜在并发症

增加了结直肠肿瘤发生的风险。

七、护理措施

(一)非手术治疗护理/术前护理

1.心理支持

向患者详细讲解有关肛裂知识，鼓励患者克服因害怕疼痛而不敢排便的情绪，配合治疗。

2.调理饮食

增加膳食中新鲜蔬菜、水果及粗纤维食物的摄入，少食或忌食辛辣和刺激性食物，多饮水，以促进胃肠蠕动，防止便秘。

3.热水坐浴

每次排便后应热水坐浴，清洁溃疡面或创面，减少污染，促进创面愈合，水温 43～46 ℃，每天 2～3 次，每次 20～30 分钟。

4.肠道准备

术前 3 天少渣饮食，术前 1 天流质饮食，术前日晚灌肠，尽量避免术后 3 天内排便，有利于切口愈合。

5.疼痛护理

遵医嘱适当应用止痛剂，如肌内注射吗啡、消炎栓纳肛等。

(二)术后护理

1.术后观察

有无渗血、出血、血肿、感染和尿潴留并发症发生，如有急事报告医师，并协助处理。

2.保持大便通畅

鼓励患者多饮水，多进食新鲜蔬菜、水果、粗纤维食物，指导患者养成每天定时排便的习惯，进行适当的户外锻炼，防止便秘。便秘者可服用缓泻剂或液体石蜡等，也可选用蜂蜜、番泻叶等泡茶饮用，以润滑、松软大便利于排便。

3.局部坐浴

术后每次排便或换药前均用 1∶5 000 高锰酸钾溶液或痔疾洗液熏洗坐浴，控制温度在 43～46 ℃，每天 2 次，每次 20～30 分钟，坐浴后用凡士林油纱覆盖，再用纱垫盖好并固定。

4.术后常见并发症的预防和护理

(1)切口出血：多发生于术后 7～12 天，常见原因多为术后大便干结、用力排便、换药粗暴等导致创面裂开、出血。预防措施包括保持大便通畅，防止便秘；避免腹内压增高的因素如剧烈咳嗽、用力排便等；切忌换药动作粗暴，轻轻擦拭。密切观察创面的变化，一旦出现创面大量渗血，紧急压迫止血，并报告医师处理。

(2)肛门狭窄：大便变细或肛门狭窄者，遵医嘱可于术后 10～15 天行扩肛治疗。

(3)排便失禁：多由于术中不慎损伤肛门括约肌所致。询问患者排便前有无便意，每天的排便次数、量及性状。若为肛门括约肌松弛，可于术后 3 天开始指导患者进行提肛运动，每天 2 次，每次 30 分钟；若发现患者会阴部皮肤常有黏液及粪便污染，或无法随意控制排便时，立即报告医师，及时处理。

八、护理评价

(1)患者术后焦虑情绪得到缓解，心态平和，积极配合治疗。

(2)术后患者疼痛、便血得到缓解,自诉伤口疼痛可耐受,疼痛评分 2～3 分。

(3)未发生肛门狭窄、肛门失禁等并发症,或得到及时发现和处理。

九、健康教育

(1)指导患者养成定时排便的习惯,避免排便时间延长。保持排便通畅,鼓励患者有便意时,尽量排便,纠正便秘。

(2)多饮水,多吃蔬菜、水果及富含纤维素的食物,禁止饮酒及食辛辣等刺激性食物。

(3)出现便秘时,应增加粗纤维食物,必要时口服适量蜂蜜或润肠通便药物。

(4)出院时如创面尚未完全愈合者,便后温水坐浴,保持创面清洁,促进创面早期愈合。

(5)大便变细或肛门狭窄者,遵医嘱可于术后 10～15 天行扩肛治疗。

(6)肛门括约肌松弛者,手术 3 天后做肛门收缩舒张运动,大便失禁者需二次手术。

(季海燕)

第十五节 痔

痔是肛垫的病理性肥大、移位及肛周皮下血管丛血流淤滞形成的团块。痔是一种常见病、多发病,其发病率占肛门直肠疾病的首位,约为 80.6%。随着年龄的增长,发病率逐渐增高。任何年龄皆可发病,但以 20～40 岁为最多。主要表现为便血、肿物脱出及肛缘皮肤突起三大症状。

一、病因与发病机制

痔的确切病因尚不完全明了,可能与以下学说有关。

(一)肛垫下移学说

Thomson 提出肛垫病理性肥大和下移是内痔的原因,亦是目前临床上最为接受的痔的原因学说。肛垫具有协助肛管闭合、节制排便。若肛垫发生松弛,导致肛垫病理性肥大、移位,从而形成痔。

(二)静脉曲张学说

早在 18 世纪 Huter 在解剖时发现痔内静脉中呈连续扩张为依据,认为痔静脉扩张是内痔发生的原因。但现代解剖已证实痔静脉丛的扩张属生理性扩张,内痔的好发部位与动脉的分支类型无直接联系。

(三)血管增生学说

认为痔的发生是由于黏膜下层类似勃起的组织化生而成。

(四)慢性感染学说

直肠肛管区的感染易引起静脉炎,使周围的静脉壁和周围组织纤维化、失去弹性、扩张而形成痔。

此外,长期饮酒、嗜食刺激性食物、肛周感染、长期便秘、慢性腹泻、妊娠分娩及低膳食纤维饮食等因素都可诱发痔的发生。

二、临床表现

临床上，痔分为内痔、外痔、混合痔及环形痔 4 种(图 6-9)。

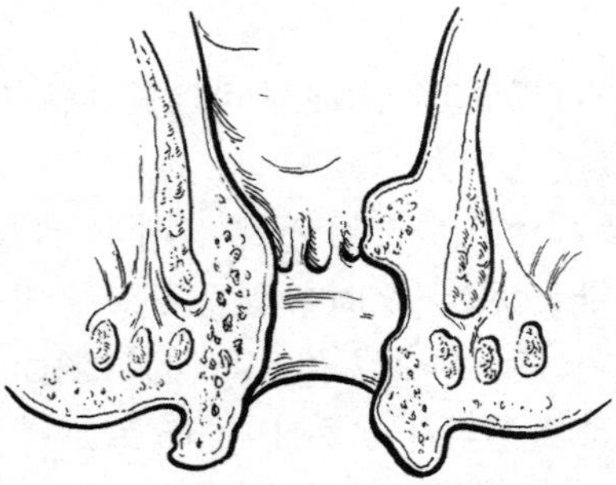

图 6-9　痔的分类

(一)内痔

临床上最多见，占 64.1%。主要临床表现是无痛性便血和肿物脱出。常见于右前、右后和左侧。根据内痔的脱出程度，将内痔分为 4 期。①Ⅰ期：便时带血、滴血或喷射状出血，色鲜红，便后自行停止，无肛内肿物脱出。②Ⅱ期：常有便血，色鲜红，排便时伴有肿物脱出肛外，便后可自行还纳。③Ⅲ期：偶有便血，便后或久站、久行、咳嗽、劳动用力、负重远行增加腹压时肛内肿物脱出，不能自行还纳，需休息或手法还纳。④Ⅳ期：痔体增大，肛内肿物脱出肛门外，不能还纳，或还纳后又脱出。

1.便血

其便血特点是无痛性、间歇性便后出鲜血，是内痔及混合痔的早期的常见症状。便血较轻时表现为大便表面附血或手纸上带血，继而滴血，严重时则可出现喷射状出血。长期出血可导致患者发生缺铁性贫血。

2.肿物脱出

常是晚期症状。轻者可自行回纳，重者需手法复位，严重时，因不能还纳，常可发生嵌顿、绞窄。

3.肛门疼痛

单纯性内痔无疼痛，当合并有外痔血栓形成内痔、感染或嵌顿时，可出现肛门剧烈疼痛。

4.肛门瘙痒

痔块外脱时常有黏液或分泌物流出，可刺激肛周皮肤引起肛门瘙痒。

(二)外痔

平时无感觉，仅见肛缘皮肤突起或肛门异物感。当排便用力过猛时，肛周皮下静脉破裂形成血栓或感染，出现剧烈疼痛。

(三)混合痔

兼有内痔和外痔的症状同时存在。

三、辅助检查

(一)直肠指诊

内痔早期无阳性体征，晚期可触到柔软的痔块。其意义在于除外肛管直肠肿瘤性疾病。

(二)肛门镜检查

肛门镜检查是确诊内痔的首选检查方法。不仅可见到痔的情况,还可观察到直肠黏膜有无充血、水肿、溃疡、肿块等,以及排除其他直肠疾病。

(三)直肠镜检查

图文并茂,定位准确,防止医疗纠纷,可准确诊断痔、直肠肿瘤等肛肠疾病。

(四)肠镜检查

对于年龄超过 45 岁便血者,应建议行电子结肠镜检查,除外结直肠肿瘤及炎症性肠病等。

四、治疗要点

痔的治疗遵循 3 个原则:①无症状的痔无需治疗,仅在合并出血、痔块脱出、血栓形成和嵌顿时才需治疗;②有症状的痔重在减轻或消除其主要症状,无需根治;③首选保守治疗,失败或不宜保守治疗时才考虑手术治疗。

(一)非手术治疗

1.一般治疗

适用于痔初期及无症状静止期的痔。

(1)调整饮食:多饮水,多吃蔬菜、水果,如韭菜、菠菜、地瓜、香蕉、苹果等,忌食辣椒、芥末等辛辣刺激性食物。多进食膳食纤维性食物,改变不良的排便习惯。

(2)热水坐浴:改善局部血液循环,有利于消炎及减轻瘙痒症状。便后热水坐浴擦干、便纸宜柔软清洁、肛门要保温、坐垫要柔软。

(3)保持大便通畅:通过食物来调整排便,养成定时排便,每 1～2 天排出一次软便,防止便秘或腹泻。

(4)调整生活方式,改变不良的排便习惯,保持排便通畅,禁烟酒。

2.药物治疗

药物治疗是内痔首选的治疗方法,能润滑肛管,促进炎症吸收,减轻疼痛,解除或减轻症状。局部用痔疾洗液或硝矾洗剂熏洗坐浴,可改善局部血液循环,有消肿、止痛作用;肛内注入痔疮栓剂(膏)或奥布卡因凝胶,有止血、止痛和收敛作用。

3.注射疗法

较常用,适用于Ⅰ期、Ⅱ期内痔。年老体弱、严重高血压、有心、肝、肾等内痔患者均可适用。常用的硬化剂有聚桂醇注射液、芍倍注射液、消痔灵注射液等。

4.扩肛疗法

适用于内痔、嵌顿或绞窄性内痔剧痛者。

5.胶圈套扎疗法

适用于单发或多发Ⅰ～Ⅲ期内痔的治疗。

6.物理治疗

包括 HCPT 微创技术、激光治疗及铜离子电化学疗法等。

(二)手术治疗

当非手术治疗效果不满意,痔出血、脱出严重时,则有必要采用手术治疗。常用的方法主要有以下 6 种。

1.内痔结扎术

常用于Ⅱ～Ⅲ期内痔。

2.血栓外痔剥离术

适用于血栓较大且与周围粘连者或多个血栓者。

3.外剥内扎术

目前临床上最常用的术式，是在 Milligan-Morgan 外切内扎术和中医内痔结扎术基础上发展演变而成，简称外剥内扎术。适用于混合痔和环状痔。

4.分段结扎术

适于环形内痔、环形外痔、环形混合痔。

5.吻合器痔上黏膜环切术

该方法微创、无痛，是目前国内外首选的治疗方法(图 6-10)。主要适用于Ⅱ～Ⅳ期环形内痔、多发混合痔、以内痔为主的环状混合痔，也适用于直肠前突和直肠内脱垂。由于此手术保留了肛垫，不损伤肛门括约肌，故与传统手术相比具有术后疼痛轻、住院时间短、恢复快、无肛门狭窄及大便失禁、肛门外形美观等优点，临床效果显著。

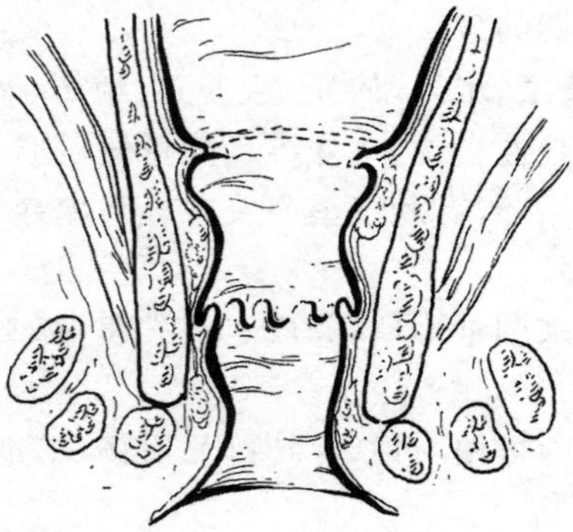

图 6-10　术后吻合口

6.选择性痔上黏膜切除术

选择性痔上黏膜切除术是一种利用开环式微创痔吻合器进行治疗的手术方式。适用于Ⅱ～Ⅳ期内痔、混合痔、环状痔、严重脱垂痔、直肠前突、直肠黏膜脱垂等。可准确定位目标组织，做到针对性切除，并保护非痔脱垂区黏膜组织，该术式更加符合肛管形态和生理，有效预防术后大出血、肛门狭窄等并发症，值得临床推广应用。

五、护理评估

(一)术前评估

1.健康史

(1)了解患者有无长期饮酒的习惯，有无喜食刺激性食物或低纤维素饮食的习惯。

(2)有无长期便秘、腹泻史，长期站立、坐位或腹压增高等因素。或有痔疮药物治疗、手术史；有无糖尿病、血液疾病史。

(3)了解患者有无肛隐窝炎、肛周感染、营养不良等情况促进痔的形成。

(4)家族中有无家族性息肉、家族中有无大肠癌或其他肿瘤患者。

(5)既往是否有溃疡性结肠炎、克罗恩病、腺瘤病史、手术治疗史及用药情况。

2.身体状况

(1)注意观察患者的生命体征、神志、尿量、皮肤弹性等。

(2)排便时有无疼痛及排便困难,大便是否带鲜血或便后滴血、喷血,有无黏液,有无脓血、便血量、发作次数等。

(3)注意患者的营养状况,有无消瘦、头晕、眼花、乏力等贫血的体征。

(4)肛门有无肿块脱出,能否自行回纳或用手推回,有无肿块嵌顿史。

(5)直肠指诊肛门有无疼痛、指套退出有无血迹、直肠内有无肿块等。

3.心理-社会状况

(1)疾病认知:了解患者及家属对疾病相关知识的认知程度,评估患者及家属对所患疾病及站立方法的认识,对手术的接受程度,对痔传统手术或微创手术知识及手术前配合知识的了解和掌握程度。

(2)心理承受程度:患者和家属对接受手术及手术可能导致的并发症带来的自我形象紊乱和生理功能改变的恐惧、焦虑程度和心理承受能力。

(3)经济情况:家庭对患者手术及并发症进一步治疗的经济承受能力。

(二)术后评估

1.手术情况

了解麻醉方式、手术方式,手术过程是否顺利,术中有无出血、出血部位、出血量,有无输血及输血量。

2.病情评估

观察患者神志和生命体征变化,生命体征是否平稳,切口敷料是否渗血,出血量多少,引流是否通畅,引流液的颜色、性质和引流量,切口愈合情况,大便是否通畅,有无便秘或腹泻等情况。

3.切口情况

切口渗出、愈合情况,有无肛缘水肿、切口感染,引流是否通畅,有无假性愈合情况。定期进行血常规、血生化等监测,及时发现出血、切口感染、吻合口出血、吻合口瘘等并发症的发生。

4.评估手术患者的肛门直肠功能

有无肛门狭窄、肛门失禁,包括排便次数、控便能力等。

5.心理-社会状况

患者对手术后康复知识的了解程度。评估患者有无焦虑、失眠,家庭支持系统等。

六、护理诊断

(一)恐惧

与出血量大或反复出血有关。

(二)便秘

与不良饮食、排便习惯及惧怕排便有关。

(三)有受伤的危险

出血与血小板减少、凝血因子缺乏、血管壁异常有关。

(四)潜在并发症

尿潴留、肛门狭窄、排便失禁等。

七、护理措施

(一)非手术治疗护理/术前护理

1.调整饮食

嘱患者多饮水,多进食新鲜蔬菜、水果,多食粗粮,少食辛辣刺激性食物,忌烟酒。养成良好生活习惯。适当增加运动量,促进肠蠕动,切忌久站、久坐、久蹲。

2.热水坐浴

便后及时清洗,保持局部清洁舒适。必要时用1∶5 000高锰酸钾溶液或复方荆芥熏洗剂熏洗坐浴,控制温度在43～46 ℃,每天2次,每次20～30分钟,可有效改善局部血液循环,减轻出血、疼痛症状。

3.痔块还纳

痔块脱出时应及时还纳,嵌顿性痔应尽早行手法复位,防止水肿、坏死;不能复位并有水肿及感染者用复方荆芥熏洗剂坐浴,局部涂痔疮膏,用手法再将其还纳,嘱其卧床休息。注意动作轻柔,避免损伤。

4.纠正贫血

缓解患者的紧张情绪,指导患者进少渣食物,术前排空大便,必要时灌肠,做好会阴部备皮及药敏试验,贫血患者应及时纠正。贫血体弱者,协助完成术前检查,防止排便或坐浴时晕倒受伤。

5.肠道准备

术前1天予全流质饮食,手术当天禁食,术前晚口服舒泰清4盒,饮水2 500 mL或术晨2小时甘油灌肠剂110 mL灌肠,以清洁肠道。

(二)术后护理

1.饮食护理

术后当天应禁食或给无渣流食,次日半流食,以后逐渐恢复普食。术后6小时内尽量卧床休息,减少活动。6小时后可适当下床活动,入厕排尿、散步等,逐渐延长活动时间,并指导患者进行轻体力活动。

2.疼痛护理

因肛周末梢神经丰富,痛觉十分敏感,或因括约肌痉挛、排便时粪便对创面的刺激、敷料堵塞过多导致大多数肛肠术后患者创面剧烈疼痛。疼痛轻微者可不予处理,但疼痛剧烈者应给予处理。指导患者采取各种有效止痛措施,如分散注意力、听音乐等,必要时遵医嘱予止痛药物治疗。

3.局部坐浴

术后每次排便或换药前均用1∶5 000高锰酸钾溶液或痔疾洗液熏洗坐浴,控制温度在43～46 ℃,每天2次,每次20～30分钟,坐浴后用凡士林油纱覆盖,再用纱垫盖好并固定。

4.保持大便通畅

术后早期患者有肛门下坠感或便意,告知其是敷料压迫刺激所致;术后3天内尽量避免解大便,促进切口愈合,可于术后48小时内口服阿片酊以减少肠蠕动,控制排便。术后第2天应多吃新鲜蔬菜和水果,保持大便通畅。如有便秘,可口服液体石蜡或麻仁软胶囊等润肠通便药物,宜用缓泻剂,忌用峻下剂或灌肠。避免久站、久坐、久蹲。

5.避免剧烈活动

术后7～15天应避免剧烈活动,防止大便干燥,以防痔核或吻合钉脱落而造成继发性大出血。

6.并发症的观察与护理

(1)尿潴留:因手术、麻醉刺激、疼痛等原因造成术后尿潴留。若术后8小时仍未排尿且感下腹胀痛、隆起时,可行诱导、热敷或针刺帮助排尿。对膀胱平滑肌收缩无力者,肌内注射新斯的明1 mg(1支),增强膀胱平滑肌收缩,可以排尿。必要时导尿。

(2)创面出血:术后7～15天为痔核脱落期,因结扎痔核脱落、吻合钉脱落、切口感染、用力排便等导致创面出血。如患者出现恶心、呕吐、头昏、眼花、心慌、出冷汗、面色苍白等并伴肛门坠胀感和急迫排便感进行性加重,敷料渗血较多,应及时通知医师行相应消除处理。

(3)切口感染:直肠肛管部位由于易受粪便、尿液等的污染,术后易发生切口感染。应注意术前改善全身营养状况;术后2天内控制好排便;保持肛门周围皮肤清洁,便后用1∶5 000高锰酸钾液坐浴;切口定时换药,充分引流。

(4)肛门狭窄:术后观察患者有无排便困难及大便变细,以排除肛门狭窄。术后15天左右应行直肠指诊如有肛门狭窄,定期扩肛。

八、护理评价

(1)患者便血、脱出明显减轻或消失。

(2)患者及家属知晓所患疾病名称、手术术式、优缺点及相关知识,能复述并遵从护士指导。

(3)患者是否能正确面对手术,积极参与手术的自我护理并了解手术并发症的预防和处理,如大出血、切口感染、肛门狭窄等。未发生并发症或并发症被及时发现和处理。

(4)患者排便正常、顺畅,无腹泻、便秘或排便困难。肛周皮肤完整清洁无损。

九、健康教育

(1)指导患者合理搭配饮食,多饮水,多食蔬菜,水果及富含纤维素的食物,少食辛辣等刺激性食物,忌烟酒。

(2)指导患者养成良好的排便习惯,保持排便通畅,避免久蹲、久坐。

(3)便秘时,应增加粗纤维食物,必要时口服适量蜂蜜或润肠通便药物。

(4)出院后近期可坚持熏洗坐浴,保持会阴部卫生清洁,并有利于创面愈合。

(5)术后适当活动,切勿剧烈活动。若出现创面出血,随时与医师联系,及早处理。

(6)术后早期做提肛运动,每天2次,每次30分钟,促进局部血液循环。一旦出现排便困难或便条变细情况时,应及时就诊,定期进行肛门扩张。

(季海燕)

第七章

心血管外科疾病护理

第一节　心脏手术的常规护理

一、心脏手术一般护理常规

(一)术前护理

(1)重度心力衰竭、夹层动脉瘤、心脏黏液瘤患者术前绝对卧床休息。一般患者多卧床休息，限制活动。心悸、气短或呼吸困难者协助取半坐位并吸氧。

(2)给予高蛋白、高能量、含丰富维生素、易消化饮食;心力衰竭、水肿患者予以低盐饮食。

(3)做好术前准备和指导:①术前戒烟、戒酒2周以上。②冠脉搭桥患者术前一周停用抗凝药;服洋地黄类药者心率低于60次/分时停药。③指导患者练习深呼吸、有效咳嗽、排痰、高半坐卧位等,体验拍背的感受。④指导患者术前禁食、沐浴、更衣。⑤测量身高及体重;备好胸部X线片、胸腔引流瓶及术中用药。⑥清洁口腔,取下活动义齿及首饰,遵医嘱给术前用药。

(二)术后护理

(1)行体外循环的患者术后按体外循环心内直视术护理常规。

(2)全麻术后患者未清醒前取平卧位,头偏向一侧。麻醉醒后,可采取高半坐卧位,有利呼吸和引流。

(3)根据患者的耐受程度,鼓励术后早期活动,逐渐增加活动量。麻醉清醒后,鼓励患者床上活动,如深呼吸、四肢主动活动及间歇翻身等。手术后第2～3天开始,尝试下床活动。先坐床沿片刻,做深呼吸和咳嗽;再床旁站立,试着站立排尿,并稍走动或椅子上略坐片刻,再逐渐增加活动量。

(4)患者术后全身麻醉清醒及恶心、呕吐消失后,可逐步进食。其他术后6小时可逐渐恢复饮食。

(5)保持呼吸道通畅,预防肺部感染。鼓励患者咳嗽、排痰,给予翻身、拍背,雾化吸入每4小时1次。呼吸机辅助呼吸者,给予定时吸痰。

(6)密切观察患者生命体征及神志、尿量、中心静脉压、左心房压、氧饱和度、引流量、皮肤温度及湿度的变化。

(7)遵医嘱予以补液、输血、抗感染等治疗,严格掌握输液、输血的速度。用微量泵输入正性肌力、血管扩张等特殊药物时，并观察药物疗效及不良反应。

(8)注意手术切口敷料清洁、干燥，观察有无渗血、渗液，预防切口感染。一般胸部切口7～9天拆除缝线。

(9)保持各引流管通畅，注意引流液的性质和量。安置胸腔闭式引流装置者按其护理常规。禁食及留置胃管患者做好口腔护理；留置导尿管的患者做好会阴部护理。

(10)保持急救物品、药品的完好。

二、体外循环心内直视术护理常规

(1)按全身麻醉后护理常规。

(2)了解患者手术、麻醉、术毕恢复心脏循环等情况，妥善固定各种管道，给予患者保暖。

(3)严密监测患者生命体征、神志、尿量、中心静脉压、左心房压、血气分析、凝血功能等，注意低心排血症、酸碱平衡失衡和电解质紊乱、低体温、代谢性酸中毒、代谢性碱中毒、低血钾、肾功能减退、呼吸功能障碍等。

(4)密切观察呼吸机辅助呼吸的情况，及时吸痰，保持呼吸道通畅和有效呼吸。

(5)观察胸腔引流液的量和性状，评估渗血量。

(6)根据患者中心静脉压、左心房压及渗血量，补充血容量。如血容量补足后，仍有低心排血症，需及时报告医师，遵医嘱滴注正性肌力药物，如多巴胺、肾上腺素、多巴酚丁胺等。必要时，应用降低后负荷扩容药物，如硝普钠、安妥拉明、硝酸甘油等。

(7)及时纠正酸碱平衡失调和电解质紊乱。

三、动脉导管未闭手术护理常规

按心脏手术一般护理常规及体外循环心内直视术护理常规。

(一)护理评估

(1)评估患者的生长发育及营养状况、健康史，了解既往病史及治疗经过。

(2)评估患者活动后心悸、气促、疲乏的程度，有无左心衰竭。了解有无感冒或呼吸道感染等，有无呼吸困难、咳嗽、肺部干湿啰音等表现。

(3)了解患者心脏检查、心电图、X线、超声心动图等检查结果。

(4)了解患者及家属对疾病和手术的认识，有无恐惧、害怕等心理表现。

(二)护理措施

1.术前护理

(1)注意保暖，防止呼吸道感染。

(2)心悸、气短或呼吸困难者协助取半坐位并吸氧。

(3)给予高蛋白、高能量、含丰富维生素、易消化饮食。有心力衰竭者予以低盐饮食。

(4)按心脏手术一般护理常规做好术前准备。

2.术后护理

(1)术后病情许可后帮助患者取半坐卧位。

(2)监测生命体征及病情变化，预防并发症。密切观察患者的呼吸频率、节律、幅度及听诊两肺呼吸音。术后出现声音嘶哑等喉返神经损伤症状时，早期禁水、禁食，以防误吸，同时遵医嘱使用激素及B族维生素等神经营养药。

(3)保持呼吸道通畅,定时为患者翻身、拍背并行雾化吸入。给予麻醉未醒或咳嗽无力的患者吸痰,防止呼吸道感染。

(4)保持手术切口清洁干燥,防止感染。

(5)遵医嘱使用镇静、镇痛药物,保持患者情绪稳定。严格控制液体入量,遵医嘱予药物控制血压。

(6)保持胸腔引流管的通畅,间断挤压引流管,注意观察引流液的量及性状。

(三)健康指导

(1)交代患者出院后,术后半年内避免剧烈运动。

(2)出院后 3 个月复查。如有倦怠、发热等不适,随时就诊。

四、房间隔缺损修补术护理常规

按心脏手术一般护理常规及体外循环心内直视术护理常规。

(一)护理评估

(1)评估患者生长发育、营养状况及健康史,了解既往病史,有无反复出现上呼吸道感染。

(2)评估患者有无劳累后气促、心悸、心房颤动,有无右心衰竭、呼吸道感染等。

(3)了解患者心脏检查、X 线、心功能检查、心电图等检查结果。

(4)评估患者对疾病和手术的了解程度及心理状态。

(二)护理措施

1.术前护理

(1)注意保暖,防止呼吸道感染。

(2)气促、心悸者协助取半坐位并吸氧。

(3)给予高蛋白、高能量、含丰富维生素、易消化饮食。

(4)按心脏手术一般护理常规做好术前准备。

2.术后护理

(1)术后病情许可后帮助患者取半坐卧位。

(2)术后麻醉清醒及无恶心、呕吐后逐渐恢复饮食及活动。

(3)严密观察病情,监测心率、心律,有无心律失常。听诊有无残余分流的心脏杂音。

(4)保持呼吸道通畅,定时为患者翻身、拍背并行雾化吸入。对于麻醉未醒或咳嗽无力的患者给予吸痰,防止呼吸道感染。

(5)保持手术切口清洁干燥,防止感染。

(6)遵医嘱给予抗心律失常药物,观察药物的疗效。

(7)保持胸腔引流管的通畅,间断挤压引流管,注意观察引流液的量及性状。

(三)健康指导

(1)交代患者及家属半年内患者避免剧烈活动。

(2)保持手术切口清洁干燥,以免感染。

(3)出院后 3 个月复查。如有不适,随时就医。

五、室间隔缺损修补术护理常规

按心脏手术一般护理常规及体外循环心内直视术护理常规。

(一)护理评估

(1)了解患者既往病史,有无发育不良、反复呼吸道感染、右心衰竭、肺动脉高压等。

(2)评估有无劳累后气促、心悸,有无心前区隆起,有无心脏杂音。

(3)了解患者心电图、X线、超声心动图等检查结果。

(4)评估患者对疾病和手术的了解程度及心理状况。

(二)护理措施

1.术前护理

(1)注意保暖,防止呼吸道感染。

(2)气促、心悸者协助取半坐位并吸氧。

(3)给予高蛋白、高能量、含丰富维生素、易消化饮食。

(4)按心脏手术一般护理常规做好术前准备。

2.术后护理

(1)术后麻醉清醒后,根据病情许可帮助患者取半坐卧位。

(2)术后麻醉清醒及无恶心、呕吐后逐渐恢复饮食及活动。

(3)严密监测心率、心律的变化,及时处理心律失常。

(4)保持呼吸道通畅,定时为患者翻身、拍背并行雾化吸入。对于麻醉未醒或咳嗽无力的患者给予吸痰,防止呼吸道感染。

(5)术后早期应控制静脉输入晶体溶液,以1 mL/(kg ·h)为宜,并保持左心房压不高于中心静脉压。

(6)注意听诊有无残余分流的心脏杂音,观察是否有影响心脏功能或康复的危险因素。评估是否存在残余分流,如术后血流动力学不稳定、心功能差等。

(7)预防肺高压危象发生。术前有肺高压的患者,术后延长呼吸机辅助呼吸的时间,尽可能减少镇静、吸痰及体疗次数;延长吸氧时间。

(三)健康指导

(1)半年内避免剧烈活动。

(2)保护手术切口清洁、干燥,防止感染。

(3)出院后3个月复查。如出现气促、发绀等不适时,立即就医。

六、法洛四联症手术护理常规

按心脏手术一般护理常规及体外循环心内直视术护理常规。

(一)护理评估

(1)评估患者的健康史,了解既往病史,有无发育不良等。

(2)评估缺氧程度,如是否有发绀、杵状指、活动受限等。

(3)了解患者心脏检查、心电图、X线、超声心动图等检查结果。

(4)评估患者的心理反应,如有无社会适应能力差、对父母过分依赖、焦虑、恐惧、易激惹哭闹等。

(二)护理措施

1.术前护理

(1)嘱患者多卧床休息;每天予以吸氧30分钟。

(2)给予高蛋白、高能量、含丰富维生素、易消化饮食。鼓励患者多饮水,每 3～4 小时 1 次,每次200 mL,必要时静脉补液。

(3)做好心理护理及术前指导,避免哭闹、用力排便、感染、贫血、寒冷及创伤等可加重缺氧的因素。

(4)按心脏手术一般护理常规做好术前准备。

2.术后护理

(1)术后麻醉清醒后,根据病情许可帮助患者取半坐卧位。

(2)术后麻醉清醒及无恶心、呕吐后逐渐恢复饮食及活动。

(3)严密监测心率及心律的变化。带有临时起搏器的患者应固定好起搏导线,按安装心脏起搏器护理常规。

(4)保持呼吸道通畅,定时为患者翻身、拍背并行雾化吸入。术后减少不必要的气管插管及辅助通气,特别注意呼吸道护理,防止呼吸道并发症,如肺部感染、灌注肺等的发生。

(5)术后每小时记录引流液的量及性质,保证引流管通畅;及时发现并处理急性出血,防止出现心脏压塞。

(三)健康指导

(1)指导患者及家属出院后视病情逐渐增加活动量,避免剧烈活动。注意保暖,以免受凉感冒。

(2)交代家属出院 3 个月后复查 B 超、胸部 X 线片及 ECG。出现发绀、气促、水肿等异常时,立即就医。

(3)指导和鼓励家属加强小儿早期心理和智力教育,尽力减小疾病对小儿的影响。

七、心脏瓣膜置换手术护理常规

按心脏手术一般护理常规及体外循环心内直视术护理常规。

(一)护理评估

(1)评估患者健康史,了解既往病史及治疗经过。

(2)评估患者血压、体温、心率、心律及呼吸。观察面色、神志、水肿、尿量的变化,有无劳累后气促、阵发性呼吸困难、端坐呼吸,有无心力衰竭等表现。

(3)了解患者心脏检查、心脏 B 超、凝血功能等检查结果。

(4)评估患者对手术的接受程度及心理状况。

(二)护理措施

1.术前护理

(1)进食高蛋白、清淡及易消化的食物。

(2)卧床休息,减少活动,必要时氧气吸入。

(3)按心脏手术一般护理常规做好术前准备。

2.术后护理

(1)术后麻醉清醒后,根据病情许可帮助患者取半坐卧位。

(2)术后麻醉清醒及无恶心、呕吐后逐渐恢复饮食及活动。饮食宜高蛋白、低盐、丰富维生素(不宜进食含丰富维生素 K 的食物,如菠菜、猪肝、番茄等)的饮食,保持大便通畅。

(3)遵医嘱给药和注意药物的不良反应:①机械瓣置换者定时口服抗凝药,仔细观察牙龈、眼结膜、皮下、鼻有无出血征象，询问女患者是否存在月经量过多等抗凝药过量的现象。出现异常及时处理。②每天清晨测心率，如心率少于60次/分，立即报告医师且停止给服地高辛。③服利尿剂时，注意观察有无血钾、钠异常表现，维持电解质平衡。

(4)预防肺部感染、压疮等并发症。指导有效咳嗽、排痰，定时拍背，雾化吸入。保持皮肤清洁干燥，预防压疮。

(5)严密观察病情，注意监听瓣膜音质，发现心脏杂音及时通知医师。

(6)给予心理安抚，鼓励患者学会自我护理。

(三)健康指导

(1)指导患者出院后适当活动和劳动，以不感觉心悸、气促为宜。忌烟、忌酒，避免暴饮暴食。

(2)交代患者严格遵医嘱服药，学会自我监测出血倾向和测心率。服用抗凝药者定期复查PT，服用地高辛前自查心率，服利尿剂时同时补钾等。

八、冠状动脉搭桥手术护理常规

在体外循环下行冠状动脉搭桥手术按体外循环心内直视术护理常规。非体外循环行冠状动脉搭桥手术按心脏手术一般护理常规。

(一)护理评估

(1)评估健康史，了解既往病史及生活、饮食习惯。

(2)评估患者体温、脉搏、呼吸，面色及神志等情况；评估心绞痛的程度、发作时间的长短及频率。

(3)了解患者心脏检查、凝血功能、冠状动脉血管造影等检查结果。

(4)了解患者的心理状况，如有无焦虑、恐惧、悲观等不良情绪。

(二)护理措施

1.术前护理

(1)患者宜选择低脂肪、低胆固醇及足量蛋白质、维生素、粗纤维等饮食。

(2)遵医嘱控制心绞痛发作，必要时给予硝酸甘油持续静脉泵入。

(3)按心脏手术一般护理常规做好术前准备。

(4)给予心理护理，消除患者焦虑、恐惧等不良情绪。

2.术后护理

(1)术后麻醉清醒后，根据病情许可帮助患者取半坐卧位。

(2)术后麻醉清醒及无恶心、呕吐后逐渐恢复饮食及活动。饮食宜选择低脂肪、低胆固醇、足够蛋白质、维生素与粗纤维等食物，保持大便通畅。

(3)观察患者术后病情改善情况，有无胸痛、胸闷、心绞痛等。

(4)保持切口敷料清洁、干燥，观察取大隐静脉处及胸部切口有无出血、渗液等。

(5)抬高取大隐静脉的肢体，减轻水肿，评估肢端温度、血运、感觉及运动情况等。发现异常，及时报告医师。

(6)遵医嘱给予抗凝等药物，并观察药物的疗效及不良反应。

(三)健康指导

(1)交代患者出院后逐渐增加活动量，坚持低脂肪、低胆固醇及含丰富粗纤维的饮食，养成定时排便的习惯，防止便秘。禁烟酒。

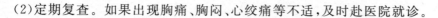

(2)定期复查。如果出现胸痛、胸闷、心绞痛等不适,及时赴医院就诊。

九、心脏黏液瘤手术护理常规

按心脏手术一般护理常规及体外循环心内直视术护理常规。

(一)护理评估

(1)评估健康史及心理状况,了解既往病史及治疗经过。

(2)评估患者有无动脉栓塞的表现,如偏瘫、失语、肢体疼痛等;评估有无二尖瓣狭窄的表现,如心悸、气促、端坐呼吸、晕厥、咯血等;评估有无发热、消瘦、食欲缺乏、乏力、贫血等全身反应。

(3)了解患者心脏检查、胸部X线片、凝血功能等检查结果。

(4)评估患者对心脏黏液瘤疾病及手术的认知程度,了解患者的心理状态。

(二)护理措施

1.术前护理

(1)患者给予绝对卧床休息,限制活动,以防瘤体嵌塞房室瓣瓣口导致猝死。

(2)对于贫血、心悸、呼吸困难者,给予氧气吸入。

(3)严密观察病情变化,一旦发现病情变化,立即报告医师,随时做好急救准备。

(4)及时做好术前准备,以便急症手术。

(5)给予患者心理安抚和疏导,缓解患者紧张情绪。

2.术后护理

(1)术后麻醉清醒后,根据病情许可帮助患者取半坐卧位。

(2)术后麻醉清醒及无恶心、呕吐后逐渐恢复饮食及活动。

(3)遵医嘱给予药物治疗,严格控制液体的输入量和速度,防止容量负荷过重,发生心力衰竭。

(4)严密观察病情变化,观察切口有无出血、渗液,保持切口敷料清洁、干燥和引流通畅。

(三)健康指导

(1)指导病患者出院后视病情适当活动,逐渐增加活动量,避免过度劳累。

(2)交代患者及家属如出现神志改变、肢体活动受限等异常情况及时就医。

十、心脏移植手术护理常规

按移植术、心脏手术一般护理及体外循环心内直视术护理常规。

(一)护理评估

(1)了解患者既往疾病、手术、创伤、过敏等史,有无烟、酒嗜好。

(2)评估心脏疾病症状和体征、心力衰竭的程度。

(3)了解生命体征,实验室心、肝、肺、肾功能检查及X线、CT、MRI等影像学检查情况,供、受体移植配型及其他脏器的功能等。

(4)了解患者的家属和社会经济状况,患者对手术的认识和心理反应。

(二)护理措施

1.术前护理

(1)给予高蛋白、高碳水化合物、丰富维生素、低脂易消化饮食。

(2)遵医嘱使用强心、利尿、血管扩张、免疫抑制剂等;纠正酸碱及电解质紊乱,注意补镁;应用激化液等。

(3)改善肺功能，每天吸氧3次，每次30分钟；术前用地塞米松、抗生素及透明质酸酶溶液行雾化吸入；指导患者呼吸训练，如深呼吸、腹式呼吸、咳嗽训练等。

(4)术前对于睡眠不佳者，遵医嘱给予适当镇静药物。

(5)做好肠道准备。术前1天备皮，全身用氯己定溶液擦浴。

(6)术前除准备心脏外科常用药外，还应准备免疫抑制剂，如环孢素A、甲泼尼龙、泼尼松、硫唑嘌呤等。

(7)准备严格消毒的无菌室及隔离病房，并备有监护仪、呼吸机、输液泵以及抢救药品和设备等。

(8)做好术前指导和心理护理，消除患者的焦虑和紧张心理。

2.术后护理

(1)评估手术、麻醉方式及术中情况。患者术后置于移植专用隔离病房，给予特级护理，严格执行消毒隔离制度，防止感染。

(2)根据麻醉方式取卧位，鼓励咳嗽，协助翻身、拍背。给予吸氧。

(3)严密观察体温、脉搏、呼吸、血压等病情变化。

(4)严密监测循环功能和血流动力学变化，及时掌握多功能监测仪、经皮脉搏氧饱和度测量、动脉持续测压、漂浮导管(6腔)动态测压、持续心排血量及混合静脉血氧饱和度监测、血流动力学等指标变化，尽早发现移植术后有无早期心脏衰竭，特别注意是否发生右心衰竭及肺动脉高压。

(5)术后根据胃肠功能恢复情况逐渐恢复饮食，注意饮食卫生。宜选择高热量、高蛋白、丰富维生素和富含膳食纤维的食物。

(6)维持2～3条有效静脉通路，保证各种药液顺利输注。定时、定量准确给药，尤其是免疫抑制剂。强调免疫抑制剂使用的个体化，即根据血药浓度水平、急性排斥反应的发生频率、肝肾功能状态等及时调整各时期的用药量，避免用量不足诱发排斥反应和用量过多易促发感染。

(7)监护移植术后心脏排斥反应：①超急性排斥反应多发生于术中早期，立即出现供心复跳困难。②急性排斥反应多发生于术后1～20周。③慢性排斥反应多发生在心脏移植1年以后。患者康复期如出现乏力、周身不适、食欲缺乏、活动后心悸、气短等症状时，应高度怀疑排斥反应。

(8)预防感染，最大限度降低感染的危险。做到：①操作前后严格洗手，出入移植病房更衣、换鞋、戴帽、口罩及严格限制入室人数。②病室内勿摆花卉及植物。③定时测量体温并记录。④观察身体所有穿刺置管部位的皮肤。⑤观察口腔有无真菌感染迹象。⑥及时听诊肺部呼吸音，观察呼吸道分泌物有无异常。⑦监测血常规，及时采集痰、尿及口腔、伤口表面分泌物标本进行细菌培养。必要时协助进行床旁胸部X线片检查等。

(9)评估切口及引流情况。妥善固定引流管，保持引流通畅；观察、记录引流液的色、质、量；准确记录24小时出入液体量。

(10)给予患者心理支持和鼓励，保持心情愉快和情绪稳定。

(三)健康指导

(1)交代患者严格按医嘱服用免疫抑制剂，不可随意自行停药或减量。

(2)加强营养，注意饮食卫生；养成良好的生活习惯，避免过度劳累。

(3)定期复查肝功能及血药浓度。如有不适，及时就诊。

(王茜茜)

第二节 主动脉内球囊反搏

主动脉内球囊反搏是将带有气囊的导管插至降主动脉，借助主动脉内球囊反搏而机械辅助循环。气囊内充氦气或二氧化碳气体，其膨胀和萎缩与心脏舒张和收缩同步。当气囊充气时，提高舒张期灌注，增加冠状动脉血流量；放气时，降低后负荷，减少心肌耗氧，增加心排血量。主要适用于冠心病急性心功能不全术前给予支持者、心源性休克经药物治疗无效者、严重顽固性心律失常者、心脏手术重症低心排血量综合征及不能脱离心肺机者；有以上适应证并存在以下应用指征：多巴胺用量高于 20 μg/(kg · min)，或并用两种升压药且血压仍下降者；心脏指数低于 2.0 L/(min · m^2)；平均动脉压低于 6.7 kPa(40 mmHg)；左心房压高于 2.7 kPa(20 mmHg)；中心静脉压高于 1.5 kPa(11 mmHg)；尿量低于 30 mL/h；末梢循环差(手足潮湿、发凉)。

一、护理措施

(一)插管前护理

(1)观察患者病情变化、监测生命体征。

(2)插管部位严格消毒。

(3)准备用物并检查机器。

(二)插管后护理

(1)观察心电图及反搏机波形，气囊充气在 T 波之后，放气在 P 波之前。

(2)抗凝治疗患者应观察局部切口或穿刺部位有无出血、渗血及血肿。

(3)保证导管通畅：连接通畅，避免打折、扭曲，妥善固定；导管内无血液反流，保证持续压力套装的压力维持在 40.0 kPa(300 mmHg)以上；及时冲洗管道，严防空气进入，造成动脉栓塞。

(4)防止感染：严格无菌操作；观察穿刺处有无红肿、渗血，遵医嘱应用抗生素；导管留置期间如患者发生高热、寒战，应立即拔除导管，并留取导管尖端做细菌学培养。

(5)并发症护理：密切观察患者术后足背动脉的搏动、皮肤温度及血液供应情况；测量腿围，观察有无肢体肿胀和静脉回流受阻，以尽早发现下肢有无缺血情况；一旦发现异常，立即采取保温、被动活动肢体等措施。

(6)拔管护理：患者病情稳定，血流动力学各项指标正常，可在逐渐减少反搏次数后考虑拔管，动脉导管拔除后按压 30 分钟加压包扎，用 1.0～1.5 kg 沙袋压迫 6～8 小时，同时观察肢体温度、颜色及足背动脉搏动情况。

(7)基础护理：做好生活护理，保证患者皮肤及床单位的清洁；股动脉导管置入侧肢体制动，保持伸直，严禁弯曲，必要时用约束带保护；翻身时应保持置入侧下肢与身体成一直线，翻身不宜超过 40°；营养支持，适当按摩肢体，进行被动活动，应用气垫床以预防压疮。

二、主要护理问题

(1)有心排血量减少的危险：与球囊或泵功能障碍有关。

(2)有受伤的危险:与穿刺有关。

(3)躯体移动障碍:与插管制动有关。

(王茜茜)

第三节 PICCO 血流动力学监测

PICCO 监测仪是新一代容量监测仪,也称为脉搏指示连续心排血量技术,所采用方法结合了经肺温度稀释技术和动脉脉搏波型曲线下面积分析技术,该监测采用热稀释方法测量单次的心排血量,并通过分析动脉压力波型曲线下面积来获得连续的心排血量。同时可计算胸内血容量和血管外肺水,胸内血容量已被许多学者证明是一项可重复、敏感、且比肺动脉阻塞压、右心室舒张末期压、中心静脉压更能准确反映心脏前负荷的指标。PICCO 监测仪提供以上对临床具有特殊意义重要监测指标,使危重症患者血流动力学监测的准确性得到进一步提高,是一项微创伤、低危险、简便、精确、连续监测心排血量技术。主要适应于需要进行心血管功能和循环容量状态监测的患者,如休克、急性呼吸窘迫综合征、急性心功能不全、心脏和腹部大手术、肺动脉高压、脏器移植手术等患者。

一、护理措施

(一)插管前护理

(1)观察患者病情变化、监测生命体征。

(2)插管部位严格消毒。

(3)准备用物并检查机器。

(二)插管后护理

(1)密切观察患者生命体征,意识变化。补液过程中严密观察中心静脉压和 PICCO 的监测结果,根据观察结果指导 24 小时出入量,调整血管活性药物的使用。

(2)保证监测的准确性:每次 PICCO 定标至少 3 次;定标的液体一般为冰盐水 15 mL,4 秒内均匀注入。

(3)保证导管通畅:连接通畅,避免打折、扭曲,妥善固定;导管内无血液反流,保证持续压力套装的压力维持在 40.0 kPa(300 mmHg)以上;及时冲洗管道,严防空气进入,避免动脉栓塞。

(4)抗凝治疗患者应观察局部切口或穿刺部位有无出血、渗血及血肿。

(5)防止感染:严格无菌操作;观察穿刺处有无红肿、渗血,遵医嘱予应用抗生素;一般 PICCO 导管留置时间可达 10 天,如患者发生高热、寒战,应立即拔除导管,并留取导管尖端做细菌学培养。

(6)并发症护理:密切观察患者术后足背动脉搏动,皮肤温度及血液供应情况;测量腿围,观察有无肢体肿胀和静脉回流受阻,以便尽早发现下肢有无缺血情况;一旦发现异常,立即采取保温,被动活动肢体等措施。

(7)拔管护理:患者病情稳定,血流动力学各项指标正常,可考虑拔管,动脉导管拔除后按压

30 分钟加压包扎，用 1.0～1.5 kg 沙袋压迫 6～8 小时，同时观察肢体温度、颜色及足背动脉搏动情况。

(8)基础护理：做好生活护理，保证患者皮肤及床单位的清洁；股动脉导管置入侧肢体制动，保持伸直，严禁弯曲，必要时用约束带保护；翻身时应保持置入侧下肢与身体成一直线，翻身不宜超过 40°；营养支持，适当按摩肢体，进行被动活动，应用气垫床以预防压疮。

二、主要护理问题

(1)躯体移动障碍：与插管制动有关。

(2)有受伤的危险：与穿刺有关。

（王茜茜）

第四节 心脏损伤

心脏损伤是暴力作为一种能量作用于机体，直接或间接转移到心脏所造成的心肌及其结构的损伤，甚至心脏破裂。心脏损伤又分为闭合性损伤和穿透性损伤。

一、闭合性心脏损伤

闭合性心脏损伤又称非穿透性心脏损伤或钝性心脏损伤。实际发病率远比临床统计的要高。许多外力作用都可以造成心脏损伤，包括：①暴力直接打击胸骨，传递到心脏。②车轮碾压过胸廓，心脏被挤压于胸骨椎之间。③腹部或下肢突然受到暴力打击，通过血管内液压作用传至心脏。④爆炸时高击的气浪冲击。

（一）心包损伤

心包损伤指暴力导致的心外膜和/或壁层破裂和出血。

1.分类

心包是一个闭合纤维浆膜，分为脏层、壁层。心包损伤分为胸膜-心包撕裂伤和膈-心包撕裂伤。

2.临床表现

单纯心包裂伤或伴少量血心包时，大多数无症状，但如果出现烦躁不安、气急、胸痛，特别是循环功能不佳、低血压和休克等症状时，应想到急性心脏压塞的临床征象。

3.诊断

(1)心电图(ECG)：低电压、ST 段和 T 波的缺血性改变。

(2)二维心动图(UCG)：心包腔有液平段，心排幅度减弱，心包腔内有纤维样物沉积。

4.治疗

心包穿刺术(图 7-1)、心包开窗探查术(图 7-2)、开胸探查术。

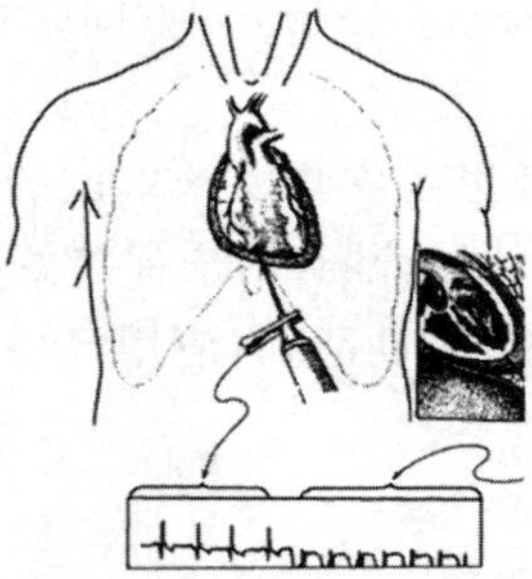

图 7-1　心包穿刺示意图

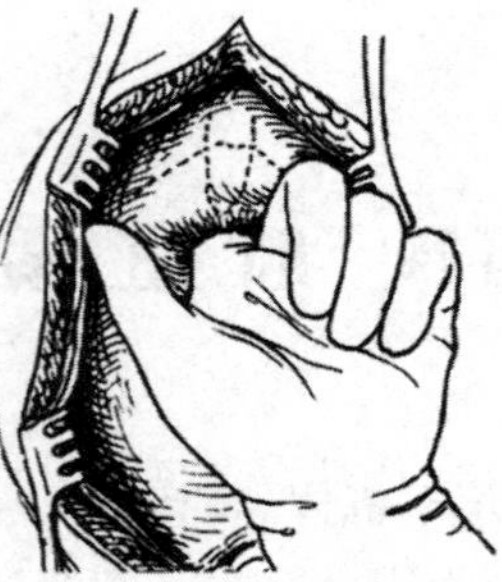

图 7-2　心包探查示意图

(二)心肌损伤

所有因钝性暴力所致的心脏创伤,如果无原发性心脏破裂或心内结构(包括间隔、瓣膜、腱束或乳头肌)损伤,统称心肌损伤。

1.原因

一般是由于心脏与胸骨直接撞击,心脏被压缩所造成的,最常见的原因是汽车突然减速时方向盘的撞击。

2.临床表现

主要症状取决于创伤造成心肌损伤的程度和范围。轻度损伤可无明显症状;中度损伤出现心悸、气短或一过性胸骨后疼痛;重度可出现类似心绞痛症状。

3.检查方法

轻度 ECG 无改变,异常 ECG 分两类:①心律失常和传导阻滞。②复极紊乱。X 线检查一般无明显变化。UCG 可直接观测心脏结构和功能变化,在诊断心肌挫伤以评估损伤程度的应用上最简便、快捷、实用。

4.治疗

主要采用非手术治疗。①一般心肌挫伤的处理:观察 24 小时,充分休息,检查 ECG 和激肌酸激酶同工酶(CPK-MD)。②有冠状动脉粥样硬化性心脏病(CDA)者:在 ICU 监测病情变化,可进行血清酶测定除外 CAD。③临床上有低心排血量或低血压者:常规给予正性肌力药,必须监测中心静脉压(CVP),适当纠正血容量,避免输液过量。

(三)心脏破裂

闭合性胸部损伤导致心室或心房全层撕裂,心腔内血液进入心包腔,经心包裂口流进胸膜

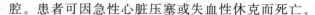

腔。患者可因急性心脏压塞或失血性休克而死亡。

1.原因

一般认为外力作用于心脏后，心腔易发生变形并吸收能量，当外力超过心脏耐受程度时，即出现原发性心脏破裂。

2.临床表现

血压下降、中心静脉压高、心动过速、颈静脉扩张、发绀、对外界无反应，伴胸部损伤，胸部X线片显示心影增宽。

3.诊断

(1)ECG：观察ST段和T段的缺血性改变或有无心梗图形。

(2)X线和UCG：可提示有无心包积血和大量血胸的存在。

4.治疗

紧急开胸以解除急性心脏压塞和修补心脏损伤是抢救心脏破裂唯一有效的治疗措施。

二、穿透性心脏损伤

该损伤以战时多见，按致伤物质不同可分为火器伤和刃器伤两大类。

(一)心脏穿透伤

1.临床表现

主要表现为失血性休克和急性心脏压塞。前者早期有口渴、呼吸浅、脉搏细、血压下降、烦躁不安和出冷汗，后者有呼吸急促、面唇发绀、血压下降、脉搏细速、颈静脉怒张并伴奇脉。

2.诊断

(1)ECG：血压下降，ST段和T波改变。

(2)UCG：诊断价值较大。

(3)心包穿刺：对急性心脏压塞的诊断和治疗都有价值。

3.治疗

快速纠正血容量，并迅速进行心包穿刺或同时在急诊室紧急气管内插管进行开胸探查。

(二)冠状动脉穿透伤

冠状动脉穿透伤是心脏损伤的一种特殊类型，即任何枪弹或锐器在损伤心脏的同时也刺伤冠状动脉，主要表现为心外膜下的冠状动脉分支损伤，造成损伤远侧冠状动脉供血不足。

1.临床表现

单纯冠脉损伤，可出现急性心脏压塞或内出血征象。冠状动脉瘘者心前区可闻及连续性心脏杂音。

2.诊断

较小分支损伤很难诊断；较大冠脉损伤，ECG主要表现为创伤相应部位出现心肌缺血和心肌梗死图形。若心前区出现均匀连续性心脏杂音，则提示有外伤性冠状动脉瘘存在。

3.治疗

冠脉小分支损伤可以结扎；主干或主要分支损伤可予以缝线修复；如已断裂则应紧急行心脏复苏(CPR)术。

三、护理问题

(一)疼痛

疼痛与心肌缺血有关。

(二)有休克的危险

休克与大量出血有关。

四、护理措施

(一)维持循环功能,配合手术治疗

(1)迅速建立静脉通路。

(2)在中心静脉压及肺动脉楔压监测下,快速补充血容量,积极抗休克治疗并做好紧急手术准备。

(二)维持有效的呼吸

(1)选择合适的体位。半卧位吸氧,休克者取平卧位或中凹卧位。

(2)清除呼吸道分泌物,保持呼吸道通畅。

(三)急救处理

(1)心脏压塞的急救,一旦发生,应迅速进行心包穿刺减压术。

(2)凡确诊为心脏破裂者,应做好急症手术准备,充分备血。

(3)出现心脏停搏时,立即进行心肺复苏术。

(4)备好急救设备及物品。

(四)心理护理

严重心脏损伤者常出现极度窘迫感,应为其提供安静舒适的环境,采取积极果断的抢救措施,向患者解释治疗的过程和治疗计划,使患者情绪稳定。

(王茜茜)

第五节　心　包　炎

心脏外面有脏、壁两层心包膜,当发生炎症改变时即为心包炎,可使心脏受压而舒张受限制。心包炎可分为急性和慢性两类,慢性心包炎较严重的类型是缩窄性心包炎。缩窄性心包炎是由于心包炎症形成坚厚的纤维组织,使心脏在舒张期不能充分扩张,从而引起一系列循环功能障碍。患者临床表现可为发热、盗汗、咳嗽、咽痛、呕吐、腹泻、重度右心衰竭,头面部及上肢肿胀,肝脾大、腹水、胸腔积液、下肢水肿,心音弱,多有奇脉,静脉压明显增高。心包很快渗出大量积液时可发生急性心脏压塞症状,患者胸痛、呼吸困难、发绀、面色苍白,甚至休克。缩窄性心包炎一经诊断明确,应行心包剥脱手术,手术切除缩窄的心包,以使心脏逐步恢复功能,这是根本的治疗措施。及早进行心包剥脱手术,大部分患者可获满意的效果,病程较久可引起心肌萎缩和心源性肝硬化,预后较差。如不经手术治疗,病情恶化,少数患者长期带病,生活和工作都受到严重限制。

一、护理措施

(一)术前护理

(1)除明确为非结核性缩窄性心包炎之外,应抗结核治疗不少于 6 周,最好为 3 个月。

(2)限制患者活动量,防止长期心排血量减少引发心力衰竭。

(3)饮食:全身支持疗法,补充营养,低盐及高蛋白食品,补充各种维生素,输注清蛋白,多次少量输新鲜血。

(4)肝大、腹水和周围水肿明显者,酌情给予利尿剂及补钾,纠正水、电解质平衡失调。

(5)用药:应用洋地黄类药物,控制心力衰竭。注意观察用药反应:使用洋地黄类药物(地高辛),注意测患者的脉率、心律,并观察有无恶心、食欲减退、头晕、黄视、绿视等毒性反应,特别要注意有无室性期前收缩或室上性心动过速的心脏毒副作用。如果出现洋地黄中毒应立即停药,查血钾,并根据血钾情况补钾,有心律失常出现给予抗心律失常药物;应用利尿剂,治疗心力衰竭。教会患者认真记录 24 小时出入量。应用排钾性利尿剂(氢氯噻嗪)时,应补钾,并复查电解质情况;有结核病者,须坚持抗结核治疗,按时服药。

(6)经过治疗,胸腔积液及腹水量仍较多时,术前应在无菌操作下行胸腹腔穿刺放水,每次应小于 2 000 mL,腹部加压包扎,以增加肺活量及减轻腹腔内压力,有利于膈肌的呼吸运动。

(二)术后护理

(1)预防心力衰竭:监测中心静脉压、血压、心率、尿量,记录 24 小时出入量,严格控制液体入量,避免短时间内补液过多、过快。

(2)低盐饮食:食盐摄入量小于 3 g/d。

(3)强心利尿:应用利尿剂和血管收缩剂(多巴胺),以减轻水钠潴留,降低前负荷,增加心肌收缩力;应用洋地黄控制心率。同时注意每天监测血钾含量,及时补钾。

(4)术后 3 天开始床旁活动,2 周内限制活动量,以免加重心脏负担。

(5)协助测量腹围,观察腹水消退情况。

(三)健康指导

指导患者进行合理膳食、加强营养支持,提高对手术的耐受力。结核性心包炎患者在手术后应坚持抗结核治疗,并指导其服药。患者出院后应坚持按医嘱服药 1.5～2 年,并定时复查,了解心功能情况,绝对戒烟,如有不适随时就诊。

二、主要护理问题

(1)心排血量减少:与心功能不全有关。

(2)潜在并发症:电解质紊乱。

(3)活动无耐力:与心功能不全、手术、大量胸腔积液及腹水有关。

(4)营养不足:低于机体需要量,与胃肠道淤血,大量腹水导致蛋白丢失有关。

(王茜茜)

第六节　心脏瓣膜病

心脏瓣膜病是由反复风湿性心脏病发作，发生心脏瓣膜及其附属结构（腱索、乳头肌）病变，导致瓣膜狭窄或关闭不全的瓣膜功能异常，产生血流动力学障碍。瓣膜病是我国最常见的心脏病之一，在成人心血管病中，本病约占40%，多见于20～40岁青壮年。最常受累是二尖瓣，其次为主动脉瓣，后者常与二尖瓣病损同时存在，称联合瓣膜病。瓣膜病常见有二尖瓣狭窄，呈二尖瓣面容，可出现呼吸困难、咳嗽、咳痰、发绀等表现；二尖瓣关闭不全先出现的左心衰竭表现是活动能力差、虚弱无力、心悸；主动脉瓣狭窄可出现劳力性呼吸困难和劳力缺血性心绞痛，突发性晕厥是另一严重症状；主动脉瓣关闭不全可表现为活动后的呼吸困难、端坐呼吸或夜间阵发呼吸困难，还可表现为活动后的胸痛、晕厥。

手术治疗主要包括瓣膜修复术和人工瓣膜置换术。内科治疗以预防心功能受损和抗心律失常、抗感染治疗为主。对狭窄病变可行经皮球囊瓣膜成形术介入治疗。

一、术前护理常规

（1）病情观察：密切观察病情变化，认真听取患者主诉。观察患者有无心绞痛、晕厥、左心衰竭、呼吸困难、咳嗽、发绀等症状；加强巡视，以防发生猝死。

（2）改善心功能：遵医嘱给予强心、利尿、补钾、扩血管治疗，根据患者病情及药液性质调节输液速度，观察用药后不良反应，准确记录出入量。

（3）改善呼吸功能：戒烟限酒。加强呼吸功能锻炼，预防呼吸道感染。心力衰竭、肺动脉高压者给予氧气吸入，改善机体供氧状态。

（4）加强营养支持：指导患者进食高营养、高蛋白、高维生素、低盐、低脂、易消化饮食，每餐合理搭配，提高食欲，改善患者全身营养状况。

（5）注重心理护理：针对患者的病情、性格、心理反应给予安慰和心理疏导，帮助患者树立战胜疾病的信心。

（6）做好瓣膜置换术相关知识的健康教育，如术前适应行为训练，包括上呼吸机手法训练、咳嗽训练、深呼吸运动等；抗凝知识及其重要意义；限制钠盐及液体摄入；进行饮食宣教，讲解少食多餐的必要性；预防感冒、控制肺部感染的重要性。

二、术后护理常规

（1）维持稳定的血流动力学：早期监测中心静脉压、动脉压、肺动脉压等，根据监测指标及病情遵医嘱补充血容量，调整正性肌力药物及扩血管药物，维护心功能。控制输液速度和量，预防发生肺水肿、左心衰竭。

（2）呼吸功能监护与护理：严格遵守呼吸机使用原则及注意事项，加强呼吸道的管理，定时翻身、拍背、吸痰，保证供氧，并观察痰液颜色、性质、量，预防肺部并发症。

（3）维持电解质平衡：瓣膜置换术后每天监测血钾情况，低血钾易造成心律失常，一般血清钾维持在4～5 mmol/L，静脉补钾时要选择深静脉，补钾后及时复查血钾。

(4)引流液的观察:术后保持引流管的通畅,注意引流液的颜色、量及性质。如引流液过多,应考虑是否鱼精蛋白和肝素不足。注意观察有无心脏压塞的征象,如出现心率快、血压低、静脉压高、尿量少等应及时通知医师。

(5)观察肢体末梢皮肤颜色、温度变化,及时保暖。测量体温 1 次/4 小时,体温过高时遵医嘱给予降温处理,观察效果。

(6)并发症观察及护理。①瓣周瘘:是瓣膜置换术后一种少见而严重的并发症。术后重点评估心功能状态,监测并控制感染。注意观察尿色、尿量,如长期为血红蛋白尿应及时报告医师,同时注意碱化尿液,防止肾衰竭。②心律失常:密切观察患者的心电示波及心电图变化,及早发现并纠正引发严重室性心律失常的诱因,如心肌缺血缺氧、低钾等。保持静脉通畅,备好抢救物品及药品。③出血:术后应用抗凝治疗期间根据化验结果(PT 值在 24 秒左右、INR 值在 2～2.5)调整用药量。密切注意出血倾向(血尿、牙龈出血、皮肤黏膜出血等),必要时减用或暂停抗凝药,但尽量避免用凝血类药。④栓塞及中枢神经并发症:加强巡视,严密观察意识、瞳孔、肢体疼痛、皮肤颜色的改变和肢体活动情况等。发现异常情况及时通知医师,及时发现,及时治疗。⑤感染性心内膜炎:术前合理使用抗生素,术后严格无菌操作,监测体温,可疑患者进行多次重复血培养,使用抗生素时严格掌握用量及时间。

(7)健康指导:①养成良好生活习惯,避免紧张,保持心情舒畅。②加强营养,不宜吃太咸食物,适当限制饮水,避免加重心脏负担。③预防感冒及呼吸道感染,不乱用抗生素。④增强体质,术后应休息半年,保持适当的活动量,避免活动量过大和劳累,如感到劳累、心慌气短,马上停止活动,继续休息。⑤在医师指导下按时服用抗凝、强心、利尿、抗心律失常药物,并注意观察药物作用及不良反应,观察有无出血情况等,准确记录出入量。⑥合并心房颤动或有血栓病史的患者告知其突然出现胸闷憋气等不适症状时,及时就医。⑦定期门诊复查心电图、超声、胸部 X 线片及血化验。

(王茜茜)

第七节 冠状动脉粥样硬化性心脏病

冠状动脉粥样硬化性心脏病是指冠状动脉发生严重粥样硬化性狭窄或阻塞,或在此基础上合并痉挛,以及血栓形成,造成管腔阻塞,引起冠状动脉供血不足、心肌缺血或心肌梗死的一种心脏病,简称冠心病。其病变发展缓慢,阻塞性病变主要位于冠状动脉前降支的上、中 1/3,其次为右冠状动脉,再次为左回旋支及左冠状动脉主干,后降支比较少见。处理原则包括内科药物治疗、介入治疗和外科治疗,应根据病情选择单种或多种方法联合治疗。外科治疗主要是应用冠状动脉旁路移植术(简称“搭桥”)。冠状动脉旁路移植物一般选用大隐静脉、乳内动脉。近年来,在心脏跳动下进行的冠状动脉旁路移植术取得很大进展,术后有 90%以上的患者症状消失或减轻,心功能改善,可恢复工作,延长寿命。

一、术前护理常规

(1)病情观察:持续心电监护,观察患者有无心绞痛表现,并遵医嘱执行治疗。

(2)常规手术区域皮肤准备,取大隐静脉者术前避免使用该侧肢体做静脉穿刺。指导患者进行肺功能训练,以利于术后有效排痰。

(3)饮食:指导患者进食低盐、低脂、粗纤维的食物,保持大便通畅,必要时给予助便治疗。

(4)术前停用抗血小板药,防治术后出血;糖尿病患者术前应控制血糖在6~8 mmol/L;高血压患者理想血压控制在16.0/10.0 kPa(120/75 mmHg)。

(5)做好冠状动脉搭桥术相关知识的健康教育,如术前各项准备的目的、方法及注意事项的教育,有效呼吸和深呼吸训练,以利于术后排痰,胸腔闭式引流相关知识的教育等。

二、术后护理常规

(1)病情观察:早期动态监测血流动力学及做好记录,术后血压应控制在不低于术前血压的2.7~4.0 kPa(20~30 mmHg),根据血压、心律和心率变化,调节药物速度和浓度。维持正常的血容量及水、电解质平衡,观察每小时尿量、尿质、颜色,记出入量,每天监测血糖。

(2)维持人工呼吸机辅助呼吸,及时清除呼吸道分泌物,改善肺通气。

(3)执行胸腔闭式引流护理常规。

(4)进行体温监测,体温高于38 ℃时应及时采取降温措施。低温体外循环患者应积极复温,注意保暖。

(5)根据医嘱抗凝治疗,用药期间密切注意出血倾向,如出血、胃肠道不适等,必要时减用或暂停抗凝药,但尽量避免用凝血类药。

(6)弹力绷带加压包扎取血管侧肢体,并抬高15°~30°,观察患肢皮肤颜色、温度、张力等情况。间断活动患肢,预防血栓形成。

(7)并发症观察及护理。①低心排血量综合征:术后早期应用扩血管药,补足血容量,纠正酸中毒。一旦临床出现烦躁或精神不振、四肢湿冷、发绀、甲床毛细血管再充盈减慢、呼吸急促、血压下降、心率加快、尿量减少小于0.5 mL/(kg·h)、血气分析提示代谢酸中毒等,提示出现低心排血量综合征,应立即报告医师。②心律失常:以心房颤动、心房扑动和室性心律失常为主。通过监测心率的快慢、维持满意的心律,减低心肌耗氧量,维持水、电解质及酸碱平衡,给予患者充分镇静。发生心律失常可给予镁剂或利多卡因等抗心律失常药物,必要时安装临时起搏器。③急性心肌梗死:减少心肌氧耗,保证循环平稳。术后早期给予患者保暖有利于改善末梢循环并稳定循环,能有效防止心绞痛及降低心肌梗死再发生。④出血:患者引流量大于200 mL/h,持续3~4小时,临床上即认为有出血并发症。术后严格控制收缩压在12.0~13.3 kPa(90~100 mmHg);定时挤压引流,观察引流液的色、质、量;静脉采血检查全血凝固时间,使其达到基础值范围,确认肝素已完全中和。若出现大量快速出血,血压下降,应立即床旁紧急开胸止血。⑤脑卒中:术后需每小时观察记录瞳孔及对光反射,注意观察患者意识和四肢活动情况。

(8)健康指导:①保持心情愉快,避免情绪过于激动。②合理饮食,进食高蛋白、低脂、易消化饮食,禁忌烟酒、咖啡及辛辣刺激食物。③保持大便通畅,遵医嘱服用缓泻剂,注意排便情况。④应在医师指导下逐渐恢复体力活动及工作,注意劳逸结合。⑤用药指导:应定时、定量服用,不可随意中途停药、换药或增减药量;注意药物的不良反应:服用阿司匹林时可出现皮下出血点或便血,服用阿替洛尔时如出现心率减慢应减量或逐渐停药;胸部疼痛发作持续时间超过30分钟,且含药效果不佳,疼痛程度又较重,应考虑心肌梗死的发生,应迅速就近就医,以免延误治疗抢救时机。⑥出院后每半月复查1次,以后根据病情可逐渐减为每1~2个月复查1次。

(王茜茜)

第八节 心脏肿瘤

心脏肿瘤颇为少见,其中原发性肿瘤更为罕见,转移性肿瘤为原发性肿瘤的 20～40 倍。原发性心脏肿瘤大多为良性,其中又以心房黏液瘤为主。

心房黏液瘤是常见的心脏良性肿瘤,多数附着在房间隔卵圆窝附近,发生在左心房者约占 3/4,发生在右心房者约占 1/4,同时累及几个房室者极为罕见。黏液瘤虽为良性,但如切除不彻底可复发,微瘤栓可发生远处种植,引起再发。瘤组织脱落可引起回流栓塞。瘤体活动严重阻塞瓣孔可发生昏厥,甚至突然死亡。临床表现:心悸、气短、端坐呼吸、晕厥、心脏杂音(舒张期、收缩期、双期)随体位改变而变化。脑动脉栓塞症状为偏瘫、昏迷、失语等。肺动脉栓塞可发生休克、呼吸困难、胸痛、咯血等。

右心房与下腔静脉平滑肌瘤系指原发于该处的平滑肌瘤,十分少见,其表现与心脏下腔静脉其他良性肿瘤相同。临床表现为循环障碍而发生心慌、气短、肝大、尿少、腹水、下肢水肿、胸腔积液、心脏杂音等,类似右心功能不全,是 Budd-Chiari 综合征的一种类型。

一、护理措施

(一)术前护理

(1)严格卧床休息,术前忌剧烈活动,变换体位速度要慢,不能过急,采取平卧位与右侧卧位交替,遵医嘱做好术前准备。

(2)确定手术时机:心脏黏液瘤虽然为良性肿瘤,但如不及时处理,易使瘤体突然阻塞二尖瓣口,造成患者突然死亡,或因肿瘤破碎,碎片脱落栓塞周围血管而使患者致残。有死亡威胁、反复发作的动脉栓塞者,心功能不全者,应进行强心、利尿治疗,改善心功能,尽早手术或急诊在低温体外循环下手术,摘除心腔内肿瘤,防止并发症的发生。有慢性心力衰竭表现,身体衰弱,夜间不能平卧、端坐呼吸、肝大、腹水、下肢水肿的患者,应在排除其他因素,积极控制心力衰竭,待病情平稳后安排手术治疗。

(3)饮食护理:心脏黏液瘤和右心房与下腔静脉平滑肌瘤患者均应忌烟、酒及辛辣刺激性食物;忌肥腻、油煎、霉变、腌制食物;忌羊肉、胡椒、姜、桂皮等温热性食物;禁食桂圆、红枣、阿胶、蜂王浆等热性、凝血性和含激素成分的食品。

(二)术后护理

(1)该病患者病程较长,心脏手术后的心肌缺血再灌注损伤,心肌保护不良,均能引起心肌收缩力下降,使心功能进一步受损,出现心力衰竭。

(2)要特别注意有无瘤栓栓塞征象,遇有肢体栓塞,要积极取栓,脑栓塞要积极进行对症、支持治疗。

(3)心脏黏液瘤术后注重低心排血量综合征的处理,即须补足血容量,进行强心、利尿、调整血压治疗,必要时宜早行主动脉内球囊反搏或左、右心辅助循环。心律失常则须纠正电解质紊乱,使用合适抗心律失常药物,安装临时或永久心脏起搏器。

(4)右心房与下腔静脉平滑肌瘤:右心房的肿瘤细胞质中有雌激素受体存在,雌激素在本病的发生、发展和复发中有重要作用，因此，术后应适当应用抗雌激素制剂，如三苯氧胺（他莫昔芬）等，对防止肿瘤复发，尤其对肿瘤未能完全切除的患者有一定的治疗价值。

（三）健康指导

出院后应逐渐增加活动量，加强营养，保持大小便通畅，预防感冒，定期来院复查，因心房黏液瘤有复发的可能，如出现心悸、气促、昏厥和发热等不适，应及时回院就诊。

二、主要护理问题

（1）有气体交换受损的危险：与机械通气有关。

（2）有低心排血量的危险：与心肌收缩力低下有关。

（3）电解质紊乱：与体外循环有关。

（4）潜在并发症：心律失常、出血、右心功能不全、下腔静脉阻塞综合征。

（5）焦虑：与担心手术效果有关。

（6）知识缺乏：与不了解疾病原因及出院保健知识有关。

（王茜茜）

第九节　主动脉夹层动脉瘤

一、概述

主动脉夹层动脉瘤的准确定义是主动脉壁中层内裂开，并且在这裂开间隙有流动或凝固的血液。中层裂开通常是在中层内 1/3 和外 2/3 交界面。夹层将完整的主动脉壁一分为二：即由主动脉壁内膜层和中层的内 1/3 组成的夹层内壁和由中层外 2/3 和外膜层组成的夹层外壁。夹层内、外壁间隙为夹层腔，或称为假腔，主动脉腔称为真腔。主动脉夹层的病因尚不明确，但其基本病变为含有弹力纤维的中膜的破坏或坏死，常与以下情况有关：高血压、遗传性结缔组织病（如马方综合征、Turner 和 Ehlers-Danlos 综合征）、多囊肾病、主动脉中膜变性、主动脉缩窄、先天性主动脉瓣病、妊娠、动脉硬化、主动脉炎性疾病、钝性或医源性创伤或肾上腺诱导性病变有关。

在夹层形成和发展过程中，主动脉壁中层撕裂导致的疼痛和主动脉夹层动脉瘤 3 个常见并发症（主动脉破裂、主动脉瓣反流、主动脉及其分支血管的阻塞）相应的表现是急性主动脉夹层动脉瘤常见的症状和体征。慢性主动脉夹层动脉瘤患者，主动脉扩大但常无症状。当扩大的主动脉侵犯邻近结构，则表现为相应部位的疼痛。扩大的主动脉压迫邻近组织也产生症状，如声音嘶哑、Horner 综合征、反复肺炎。近端主动脉发生慢性夹层时，多合并主动脉瓣的关闭不全，严重者产生急性左心衰竭症状。慢性主动脉夹层患者也可出现组织灌注不良，如慢性肾衰竭、跛行等。慢性夹层患者出现低血压，多是由于主动脉破裂或严重的主动脉瓣关闭不全、心力衰竭所致。慢性病症外周脉搏消失较急性常见。主动脉瓣关闭不全时，除典型的舒张期泼水样杂音外，多有外周血管征，如毛细血管搏动、枪击音、脉压增大，腹部体检可发现扩大的主动脉。

未经治疗的主动脉夹层动脉瘤预后很差。急性主动脉夹层动脉瘤患者，50％在夹层发生后 48 小时内死亡，75％的患者在 2 周内死亡。慢性夹层患者，5 年生存率低于 15％。主动脉夹层动脉瘤患者绝大多数死于主动脉破裂。临床实践结果表明，人造血管置换术是主动脉夹层动脉瘤外科治疗的最有效方法。理想的置换术是在一次手术中能用人工血管置换所有夹层病变累及的主动脉段，即所谓完全治愈。然而这是难以达到的，因为大范围的替换手术创伤大，术后并发症多，病死率高。因此，绝大多数仅置换破裂的、危险性很高的主动脉段，而通常是近端主动脉应尽可能大范围的替换。

二、术前护理

（一）一般准备

1.休息

绝对卧床休息，减少不必要的刺激，限制探视的人数。护理措施要相对集中，避免搬动患者，操作时动作要轻柔，避免发出噪声，尽量在患者床边完成相关的检查。

2.术前常规准备

术前停止吸烟，术前 8 小时禁食水，以免麻醉或手术过程中引起误吸。术前晚应常规清洁灌肠，术前一天备皮，剃去手术区及其附近的毛发，术前一晚按照医嘱给镇静药物。完善各项血、尿标本的化验，包括血常规、血型、生化系列、血气分析、尿常规。辅助检查包括 18 导联心电图、胸部 X 线片、超声心动图、CT 或 MRI、主动脉造影等。

3.疼痛

主动脉夹层动脉瘤难以忍受的剧烈疼痛本身引起血压的升高，因此要做好疼痛护理。可以适当应用镇静和镇痛药物，止痛药物要选择对呼吸功能影响小的药物，通常是 10 mg 吗啡皮下或肌内注射，必要时4～6 小时后可重复给药，年老体弱者要减量。如果疼痛症状不明显，但是患者烦躁不安可给地西泮等镇静药物。在使用镇静药物后要观察患者的呼吸状况，如有异常立即通知医师。

4.吸氧

患者持续低流量吸氧，增加血氧含量。吸氧也可以改善心肌缺氧及应用血管扩张药物而引起的循环血容量减少导致的氧供应不足。另外，疼痛也会增加机体的耗氧量，吸氧后可增加患者的氧供应量，改善患者的不良情绪。

5.防止发生便秘

对于主动脉夹层动脉瘤的患者来说绝对卧床休息和心理的焦虑和抑郁是导致便秘发生的主要原因，另外患者的饮食结构和生活习惯也是造成便秘的原因，还有一部分患者因为怕用力排便造成动脉瘤破裂而不愿排便。患者要多食素食少食荤，多吃蔬菜水果软化粪便，给胃肠道休息的时间，减少胃肠道的负担，保持胃肠的正常蠕动。多饮水，促进新陈代谢，缩短粪便在胃肠道停留的时间，减少毒素的吸收。安排合理科学的饮食结构，粗细搭配，避免以猪肉、鸡肉等动物性食物为主食。每天睡前或晨起喝一杯温蜂蜜水或淡盐水以保持大便通畅。一旦发生便秘，给予开塞露灌肠，此方法作用迅速有效。服用麻仁软胶囊、蜂蜜水及香蕉虽然有效但作用较慢。禁忌做腹部按摩及运动疗法，以免诱发夹层动脉瘤破裂。因患者绝对卧床，要求床上排便，嘱患者建立定时排便的习惯，每天早餐后排便，早餐后易引起胃-结肠反射，此时锻炼排便，以建立条件反射。另外，患者排便时要注意环境隐私，用屏风遮挡，便后要帮患者做好清洁工作，病室通风，保持空气清新。

6.其他疾病治疗

(1)心血管系统疾病。①缺血性心脏病:动脉瘤手术对患者心脏供血、供氧和氧耗影响都很大,术前如有缺血性心脏病,术中、术后易并发心肌梗死,一旦发生心肌梗死则病死率极高。术前应了解患者有无心绞痛症状或者有无心电图的异常改变。但半数以上的冠心病患者无任何症状,因此对有冠状动脉疾病的患者,可做冠状动脉造影检查。②高血压:轻度高血压并不构成动脉瘤手术的危险因素,中度以上的高血压除非必须做急诊手术外,术前应控制好血压再行择期手术。长期服用降压药物的,要一直服药到术前,术后也要尽早恢复服药。术中要特别注意防止血压忽高忽低,术后要口服降压药维持血压平稳。③心律失常:房性期前收缩一般不需要特别处理。房颤者术中及术后应控制心率,偶发单源性室性期前收缩不需特殊处理,但频发或多源性期前收缩需要用利多卡因或胺碘酮等有效药物治疗。新出现的恶性心律失常则应检查有无血生化异常、酸中毒、低氧血症,贫血等。④心脏瓣膜疾病:升主动脉瘤时常伴有主动脉半环扩大或瓣膜附着缘撕脱,一旦因此而出现主动脉瓣关闭不全,常出现急性左心功能不全的表现,因此应尽早进行手术治疗。这种患者不能平卧、心功能Ⅲ级或Ⅳ级,药物控制效果不佳的也应尽早手术或急诊手术,而不必等待心功能改善后再手术治疗。合并轻度主动脉瓣狭窄或轻度二尖瓣脱垂,术中可不处理,如中度以上的病症,术中应同时处理。

(2)呼吸系统疾病。①急性呼吸道、肺部炎症:呼吸系统急性炎症,气管分泌物或痰液增多,再加上麻醉和手术的侵袭,术后感染易扩散,发生肺不张和肺炎并发症的危险性增大。所以,除急诊手术外,术前应先治疗呼吸系统急性炎症,待炎症完全治愈后1～2周再行择期手术。②慢性支气管炎:慢性支气管炎要去除诱因,其次慢性支气管炎时气管内黏液分泌过多和易引起气管支气管痉挛,因此术前准备应以祛痰、排痰和解痉为中心,使用祛痰药物及雾化吸入。③慢性肺气肿:术前应锻炼呼吸以促进呼气,通常采用吹口哨及锻炼腹式呼吸改善肺内气体交换。其次术前也要口服祛痰解痉药物,合并感染要选用敏感抗生素。

(3)糖尿病:合并糖尿病的患者术后易发生感染,主要是因为机体免疫力下降,微血管病的血液循环障碍及白细胞功能降低等原因。术前要正确调节葡萄糖和胰岛素的用量,使血糖值在允许的范围内波动,防止发生酮症酸中毒。通常要求控制空腹血糖在正常范围或7.5 mmol/L以内。但要注意防止发生低血糖。另外还要纠正患者的营养状态,特别是低蛋白现象,并消除潜在感染灶。

7.用药护理

目前临床上常用的药物有三类:血管扩张剂、β肾上腺素受体阻滞剂和钙通道阻滞剂。主动脉夹层动脉瘤的急性阶段(发病初48小时),主动脉破裂的危险性最大,应选择静脉途径给药方法,待病情控制后再改为口服长期维持量。慢性主动脉夹层动脉瘤而无症状的则可提倡口服药物治疗。硝普钠应用输液泵准确输入体内。从小剂量[0.5 μg/(kg·min)]开始,然后根据血压的高低逐渐增加用量,但一般不超过[10 μg/(kg·min)]。当用大剂量硝普钠仍达不到满意的效果时,改用其他血管扩张剂。应用硝普钠时要现用现配,避光泵入,输液泵控制速度。应用硝普钠同时可应用β肾上腺素受体阻滞剂,如艾司洛尔,注射时要稀释并使用输液泵控制速度。值得注意的是艾司洛尔有很强的降压作用,如患者仅应用艾司洛尔就能维持满意的血压和心率,则不需要同时使用硝普钠。在应用艾司洛尔的过程中要密切观察患者的心率。普萘洛尔有很强的心肌收缩功能抑制作用,需要急诊手术的患者应避免使用或用量应小。临床中常用的钙通道阻滞剂是乌拉地尔,应用输液泵泵入,也可稀释后静脉注射。

8.预防瘤体破裂

夹层动脉瘤破裂引起失血性休克是导致患者死亡的常见原因。预防主动脉夹层破裂,及时发现病情变化是术前护理的重要内容。尤其是患者主诉突然发生的剧烈腰背部疼痛,常常是夹层动脉瘤破裂的前兆。高血压是夹层分离的常见原因,导致夹层撕裂和血肿形成的常见原因与收缩压和射血速率的大小有关。因此术前要将血压控制在 13.3～17.3/8.0～12.0 kPa(100～130/60～90 mmHg),心率 70～100 次/分。血压下降后疼痛会明显减轻或消失,是主动脉夹层停止进展的临床指征,而一旦发现血压大幅度下降,要高度怀疑夹层动脉瘤破裂。

9.周围动脉搏动的观察和护理

当主动脉夹层累及分支血管会引起相应脏器的缺血症状,主动脉分支急性闭塞可导致器官的缺血坏死,要预见性的观察双侧桡动脉、足背动脉的搏动情况,要注意观察末梢的皮肤温度及皮肤颜色。要勤巡视,勤观察,严格交班,做到早发现,早报告,早救治。

10.胃肠道及泌尿系统

观察动脉瘤向远端发展,可延伸到腹主动脉下端,累及肠系膜上动脉或肾动脉,引起器官缺血和供血不足症状,夹层累及肾动脉会出现腰疼、血尿、急性肾衰竭、尿量减少。夹层累及肠系膜上动脉时会出现恶心、呕吐、腹胀、腹泻等症状。每小时记录尿量,尿色,记录 24 小时出入量。

11.休克的观察

患者因刀割样疼痛而表现为烦躁不安、焦虑、恐惧和濒死感,且为持续性,一般镇痛药物难以缓解,患者会伴有皮肤苍白、四肢末梢湿冷、脉搏细速、呼吸急促等休克症状。护士要迅速建立静脉通路,抗休克治疗,观察患者尿量、皮肤温度、血压及心率变化。

12.其他并发症的观察

主动脉分支闭塞会引起器官的缺血坏死,如颈动脉闭塞表现为晕厥,冠状动脉缺血表现为急性心肌梗死,累及骶髂神经可出现下肢瘫痪。累及交感神经节可出现疼痛,累及喉返神经可以发生声音嘶哑,因此护士要严格观察有无呼吸困难、咳嗽、咯血、头痛、偏瘫、失语、晕厥、视物模糊、肢体麻木无力、大小便失禁、意识丧失等征象。

(二)心理护理

绝大部分患者在住院时可以了解自己的病情,对手术和疾病充满了紧张和恐惧,同时夹层动脉瘤的首发症状是胸背部剧烈的疼痛,难以忍受的撕裂样。刀割样疼痛伴有濒死感,严重者伴有短暂的晕厥,因此患者会有烦躁和焦虑,但是患者期盼着手术治疗以减轻痛苦,顾虑重重,同时也担心手术是否成功,这些心理问题会影响患者的休息,同时会使交感神经兴奋,血液中儿茶酚胺含量增加,使血压升高、心率加快,加重病情。不良的心理问题还会降低机体的免疫力,抵抗力下降,对手术治疗不利。首先我们要倾听患者的主诉,鼓励患者说出自己内心的不快、顾虑及身体的不适,与患者建立信任关系。向患者讲述成功病例,组织经验交流会,观看图片讲解疾病相关知识,增强患者战胜疾病的信心。与家属配合鼓励患者增强战胜疾病的信心。

(三)术前访视

术前一天 ICU 护士到病房对拟进行手术者进行访视,术前访视采用视频和发放宣传册及一对一咨询的方式进行,以确保患者及家属能够理解,并且在访视过程中一定要注意询问他们是否能听懂。护士除了常规介绍 ICU 工作环境,还需要向患者及家属解释患者在这里的这段时间内可能会发生什么,他们可能会有什么样的感受及会听到什么并看到什么;气管内插管的存在会对他们产生什么影响,及如何用另一种方式进行交流;重症监护室护士的角色,重症监护设备,及重

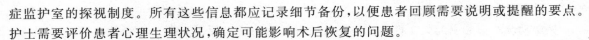

症监护室的探视制度。所有这些信息都应记录细节备份，以便患者回顾需要说明或提醒的要点。护士需要评价患者心理生理状况，确定可能影响术后恢复的问题。

(四)急诊手术术前准备

急诊的主动脉夹层动脉瘤患者，绝大多数是主动脉瘤濒临破裂危险或已发生破裂、有严重的组织、器官灌注不良，病情危重。为了挽救患者的生命，应在密切的监护和药物治疗的同时，在最短的时间内进行必要的术前检查和作出明确的诊断，以便及早接受手术治疗。

1.监测

所有夹层动脉瘤或可能急诊手术的患者，都必须送至重症监护室或直接到手术室，进行血流动力学连续监测。为了方便静脉应用药物治疗，快速输液和监测中心静脉压，要求建立中心静脉通路。建立动脉连续直接测压，达到实时监测血压的目的。放置导尿管，便于对尿量进行监测，这是对液体的补充，抗高血压治疗效果判断的一个很好的观察指标，在双侧肾无灌注时常产生无尿症。定时触摸并对比四肢动脉脉搏的强弱，在监护过程中，护士用这种简单的方法判断有无组织灌注不良。有条件者还可放置 Swan-Ganz 漂浮导管，进行肺动脉压、肺毛细血管楔压及心排血量等进行监测。除上述监测外还要观察患者的神经系统功能及腹部状况，同时还要密切观察患者的动脉血气分析结果。

2.药物治疗

临床实践中，仅有极少数主动脉夹层动脉瘤患者需要急诊手术。假如已在其他医院确定了主动脉夹层动脉瘤的诊断和明确了夹层累及的范围和有无并发症，来院就诊时可直接送入手术室进行治疗。药物治疗主要是静脉给药，普萘洛尔有很强的心肌收缩功能抑制作用，需急诊手术的患者应避免使用。需要急诊手术而又出现组织灌注不良的患者，术前是否进行降血压治疗仍存在分歧，反对者认为降低血压加重组织缺血，赞成者认为组织灌注不良是由于夹层所致，降低血压是可以防止夹层发展、预防夹层破裂的有力措施。在术前准备过程中，有些患者仍出现难以忍受的疼痛则应肌内或静脉注射止痛药和镇静药。

三、术中护理

由于夹层动脉瘤起病急骤，加上剧烈的疼痛，往往使患者出现恐惧、焦虑的情绪，在拟定手术方案后，手术室护士应当尽快到病房做好术前访视，以亲切的态度介绍手术成员及手术的成功经验，鼓励患者以放松的心态准备手术。洗手护士在术前准备好常规心脏大血管手术器械和敷料包，准备各种类型的人造血管及心血管补片、特殊血管缝线和可吸收缝线，大银夹钳和特殊鼻式针持，胸骨锯、骨蜡、无菌冰泥、除颤器、生物胶、止血粉、止血纱布，特细神经拉钩等。检查各种备用插管、手术器材的有效期，准备好充足的手术器械、用物、药品，保障术中及时准确地配合。

患者进入手术室后，巡回护士要热情接待，仔细核对患者姓名、床号、手术部位及术前用药。安慰关怀患者，减轻其紧张情绪。迅速建立两条良好的静脉通路。麻醉完成后，将患者放置平卧位，头下垫软头圈，胸后垫胸枕。肩胛骨、骼尾部、足跟处分别贴减压贴，减少因手术时间长和深低温体外循环导致皮肤压疮。由于手术位置在主动脉，而且是深低温环境条件下，会引起血流动力学和内环境的变化，术中密切配合麻醉师、体外循环灌注师工作，观察血压、血氧饱和度、尿量及体温的变化。遇异常情况，及时遵医嘱做好相应的处理。

心脏大血管手术器械种类繁多，要求器械护士提前 30 分钟刷手，与巡回护士一起仔细清点缝线、敷料和器械等物品。考虑到手术大，影响术式的不确定因素较多，皮肤消毒范围要足够大。

消毒范围原则上同冠状动脉旁路移植手术，但双耳郭、乳突和双上肢也应充分消毒。铺单还是应预留双侧锁骨下动静脉和股动脉切口位置。暴露右侧腋动脉备体外循环插管用。大血管手术开胸时的风险较大，尤以二次开胸行大血管手术为甚。从开胸到完成心脏血管游离的过程中应做好随时应对大出血、心律失常和启动体外循环的准备。

四、术后护理

(一)常规护理

1.ICU 常规护理

准备好麻醉床、心电监护仪、呼吸机、简易呼吸器、吸痰器、除颤仪等急救监测设备。患者回ICU 后立即给予患者心电、血压、血氧饱和度监测。连接呼吸机进行机械辅助通气。与麻醉师进行交接包括患者使用药物如何配制、血气分析结果及术中是否出现异常情况。同时还要交接患者的衣物，带回的血制品及药物，血制品要严格交接，双人核对。病情允许可与手术室护士共同为患者翻身查看皮肤情况，出现异常要记录在重症护理记录单上，并填写压疮评估表，并且要把情况告知家属。

2.体位

麻醉未醒时采取平卧位，尽量减少搬动患者，如生命体征不稳定患者要禁止翻身。麻醉清醒后生命体征稳定的患者可将床头抬高 30°。

3.管道护理

与麻醉师一起确定气管插管的位置，听诊呼吸音，观察双侧是否对称，常规进行 X 线检查，了解气管插管的位置及双肺的情况。交接深静脉及动脉压管路的位置，检查管路是否通畅。妥善固定导尿管、引流管，在引流瓶上贴好标记，以便观察患者的引流量。保持各管路通畅，避免打折、扭曲、脱出、受压，每班需要确定各种管路的位置，每个小时记录深静脉及气管插管的位置。

4.保证外出检查安全

患者外出做检查时要备好抢救设备及药物，准备简易呼吸器、氧气袋、负压吸引器、吸痰管、除颤仪、肾上腺素，以保证患者发生意外情况能够给予及时的救治。

5.血糖监测

术后监测血糖每小时 1 次，连续 3 小时，如有异常立即应用胰岛素，以控制血糖在正常范围。

6.心理护理

患者进入 ICU 后要掌握患者的心理动态，及早告知患者手术成功，现在正在 ICU 接受治疗，对患者实施周到的护理及热情的鼓励。积极指导自我放松训练，转移注意力，使其配合治疗，促进康复。对患者提出的问题，要耐心细心解答，让患者信任 ICU 护士。

(二)并发症的观察与护理

1.控制血压

维持理想的血压，减少血压的波动是大血管术后护理的难点。术后难以控制的持续高血压可增加脑出血、吻合口出血及冠状动脉痉挛，有心肌缺血的危险。术后要给予患者镇痛、镇静，加强心理护理，使患者有安全感，防止由于过度的焦虑和烦躁而引起的血压升高。术后要给予缓慢复温，防止由于体温过低引起的外周血管收缩而导致血压的升高。当患者麻醉苏醒时，可应用丙泊酚镇静，同时血压有升高趋势时，要遵医嘱给硝普钠、亚宁定、利喜定等降压药物，使血压缓慢降低，收缩压维持在 16.0 kPa(120 mmHg)左右。术后早期血压低多是因为渗血多、术中出血、失液，血容量不足引起的，应用药物血压仍控制不理想时，要警惕是否发生低心排血量。所有患者均采用有创血压监测，妥善固定穿刺针的位置，每班都要校对零点，保证测量血压的真实可靠。使用血管扩张药物要单路给药，使用微量注射泵是避免应用“快进”键，以免血压骤然降低。

2.心电监测

全主动脉置换涉及主动脉根部的置换及头臂干血管的再造，术前主动脉瓣关闭不全，冠状动脉病变，长时间的体外循环及心肌阻断，都会导致术后的心律失常、心肌缺血，低心排血量甚至心搏骤停。术后立即给予多参数的生理监测及血流动力学监测，定时观察心率、中心静脉压及心电图的变化。高龄患者中心功能较差、心排血量降低，易发生充血性心力衰竭，对于这样的患者术后可以给予主动脉内气囊泵动(IABP)辅助心脏功能，增加心脏射血、心脏灌注，改善肾脏的血液灌注。

3.纠正电解质紊乱、酸碱平衡失调及出入量失衡

术中血液稀释、利尿剂的应用、低流量灌注、应用呼吸机等都会引起酸碱平衡失调及电解质的紊乱。术后也要参照多方面的因素心率、血压、中心静脉压、尿量、引流量、血气分析结果及心肺功能。血容量不足时要以补充胶体为主，维持血红蛋白大于 100 g/L，血浆可以预防由于凝血因子减少而造成的引流多，补充胶体还可以防止由于胶体渗透压降低而造成的肺内液体增多，护理过程中不能机械地控制入量小于出量。

4.意识的监测

脑部的并发症是人工血管置换常见的并发症之一。临床表现为苏醒过缓、偏瘫、昏迷、抽搐等。护士在患者未清醒前要观察并记录患者双侧瞳孔是否等大等圆，是否有对光反射及程度如何，清醒后要记录清醒的时间及程度，密切观察患者的认知情况、精神状态及有无脑缺氧。患者清醒后护士要观察和记录四肢的活动情况，皮肤的温度，感觉动脉搏动情况。

5.胃肠道的护理

留置胃管持续胃肠减压是术后常见的护理措施，留置胃管禁食水的患者常有口渴、咽部疼痛等不适，每天要给予两次口腔护理，以促进患者舒适。每班听诊肠鸣音，观察腹部体征，有无腹胀、腹痛，定时测腹围，观察有无腹腔脏器缺血表现。患者肠道功能恢复后可给予胃肠道营养，以促进患者体力的恢复。

6.呼吸道的护理

(1)术后呼吸机辅助呼吸：根据血气分析结果及时调整呼吸机参数。术后带管时间长，不宜长时间持续镇静的患者易出现呼吸机对抗，随时监测呼吸频率、潮气量、气道压及患者的呼吸状态。调整呼吸机模式为 SIMV＋PS(压力支持)或者压力控制通气(PC)，在 PC 情况下要注意观察患者的潮气量变化，及时调整压力。

(2)预防呼吸机相关性肺炎(VAP)：呼吸机相关性肺炎是指经气管插管行机械通气 48 小时以后发生的肺部感染，或原有肺部感染发生新的病情变化，临床上高度提示是一次新的感染，并经病原学证实者。机械通气是 ICU 常用的一种治疗方法，由于人工气道的建立破坏了呼吸道正常的生理防御机制，使机械通气并发的呼吸机相关性肺炎发生率增加 4～12 倍。呼吸机相关性肺炎的发生使得患者治疗时间延长，住院费用增加，病死率增高，影响疾病的预后。

(3)ICU 环境管理：严格限制探视，减少人员流动，同时也要减少可移动设备的使用。必要探视时家属需要穿隔离服、戴口罩帽子、更换拖鞋后才能进入。每天要进行通风，地面每天用含氯消毒液拖擦，监护仪等设备定期消毒液擦拭，患者转出后对所用物品进行终末消毒处理。ICU

应设立隔离病房，以收治特殊感染患者。使用空气层流装置时要定期清理排风口出的污物，以免影响空气质量。定期对 ICU 工作人员进行手消毒效果监测，洗手后细菌数小于 5 cfu/cm^2，并以未检出致病菌为合格。此外，还要进行定期体检，尤其要进行口咽部细菌培养，带有致病菌株者应停止治疗工作或更换工作岗位。

(4)保持人工气道的通畅：保持人工气道通畅最有效的方法是根据分泌物的颜色、量和黏稠度等情况，按需进行气管内吸痰。吸痰是利用机械吸引的方法，将呼吸道分泌物经口、鼻或人工气道吸除，以保持呼吸道通畅的一种治疗方法。

吸痰手法：可按照送、提、转手法进行操作。①送：在左手不阻塞负压控制孔的前提下，或先反折吸痰管以阻断负压，右手持吸痰管，以轻柔的动作送至气道深部，最好送至左右支气管处，以吸取更深部的痰液。②提：在吸痰管逐渐退出的过程中，再打开负压吸痰，或左手阻塞吸痰管负压控制孔产生负压，右手向上提拉吸痰管，切忌反复上下提插。③转：注意右手边向上提拉时，边螺旋转动吸痰管，能更彻底地充分吸引各方向的痰液，抽吸时间段使用负压，可减少黏膜损伤，而且抽吸更为有效。

吸痰后护理：与呼吸机连接，吸入纯氧。生理盐水冲洗吸痰管后关闭负压。检查气管套管和气囊。听诊。安慰患者取舒适体位，擦净面部，必要时行口腔护理。观察血氧饱和度变化，调节吸入氧浓度(FiO_2)。整理用物、洗手和记录：吸痰前后面色、呼吸频率的改善情况，痰液的颜色、性质、黏稠度、痰量及口鼻黏膜有无损伤。

(5)保持人工气道的湿化：人工气道的建立使患者丧失了上呼吸道对气体的加温和加湿的作用，吸入干燥低温的气体未经过鼻咽腔易引起气管黏膜干燥和分泌物黏稠，造成分泌物潴留，发生肺不张，增加了肺部感染的机会。所以，必须保证人工气道充分的湿化。

雾化吸入治疗：有些呼吸机本身有雾化装置，使药液雾化成 3～5 μm 的微粒，可达小支气管和肺泡发挥其药理作用。昏迷患者也可将雾化吸入的面罩直接置于气管切开造口处或固定于其口鼻部，每天4～6 次，每次 10～20 分钟，患者清醒时嘱其深呼吸，尽量将气雾吸入下呼吸道。常用的药物有 β_2 受体激动剂和糖皮质激素等，以扩张支气管。更换药液前要清洗雾化罐，以免药液混淆。使用激素类药物雾化后，及时清洁口腔及面部。

7.并发症的观察及护理

(1)观察有无截瘫：密切观察患者的下肢肌力及感觉，一旦发现异常立即通知医师。胸降主动脉和胸腹主动脉远端的血管置换术，脊髓缺血时间长或者供给脊髓血液的肋间动脉和腰动脉没有重建等因素导致的偏瘫、截瘫等是主动脉夹层动脉瘤术后常见的严重并发症，迄今为止尚未有解决的方法。

(2)观察有无栓塞征象：主动脉人工血管置换术后，在重建血管吻合口、动静脉腔内易发生血栓和栓塞。为防止人工血管内发生血栓，术后 3 个月内给予抗凝治疗，抗凝药物的应用通常在术后 6～12 小时，如果引流多要推迟使用。

(3)预防出血和渗血：主动脉人工血管置换的创伤大，吻合技术难，吻合处多，术中和术后发生出血和弥散性渗血往往能够致命。术后对出血的观察和早期发现尤为重要。勤挤引流，保持引流通畅，观察记录引流的色、质和量，如果发现术后 1 小时引流量大于 10 mL/kg，或者任何 1 小时的引流量大于 200 mL，或 2 小时内达 400 mL，都提示有活动性出血，一旦发现要立即报告医师，给予开胸止血。同时术后控制血压也是预防出血的关键，主动脉人工血管置换手术复杂，技术难度大，吻合口多，吻合口出血是术后致死的首要原因。控制血压在 12.0～16.0/6.7～

10.7 kPa(90～120/50～80 mmHg),以保证组织灌注,皮肤温度正常,以尿量为准,保证每小时尿量大于1 mL/kg,避免血压过低导致的组织灌注不足。早期引流偏多要排除血液稀释、鱼精蛋白不足、凝血功能障碍等原因,及时给鱼精蛋白,新鲜血浆、血小板、纤维蛋白等,有效地减少术后渗血。

(4)肾脏功能监测:肾脏是对缺血最敏感的腹腔脏器,肾衰竭是主动脉术后常见的并发症之一,发生率10%～20%,常在术后48小时内发生。防止血容量不足引起的少尿、无尿,每小时观察并记录尿量、颜色及性质,查肌酐、尿素氮,出现出入量失衡时及时汇报医师。补足血容量,血细胞比容低于35%时适当输血,维持血压稳定,必要时应用硝普钠降压,必须保持稳定的肾动脉灌注压,舒张压不低于8.0 kPa(60 mmHg)。血压过低者可应用小剂量多巴胺、肾上腺素以提高血压,扩张肾动脉,起到强心利尿作用。发生血红蛋白尿时要给予碱化尿液,防止管型尿形成,保持水电解质酸碱平衡,控制氮质血症,当尿量连续2小时小于1 mL/kg时,及时报告医师,应用利尿剂,必要时应用肾脏替代疗法。

8.预防感染

主动脉夹层人工血管置换手术时间长、创伤大,人工血管植入和术后带有引流管,中心静脉导管等侵入性导管多,易发生感染。术后各项操作要严格遵循无菌操作原则,应用广谱抗生素,严格按医嘱时间给药,以维持最佳的血药浓度。有发热的患者要根据血培养的结果选择应用抗生素。要密切观察体温,痰液的色、量及性质。观察皮肤有无红肿、疼痛,尿液有无混浊,一旦发现上述症状,要及时找到原因并及时处理。

(三)康复护理

患者病情平稳后可进行各关节的被动运动,清醒脱机后指导患者进行主动关节运动,练习床上坐起进食,为下床活动做准备。从术后第1天起按摩双下肢,每天两次,每次半小时。翻身叩背促进患者痰液排出,防止呼吸道感染的发生。鼓励患者早期下床活动,促进体力的恢复,初次下床时要注意保护患者安全以免发生摔伤。

五、健康指导

(一)生活指导

减少家庭生活中的不安全因素,防止跌倒,避免体力活动,从事比较轻松的职业。指导患者养成良好的饮食习惯,给予低盐、低胆固醇、富含粗纤维素且清淡易消化饮食,少量多餐,不食刺激性及易引起腹胀的食物,如饮料和咖啡等,以免加重心脏负担。限制摄盐量,限制高胆固醇、高脂肪食物,并适量摄取蛋白质饮食,多吃新鲜的蔬菜和水果,戒烟限酒,保持大便通畅,防止发生便秘而引起腹内压增高。根据天气增减衣物,避免发生感冒。

(二)用药指导

按医嘱服药,漏服后不能补服,缓释片不可掰开服用。控制血压,定期监测血压是药物治疗的关键。合理降低血压,保持血压平稳,防止动脉破裂。每天定时、定部位、定血压计、定体位测量血压并记录数值,以便调整药物用量。

(三)卫生保健

急性期或恢复期患者都有可能因便秘而诱发夹层范围扩大或破裂。应指导患者养成床上排便习惯,必要时给予缓泻剂。加强腹部按摩,减轻患者精神上和心理上的不安,避免排便时用力屏气,可嘱患者食用蜂蜜、香蕉等,每1～2天排便1次,同时注意及时记录排便情况,排便时应在

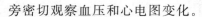

旁密切观察血压和心电图变化。

（四）病情观察

一旦出现心前区或胸部、腹部等疼痛立即来医院就诊。

（五）复查指导

术后半年内每3个月门诊随访1次，半年复查增强螺旋CT，了解夹层愈合情况，如有不适随时就诊。

（王茜茜）

第十节 胸主动脉瘤

胸主动脉瘤指的是从主动脉窦、升主动脉、主动脉弓、降主动脉至膈水平的主动脉瘤，是由于各种原因造成的主动脉局部或多处向外扩张或膨出而形成的包块，如不及时诊断、治疗，死亡率极高。

由于先天性发育异常或后天性疾病，引起动脉壁正常结构的损害，主动脉在血流压力的作用下逐渐膨大扩张形成动脉瘤。胸主动脉瘤可发生在升主动脉、主动脉弓、降主动脉各部位。

胸主动脉瘤常见发病原因：①动脉粥样硬化。②主动脉囊性中层坏死，可为先天性病变。③创伤性动脉瘤。④细菌感染。⑤梅毒。

胸主动脉瘤在形态学上可分为囊性、梭形和夹层动脉瘤三种病理类型(胸主动脉瘤分类)。

一、临床表现

胸主动脉瘤仅在压迫或侵犯邻近器官和组织后才出现临床症状。常见症状为胸痛，肋骨、胸骨、脊椎等受侵蚀以及脊神经受压迫的患者症状尤为明显。气管、支气管受压时可引起刺激性咳嗽和上呼吸道部分梗阻，致呼吸困难；喉返神经受压可出现声音嘶哑；交感神经受压可出现Horner综合征；左无名静脉受压可出现左上肢静脉压高于右上肢静脉压。升主动脉瘤体长大后可导致主动脉瓣关闭不全。

急性主动脉夹层动脉瘤多发生在高血压动脉硬化和主动脉壁中层囊性坏死的患者。症状为突发剧烈的胸背部撕裂样疼痛；随着壁间血肿的扩大，继之出现相应的压迫症状，如昏迷、偏瘫、急性腹痛、无尿、肢体疼痛等。若动脉瘤破裂，则患者很快死亡。

二、评估要点

（一）一般情况

观察生命体征有无异常，询问患者有无过敏史、家族史、高血压病史。

（二）专科情况

(1)评估并严密观察疼痛性质和部位。

(2)评估、监测血压变化。

(3)评估外周动脉搏动情况。

(4)评估呼吸系统受损的情况。

(5)评估有无排便异常。

三、护理诊断

(一)心排血量减少

其与瘤体扩大、瘤体破裂有关。

(二)疼痛

疼痛与疾病有关。

(三)活动无耐力

这与手术创伤、体质虚弱、伤口疼痛有关。

(四)知识缺乏

缺乏术前准备及术后康复知识。

(五)焦虑

焦虑与疾病突然发作、即将手术、恐惧死亡有关。

四、诊断

通过胸部CT、MRI、超速螺旋CT及三维成像、胸主动脉造影、数字减影造影等影像学检查可明确胸主动脉瘤的诊断，可清楚了解主动脉瘤的部位、范围、大小、与周围器官的关系，不仅为胸主动脉瘤的治疗提供可靠的信息，并且可以与其他纵隔肿瘤或其他疾病进行鉴别诊断。对于主动脉夹层动脉瘤的诊断，关键在于医师对其有清晰的概念和高度的警惕性，对青壮年高血压患者突然出现胸背部撕裂样疼痛，以及出现上述症状者应考虑该病，并选择相应的检查以确定诊断。

五、治疗

(一)手术治疗

手术切除动脉瘤是最有效的外科治疗方法。

(1)切线切除或补片修补：较小的囊性动脉瘤，主动脉壁病变比较局限者，可游离主动脉瘤后，于其颈部放置钳夹，切除动脉瘤，根据情况直接缝合或用补片修补缝合切口。

(2)胸主动脉瘤切除与人工血管移植术：梭形胸主动脉瘤或夹层动脉瘤，若病变较局限者，可在体外循环下切除病变胸主动脉，用人工血管重建血流通道。

(3)升主动脉瘤切除与血管重建术：对于升主动脉瘤或升主动脉瘤合并主动脉瓣关闭不全的患者，应在体外循环下进行升主动脉瘤切除人工血管重建术，或应用带人工瓣膜的复合人工血管替换升主动脉，并进行冠状动脉口移植(Bentall手术)。

(4)对主动脉弓部动脉瘤或多段胸主动脉瘤的手术方法，主要在体外循环合并深低温停循环状态下经颈动脉或锁骨下动脉进行脑灌注，做主动脉弓部切除和人工血管置换术(图7-3、图7-4)。

(二)介入治疗

近年来由于覆膜人工支架的问世，为胸主动脉瘤的治疗提供了新的治疗方法和手段。一大部分胸主动脉瘤均可通过置入覆膜人工支架而得到治疗，且手术成功率高，并发症相对手术明显减少。

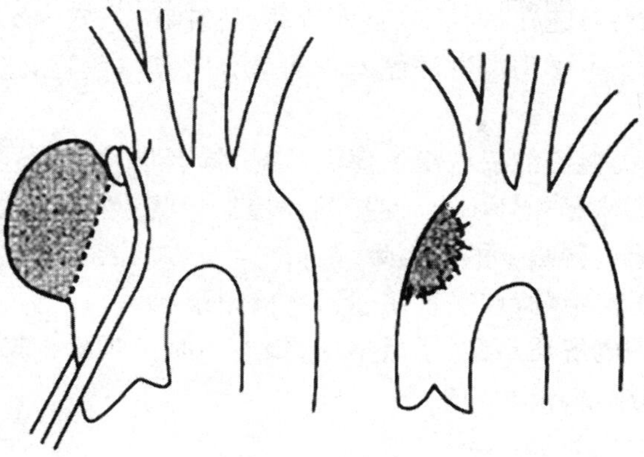

图 7-3 **囊型主动脉瘤切除术**

A.放置钳夹,切除动脉瘤;B.主动脉壁补片修补

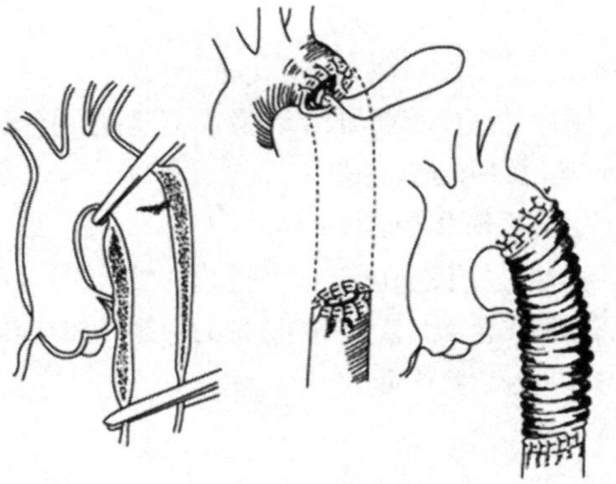

图 7-4 **降主动脉瘤切除及人工血管置换术**

六、护理措施

(一)术前准备

(1)给予心电监护,密切观察生命体征改变,做好急诊手术准备。

(2)卧床制动,保持环境安静,情绪稳定。

(3)充分镇静、止痛,用降压药控制血压在适当的水平。

(4)吸烟者易并发阻塞性呼吸道疾病,术前宜戒烟,给予呼吸道准备。

(二)术后护理

(1)持续监测心电图变化,密切观察心率改变、心律失常、心肌缺血等,备好急救器材。

(2)控制血压稳定,防止术后吻合口瘘,血压的监测以有创动脉压监测为主,术后需分别监测上下肢双路血压,目的是及时发现可能出现的分支血管阻塞及组织灌注不良。

(3)术后保持中心静脉导管通畅,便于快速输液、肠外营养和测定中心静脉压。

(4)监测尿量:以了解循环状况、液体的补充、血管活性药物的反应、肾功能状况、肾灌注情况等。

(5)一般情况和中枢神经系统功能的观察:皮肤色泽与温度、外周动脉搏动情况是反应全身循环灌注的可靠指标。术后对瞳孔、四肢与躯干活动、精神状态、定向力等的观察是了解中枢神经系统功能的最基本指标。术中用深低温停循环的患者常苏醒延迟,这时应注意区分是麻醉状态还是昏迷状态。

(6)体温的监测:体温的监测能反应组织灌注状况,特别是比较肛温与末梢温度差别更有意义。当温差大于 5 ℃时,为末梢循环不良,间接的反应血容量、心功能状况。同时应注意低温体外循环后体温反跳升高,要进行必要的降温处理。

(7)观察单位时间内引流液的颜色、性质、量,准确记录。

(8)及时纠正酸中毒和电解质紊乱:术后早期,每 4 小时做 1 次动脉血气分析和血电解质测定。根据血电解质测定和尿量,及时补钾。

七、应急措施

胸主动脉瘤破裂可出现急性胸痛、休克、血胸、心脏压塞症状,患者可能很快死亡。所以重点应在于及时的诊断和治疗,预防胸主动脉瘤破裂的发生。

八、健康教育

(1)注意休息,适量活动,循序渐进地增加活动量。若运动中出现心率明显加快,心前区不适,应立即停止活动,需药物处理,及时与医院联系。

(2)注意冷暖,预防感冒,及时发现和控制感染。

(3)出院后按医嘱服用药物,在服用地高辛时要防止中毒。

(4)合理膳食,多食高蛋白、高维生素、营养价值高的食物,如瘦肉、鸡蛋、鱼类等食物,以增加机体营养、提高机体抵抗力,但不要暴饮暴食。

(5)遵医嘱定时复查。

(王茜茜)

第八章

妇产科疾病护理

第一节　经前紧张综合征

经前紧张综合征是指妇女在月经来潮前出现的一系列异常现象，如头痛、乳房胀痛、失眠、情绪不稳定、抑郁、焦虑、全身水肿等。严重时影响正常的生活和社会活动。

一、护理评估

（一）病史

经前紧张综合征常发生于30～40岁的妇女，年轻女性很少出现。症状在排卵后即开始，月经来潮前几天达高峰，经血出现后消失。

（二）身心状况

主要表现为紧张、烦躁易怒、抑郁、焦虑、失眠、注意力不集中、疲乏无力、头痛等。有些妇女出现手足及面部水肿、乳房胀痛，少数妇女因肠黏膜水肿而出现腹泻现象。

（三）检查

盆腔检查及实验室检查均属正常。

二、护理诊断

（一）焦虑

其与一系列精神症状及不被人理解有关。

（二）体液过多

其与水钠潴留有关。

三、护理目标

让患者正确认识经前紧张综合征，以减轻症状。

四、护理措施

（1）进行关于经前紧张综合征的有关知识的教育和指导，告知患者避免经前过度紧张，以及注意休息和充足的睡眠。

(2)帮助患者适当控制食盐和水的摄入。

(3)给患者服用适当的镇静剂如安定,也可服用谷维素来控制神经和精神症状,还可服用适当的利尿剂减轻水肿,以改善头痛等不适。

(4)遵医嘱用孕激素或雄激素拮抗雌激素与醛固酮的作用。

五、护理评价

(1)患者能够了解经前紧张综合征的相关知识。

(2)患者症状减轻,自我控制能力增强。

(吴丽华)

第二节　围绝经期综合征

绝经是每一个妇女生命过程中必然发生的生理过程。绝经提示卵巢功能衰退,生殖功能终止,绝经过渡期是指围绕绝经前、后的一段时期,包括从绝经前出现与绝经有关的内分泌、生理学和临床特征起,至最后一次月经后一年。

围绝经期综合征(menopausal syndrome,MPS)以往称为更年期综合征,是指妇女在绝经前、后由于卵巢功能衰退、雌激素水平波动或下降所致的以自主神经功能紊乱为主,伴有神经心理症状的一组症候群。多发生于45～55岁,约2/3的妇女出现不同程度的低雌激素血症引发的一系列症状。绝经分为自然绝经和人工绝经。自然绝经是指卵巢内卵泡生理性耗竭所致的绝经;人工绝经是指双侧卵巢经手术切除或受放射线损坏导致的绝经,后者更易发生围绝经期综合征。

一、护理评估

(一)健康史

了解患者的发病年龄、职业、文化水平及性格特征,询问月经情况及生育史,有无卵巢切除或盆腔肿瘤放疗,有无心血管疾病及其他疾病病史。

(二)身体状况

1.月经紊乱

半数以上妇女出现2～8年无排卵性月经,表现为月经频发、不规则子宫出血、月经稀发(月经周期超过35天)以至绝经,少数妇女可突然绝经。

2.雌激素下降相关征象

(1)血管舒缩症状:主要表现为潮热、出汗,是血管舒缩功能不稳定的表现,是围绝经期综合征最突出的特征性症状。潮热起自前胸,涌向头颈部,然后波及全身。在潮红的区域患者感到灼热,皮肤发红,紧接着大量出汗。持续数秒至数分钟不等。此种血管功能不稳定可历时1年,有时长达5年或更长。

(2)精神神经症状:常有焦虑、抑郁、激动、喜怒无常、脾气暴躁、记忆力下降、注意力不集中、失眠多梦等。

(3)泌尿生殖系统症状:出现阴道干燥、性交困难及老年性阴道炎,排尿困难、尿频、尿急、尿失禁及反复发作的尿路感染。

(4)心血管疾病:绝经后妇女冠状动脉粥样硬化性心脏病(简称冠心病)、高血压和脑出血的发病率及死亡率逐渐增加。

(5)骨质疏松症:绝经后妇女约有25%患骨质疏松症、腰酸背痛、腿抽搐、肌肉关节疼痛等。

3.体格检查

全身检查注意血压、精神状态、皮肤、毛发、乳房改变及心脏功能,妇科检查注意生殖器官有无萎缩、炎症及张力性尿失禁。

(三)心理-社会状况

因家庭和社会环境的变化或绝经前曾有精神状态不稳定等,更易引起患者心情不畅、忧虑、多疑、孤独等。

(四)辅助检查

根据患者的具体情况不同,可选择血常规、尿常规、心电图及血脂检查、B超、宫颈刮片及诊断性刮宫等。

(五)处理要点

1.一般治疗

加强心理治疗及体育锻炼,补充钙剂,必要时选用镇静剂、谷维素。

2.激素替代疗法

补充雌激素是关键,可改善症状、提高生活质量。

二、护理问题

(一)自我形象紊乱

与对疾病不正确认识及精神神经症状有关。

(二)知识缺乏

缺乏性激素治疗相关知识。

三、护理措施

(一)一般护理

改善饮食,摄入高蛋白质、高维生素、高钙饮食,必要时可补充钙剂,能延缓骨质疏松症的发生,达到抗衰老效果。

(二)病情观察

(1)观察月经改变情况,注意经量、周期、经期有无异常。

(2)观察面部潮红时间和程度。

(3)观察血压波动、心悸、胸闷及情绪变化。

(4)观察骨质疏松症的影响,如关节酸痛、行动不便等。

(5)观察情绪变化,如情绪不稳定、易怒、易激动、多言多语、记忆力降低。

(三)用药护理

指导应用性激素。

1.适应证

主要用于治疗雌激素缺乏所致的潮热多汗、精神症状、老年性阴道炎、尿路感染，预防存在高危因素的心血管疾病、骨质疏松症等。

2.药物选择及用法

在医师指导下使用，尽量选用天然性激素，剂量个体化，以最小有效量为佳。

3.禁忌证

原因不明的子宫出血、肝胆疾病、血栓性静脉炎及乳腺癌等。

4.注意事项

(1)雌激素剂量过大可引起乳房胀痛、白带多、头痛、水肿、色素沉着、体重增加等，可酌情减量或改用雌三醇。

(2)用药期间可能发生异常子宫出血，多为突破性出血，但应排除子宫内膜癌。

(3)较长时间的口服用药可能影响肝功能，应定期复查肝功能。

(4)单一雌激素长期应用可使子宫内膜癌危险性增加，雌、孕激素联合用药能够降低风险。坚持体育锻炼，多参加社会活动；定期健康体检，积极防治围绝经期妇女常见病。

(四)心理护理

使患者及其家属了解围绝经期是必然的生理过程，介绍减轻压力的方法，改变患者的认知、情绪和行为，使其正确评价自己。

(五)健康指导

(1)向围绝经期妇女及其家属介绍绝经是一个生理过程，绝经发生的原因及绝经前、后身体将发生的变化，帮助患者消除因绝经变化产生的恐惧心理，并对将发生的变化做好心理准备。

(2)介绍绝经前、后减轻症状的方法，适当的摄取钙质和维生素 D；坚持锻炼如散步、骑自行车等。合理安排工作，注意劳逸结合。

(3)定期普查，更年期妇女最好半年至一年进行 1 次体格检查，包括妇科检查和防癌检查，有选择地做内分泌检查。

(4)绝经前行双侧卵巢切除术者宜适时补充雌激素。

(吴丽华)

第三节　功能失调性子宫出血

功能失调性子宫出血(dysfunctional uterine bleeding，DUB)简称功血，为妇科常见病。它是由于调节生殖系统的神经内分泌机制失常引起的异常子宫出血，而全身及内、外生殖器官无器质性病变存在。常表现为月经周期长短不一、经期延长、经量过多或不规则阴道出血。功血可分为排卵性功血和无排卵性功血两类，约 85％病例属无排卵性功血。功血可发生于月经初潮至绝经期间的任何年龄，约 50％患者发生于绝经前期，育龄期约占 30％，青春期约占 20％。

一、护理评估

(一)健康史

1.无排卵性功血

(1)青春期:与下丘脑-垂体-卵巢轴调节功能未健全有关,过度劳累、精神紧张、恐惧、忧伤、环境及气候改变等应激刺激,以及肥胖、营养不良等因素易导致下丘脑-垂体-卵巢轴调节功能紊乱,卵巢不能排卵。

(2)绝经过渡期:因卵巢功能衰退,卵巢对促性腺激素敏感性降低,卵泡在发育过程中因退行性变而不能排卵。

(3)生育期:可因内、外环境改变,如劳累、应激、流产、手术或疾病等引起短暂无排卵。亦可因肥胖、多囊卵巢综合征、高催乳素血症等因素长期存在,引起持续无排卵。

2.排卵性功血

黄体功能不足原因在于神经内分泌调节功能紊乱,导致卵泡期促卵泡生成素(FSH)缺乏,卵泡发育缓慢,雌激素分泌减少,正反馈作用不足,促黄体生成素(LH)峰值不高,使黄体发育不全、功能不足。子宫内膜不规则脱落者由于下丘脑-垂体-卵巢轴调节功能紊乱或黄体机制异常引起萎缩过程延长。

评估时注意了解患者的发病年龄、月经史、婚育史及发病诱因,有无性激素治疗不当及全身性出血性疾病史。

(二)身体状况

1.月经紊乱

(1)无排卵性功血:最常见的症状是子宫不规则性出血,特点是月经周期紊乱,经期长短不一,经量多少不定。可先有数周或数月停经,然后阴道流血,量较多,持续2～3周或更长时间,不易自止,无腹痛或其他不适。

(2)排卵性功血:黄体功能不足者月经周期缩短,月经频发(月经周期短于21天),不易受孕或怀孕早期易流产;子宫内膜不规则脱落者月经周期正常,但经期延长,长达9～10天,多发生于产后或流产后。

2.贫血

因出血多或时间长,患者出现头晕、乏力、面色苍白等贫血征象。

3.体格检查

体格检查包括全身检查和妇科检查,排除全身性疾病及生殖器官器质性病变。

(三)心理-社会状况

青春期患者常因害羞而影响及时诊治,生育期患者担心影响生育而焦虑,围绝经期患者因治疗效果不佳或怀疑为恶性肿瘤而焦虑、紧张、恐惧。

(四)辅助检查

1.诊断性刮宫

诊断性刮宫可了解子宫内膜反应、子宫内膜病变,达到止血的目的。不规则流血者可随时刮宫,用以止血。确定有无排卵或黄体功能,于月经前一天或者月经来潮6小时内做诊断性刮宫,无排卵性功血的子宫内膜呈增生期改变,黄体功能不足显示子宫内膜分泌不良。子宫内膜不规则脱落,于月经周期第5～6天进行诊断性刮宫,增生期与分泌期子宫内膜共存。

2.B 超检查

了解子宫内膜厚度及生殖器官有无器质性改变。

3.血常规及凝血功能检查

了解有无贫血、感染及凝血功能障碍。

4.宫腔镜检查

直接观察子宫内膜，选择病变区进行活组织检查。

5.卵巢功能检查

判断卵巢有无排卵或黄体功能。

（五）处理要点

1.无排卵性功血

青春期和生育期患者以止血、调整周期、促排卵为原则。围绝经期患者以止血、防止子宫内膜癌变为原则。

2.排卵性功血

黄体功能不足的治疗原则是促进卵泡发育，刺激黄体功能及黄体功能替代，分别应用氯米芬、人绒毛膜促性腺激素（HCG）和黄体酮；子宫内膜不规则脱落的治疗原则是促使黄体及时萎缩，子宫内膜及时完整脱落，常用药物有孕激素和 HCG。

二、护理问题

（一）潜在并发症

贫血。

（二）知识缺乏

缺乏性激素治疗的知识。

（三）有感染的危险

与经期延长、机体抵抗力下降有关。

（四）焦虑

与性激素使用及药物不良反应有关。

三、护理措施

（一）一般护理

患者体质往往较差，应加强营养，改善全身情况，可补充铁剂、维生素 C 和蛋白质。成人体内大约每 100 mL 血中含 50 mg 铁，行经期妇女，每天从食物中吸收铁 0.7～2.0 mg，经量多者应额外补充铁。向患者推荐含铁较多的食物如猪肝、胡萝卜、葡萄干等。按照患者的饮食习惯，为患者制订适合于个人的饮食计划，保证患者获得足够的营养。

（二）病情观察

观察并记录患者的生命体征、出量及入量，嘱患者保留出血期间使用的会阴垫及内裤，以便更准确地估计出血量，对于出血较多者，督促其卧床休息，避免过度疲劳和剧烈活动，对于贫血严重者，遵医嘱做好配血、输血、止血措施，执行治疗方案，维持患者正常血容量。

(三)对症护理

1.无排卵性功血

(1)止血:对大量出血患者,要求在性激素治疗8小时内见效,24～48小时内出血基本停止,若96小时以上仍不止血者,应考虑有器质性病变存在。

1)性激素止血。①雌激素:应用大剂量雌激素可迅速提高血内雌激素浓度,促使子宫内膜生长,短期内修复创面而止血,主要用于青春期功血。目前多选用妊马雌酮2.5 mg或己烯雌酚1～2 mg。②孕激素:适用于体内已有一定水平雌激素的患者。常用药物如甲羟孕酮或炔诺酮,用药原则同雌激素。③雄激素:拮抗雌激素、增加子宫平滑肌及子宫血管张力而减少出血,主要用于围绝经期功血患者的辅助治疗,可随时停用。④联合用药:止血效果优于单一药物,可用三合激素或口服短效避孕药,血止后逐渐减量。

2)刮宫术:止血及排除子宫内膜癌变,适用于年龄大于35岁、药物治疗无效或存在子宫内膜癌高危因素的患者。

3)其他止血药:卡巴克洛和酚磺乙胺可减少微血管的通透性,氨基己酸、氨甲苯酸、氨甲环酸等可抑制纤维蛋白溶酶,有减少出血量的辅助作用,但不能赖以止血。

(2)调整月经周期:一般连续用药3个周期。在此过程中务必积极纠正贫血,加强营养,以改善体质。

1)雌、孕激素序贯疗法:也称人工周期疗法,通过模拟自然月经周期中卵巢的内分泌变化,将雌、孕激素序贯应用,使子宫内膜发生相应变化,引起周期性脱落。适用于青春期功血或生育期功血者,可诱发卵巢自然排卵。雌激素自月经来潮第5天开始用药,妊马雌酮1.25 mg或己烯雌酚1 mg,每晚1次,连服20天,于服雌激素最后10天加用甲羟孕酮每天10 mg,两药同时用完,停药后3～7天出血。于出血第5天重复用药,一般连续使用3个周期。用药2～3个周期后,患者常能自发排卵。

2)雌、孕激素联合疗法:可周期性口服短效避孕药,适用于生育期功血、内源性雌激素水平较高者或绝经过渡期功血者。

3)后半周期疗法:于月经周期的后半周期开始(撤药性出血的第16天)服用甲羟孕酮,每天10 mg,连服10天为1个周期,共3个周期为1个疗程。适用于青春期或绝经过渡期功血者。

(3)促排卵:适用于育龄期功血者。常用药物如氯米芬、人绒毛膜促性腺激素(HCG)等。于月经第5天开始每天口服氯米芬50 mg,连续5天,以促进卵泡发育。B超监测卵泡发育接近成熟时,可大剂量肌内注射HCG 5 000 U以诱发排卵。青春期不提倡使用。

(4)手术治疗:以刮宫术最常用,既能明确诊断,又能迅速止血。绝经过渡期出血患者激素治疗前宜常规刮宫,最好在子宫镜下行分段诊断性刮宫,以排除子宫内细微器质性病变。对青春期功血刮宫应持慎重态度。必要时行子宫次全切除或子宫切除术。

2.排卵性功血

(1)黄体功能不足:药物治疗如下。①黄体功能替代疗法:自排卵后开始每天肌内注射黄体酮10 mg,共10～14天,用以补充黄体分泌孕酮的不足。②黄体功能刺激疗法:通常应用HCG以促进及支持黄体功能。于基础体温上升后开始,隔天肌内注射HCG 1 000～2 000 U,共5次,可使血浆孕酮明显上升,随之正常月经周期恢复。③促进卵泡发育:于月经第5天开始,每晚口服氯米芬50 mg,共5天。

(2)子宫内膜不规则脱落:药物治疗如下。①孕激素:自排卵后第1～2天或下次月经前10～14天开始,每天口服甲羟孕酮10 mg,连续10天,有生育要求可肌内注射黄体酮。②HCG:

用法同黄体功能不足。

3.性激素治疗的注意事项

(1)严格遵医嘱正确用药,不得随意停服或漏服,以免使用不当引起子宫出血。

(2)药物减量必须按规定在血止后开始,每3天减量1次,每次减量不超过原剂量的1/3,直至维持量,持续用至血止后20天停药。

(3)雌激素口服可能引起恶心、呕吐等胃肠道反应,可饭后或睡前服用;对存在血液高凝倾向或血栓性疾病史者禁忌使用。

(4)雄激素用量过大可能出现男性化不良反应。

(四)预防感染

(1)测体温、脉搏。

(2)指导患者保持会阴部清洁,出血期间禁止盆浴及性生活。

(3)注意有无腹痛等生殖器官感染征象。

(4)按医嘱使用抗生素。

(五)心理护理

注意情绪调节,避免过度紧张与精神刺激。特别是青春期少女,父母们不仅要关注女孩的学习状况与膳食状况,还要重视女孩的情绪变化,与其多沟通,了解其内心世界的变化,帮助其释放不良情绪,以使其保持相对稳定的精神-心理状态,避免情绪上的大起大落。

(六)健康指导

(1)宜清淡饮食,多食富含维生素C的新鲜瓜果、蔬菜。注意休息,保持心情舒畅。

(2)强调严格掌握雌激素的适应证并合理使用,对更年期及绝经后妇女更应慎用,应用时间不宜过长,量不宜大,并应严密观察反应。

(3)月经期避免剧烈运动,禁止盆浴及性生活,保持会阴部清洁。

(吴丽华)

第四节 异位妊娠

受精卵在于子宫体腔以外着床称为异位妊娠,习称宫外孕。异位妊娠依受精卵在子宫体腔外种植部位不同分为输卵管妊娠、卵巢妊娠、腹腔妊娠、阔韧带妊娠和宫颈妊娠(图8-1)。

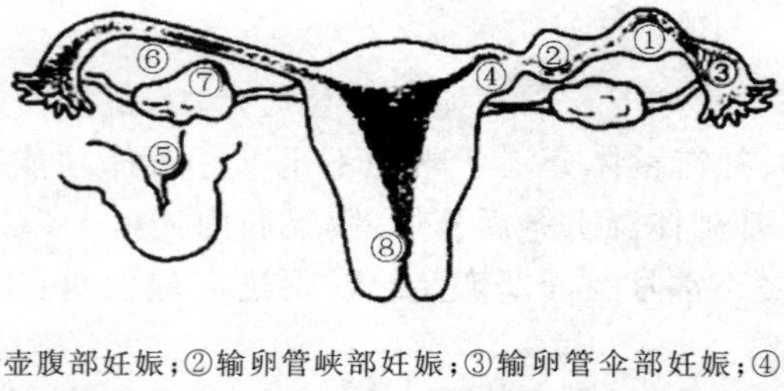

①输卵管壶腹部妊娠;②输卵管峡部妊娠;③输卵管伞部妊娠;④输卵管间质部妊娠;⑤腹腔妊娠;⑥阔韧带妊娠;⑦卵巢妊娠;⑧宫颈妊娠

图8-1 异位妊娠的发生部位

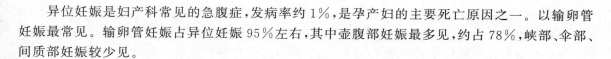

异位妊娠是妇产科常见的急腹症，发病率约1%，是孕产妇的主要死亡原因之一。以输卵管妊娠最常见。输卵管妊娠占异位妊娠95%左右，其中壶腹部妊娠最多见，约占78%，峡部、伞部、间质部妊娠较少见。

一、病因

（一）输卵管炎症

此是异位妊娠的主要病因。可分为输卵管黏膜炎和输卵管周围炎。输卵管黏膜炎轻者可发生黏膜皱褶粘连、管腔变窄，或使纤毛功能受损，从而导致受精卵在输卵管内运行受阻并于该处着床；输卵管周围炎病变主要在输卵管浆膜层或浆肌层，常造成输卵管周围粘连、输卵管扭曲、管腔狭窄、蠕动减弱而影响受精卵运行。

（二）输卵管手术史、输卵管绝育史及手术史者

输卵管妊娠的发生率为10%～20%。尤其是腹腔镜下电凝输卵管及硅胶环套术绝育，可因输卵管瘘或再通而导致输卵管妊娠。曾经接受输卵管粘连分离术、输卵管成形术（输卵管吻合术或输卵管造口术）者，在再次妊娠时，输卵管妊娠的可能性亦增加。

（三）输卵管发育不良或功能异常

输卵管过长、肌层发育差、黏膜纤毛缺乏、双输卵管、输卵管憩室或有输卵管副伞等均可造成输卵管妊娠。输卵管功能（包括蠕动、纤毛活动以及上皮细胞分泌）受雌、孕激素调节。若调节失败，可影响受精卵正常运行。

（四）辅助生殖技术

近年，由于辅助生育技术的应用，使输卵管妊娠发生率增加，既往少见的异位妊娠，如卵巢妊娠、宫颈妊娠、腹腔妊娠的发生率增加。

（五）避孕失败

宫内节育器避孕失败，发生异位妊娠的机会较大。

（六）其他

子宫肌瘤或卵巢肿瘤压迫输卵管，影响输卵管管腔通畅，使受精卵运行受阻。输卵管子宫内膜异位可增加受精卵着床于输卵管的可能性。

二、病理

（一）输卵管妊娠的特点

输卵管管腔狭小，管壁薄且缺乏黏膜下组织，其肌层远不如子宫肌壁厚与坚韧，妊娠时不能形成完好的蜕膜，不利于胚胎的生长发育，常发生以下结局。

1.输卵管妊娠流产（tubal abortion）

多见于妊娠8～12周输卵管壶腹部妊娠。受精卵种植在输卵管黏膜皱襞内，由于蜕膜形成不完整，发育中的胚泡常向管腔突出，最终突破包膜而出血，胚泡与管壁分离，若整个胚泡剥离落入管腔，刺激输卵管逆蠕动经伞端排出到腹腔，形成输卵管妊娠完全流产，出血一般不多。若胚泡剥离不完整，妊娠产物部分排出到腹腔，部分尚附着于输卵管壁，形成输卵管妊娠不全流产，滋养细胞继续侵蚀输卵管壁，导致反复出血，形成输卵管血肿或输卵管周围血肿，血液不断流出并积聚在直肠子宫陷窝形成盆腔血肿，量多时甚至流入腹腔。

2.输卵管妊娠破裂(rupture of tubal pregnancy)

多见于妊娠6周左右输卵管峡部妊娠。受精卵着床于输卵管黏膜皱襞间,胚泡生长发育时绒毛向管壁方向侵蚀肌层及浆膜,最终穿破浆膜,形成输卵管妊娠破裂。输卵管肌层血管丰富。短期内可发生大量腹腔内出血,使患者出现休克。其出血量远较输卵管妊娠流产多,腹痛剧烈;也可反复出血,在盆腔与腹腔内形成血肿。孕囊可自破裂口排出,种植于任何部位。若胚泡较小则可被吸收;若过大则可在直肠子宫陷凹内形成包块或钙化为石胎。

输卵管间质部妊娠虽少见,但后果严重,其结局几乎均为输卵管妊娠破裂。由于输卵管间质部管腔周围肌层较厚、血运丰富,因此破裂常发生于孕12～16周。其破裂犹如子宫破裂,症状较严重,往往在短时间内出现低血容量休克症状。

3.陈旧性宫外孕

输卵管妊娠流产或破裂,若长期反复内出血形成的盆腔血肿不消散,血肿机化变硬并与周围组织粘连,临床上称为陈旧性宫外孕。

4.继发性腹腔妊娠

无论输卵管妊娠流产或破裂,还是胚胎从输卵管排入腹腔内或阔韧带内,多数胚胎会死亡,偶尔也有存活者。若存活胚胎的绒毛组织附着于原位或排至腹腔后重新种植而获得营养,可继续生长发育,形成继发性腹腔妊娠。

(二)子宫的变化

输卵管妊娠和正常妊娠一样,合体滋养细胞产生HCG维持黄体生长,使类固醇激素分泌增加,致使月经停止来潮、子宫增大变软、子宫内膜出现蜕膜反应。若胚胎受损或死亡,滋养细胞活力消失,蜕膜白宫壁剥离而发生阴道流血。有时蜕膜可完整剥离,随阴道流血排出三角形蜕膜管型(decidual cast);有时呈碎片排出。排出的组织见不到绒毛,组织学检查无滋养细胞,此时血β-HCG下降。子宫内膜形态学改变呈多样性,若胚胎死亡已久,内膜可呈增生期改变,有时可见Arias-Stella(A-S)反应,镜检见内膜腺体上皮细胞增生、增大,细胞边界不清,腺细胞排列成团突入腺腔,细胞极性消失,细胞核肥大、深染,细胞质有空泡。这种子宫内膜过度增生和分泌反应,可能为类固醇激素过度刺激所引起;若胚胎死亡后部分深入肌层的绒毛仍存活,黄体退化迟缓,内膜仍可呈分泌反应。

三、临床表现

输卵管妊娠的临床表现与受精卵着床部位、有无流产或破裂,以及出血量多少与时间长短等有关。

(一)症状

典型症状为停经后腹痛与阴道流血。

1.停经

除输卵管间质部妊娠停经时间较长外,多有6～8周停经史。有20%～30%的患者无停经史,将异位妊娠时出现的不规则阴道流血误认为月经,或由于月经过期仅数天而不认为是停经。

2.腹痛

腹痛是输卵管妊娠患者的主要症状。在输卵管妊娠发生流产或破裂之前,由于胚胎在输卵管内逐渐增大,常表现为一侧下腹部隐痛或酸胀感。当发生输卵管妊娠流产或破裂时,突感一侧下腹部撕裂样疼痛,常伴有恶心、呕吐。若血液局限于病变区,主要表现为下腹部疼痛,当血液积

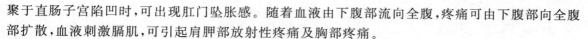

聚于直肠子宫陷凹时，可出现肛门坠胀感。随着血液由下腹部流向全腹，疼痛可由下腹部向全腹部扩散，血液刺激膈肌，可引起肩胛部放射性疼痛及胸部疼痛。

3.阴道流血

胚胎死亡后常有不规则阴道流血，色暗红或深褐，量少呈点滴状，一般不超过月经量，少数患者阴道流血量较多，类似月经。阴道流血可伴有蜕膜管型或蜕膜碎片排出，由子宫蜕膜剥离所致。阴道流血一般常在病灶去除后方能停止。

4.晕厥与休克

由于腹腔内出血及剧烈腹痛，轻者出现晕厥，严重者出现失血性休克。出血量越多越快，症状出现越迅速越严重，但与阴道流血量不成正比。

5.腹部包块

输卵管妊娠流产或破裂时所形成的血肿时间较久者，由于血液凝固并与周围组织或器官（如子宫、输卵管、卵巢、肠管或大网膜等）发生粘连形成包块，包块较大或位置较高者，腹部可扪及。

(二)体征

根据患者内出血的情况，患者可呈贫血貌。腹部检查：下腹压痛、反跳痛明显，出血多时，叩诊有移动性浊音。

四、处理原则

处理原则以手术治疗为主，其次是药物治疗。

(一)药物治疗

1.化学药物治疗

主要适用于早期输卵管妊娠、要求保存生育能力的年轻患者。符合下列条件可采用此法：①无药物治疗的禁忌证；②输卵管妊娠未发生破裂或流产；③输卵管妊娠包块直径不大于 4 cm；④血 β-HCG 小于 2 000 U/L；⑤无明显内出血，常用甲氨蝶呤（MTX），治疗机制是抑制滋养细胞增生，破坏绒毛，使胚胎组织坏死、脱落、吸收。但在治疗中若病情无改善，甚至发生急性腹痛或输卵管破裂症状，则应立即进行手术治疗。

2.中医治疗

中医学认为本病属血瘀少腹，不通则痛的实证。以活血化瘀、消症为治则，但应严格掌握指征。

(二)手术治疗

手术治疗分为保守手术和根治手术。保守手术为保留患侧输卵管，根治手术为切除患侧输卵管。手术治疗适用于：①生命体征不稳定或有腹腔内出血征象者；②诊断不明确者；③异位妊娠有进展者（如血β-HCG处于高水平，附件区大包块等）；④随诊不可靠者；⑤药物治疗禁忌证者或无效者。

1.保守手术

此适用于有生育要求的年轻妇女，特别是对侧输卵管已切除或有明显病变者。

2.根治手术

此适用于无生育要求的输卵管妊娠内出血并发休克的急症患者。

3.腹腔镜手术

这是近年治疗异位妊娠的主要方法。

五、护理

(一)护理评估

1.病史

应仔细询问月经史,以准确推断停经时间。注意不要将不规则阴道流血误认为末次月经,或由于月经仅过期几天,不认为是停经。此外,对不孕、放置宫内节育器、绝育术、输卵管复通术、盆腔炎等与发病相关的高危因素应予高度重视。

2.身心状况

输卵管妊娠发生流产或破裂前,症状及体征不明显。当患者腹腔内出血较多时呈贫血貌,严重者可出现面色苍白,四肢湿冷,脉快、弱、细,血压下降等休克症状。体温一般正常,出现休克时体温略低,腹腔内血液吸收时体温略升高,但不超过 38 ℃。下腹有明显压痛、反跳痛,尤以患侧为重,肌紧张不明显,叩诊有移动性浊音。血凝后下腹可触及包块。

由于输卵管妊娠流产或破裂后,腹腔内急性大量出血及剧烈腹痛,以及妊娠终止的现实都将使孕妇出现较为激烈的情绪反应,可表现为哭泣、自责、无助、抑郁和恐惧等行为。

3.诊断检查

(1)腹部检查:输卵管妊娠流产或破裂者,下腹部有明显压痛或反跳痛,尤以患侧为甚,轻度腹肌紧张;出血多时,叩诊有移动性浊音;如出血时间较长,形成血凝块,在下腹可触及软性肿块。

(2)盆腔检查:输卵管妊娠未发生流产或破裂者,除子宫略大较软外,仔细检查可能触及胀大的输卵管并有轻度压痛。输卵管妊娠流产或破裂者,阴道后穹隆饱满,有触痛。将宫颈轻轻上抬或左右摇动时引起剧烈疼痛,称为宫颈抬举痛或摇摆痛,是输卵管妊娠的主要体征之一。子宫稍大而软,腹腔内出血多时子宫检查呈漂浮感。

(3)阴道后穹隆穿刺:是一种简单、可靠的诊断方法,适用于疑有腹腔内出血的患者。由于腹腔内血液易积聚于子宫直肠陷凹,抽出暗红色不凝血为阳性,说明存在血腹症。无内出血、内出血量少、血肿位置较高或子宫直肠陷凹有粘连者,可能抽不出血液,因而穿刺阴性不能排除输卵管妊娠存在。如有移动性浊音,可做腹腔穿刺。

(4)妊娠试验:放射免疫法测血中 HCG,尤其是 β-HCG 阳性有助诊断。虽然此方法灵敏度高,异位妊娠的阳性率一般可达 80%～90%,但 β-HCG 阴性者仍不能完全排除异位妊娠。

(5)血清孕酮测定:对判断正常妊娠胚胎的发育情况有帮助,血清孕酮值低于 15.6 nmol/L (5 ng/mL)应考虑宫内妊娠流产或异位妊娠。

(6)超声检查:B 超显像有助于诊断异位妊娠。阴道 B 超检查较腹部 B 超检查准确性高。诊断早期异位妊娠单凭 B 超显像有时可能会误诊。若能结合临床表现及 β-HCG 测定等,对诊断的帮助很大。

(7)腹腔镜检查:适用于输卵管妊娠尚未流产或破裂的早期患者和诊断有困难的患者,腹腔内有大量出血或伴有休克者,禁做腹腔镜检查。在早期异位妊娠患者,腹腔镜可见一侧输卵管肿大,表面紫蓝色,腹腔内无出血或有少量出血。

(8)子宫内膜病理检查:诊刮仅适用于阴道流血量较多的患者,目的在于排除宫内妊娠流产。将宫腔排出物或刮出物做病理检查,切片中见到绒毛,可诊断为宫内妊娠,仅见蜕膜未见绒毛者诊断为异位妊娠。现已经很少依靠诊断性刮宫协助诊断。

（二）护理诊断

1.潜在并发症

出血性休克。

2.恐惧

与担心手术失败有关。

（三）预期目标

（1）患者休克症状得以及时发现并缓解。

（2）患者能以正常心态接受此次妊娠失败的事实。

（四）护理措施

1.接受手术治疗患者的护理

（1）护士在严密监测患者生命体征的同时，配合医师积极纠正患者休克症状，做好术前准备。手术治疗是输卵管异位妊娠的主要处理原则。对于严重内出血并发休克的患者，护士应立即开放静脉，交叉配血，做好输血输液的准备。以便配合医师积极纠正休克，补充血容量，并按急症手术要求迅速做好手术准备。

（2）加强心理护理：护士于术前简洁明了地向患者及家属讲明手术的必要性，并以亲切的态度和切实的行动赢得患者及家属的信任，保持周围环境的安静、有序，减少和消除患者的紧张、恐惧心理，协助患者接受手术治疗方案。术后，护士应帮助患者以正常的心态接受此次妊娠失败的现实，向她们讲述异位妊娠的有关知识，一方面可以减少因害怕再次发生异位妊娠而抵触妊娠的不良情绪，另一方面也可以增加和提高患者的自我保健意识。

2.接受非手术治疗患者的护理

对于接受非手术治疗方案的患者，护士应从以下几方面加强护理：

（1）护士须密切观察患者的一般情况、生命体征，并重视患者的主诉，尤应注意阴道流血量与腹腔内出血量不成比例，当阴道流血量不多时，不要误认为腹腔内出血量亦很少。

（2）护士应告诉患者病情发展的一些指征，如出血增多、腹痛加剧、肛门坠胀感明显等，以便当患者病情发展时，医患均能及时发现，给予相应处理。

（3）患者应卧床休息，避免腹部压力增大，从而减少异位妊娠破裂的机会。在患者卧床期间，护士需提供相应的生活护理。

（4）护士应协助正确留取血标本，以检测治疗效果。

（5）护士应指导患者摄取足够的营养物质，尤其是富含铁蛋白的食物，如动物肝脏、肉类、豆类、绿叶蔬菜及黑木耳等，以促进血红蛋白的增加，增强患者的抵抗力。

3.出院指导

输卵管妊娠的预后在于防治输卵管的损伤和感染，因此护士应做好妇女的健康保健工作，防止发生盆腔感染。教育患者保持良好的卫生习惯，勤洗浴、勤换衣，性伴侣稳定。发生盆腔炎后须立即彻底治疗，以免延误病情。另外，由于输卵管妊娠者中约有10%的再发生率和50%～60%的不孕率。因此，护士须告诫患者，下次妊娠时要及时就医，并且不宜轻易终止妊娠。

（五）护理评价

（1）患者的休克症状得以及时发现并纠正。

（2）患者消除了恐惧心理.愿意接受手术治疗。

（吴丽华）

第五节　前 置 胎 盘

妊娠 28 周后，胎盘附着于子宫下段，甚至胎盘下缘达到或覆盖宫颈内口，其位置低于胎先露部，称为前置胎盘（placenta previa）。前置胎盘是妊娠晚期严重并发症，也是妊娠晚期阴道流血最常见的原因。其发病率国外报道占 0.5％，国内报道占 0.24％～1.57％。

一、病因

目前尚不清楚，高龄初产妇（年龄超过 35 岁）、经产妇及多产妇、吸烟或吸毒妇女为高危人群。其病因可能与下述因素有关。

（一）子宫内膜病变或损伤

多次刮宫、分娩、子宫手术史等是前置胎盘的高危因素。上述情况可损伤子宫内膜，引起子宫内膜炎或萎缩性病变，再次受孕时子宫蜕膜血管形成不良、胎盘血供不足，刺激胎盘面积增大延伸到子宫下段。前次剖宫产手术瘢痕可妨碍胎盘在妊娠晚期向上迁移。增加前置胎盘的可能性。据统计，发生前置胎盘的孕妇，85％～95％为经产妇。

（二）胎盘异常

双胎妊娠时胎盘面积过大，前置胎盘发生率较单胎妊娠高 1 倍；胎盘位置正常而副胎盘位于子宫下段接近宫颈内口；膜状胎盘大而薄，扩展到子宫下段，均可发生前置胎盘。

（三）受精卵滋养层发育迟缓

受精卵到达子宫腔后，滋养层尚未发育到可以着床的阶段，继续向下游走到达子宫下段，并在该处着床而发育成前置胎盘。

二、分类

根据胎盘下缘与宫颈内口的关系，将前置胎盘分为 3 类（图 8-2）。

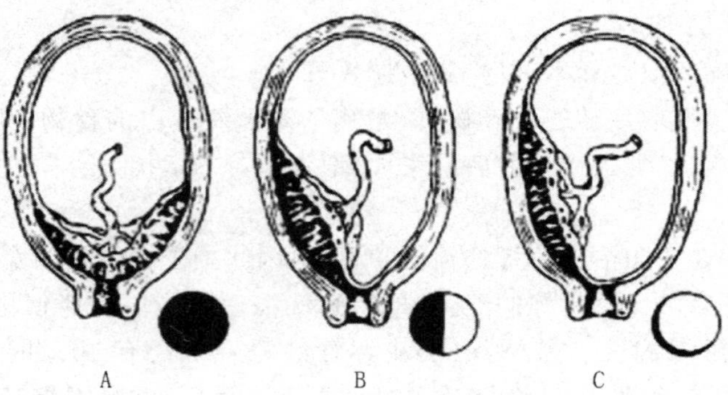

图 8-2　前置胎盘的类型

A.完全性前置胎盘；B.部分性前置胎盘；C.边缘性前置胎盘

（1）完全性前置胎盘（complete placenta previa）又称中央性前置胎盘（central placenta previa），胎盘组织完全覆盖宫颈内口。

(2)部分性前置胎盘(partial placental previa)宫颈内口部分为胎盘组织所覆盖。

(3)边缘性前置胎盘(marginal placental previa)胎盘附着于子宫下段,胎盘边缘到达宫颈内口,未覆盖宫颈内口。

胎盘位于子宫下段,与胎盘边缘极为接近,但未达到宫颈内口,称为低置胎盘。胎盘下缘与宫颈内口的关系可因宫颈管消失、宫口扩张而改变。前置胎盘类型可因诊断时期不同而改变,如临产前为完全性前置胎盘,临产后因宫口扩张而成为部分性前置胎盘。目前,临床上均依据处理前最后一次检查结果来决定其分类。

三、临床表现

(一)症状

前置胎盘的典型症状是妊娠晚期或临产时,发生无诱因、无痛性反复阴道流血。妊娠晚期子宫下段逐渐伸展,牵拉宫颈内口,宫颈管缩短,临产后规律宫缩使宫颈管消失成为软产道的一部分。宫颈外口扩张,附着于子宫下段及宫颈内口的胎盘前置部分不能相应伸展而与其附着处分离,血窦破裂出血。前置胎盘出血前无明显诱因,初次出血量一般不多,剥离处血液凝固后,出血自然停止;也有初次即发生致命性大出血而导致休克的。由于子宫下段不断伸展,前置胎盘出血常反复发生,出血量也越来越多。阴道流血发生的迟早、反复发生次数、出血量多少与前置胎盘类型有关。完全性前置胎盘初次出血时间早,多在妊娠28周左右,称为警戒性出血。边缘性前置胎盘出血多发生于妊娠晚期或临产后,出血量较少。部分性前置胎盘的初次出血时间、出血量及反复出血次数,介于两者之间。

(二)体征

患者一般情况与出血量有关,大量出血呈现面色苍白、脉搏增快微弱、血压下降等休克表现。腹部检查:子宫软,无压痛,大小与妊娠周数相符。由于子宫下段有胎盘占据,影响胎先露部入盆,故胎先露高浮,易并发胎位异常。反复出血或一次出血量过多,使胎儿宫内缺氧,严重者胎死宫内。当前置胎盘附着于子宫前壁时,可在耻骨联合上方听到胎盘杂音。临产时检查见宫缩为阵发性,间歇期子宫完全松弛。

四、处理原则

处理原则是抑制宫缩、止血、纠正贫血和预防感染。根据阴道流血量、有无休克、妊娠周数、胎位、胎儿是否存活、是否临产及前置胎盘类型等综合作出决定。

(一)期待疗法

应在保证孕妇安全的前提下尽可能延长孕周,以提高围生儿存活率。适用于妊娠小于34周、胎儿体重小于2 000 g、胎儿存活、阴道流血量不多、一般情况良好的孕妇。

尽管国外有资料证明,前置胎盘孕妇的妊娠结局住院与门诊治疗并无明显差异,但我国仍应强调住院治疗。住院期间密切观察病情变化,为孕妇提供全面优质护理是期待疗法的关键措施。

(二)终止妊娠

1.终止妊娠指征

孕妇反复发生多量出血甚至休克者,无论胎儿成熟与否,为了母亲安全应终止妊娠;期待疗法中发生大出血或出血量虽少,但胎龄达孕36周以上,胎儿成熟度检查提示胎儿肺成熟者;胎龄未达孕36周,出现胎儿窘迫征象,或胎儿电子监护发现胎心异常者;出血量多;危及胎儿;胎儿已死亡或出现难以存活的畸形，如无脑儿。

2.剖宫产

剖宫产可在短时间内娩出胎儿，迅速结束分娩，对母儿相对安全，是处理前置胎盘的主要手段。剖宫产指征应包括完全性前置胎盘，持续大量阴道流血；部分性和边缘性前置胎盘出血量较多，先露高浮，短时间内不能结束分娩；胎心异常。术前应积极纠正贫血、预防感染等，备血，做好处理产后出血和抢救新生的准备。

3.阴道分娩

边缘性前置胎盘、枕先露、阴道流血不多、无头盆不称和胎位异常，估计在短时间内能结束分娩者，可予试产。

五、护理

（一）护理评估

1.病史

除个人健康史外，在孕产史中尤其注意识别有无剖宫产术、人工流产术及子宫内膜炎等前置胎盘的易发因素。此外，妊娠中特别是孕 28 周后，是否出现无痛性、无诱因、反复阴道流血症状，并详细记录具体经过及医疗处理情况。

2.身心状况

患者的一般情况与出血量的多少密切相关。大量出血时可见面色苍白、脉搏细速、血压下降等休克症状。孕妇及其家属可因突然阴道流血而感到恐惧或焦虑，既担心孕妇的健康，更担心胎儿的安危，可能显得恐慌、紧张、手足无措。

3.诊断检查

（1）产科检查：子宫大小与停经月份一致，胎儿方位清楚，先露高浮，胎心可以正常，也可因孕妇失血过多致胎心异常或消失。前置胎盘位于子宫下段前壁时，可于耻骨联合上方听见胎盘血管杂音。临产后检查，宫缩为阵发性，间歇期子宫肌肉可以完全放松。

（2）超声波检查：B 超断层相可清楚看到子宫壁、胎头、宫颈和胎盘的位置，胎盘定位准确率达 95%以上，可反复检查，是目前最安全、有效的首选检查方法。

（3）阴道检查：目前一般不主张应用。只有在近临产期出血不多时，终止妊娠前为除外其他出血原因或明确诊断决定分娩方式前考虑采用。要求阴道检查操作必须在输血、输液和做好手术准备的情况下方可进行。怀疑前置胎盘的个案，切忌肛查。

（4）术后检查胎盘及胎膜：胎盘的前置部分可见陈旧血块附着呈黑紫色或暗红色，如这些改变位于胎盘的边缘，而且胎膜破口处距胎盘边缘小于 7 cm，则为部分性前置胎盘。如行剖宫产术，术中可直接了解胎盘附着的部分并确立诊断。

（二）护理诊断

1.潜在并发症

出血性休克。

2.有感染的危险

与前置胎盘剥离面靠近子宫颈口、细菌易经阴道上行感染有关。

（三）预期目标

（1）接受期待疗法的孕妇血红蛋白不再继续下降，胎龄可达或更接近足月。

(2)产妇产后未发生产后出血或产后感染。

(四)护理措施

根据病情须立即接受终止妊娠的孕妇,立即安排孕妇去枕侧卧位,开放静脉,配血,做好输血准备。在抢救休克的同时,按腹部手术患者的护理进行术前准备,并做好母儿生命体征监护及抢救准备工作。接受期待疗法的孕妇的护理措施如下。

1.保证休息

减少刺激孕妇,需住院观察,绝对卧床休息,尤以左侧卧位为佳,并定时间断吸氧,每天 3 次,每次 1 小时,以提高胎儿血氧供应。此外,还需避免各种刺激,以减少出血可能。医护人员进行腹部检查时动作要轻柔,禁做阴道检查和肛查。

2.纠正贫血

除采取口服硫酸亚铁、输血等措施外,还应加强饮食营养指导,建议孕妇多食高蛋白及含铁丰富的食物,如动物肝脏、绿叶蔬菜和豆类等。一方面有助于纠正贫血,另一方面还可以增强机体抵抗力,同时也促进胎儿发育。

3.监测生命体征

及时发现病情变化,严密观察并记录孕妇生命体征,阴道流血的量、色,流血事件及一般状况,检测胎儿宫内状态。按医嘱及时完成实验室检查项目,并交叉配血备用。发现异常及时报告医师并配合处理。

4.预防产后出血和感染

(1)产妇回病房休息时严密观察产妇的生命体征及阴道流血情况,发现异常及时报告医师处理,以防止或减少产后出血。

(2)及时更换会阴垫,以保持会阴部清洁、干燥。

(3)胎儿分娩后,及早使用宫缩剂,以预防产后大出血;对新生儿严格按照高危儿处理。

5.健康教育

护士应加强对孕妇的管理和宣教。指导围孕期妇女避免吸烟、酗酒等不良行为,避免多次刮宫、引产或宫内感染,防止多产,减少子宫内膜损伤或子宫内膜炎。对妊娠期出血,无论量多少均应就医,做到及时诊断、正确处理。

(五)护理评价

(1)接受期待疗法的孕妇胎龄接近(或达到)足月时终止妊娠。

(2)产妇产后未出现产后出血和感染。

(吴丽华)

第六节 胎盘早剥

妊娠 20 周以后或分娩期正常位置的胎盘在胎儿娩出前部分或全部从子宫壁剥离,称为胎盘早剥(placental abruption)。胎盘早剥是妊娠晚期严重并发症,具有起病急、发展快特点,若处理不及时可危及母儿生命。胎盘早剥的发病率:国外 1%~2%,国内 0.46%~2.10%。

一、病因

胎盘早剥确切的原因及发病机制尚不清楚，可能与下述因素有关。

（一）孕妇血管病变

孕妇患严重妊娠期高血压疾病、慢性高血压、慢性肾脏疾病或全身血管病变时，胎盘早剥的发生率增高。妊娠合并上述疾病时，底蜕膜螺旋小动脉痉挛或硬化，引起远端毛细血管变性坏死甚至破裂出血，血液流至底蜕膜层与胎盘之间形成胎盘后血肿，致使胎盘与子宫壁分离。

（二）机械性因素

外伤尤其是腹部直接受到撞击或挤压；脐带过短（小于 30 cm）或脐带围绕颈、绕体相对过短时，分娩过程中胎儿下降牵拉脐带造成胎盘剥离；羊膜穿刺时刺破前壁胎盘附着处，血管破裂出血引起胎盘剥离。

（三）宫腔内压力骤减

双胎妊娠分娩时，第一胎儿娩出过速，或羊水过多时，人工破膜后羊水流出过快，均可使宫腔内压力骤减，子宫骤然收缩，胎盘与子宫壁发生错位剥离。

（四）子宫静脉压突然升高

妊娠晚期或临产后，孕妇长时间仰卧位，巨大妊娠子宫压迫下腔静脉，回心血量减少，血压下降。此时子宫静脉淤血、静脉压增高、蜕膜静脉床淤血或破裂，形成胎盘后血肿，导致部分或全部胎盘剥离。

（五）其他高危因素

如高龄孕妇、吸烟、可卡因滥用、孕妇代谢异常、孕妇有血栓形成倾向、子宫肌瘤（尤其是胎盘附着部位肌瘤）等与胎盘早剥发生有关。有胎盘早剥史的孕妇再次发生胎盘早剥的危险性比无胎盘早剥史者高 10 倍。

二、分类及病理变化

胎盘早剥主要病理改变是底蜕膜出血并形成血肿，使胎盘从附着处分离。按病理类型，胎盘早剥可分为显性、隐性及混合性 3 种（图 8-3）。若底蜕膜出血量少，出血很快停止，多无明显的临床表现，仅在产后检查胎盘时发现胎盘母体面有凝血块及压迹。若底蜕膜继续出血，形成胎盘后血肿，胎盘剥离面随之扩大，血液冲开胎盘边缘并沿胎膜与子宫壁之间经过颈管向外流出，称为显性剥离（revealed abruption）或外出血。若胎盘边缘仍附着于子宫壁或由于胎先露部固定于骨盆入口，使血液积聚于胎盘与子宫壁之间，称为隐性剥离（concealed abruption）或内出血。由于子宫内有妊娠产物存在，子宫肌不能有效收缩，以压迫破裂的血窦而止血，血液不能外流，胎盘后血肿越积越大，子宫底随之升高。当出血达到一定程度时，血液终会冲开胎盘边缘及胎膜外流，称为混合型出血（mixed bleeding）。偶有出血穿破胎膜溢入羊水中成为血性羊水。

胎盘早剥发生内出血时，血液积聚于胎盘与子宫壁之间，随着胎盘后血肿压力的增加，血液浸入子宫肌层，引起肌纤维分离、断裂甚至变性，当血液渗透至子宫浆膜层时，子宫表面现紫蓝色瘀斑，称为子宫胎盘卒中（uteroplacental apoplexy），又称为库弗莱尔子宫（Couvelaire uterus）。有时血液还可渗入输卵管系膜、卵巢表面上皮下、阔韧带内。子宫肌层由于血液浸润、收缩力减弱，造成产后出血。

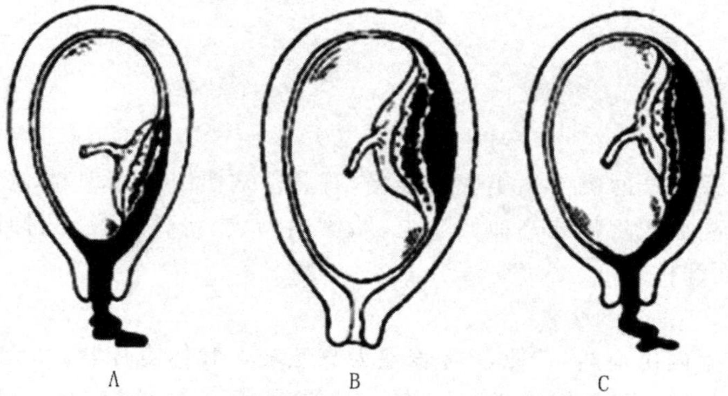

图 8-3 胎盘早剥类型

A.显性剥离;B.隐性剥离;C.混合性剥离

严重的胎盘早剥可以引发一系列病理、生理改变。从剥离处的胎盘绒毛和蜕膜中释放大量组织凝血活酶,进入母体血循环,激活凝血系统,导致弥散性血管内凝血(DIC),肺、肾等脏器的毛细血管内微血栓形成,造成脏器缺血和功能障碍。胎盘早剥持续时间越长,促凝物质不断进入母血,激活纤维蛋白溶解系统,产生大量的纤维蛋白原降解产物(FDP),引起继发性纤溶亢进。发生胎盘早剥后,消耗大量凝血因子,并产生高浓度 FDP,最终导致凝血功能障碍。

三、临床表现

根据病情严重程度,Sher 将胎盘早剥分为 3 度。

(一)Ⅰ度

多见于分娩期,胎盘剥离面积小,患者常无腹痛或腹痛轻微,贫血体征不明显。腹部检查见子宫软,大小与妊娠周数相符,胎位清楚,胎心率正常。产后检查见胎盘母体面有凝血块及压迹即可诊断。

(二)Ⅱ度

胎盘剥离面为胎盘面积 1/3 左右。主要症状为突然发生持续性腹痛、腰酸或腰背痛,疼痛程度与胎盘后积血量成正比。无阴道流血或流血量不多,贫血程度与阴道流血量不相符。腹部检查见子宫大于妊娠周数,子宫底随胎盘后血肿增大而升高。胎盘附着处压痛明显(胎盘位于后壁则不明显),宫缩有间歇,胎位可扪及,胎儿存活。

(三)Ⅲ度

胎盘剥离面超过胎盘面积 1/2。临床表现较Ⅱ度重。患者可出现恶心、呕吐、面色苍白、四肢湿冷、脉搏细数、血压下降等休克症状,且休克程度大多与阴道流血量不成正比。腹部检查见子宫硬如板状,宫缩间歇时不能松弛,胎位扪不清,胎心消失。

四、处理原则

纠正休克、及时终止妊娠是处理胎盘早剥的原则。患者入院时,情况危重、处于休克状态,应积极补充血容量,及时输入新鲜血液,尽快改善患者状况。胎盘早剥一旦确诊,必须及时终止妊娠。终止妊娠的方法根据胎次、早剥的严重程度、胎儿宫内状况及宫口开大等情况而定。此外,对并发症如凝血功能障碍、产后出血和急性肾衰竭等进行紧急处理。

五、护理

(一)护理评估

1.病史

孕妇在妊娠晚期或临产时突然发生腹部剧痛,有急性贫血或休克现象,应引起高度重视。护士需结合有无妊娠期高血压疾病或高血压病史、胎盘早剥史、慢性肾炎史、仰卧位低血压综合征史及外伤史,进行全面评估。

2.身心状况

胎盘早剥孕妇发生内出血时,严重者常表现为急性贫血和休克症状,而无阴道流血或有少量阴道流血。因此,对胎盘早剥孕妇除进行阴道流血的量、色评估外,应重点评估腹痛的程度、性质,孕妇的生命体征和一般情况,以及时、准确地了解孕妇的身体状况。胎盘早剥孕妇入院时情况危急,孕妇及其家属常常感到高度紧张和恐惧。

3.诊断检查

(1)产科检查:通过四步触诊判断胎方位、胎心情况、宫高变化、腹部压痛范围和程度等。

(2)B超检查:正常胎盘B超图像应紧贴子宫体部后壁、前壁或侧壁,若胎盘与子宫体之间有血肿时,在胎盘后方出现液性低回声区,暗区常不止一个,并见胎盘增厚。若胎盘后血肿较大时,能见到胎盘胎儿面凸向羊膜腔,甚至能使子宫内的胎儿偏向对侧。若血液渗入羊水中,见羊水回声增强、增多,由羊水混浊所致。当胎盘边缘已与子宫壁分离,未形成胎盘后血肿,则见不到上述图像,故B超检查诊断胎盘早剥有一定的局限性。重型胎盘早剥时常伴胎心、胎动消失。

(3)实验室检查:主要了解患者贫血程度及凝血功能。重型胎盘早剥患者应检查肾功能与二氧化碳结合力。若并发DIC时进行筛选试验血小板计数、凝血酶原时间、纤维蛋白原测定,结果可疑者可做纤溶确诊试验(凝血酶时间、优球蛋白溶解时间、血浆鱼精蛋白副凝时间)。

(二)可能的护理诊断

1.潜在并发症

弥散性血管内凝血。

2.恐惧

此与胎盘早剥引起的起病急、进展快、危及母儿生命有关。

3.预感性悲哀

此与死产、切除子宫有关。

(三)预期目标

(1)孕妇出血性休克症状得到控制。

(2)患者未出现凝血功能障碍、产后出血和急性肾衰竭等并发症。

(四)护理措施

胎盘早剥是一种妊娠晚期严重危及母儿生命的并发症,积极预防非常重要。护士应使孕妇接受产前检查,预防和及时治疗妊娠期高血压疾病、慢性高血压、慢性肾病等;妊娠晚期避免仰卧位及腹部外伤;施行外倒转术时动作要轻柔;处理羊水过多和双胎者时,避免子宫腔压力下降过快等。对于已诊断为胎盘早剥的患者,护理措施如下。

1.纠正休克

改善患者的一般情况:护士应迅速开放静脉,积极补充其血容量,及时输入新鲜输血。既能

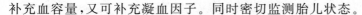

补充血容量，又可补充凝血因子。同时密切监测胎儿状态。

2.严密观察病情变化

及时发现并发症：凝血功能障碍表现为皮下、黏膜或注射部位出血，子宫出血不凝，有时有尿血、咯血及呕血等现象；急性肾衰竭可表现为尿少或无尿。护士应高度重视上述症状，一旦发现，及时报告医师并配合处理。

3.为终止妊娠做好准备

一旦确诊，应及时终止妊娠，以孕妇病情轻重、胎儿宫内状况、产程进展、胎产式等具体状态决定分娩方式，护士需为此做好相应准备。

4.预防产后出血

胎盘早剥的产妇胎儿娩出后易发生产后出血，因此分娩后应及时给予宫缩剂，并配合按摩子宫，必要时按医嘱做切除子宫的术前准备。未发生出血者，产后仍应加强生命体征观察，预防晚期产后出血的发生。

5.产褥期的处理

患者在产褥期应注意加强营养，纠正贫血。更换消毒会阴垫，保持会阴清洁，预防感染。根据孕妇身体情况给予母乳指导。死产者及时给予退乳措施，可在分娩后 24 小时内尽早服用大剂量雌激素，同时紧束双乳，少进汤类；水煎生麦芽当茶饮；针刺足临泣、悬钟等穴位。

(五)护理评价

(1)母亲分娩顺利，婴儿平安出生。

(2)患者未出现并发症。

(吴丽华)

第九章

公共卫生相关护理

第一节　公共卫生的概念

一、公共卫生的定义

至于公共卫生的概念，各个国家和组织之间没有一个统一的、严格的定义。简单来讲，公共卫生实际上就是大众健康。它是相对临床而言的，临床是针对个体的，公共卫生是关注人群的健康。

1920 年，美国耶鲁大学的 Winslow 教授首次提出了早期经典的公共卫生概念。公共卫生是通过有组织的社区行动，改善环境卫生，控制传染病流行，教育个体养成良好的卫生习惯，组织医护人员对疾病进行早期诊断和预防性治疗，发展社会体系以保证社区中的每个人享有维持健康的足够的生活水准，最终实现预防疾病、延长寿命、促进机体健康、提高生产力的目标。随着社会和公共卫生实践的发展、人们认识的更新，公共卫生的概念也在不断地发展之中。

1988 年，艾奇逊将公共卫生定义："通过有组织的社会努力预防疾病、延长生命、促进健康的科学和艺术。"这一概念高度概括了现代公共卫生的要素。

1995 年，英国的 Johnlast 给出了详细的定义，即"公共卫生是为了保护、促进、恢复人们的健康。是通过集体的或社会的行动，维持和促进公众健康的科学、技能和信仰的集合体。公共卫生项目、服务和机构强调整个人群的疾病预防和健康需求"。尽管公共卫生活动会随着技术和社会价值等的改变而变化，但是其目标始终保持不变，即减少人群的疾病发生、早死、疾病导致的不适和伤残。因此，公共卫生是一项制度、一门学科、一种实践。随着社会经济的发展，医学模式的转变，公共卫生的概念和内涵有了进一步发展。公共卫生通常涉及面都很广泛，包括生物学、环境医学、社会文化、行为习惯、政治法律和涉及健康的许多其他方面。现代公共卫生最简单的定义为"3P"，即 Promotion（健康促进），Prevention（疾病预防），Protection（健康保护）。

在我国，公共卫生的内涵究竟是什么？公共卫生包括哪些领域？对此至今尚无统一认识和明确定义。2003 年 7 月，中国原副总理兼卫健委部长吴仪在全国卫生工作会议上对公共卫生做了一个明确的定义：公共卫生就是组织社会共同努力，改善环境卫生条件，预防控制传染病和其他疾病流行，培养良好卫生习惯和文明的生活方式，提供医疗服务，达到预防疾病，促进人民身体健康的目的。因此，公共卫生建设需要政府、社会、团体和民众的广泛参与，共同努力。其中，政府主要通过制定相关法律、法规和政策，促进公共卫生事业发展；对社会、民众和医疗卫生机构执行公共卫生法律法规实施监督检查，维护公共卫生秩序；组织社会各界和广大民众共同应对突发公共卫生事件和传染病流行；教育民众养成良好卫生习惯和健康文明的生活方式；培养高素质的公共卫生管理和技术人才，为促进人民健康服务。

从这一定义可以看出，公共卫生就是“社会共同的卫生”。公共即共同，如公理公约。卫生是个人、集体的生活卫生和生产卫生的总称，一般指为增进人体健康，预防疾病，改善和创造合乎生理要求的生产环境、生活条件所采取的个人和生活的措施，包括以除害灭病、讲卫生为中心的爱国卫生运动。

一般情况来讲，公共卫生是通过疾病的预防和控制，达到提高人民健康水平的目的。如对传染病、寄生虫病、地方病，还有一些慢性非传染性疾病的预防控制；借助重点人群或者高危人群，如职业人群，妇女、儿童、青少年、老年人等人群进行的健康防护；通过健康教育、健康政策干预等措施，促进人群健康的社会实践。具体讲，公共卫生就是通过疾病预防控制，重点人群健康防护、健康促进来解决人群中间的疾病和健康问题，达到提高人民健康水平的目的。公共卫生就是以生物-心理-社会的医学模式为指导，面向社会与群体，综合运用法律、行政、预防医学技术、宣传教育等手段，调动社会共同参与，消除和控制威胁人类生存环境质量和生命质量的危害因素，改善卫生状况，提高全民健康水平的社会卫生活动。由此可见，公共卫生具有社会性、系统性、政策法制性、多学科性和随机性等特征。公共卫生的实质是公共政策。

二、公共卫生特征

Beaglehole 教授将现代公共卫生的特征进行了总结，认为，公共卫生是以持久的全人群健康改善为目标的集体行动。这个定义尽管简短，但是充分反映了现代公共卫生的特点：①需要集体的、合作的、有组织的行动；②可持续性，即需要可持久的政策；③目标是全人群的健康改善，减少健康的不平等。

现代公共卫生的特征包括 5 个核心内容：①政府对整个卫生系统起领导作用，这一点对实现全人群的健康工程至关重要，卫健委只会继续按生物医学模式关注与卫生保健有关的近期问题；②公共卫生工作需要所有部门协作行动，忽视这一点只会恶化健康的不平等现象，而政府领导是协作行动、促进全人群健康的核心保障；③用多学科的方法理解和研究所有的健康决定因素，用合适的方法回答相应的问题，为决策提供科学依据；④理解卫生政策发展和实施过程中的政治本质，整合公共卫生科学与政府领导和全民参与；⑤与服务的人群建立伙伴关系，使有效的卫生政策能够得到长期的社区和政治支持。

（顾君惠）

第二节 公共卫生的主要内容

传统公共卫生是在生物医学模式下，以传染病、地方病和职业病的防治作为工作重点，提供以疾病为中心的公共卫生服务。按照行政区划设置的公共卫生机构，执行同级卫生行政部门的指令，独立开展辖区内的公共卫生工作。随着公共卫生实践与认识的重大变化，公共卫生的内容也逐渐丰富和完善。

一、公共卫生体系建设

公共卫生体系建设是我国卫生改革与发展面临的重要问题。医疗卫生体制改革的重点之一应加强公共卫生体系的建设,保证绝大多数人的健康,提高疾病预防控制能力,让大多数人不得病、少得病、晚得病。按照 WHO 的相关定义,基本医疗服务应纳入公共卫生的范畴,因此公共卫生体系建设应覆盖到医疗机构。因为传染病疫情一旦发生,医疗机构就处在疾病预防控制的第一线。

在公共卫生体系的建设过程中,应以系统的观念统筹规划、平衡发展。应综合考虑卫生资源的投入与分配,以最大限度地发挥公共卫生体系的作用。在体系建设中,应着重考虑如何确定正确的目标规划、完善的基础设施、灵敏的信息系统、科学的决策指挥和有效的干预控制策略。

加强疾病预防控制能力建设是公共卫生体系建设的核心内容。所谓疾病预防控制能力,是指履行疾病预防控制、突发公共卫生事件处置、疫情报告和健康信息管理、健康危害因素干预和控制、检验评价、健康教育与健康促进、科研培训与技术指导等公共职责的能力。在公共卫生体系建设过程中,应完善机制、落实职责,加强能力建设,加大人才队伍建设的力度,以推动公共卫生工作不断发展。

当前,我国已在公共卫生体系建设方面取得了成功经验,使公共卫生水平得到了不断提高。我国已建立了比较全面的公共卫生体系,提供的公共卫生服务从中央辐射到省、市、县,并建立了县、乡、村"三级农村卫生网络"。我国将政府的承诺和意愿与专家技术结合起来,促进了公共卫生体系的发展,为其他国家提供了较好的范例。例如,2004 年初正式启动的疫情及突发公共卫生事件的网络直报系统,覆盖包括乡镇卫生院在内的全国所有卫生医疗机构,是世界上最大的疾病监测系统。目前,全国 93.5%的县以上医疗卫生机构和 70.3%的乡镇卫生院均实现了疫情和突发公共卫生事件网络直报。通过不断建立和完善全国传染病疫情和突发公共卫生事件信息网络,我国已实现对传染病疫情、健康危害因素监测、死因监测等重要公共卫生数据的实时管理,传染病控制和应急反应能力明显提高。

公共卫生体系建设和完善是一个长期的庞大的系统工程,事关国民健康、国家安全大局,涉及每个人的健康、安全利益。公共卫生体系建设中的各种项目的设立和决策的正确与否,直接影响到公众的健康和安全。为保证公众公共卫生安全,建设和完善我国的公共卫生体系,需要大力提倡公共卫生体系建设的战略和战术研究。

循证公共卫生决策学的兴起为我国公共卫生体系的建设和完善准备了新型的科学工具,应该充分地利用新工具的优点,不断地学习和加强循证公共卫生决策的能力。高效、可靠、科学的公共卫生体系应来自于对科学技术、公众交流、公众健康需求和各种政治意愿的高度整合。

二、健康危险因素的识别与评价

能对人造成伤亡或对物造成突发性损害的因素,称为危险因素;能影响人的身体健康,导致疾病或对生物造成慢性损害的因素,称为有害因素。通常情况下,对两者并不加以区分而统称为健康危险因素。

健康危险因素包括物理性因素、化学性因素、生物性因素以及社会-心理-行为因素。如果能够早期识别到危险因素,并加强自我保健与防护,可以有效避免受到危险因素的侵害。采用筛检手段在“正常人群”中发现无症状患者是一种有效的预防策略，如果及时采取干预措施，阻断致病因素的作用，可以防止疾病的发生。由于人体有很强的自我修复功能，如果能及时发现和识别影响健康的危险因素，并及早采取适当的措施，阻止危险因素的作用，致病因素引起的疾病病程即可出现逆转，症状即可消失，并有可能恢复健康。当致病因素导致疾病发生后，要采取治疗措施并消除健康危险因素，改善症状和体征，防止或推迟伤残发生，减少劳动能力丧失。如果由于症状加剧，病程继续发展，导致生活和劳动能力丧失，此时的主要措施是康复治疗，提高其生命质量。

临床医学服务的起始点是在患者出现症状和体征后主动找医师诊治疾病，而健康危险因素评价是在症状、体征、疾病尚未出现时就重视危险因素的作用，通过评价危险因素对健康的影响，促使人们保持良好的生活环境、生产环境和行为生活方式，防止危险因素的出现。在危险因素出现的早期，可以测评危险因素的严重程度及其对人们健康可能造成的危害，预测疾病发生的概率，以及通过有效干预后可能增加的寿命。健康危险因素评价的重点对象是健康人群，开展的阶段越早，意义越大，因此它是一项推行积极的健康促进和健康教育的技术措施，也是一种预防和控制慢性非传染性疾病的有效手段。

三、疾病的预防与控制

疾病预防与控制是公共卫生的核心内容之一。我国疾病预防控制机构的主要职责包括：①为拟定与疾病预防控制和公共卫生相关的法律、法规、规章、政策、标准和疾病防治规划等提供科学依据，为卫生行政部门提供政策咨询；②拟定并实施国家、地方重大疾病预防控制和重点公共卫生服务工作计划和实施方案，并对实施情况进行质量检查和效果评价；③建立并利用公共卫生监测系统，对影响人群生活、学习、工作等生存环境质量及生命质量的危险因素进行营养食品、劳动、环境、放射、学校卫生等公共卫生学监测，对传染病、地方病、寄生虫病、慢性非传染性疾病、职业病、公害病、食源性疾病、学生常见病、老年卫生、精神卫生、口腔卫生、伤害、中毒等重大疾病发生、发展和分布的规律进行流行病学监测，并提出预防控制对策；④处理传染病疫情、突发公共卫生事件、重大疾病、中毒、救灾防病等公共卫生问题，配合并参与国际组织对重大国际突发公共卫生事件的调查处理；⑤参与开展疫苗研究，开展疫苗应用效果评价和免疫规划策略研究，并对免疫策略的实施进行技术指导与评价；⑥研究开发并推广先进的检测、检验方法，建立质量控制体系，促进公共卫生检验工作规范化，提供有关技术仲裁服务，开展健康相关产品的卫生质量检测、检验，安全性评价和危险性分析；⑦建立和完善疾病预防控制和公共卫生信息网络，负责疾病预防控制及相关信息搜集、分析和预测预报，为疾病预防控制决策提供科学依据；⑧实施重大疾病和公共卫生专题调查，为公共卫生战略的制定提供科学依据；⑨开展对影响社会经济发展和国民健康的重大疾病和公共卫生问题防治策略与措施的研究与评价，推广成熟的技术与方案；⑩组织并实施健康教育与健康促进项目，指导、参与和建立社区卫生服务示范项目，探讨社区卫生服务的工作机制，推广成熟的技术与经验。

此外，各级疾病预防控制机构还负责农村改水、改厕工作技术指导，研究农村事业发展中与饮用水卫生相关的问题，为有关部门做好饮用水开发利用和管理提供依据；组织和承担与疾病预防控制和公共卫生工作相关的科学研究，开发和推广先进技术；开展国际合作与技术交流，引进和推广先进技术等。

四、公共卫生政策与管理

公共卫生是一个社会问题，其实施涉及社会的方方面面，是单个机构无力承担，短期内难以获得回报却又关系到国家整体利益和长远利益的社会工程。从某种角度来说，公共卫生的实质是公共政策问题，要靠政府的政策支持和法律法规的保障。公共卫生政策是国家政策体系的一个重要组成部分，公共卫生政策的制定是一个复杂的过程，受众多因素的影响，包括意识形态、政治理念、传统价值观念、公众压力、行为惯性、专家意见、决策者的兴趣与经验等。

公共卫生管理的长效机制必须建立在法治的基础上。要建立公共卫生的法治机制，必须加强公共卫生的立法，并提高立法的质量。构建公共卫生管理机制，应建立职责明确、相互协调、有财政保障的公共卫生管理机构，建立完善的法制化的公共卫生管理制度，并建立起稳定的、持久的公共卫生管理长效机制。

五、突发公共卫生事件与公共卫生危机管理

突发公共卫生事件（公共卫生危机事件）是指突然发生，造成或者可能造成公众健康严重损害的重大传染病、群体性不明原因疾病、重大中毒、放射性损伤、职业中毒，以及因自然灾害、事故灾难或社会安全事件引起的严重影响公众身心健康的事件。公共卫生危机事件大多表现为突发性事故危机，其特点表现为：①危机的不可预见性，危机产生的诱因难以预测，危机的发生、发展和造成的影响难以预测；②危机的多发性、多样性和复杂性；③危机的紧迫性，使得迟缓的危机管理可能导致严重后果；④危机的危害性，公共卫生危机已经突破了地区界限，某一国家或地区的危机处理不当，就有可能在短时间内发展为全球危机。

公共卫生危机管理主要是指政府、卫生职能部门和社会组织为了预防公共卫生危机的发生，减轻危机发生所造成的损害并尽早从危机中恢复过来，针对可能发生和已经发生的危机所采取的管理行为。主要包括危机风险评估、危机监测、危机预防、信息分析、危机反应管理和危机恢复等。公共卫生危机管理的基础工作应贯穿于危机管理全过程，主要包括危机管理的组织机构、社会支持和公共卫生人力资源等。

公共卫生危机管理应遵循公众利益至上、公开诚实和积极主动的原则。政府和相关职能部门必须把公众利益放在首位，所采取的一切行动和措施都必须优先保障公众利益。在危机出现的第一时间采取有效措施，及时公开危机的相关信息，否则会导致政府公信度降低，造成不应有的混乱。公共卫生危机一旦发生，就会成为公众舆论关注的焦点，地方政府和职能部门必须快速反应，积极沟通协调，主动寻求社会各界的理解和支持，积极控制和掌握发言权。

六、公共卫生安全与防控

公共卫生安全如同金融安全、信息安全一样，已成为国家安全的重要组成部分，需要引起足够的重视和关注。在全球化时代，既要重视传统安全因素，也要重视非传统安全因素。

非传统安全是相对于传统安全而言的，是一个泛化的概念，其内容涵盖政治安全、经济、文化、科技、生态环境、人类健康和社会发展等。非传统安全更加关注人类安全和社会可持续发展，是对非军事化安全的理解，即公众更加关注经济、社会、环境、健康等发展问题，甚至将其提高到与军事、政治问题同等的位置，从而使人们的安全观更加非国界化。2003 年的 SARS 事件对我国政府和民众传统的安全观是一个严重的挑战，使公众充分认识到公共卫生安全对于维护国家

安全、构建和谐社会的重要性。

在分享全球化带来的好处的同时，务必要防范全球化带来的更多的不确定因素和风险。例如，传染病跨国界传播的可能性大大增加，很多以前局限于特定地区的未知病毒或细菌以及已知的传染病可能随着人流、物流迅速传播到全球；随着食品等与健康相关的产品贸易日趋活跃，境外食品污染流入的可能性不断增加，食品的微生物、化学和放射性污染问题一旦在某一国家或地区出现，就可能在全球范围内长距离、大面积地迅速波及蔓延；全球化带来的国际产品结构调整，可能促使污染密集型产业向发展中国家转移，导致职业病危害从经济发达地区向经济发展较慢的地区转移；生物恐怖带来的威胁明显增大，生物技术的迅猛发展使制造强杀伤性生物武器的能力大为提高。因此，有效预防和控制各类突发性公共卫生事件，确保公共卫生安全，保护公众的健康是现代公共卫生工作的重要任务。全球化加剧了公共卫生安全的危险因素，迫使人们要更加重视非传统安全因素。加强公共卫生安全必须强化政府对公共卫生的领导责任，建立突发性公共卫生事件应急处理机制，加强公共卫生领域的国际合作。

公共卫生安全是非传统安全的重要组成部分，也是构建和谐社会的重要内容，应从国家安全的高度考虑公共卫生问题。在突发公共卫生事件、突发伤害事件、突发环境污染事件、突发灾害事件以及恐怖袭击事件的处置过程中，应积极防治各种潜在风险，还应积极构建能够迅速调动社会资源的应急处理系统，并通过加强法律、制度建设以及平战结合系统的建设，合理配置和使用应急储备物资和资源。

每年 4 月 7 日是世界卫生日。“世界卫生日”是从 1950 年开始的，其宗旨就是要动员国际社会和社会各界，共同为控制疾病、为人类的安全做出贡献。历届世界卫生日的主题，从 1950 年的“了解你周围的卫生机构”、1960 年的“消灭疟疾——向世界的宣战”、1963 年的“饥饿，大众的疾病”、1970 年的“为抢救生命，及时发现癌症”、1980 年的“要吸烟还是要健康，任君选择”、1990 年的“环境与健康”、2000 年的“血液安全从我做起”到 2007 年的“国际卫生安全”，从中不难看出公共卫生的发展轨迹。根据“世界卫生日”主题的变化，可以发现一个非常明显的规律，就是从原来的注重单个局部性问题发展为关注全局性、影响面大的问题。

七、公共卫生伦理

伦理学是人类行动的社会规范，伦理学根据人类的经验确定某些规范或标准来判断某一行动是否应该做，应该如何做。“道德”与“伦理学”均为人类行动的社会规范。道德是一种社会文化现象，体现在教育、习俗、惯例、公约之中，传统道德依靠权威，无需论证，“道德”偏重于讲做人。而伦理学是道德哲学，必须依靠理性的论证，现代“伦理学”更强调做事。科学告诉我们能干什么，而伦理学则告诉我们该干什么。

公共卫生伦理是公共卫生机构和工作人员行动的规范，包括有关促进健康、预防疾病和伤害的政策、措施和办法等。在人群中所采取的促进健康、预防疾病和伤害行动，公共卫生伦理起指导作用，其行动规范体现在公共卫生伦理的原则之中。

公共卫生伦理的原则是评价公共卫生行动是否应该做的框架，可概括为四个方面：①公共卫生行动产生的结果要实现利益最大化，即公共卫生行动要使目标人群受益，避免、预防和消除公共卫生行动对目标人群的伤害，受益与伤害和其他代价相抵后盈余最大；②公正性原则，包括分配公正和程序公正，即受益和负担公平分配（即分配公正）和确保公众参与，包括受影响各方的参与（程序公正）；③对于人的尊重，即尊重自主的选择和行动，保护隐私和保密，遵守诺言，信息透明和告知真相;④建立和维持信任,即公共卫生机构和工作人员与目标人群之间应建立信任关系,公共卫生行动应取信于民。

按照公共卫生伦理的原则,公共卫生行动也是对公众应尽的义务,但这些义务并不是绝对的,而是初始义务。所谓初始义务是指假设情况不变时必须履行的义务。也就是说,如果情况有变,就不履行初始义务。其理由是,为了要完成一项更重要的义务时,不可能同时履行此初始义务。在公共卫生工作中发生原则或义务冲突的情况下,就面临一个伦理难题。例如,在 SARS 防控期间,保护公众和个人健康与尊重个人自主性发生矛盾。对 SARS 患者、疑似患者以及接触者必须采取隔离的办法,这对保护公众以及他们的健康都是不可少的,这种情况下不能履行尊重个人自主性和个人自由的初始义务。但如果情况没有改变,而不去履行初始义务,就违反了伦理学的规范。

八、公共卫生领域的国际合作

在现代社会中,伴随着科技的发展、通信与交通工具的发达,"非典"、禽流感、艾滋病等在短时间内迅速蔓延,不仅严重危害着公众的生命安全,而且严重损害着疾病来源国的国际形象、经济发展与社会稳定,其影响已经远远超出了公共卫生领域,在国家安全问题上应受到高度的重视。经济上的国际合作为其他社会生活领域中的国际合作奠定了基础,国际合作是各国实现发展的迫切需要。

在面对全球性的公共卫生问题时,主权国家不可能去他国实施自己的政策,这样就促生了公共卫生领域的国际合作。在面对公共卫生领域内的全球问题上,只有国际合作才是正确的选择。例如,在"非典"期间,通过采取隔离措施,抑制了"非典"的迅速蔓延,但在由飞鸟带来的禽流感病毒的防治上,隔离却起不到任何作用。可见,隔离并不能解决全球性的公共卫生问题,唯有国际合作才能有效地解决全球性的公共卫生问题。

公共卫生领域的国际合作,涉及新国际卫生条例下的全球公共卫生监测系统、传染病的实验室研究与诊断和治疗、国际合作的公共卫生应急机制的建立、公共卫生安全、高级卫生行政人员和专业技术人员的培训、公共卫生管理国际培训项目等诸多领域。自 20 世纪末期以来,全球在非洲抗疟疾行动、艾滋病防治、禽流感全球行动以及中国一东盟自由贸易区公共卫生安全合作机制、东亚公共卫生合作机制、国际公共卫生实验室网络建设等方面的国际合作堪称典范。

(顾君惠)

第三节 公共卫生的体系与职能

公共卫生体系一直是一个模糊的概念。普遍倾向,疾病预防控制机构、卫生监督机构、传染病院(区),构成了公共卫生体系。

一、发达国家公共卫生体系

美国、英国、澳大利亚、WHO 等国家和组织陆续制定了公共卫生的基本职能或公共卫生体系所需提供的基本服务。

美国提出的3项基本职能，即评估→政策发展→保证，并进一步具体化为10项基本服务。基本服务的概念与其他国家/组织提出的基本职能概念相似。在此框架下，美国疾病预防控制中心(CDC)与其他伙伴组织联合开展了国家公共卫生绩效标准项目研究，设计了3套评价公共卫生体系绩效的调查问卷，分别用于州公共卫生体系、地方公共卫生体系和地方公共卫生行政管理部门的绩效评估。调查问卷规定了每一项基本服务的内涵，并制定有具体的指标和调查内容。澳大利亚提出了公共卫生9项基本职能，阐述了每条职能的原有的和新的实践内容。

美国提出的公共卫生体系定义：在辖区范围内提供基本公共卫生服务的所有公、私和志愿机构、组织或团体。政府公共卫生机构是公共卫生体系的重要组成部分，在建设和保障公共卫生体系运行的过程中发挥着关键的作用。但是，单靠政府公共卫生机构无法完成所有的公共卫生基本职能，公共卫生体系中还应包括医院、社区卫生服务中心等医疗服务提供者，负责提供个体的预防和治疗等卫生服务；公安、消防等公共安全部门，负责预防和处理威胁大众健康的公共安全事件；环境保护、劳动保护、食品质量监督等机构，保障健康的生存环境；文化、教育、体育等机构为社区创造促进健康的精神环境；交通运输部门，方便卫生服务的提供和获取；商务机构提供个体和组织在社区中生存和发展的经济资源；民政部门、慈善组织等，向弱势人群提供生存救助和保障以及发展的机会。

公共卫生基本职能是影响健康的决定因素、预防和控制疾病、预防伤害、保护和促进人群健康、实现健康公平性的一组活动。公共卫生基本职能需要卫健委，还有政府的其他部门及非政府组织、私营机构等来参与或实施。公共卫生基本职能属于公共产品，政府有责任保证这些公共产品的提供，但不一定承担全部职能的履行和投资责任。

公共卫生基本职能的范畴大大超出了卫健委的管辖范围，在职能的履行过程中卫健委发挥主导作用。卫健委负责收集和分析本部门及其他部门、民间社团、私人机构等的信息，向政府提供与人群健康相关的、涉及国家利益的综合信息；卫健委是政府就卫生问题的决策顾问，负责评价公共卫生基本职能的履行情况；同时，向其他部门负责的公共卫生相关活动提供必要的信息和技术支持，或展开合作；负责健康保护的执法监督活动。

二、我国公共卫生体系的基本职能

通过分析上述国家和组织制定的公共卫生基本职能框架，结合我国的现状，我们总结出10项现代公共卫生体系应该履行的基本职能，其中涉及三大类的卫生服务提供：①人群为基础的公共卫生服务，如虫媒控制、人群为基础的健康教育活动等；②个体预防服务，如免疫接种、婚前保健和孕产期保健；③具有公共卫生学意义的疾病的个体治疗服务，如治疗肺结核和性传播疾病等，可减少传染源，属于疾病预防控制策略之一；再比如治疗儿童腹泻、急性呼吸道感染、急性营养不良症等。在此基础上，我国现代公共卫生体系的基本职能应包括以下10个方面。

(一)监测人群健康相关状况

(1)连续地收集、整理与分析、利用、报告与反馈、交流与发布与人群健康相关的信息。

(2)建立并定期更新人群健康档案，编撰卫生年鉴。其中与人群健康相关的信息包括：①人口、社会、经济学等信息；②人群健康水平，如营养膳食水平、生长发育水平等；③疾病或健康问题，如传染病和寄生虫病、地方病、母亲和围产期疾病、营养缺乏疾病、非传染性疾病、伤害、心理疾病以及突发公共卫生事件等；④疾病或健康相关因素，如生物的、环境的、职业的、放射的、食物的、行为的、心理的、社会的、健康相关产品的；⑤公共卫生服务的提供，如免疫接种、农村改水改

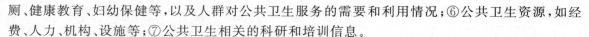

厕、健康教育、妇幼保健等，以及人群对公共卫生服务的需要和利用情况；⑥公共卫生资源，如经费、人力、机构、设施等；⑦公共卫生相关的科研和培训信息。

(二)疾病或健康危害事件的预防和控制

(1)对正在发生的疾病流行或人群健康危害事件，如传染病流行，新发疾病的出现，慢性病流行，伤害事件的发生，环境污染，自然灾害的发生，化学、辐射和生物危险物暴露，突发公共卫生事件等，开展流行病学调查，采取预防和控制措施，对有公共卫生学意义的疾病开展病例发现、诊断和治疗。

(2)对可能发生的突发公共卫生事件做好应急准备，包括应急预案和常规储备。

(3)对有明确病因或危险因素或具备特异预防手段的疾病实施健康保护措施，如免疫接种、饮水加氟、食盐加碘、职业防护、婚前保健和孕、产期保健等。

上述第一项和第二项内容包括，我国疾病预防控制机构常规开展的疾病监测、疾病预防与控制、健康保护、应急处置等工作。

(三)发展健康的公共政策和规划

(1)发展和适时更新健康的公共政策、法律、行政法规、部门规章、卫生标准等，指导公共卫生实践，支持个体和社区的健康行动，实现健康和公共卫生服务的公平性。

(2)发展和适时更新卫生规划，制定适宜的健康目标和可测量的指标，跟踪目标实现进程，实现连续的健康改善。

(3)多部门协调，保证公共政策的统一性。

(4)全面发展公共卫生领导力。

(四)执行公共政策、法律、行政法规、部门规章和卫生标准

(1)全面执行公共政策、法律、行政法规、部门规章、卫生标准等。

(2)依法开展卫生行政许可、资质认定和卫生监督。

(3)规范和督察监督执法行为。

(4)通过教育和适当的机制，促进依从。

(五)开展健康教育和健康促进活动

(1)开发和制作适宜的健康传播材料。

(2)设计和实施健康教育活动，发展个体改善健康所需的知识、技能和行为。

(3)设计和实施场所健康促进活动，如在学校、职业场所、居住社区、医院、公共场所等，支持个体的健康行动。

(六)动员社会参与，多部门合作

(1)通过社区组织和社区建设，提高社区解决健康问题的能力。

(2)开发伙伴关系和建立健康联盟，共享资源、责任、风险和收益，创造健康和安全的支持性环境，促进人群健康。

(3)组织合作伙伴承担部分公共卫生基本职能，并对其进行监督和管理。

第(三)～(六)项融合了国际上健康促进的理念，即加强个体的知识和技能，同时改变自然的、社会的、经济的环境，以减少环境对人群健康及其改善健康的行动的不良影响，促使人们维护和改善自身的健康。第(四)项的职能与1986年《渥太华宪章》中提出的健康促进行动的5项策略相吻合，即“制定健康的公共政策、创造支持性的环境、加强社区行动、发展个人技能、重新调整卫生服务的方向和措施”。

(七)保证卫生服务的可及性和可用性

(1)保证个体和人群卫生服务的可及性和可用性。

(2)帮助弱势人群获取所需的卫生服务。

(3)通过多部门合作,实现卫生服务公平性。

(八)保证卫生服务的质量和安全性

(1)制定适当的公共卫生服务的质量标准,确定有效和可靠的测量工具。

(2)监督卫生服务的质量和安全性。

(3)持续地改善卫生服务质量,提高安全性。

第(七)项和第(八)项是对卫生服务的保证,即保证卫生服务的公平和安全性。

(九)公共卫生体系基础结构建设

(1)发展公共卫生人力资源队伍,包括开展多种形式的、有效的教育培训,实现终身学习;建立和完善执业资格、岗位准入、内部考核和分流机制;通过有效的维持和管理,保证人力资源队伍的稳定、高素质和高效率。

(2)发展公共卫生信息系统,包括建设公共卫生信息平台;管理公共卫生信息系统;多部门合作,整合信息系统。

(3)建设公共卫生实验室,发展实验室检测能力。

(4)加强和完善组织机构体系,健全公共卫生体系管理和运行机制。

本项是对公共卫生体系基础结构的建设。公共卫生体系的基础结构是庞大的公共卫生体系的神经中枢,包括人力资源储备和素质、信息系统、组织结构等。公共卫生体系的基础结构稳固,整个公共卫生体系才能统一、高效地行使其基本职能。

(十)研究、发展和实施革新性的公共卫生措施

(1)全面地开展基础性和应用性科学研究,研究公共卫生问题的原因和对策,发展革新性的公共卫生措施,支持公共卫生决策和实践。

(2)传播和转化研究结果,应用于公共卫生实践。

(3)与国内外其他研究机构和高等教育机构保持密切联系,开展合作。这项职能为公共卫生实践和公共卫生体系的可持续发展提供科学支撑。

上述这十项职能的履行又可具体分解为规划、实施、技术支持、评价和质量改善、资源保障(包括人力、物力、技术、信息和资金等)等5个关键环节。不同的环节需要不同的部门或机构来承担。

三、卫生体系内部职能

疾病预防控制体系建设研究课题组对我国疾病预防控制机构应承担的公共职能进行了界定,共7项职能、25个类别、78个内容和255个项目。2005年卫健委发布施行了《关于疾病预防控制体系建设的若干规定》和《关于卫生监督体系建设的若干规定》,分别明确了疾病预防控制机构和卫生监督机构的职能。这些工作对我国疾病预防控制体系和卫生监督体系的建设具有重要的意义。

公共卫生体系是包括疾病预防控制体系、卫生监督体系、突发公共卫生事件医疗救治体系等在内的一个更大的范畴。首先应该将公共卫生体系作为一个整体来看待,明确其职能,避免体系中的各个成分如疾病预防控制体系、卫生监督体系等各自为政。这样将有助于实现公共卫生体系的全面建设，保证部门间的协调与合作，提高公共卫生体系总体的运作效率。

另外，公共卫生基本职能的履行必须有法律的保障。公共卫生体系的构成、职权职责及其主体都应该是法定的，做到权责统一，并应落实法律问责制。至今为止，我国已颁布了10部与公共卫生有关的法律，如母婴保健法、食品卫生法、职业病防治法、传染病防治法等，以及若干的行政法规和部门规章。虽然这些对我国公共卫生事业的发展起到了重要的保障作用，但是其中没有一部是公共卫生体系的母法，因而无法形成严密的、统一规划设计的、协调一致的法规体系。解决公共卫生问题所需采取的行动远远超出了卫健委的职权和能力范围，需要政府其他部门以及非政府组织、私营机构等共同参与。因此，制定公共卫生体系的母法，明确公共卫生体系的构成及其所需履行的基本职能，协调体系中各成分体系或机构间相互关系，是当务之急。

（顾君惠）

第四节 医疗服务与公共卫生服务

医疗机构是公共卫生服务体系重要的组成部分，也是公共卫生服务的重要环节。随着社会经济的快速发展和广大人民群众健康需求的日益提高，医疗机构在公共卫生工作中的地位也日渐突出，大量的疾病控制和妇女儿童保健等工作需要医疗机构共同合作完成，医疗机构与专业公共卫生机构、医疗服务与公共卫生服务的关系也日益紧密。

一、公共卫生基本知识

（一）公共卫生基本概念

公共卫生内涵随着社会经济的发展和人类对健康认识的加深而不断发展。19世纪，公共卫生在很大程度上被理解为环境卫生和预防疾病的策略，如疫苗的使用。20世纪，公共卫生扩大到包括环境卫生、控制疾病、进行个体健康教育、组织医护人员对疾病进行早期诊断和治疗，发展社会体制，保障公民都享有应有的健康权益。目前，学术界通常采用WHO的定义：公共卫生是一门通过有组织的社区活动来改善环境、预防疾病、延长生命与促进心理和躯体健康，并能发挥个人更大潜能的科学和艺术。

公共卫生就是组织社会共同努力，改善环境卫生条件，预防控制传染病和其他疾病流行，培养良好卫生习惯和文明生活方式，提供医疗卫生服务，达到预防疾病，促进健康的目的。

（二）公共卫生基本职能

公共卫生的基本职能指的是影响健康的决定因素、预防和控制疾病、预防伤害、保护和促进人群健康、实现健康公平性的一组活动。具体来说，基本职能包括以下服务内容。

(1)疾病预防控制管理。

(2)公共卫生技术服务。

(3)卫生监督执法。

(4)妇女儿童保健。

(5)健康教育与健康促进。

(6)突发性公共卫生事件处理等。

(三)公共卫生基本特点

公共卫生是以促进人群健康为最终目标、以人群为主要研究重点、强调防治结合和广泛的社会参与、以多学科公共卫生团队为支撑,具有以下基本特点。

1.社会性

公共卫生服务是一项典型的社会公益事业,是人民的基本社会福利之一,因此公共卫生服务不能以营利为目的。

2.公共性

公共卫生服务表现为纯公共产品或准公共产品的供给,具有排他性和消费共享性的特点。

3.健康相关性

公共卫生服务的直接目的是保障公民的健康权益,所采取的措施和方法必须遵循医学科学理论和技术。

4.政府主导性

公共卫生服务的提供是政府公共服务职能的一个重要内容,政府必须承担公共卫生服务的供给责任:统一组织、领导和直接干预,提供必要的公共财政支出。

二、医疗服务与公共卫生服务的关系

(一)医疗机构与公共卫生专业机构

医疗机构和专业公共卫生机构均是依据相关法规设立的具有独立法人代表资格的机构,前者主要依据《医疗机构管理条例》而设立,为当地居民提供临床诊疗服务以及部分公共卫生服务,主要包括临床综合医院和肿瘤、口腔、眼科、传染病、妇产、儿童等专科医院。后者主要依据《中华人民共和国传染病防治法》《精神卫生法》《中华人民共和国食品卫生法》《职业卫生法》等设立的专业公共卫生机构,主要包括疾病预防控制中心、卫生监督中心(所)、妇幼保健中心(院)、职业病防治院(中心)、健康教育和健康促进中心(所)、精神卫生中心(所)等。在同一地区医疗机构和专业公共卫生机构均隶属同级卫生行政部门管理。

医疗机构在医院内部为了统筹协调、指导和监督落实院内公共卫生服务工作,预防与控制医院内感染的发生和流行,并联系相关专业公共卫生机构,依据《医疗机构管理条例》的要求,设立了预防保健科(或公共卫生科)和医院感染控制科。在我国绝大部分地区医院都设立预防保健科和医院感染控制科。近年来,我国许多地方卫生行政部门为了进一步明确医疗机构公共卫生职能,规定医院统一设置公共卫生科,便于辖区内公共卫生工作的衔接。无论称谓是预防保健科,还是公共卫生科,其基本职责都是统筹协调院内公共卫生服务工作,指导和监督院内各有关科室开展公共卫生服务工作,联系并接受专业公共卫生机构业务技术指导。

公共卫生专业机构是以开展和完成区域内公共卫生服务业务为主的部门,负责区域内公共卫生规划、计划的制订,公共卫生监测,开展专项调查研究,提出并落实预防与控制措施,分析和评估实施效果。

公共卫生专业机构与医疗机构之间是密不可分的合作伙伴关系,在公共卫生服务中,医疗机构离不开公共卫生机构,公共卫生机构也离不开医疗机构,两者间应实行无缝衔接。

(二)公共卫生服务与医疗服务的关系

医疗服务主要是针对个体,为个体提供诊断、治疗、预防保健方面服务。与医疗服务相比,公共卫生服务是针对群体,以人群为主要重点,强调防治结合和广泛的社会参与,以多学科公共卫生团队为支撑。公共卫生服务是一项典型的社会公益事业，不能以营利为目的，表现为纯公共产品或准公共产品的供给。除了基本医疗服务以外，医疗服务都不能列为公共产品。因此，公共卫生服务的提供是政府公共服务职能的一个重要内容，政府在公共卫生领域的主要职能包括制定政策法规，制订和实施公共卫生发展规划计划，协调部门的公共卫生职责，执行公共卫生监督执法，组织、领导和协调公共卫生的应急服务。

三、医疗机构在公共卫生工作中的地位和作用

公共卫生工作离不开医疗机构，医疗机构是公共卫生体系不可或缺的重要组成部分，无论是传染病、慢性病、寄生虫病、地方病、职业病、因病死亡，还是突发公共卫生事件、食物中毒的发现都离不开医疗机构，其报告也依赖医疗机构，新生儿预防接种、妇女儿童保健、疾病监测、健康教育与干预，以及实施传染病的预防控制和传染病的救治、慢性病的治疗与控制均在医疗机构内完成。

医疗机构本身是传染病传播的高危场所，也是院内感染发生的高危场所，因而对医院在预防控制传染病的播散和医院内感染的发生提出了更高的要求，医院的规划、设计、布局，空调通风冷暖系统，给排水及污水处理系统，人流和物流系统，传染病门诊、洁净手术室、洗消供应室和ICU室等设置必须充分考虑满足控制传染病播散和院内感染发生的需要。医疗机构的医务工作者应掌握公共卫生基本知识，有承担公共卫生的责任意识，还应按相应法律、法规的要求切实履行其职责，及时、准确地发现报告传染病、精神病、职业病、糖尿病、高血压等疾病，实施重要传染病的监测、控制工作，做好就诊者的健康教育和干预工作。

（顾君惠）

参考文献

[1] 张海燕,陈艳梅,侯丽红.现代实用临床护理[M].武汉:湖北科学技术出版社,2022.

[2] 吴晓珩.临床护理理论与实践[M].武汉:湖北科学技术出版社,2022.

[3] 史永霞,王云霞,杨艳云.常见病临床护理实践[M].武汉:湖北科学技术出版社,2022.

[4] 李艳.临床常见病护理精要[M].西安:陕西科学技术出版社,2022.

[5] 郑泽华.现代临床常见病护理方案[M].南昌:江西科学技术出版社,2022.

[6] 王瑞.实用基础与临床护理[M].哈尔滨:黑龙江科学技术出版社,2022.

[7] 仝建.临床疾病护理精析[M].南昌:江西科学技术出版社,2022.

[8] 尉伟,郭晓萍,杨继林.常见疾病诊疗与临床护理[M].广州:世界图书出版广东有限公司,2021.

[9] 陈凌,杨满青,林丽霞.心血管疾病临床护理[M].广州:广东科学技术出版社,2021.

[10] 吴雯婷.实用临床护理技术与护理管理[M].北京:中国纺织出版社,2021.

[11] 张祁,吴科敏.普外科常见病临床诊疗方案与护理技术[M].北京:中国纺织出版社,2021.

[12] 王维娜.临床护理理论与护理管理[M].北京:科学技术文献出版社,2021.

[13] 肖秋香.临床护理策略与实践[M].北京:科学技术文献出版社,2021.

[14] 秦芳.实用临床护理操作[M].北京:科学技术文献出版社,2021.

[15] 谭锦风.临床专科护理实践[M].南昌:江西科学技术出版社,2021.

[16] 熊柱凤.临床护理技术及实践[M].南昌:江西科学技术出版社,2021.

[17] 陈莉莉.临床护理基础与实践[M].沈阳:辽宁科学技术出版社,2021.

[18] 李娟,郭颖,彭骄英.临床疾病的诊疗与综合护理[M].武汉:湖北科学技术出版社,2021.

[19] 吴旭友,王奋红,武烈.临床护理实践指引[M].济南:山东科学技术出版社,2021.

[20] 罗健,陈雪峰,韩福金.现代临床护理精要[M].长春:吉林科学技术出版社,2021.

[21] 张缦莉.临床护理实践指导[M].长春:吉林科学技术出版社,2021.

[22] 冯霞,王晓靖.实用临床护理手册[M].兰州:甘肃科学技术出版社,2021.

[23] 刘玉春,牛晓琳,何兴莉.临床护理技术及管理[M].北京:华龄出版社,2020.

[24] 马红霞.现代临床护理基础与实践[M].沈阳:沈阳出版社,2020.

[25] 刘淑芹.综合临床护理实践[M].北京:科学技术文献出版社,2020.

[26] 夏侯洪文.现代临床护理基础[M].北京:科学技术文献出版社,2020.

[27] 隋静.临床护理应用[M].北京:科学技术文献出版社,2020.
[28] 孙丽博.现代临床护理精要[M].北京:中国纺织出版社,2020.
[29] 屈庆兰.临床常见疾病护理与现代护理管理[M].北京:中国纺织出版社,2020.
[30] 叶秋莲.临床常见疾病的护理与预防[M].南昌:江西科学技术出版社,2020.
[31] 王林霞.临床常见病的防治与护理[M].北京:中国纺织出版社,2020.
[32] 唐亮,姜萍,牛玉芹.临床内科常见疾病治疗与护理[M].北京/西安:世界图书出版有限公司,2020.
[33] 薛琳.临床常见疾病护理实践[M].长春:吉林科学技术出版社,2020.
[34] 张世叶.临床护理与护理管理[M].哈尔滨:黑龙江科学技术出版社,2020.
[35] 何雪梅,吴妍.临床护理基本技能[M].重庆:西南师范大学出版社,2020.
[36] 刘玲玲.整体护理干预对慢性支气管炎合并肺气肿患者生活质量的影响分析[J].基层医学论坛,2023,27(9):70-72.
[37] 刘妍,黄惠.饮食护理联合心理护理在慢性胃炎患者中的应用效果[J].临床医学研究与实践,2023,8(10):153-155.
[38] 巩玉艳,朱云霞.综合护理对肝硬化失代偿期患者的应用效果[J].中外医药研究,2023,2(15):107-109.
[39] 田丽瑶,张静.健康教育精准连接系统在先天性心脏病患儿照顾者中的应用效果[J].护理研究,2022,36(15):2787-2792.
[40] 赵贞珍,魏兵兵.心理护理对原发性高血压患者药物治疗疗效的影响[J].沈阳药科大学学报,2021,38(S2):86.